CB044134

CARDIOLOGIA
FETAL Ciência e Prática

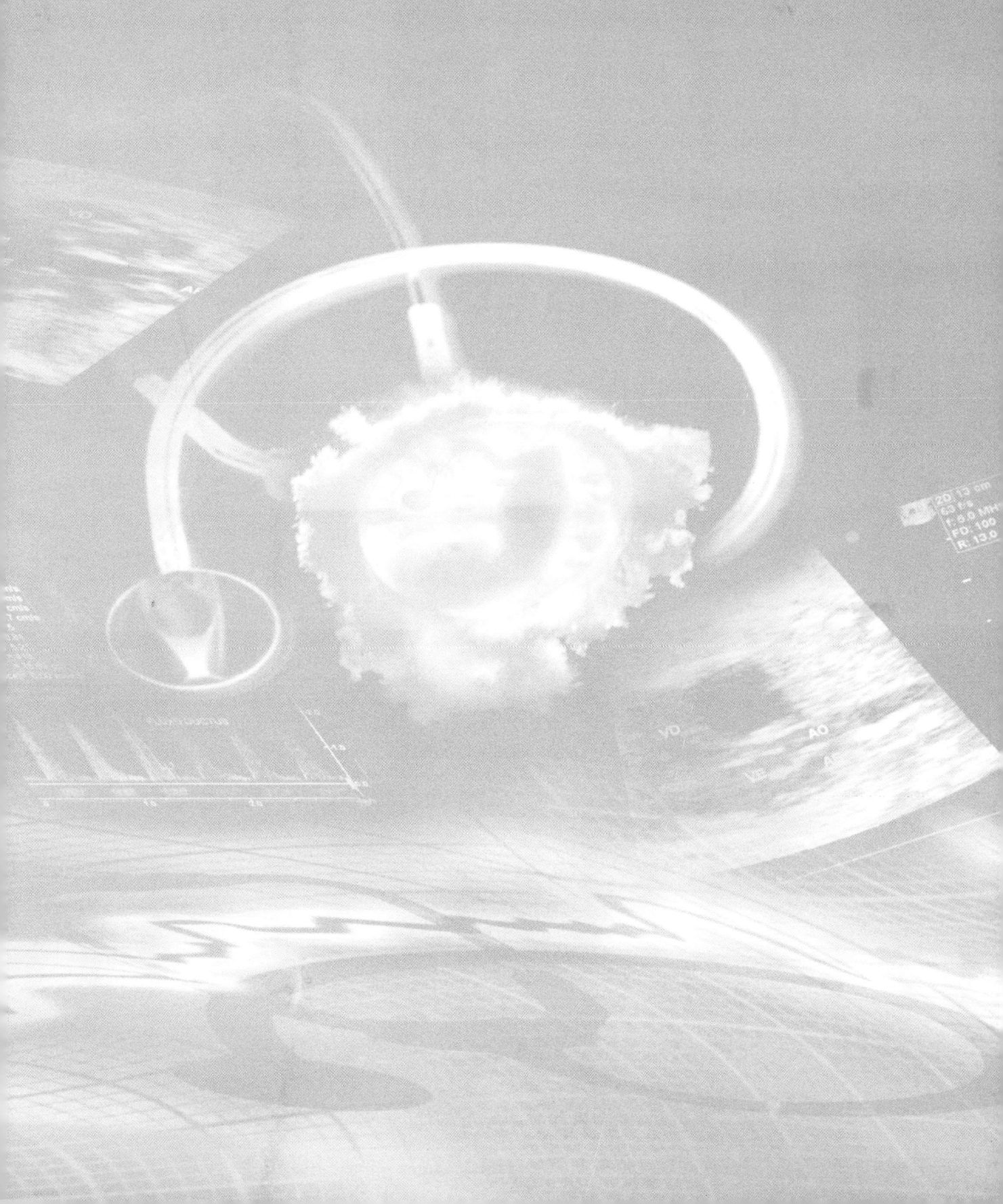

CARDIOLOGIA FETAL
Ciência e Prática

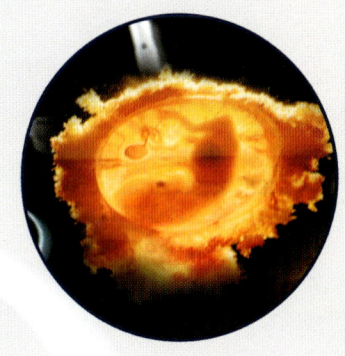

Paulo Zielinsky

Doutor em Cardiologia – UFRGS
Professor Adjunto Doutor do
Departamento de Pediatria e Puericultura – UFRGS
Professor Pleno do Programa de Pós-Graduação em
Ciências da Saúde (Cardiologia) – FUC, RS
Fellow em Cardiologia Pediátrica e
Ecocardiografia Pediátrica da
Universidade de Toronto – Canadá
Chefe da Unidade de Cardiologia Fetal do
Instituto de Cardiologia do RS/FUC

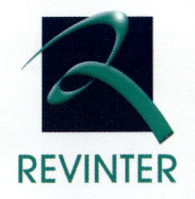

REVINTER

Cardiologia Fetal – Ciência e Prática
Copyright © 2006 by Livraria e Editora Revinter Ltda.

ISBN 85-372-0006-9

Contato com o autor:
zielinsky@cardiol.br

Capa:
MARCO CENA

Ilustrações:
CARLOS GUSTAVO TENIUS

Livraria e Editora REVINTER Ltda.
Rua do Matoso, 170 – Tijuca
20270-131 – Rio de Janeiro – RJ
Tel.: (21) 2563-9700 – Fax: (21) 2563-9701
livraria@revinter.com.br – www.revinter.com.br

À Bel, pelo amor e pela vida no instante antes do vôo.

Ao Ricardo, por trazer vida para o meu vôo.

Agradecimentos

Ao Ângelo de Souza, da Unidade de Pesquisa do Instituto de Cardiologia do Rio Grande do Sul, que, desde o primeiro momento da gestação deste livro, a ele dedicou seu tempo, sua técnica, sua mente e, principalmente, sua alma.

Ao artista plástico Carlos Gustavo Tenius, que, com seus diagramas, trouxe luz e clareza ao estudo das anormalidades cardíacas e das arritmias de apresentação fetal.

Aos colaboradores, que se imbuíram do espírito do livro e escreveram abrangentes capítulos de lapidar importância para que esta obra ficasse mais completa.

À Editora Revinter, que acreditou na consecução deste livro desde quando ele era apenas uma idéia.

Paulo Zielinsky

É tão belo o ventre
que a luz se acanha
e a semente germinada
escolhe entre o sim e o não.

É tão belo o nevoeiro
que o feto deita no espelho
e a mulher de joelhos
escolhe entre o sim e o não.

É tão bela a anunciação
que o anjo face a face
e a alma iluminada
escolhe entre o sim e o não.

É

silêncio.

Izabel Bellini Zielinsky

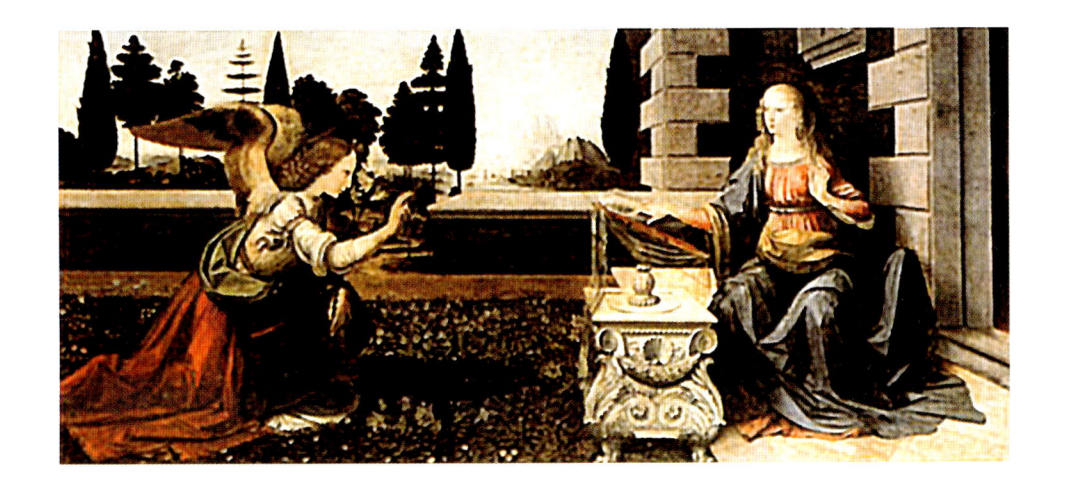

Apresentação

A medicina tem mostrado, ao longo das últimas décadas, um considerável avanço técnico, que tem aproximado os pesquisadores básicos daqueles que estão na linha de frente do diagnóstico e do tratamento. Esta aproximação do *logos* e da *praxis* busca atingir o verdadeiro beneficiário do processo, o paciente. Esta tendência tempera os ânimos afoitos dos que buscam, selvagemente, o avanço desenfreado do conhecimento e sua imediata aplicação, no sentido de solidificar os pressupostos biológicos primordiais, os meandros bioquímicos essenciais, as premissas físicas primárias e, muito fundamentalmente, os questionamentos filosóficos atávicos próprios ao homem, para que a ponte para o uso destas bases da ciência possa chegar ao melhor entendimento da doença e da sua cura, da saúde e de sua preservação.

Todas as especialidades médicas têm transformado, com grande esforço e impressionante sucesso, a luta pela saúde em uma missão mais próxima do atingível. A cardiologia fetal não se afastou desta linha. Há escassas três décadas, o coração do feto humano era uma peça relativamente pouco conhecida em sua intimidade, cuja importância para o contexto homeostático geral do concepto em formação, embora inferida, não estava suficientemente demonstrada. O surgimento da ecocardiografia fetal, acompanhando os avanços da ultra-sonografia e da medicina fetal, provocou um extático entusiasmo entre os primeiros exploradores das densas e apaixonantes trilhas da morfologia cardíaca fetal, da fisiologia cardiovascular e do diagnóstico pré-natal de anormalidades cardíacas fetais. Até hoje, os reflexos desta primeira onda de descobrimentos e desvelamentos atingem os que se encantam com a possibilidade de ver melhor, entender melhor, explicar melhor e tratar melhor os problemas da formação, do desenvolvimento e da função dos corações de pessoas ainda em gestação. A par deste inegável progresso, um novo tipo de paciente foi revelado ao mundo. Com ele, um novo tipo de médico passou, também, a ser exigido. Um novo tipo de relacionamento familiar passou a tomar forma. Um novo tipo de conceitos e preocupações passou a ser abordado. Um novo tipo de ações. Um novo tipo de verdades. Um novo tipo de apreensões. Um novo tipo de dor. Um novo tipo de expectativas. Um novo tipo de ciência. Um novo tipo de sentimentos. Um novo tipo de sentidos. Um novo tipo de reflexões.

Este livro tem a proposta de trazer reflexões atuais sobre o bebê em formação e seu coração. As premissas fisiológicas e a monitoração do bem-estar fetal, a epidemiologia das doenças cardíacas de apresentação pré-natal, os aspectos diagnósticos destas situações, os princípios para o seu manejo terapêutico, os fundamentos clínicos e experimentais das intervenções cirúrgicas *in utero* e as suas bases bioéticas, psicológicas e jurídicas da atenção cardiológica ao feto são os ingredientes que o compõem. Ele foi idealizado para permear as consultas de uma gama abrangente de leitores. Através de cada um deles, tópicos amplos ou pontuais poderão ser revistos ou expandidos, considerando as bases científicas referenciais e a assistência ao feto como paciente, dentro do espírito que norteou esta publicação e que inspirou o seu título: *Cardiologia Fetal – Ciência e Prática.*

Prefácio

Prefaciar o livro *Cardiologia Fetal – Ciência e Prática*, de Paulo Zielinsky, é um privilégio, que reconhecidamente agradeço, e uma oportunidade para ajudar a divulgação, em língua portuguesa, de uma importante área da medicina materno-fetal.

O coração é o primeiro órgão a desenvolver-se no embrião vertebrado, começando no feto humano por volta do dia 20.

Se as doenças cardíacas congênitas têm uma incidência neonatal que pode ir, no máximo, a 1% durante a vida fetal, e, sobretudo, no final do primeiro trimestre da gravidez, estes números podem ser bem mais significativos, na ordem dos 30% a 35%.

Esta discrepância tem a ver, sobretudo, com a morte *in utero* de fetos anormais, sendo uma proporção elevada causada pelas perdas fetais precoces associadas a cromossomopatias ou malformações extracardíacas.

É, portanto, importante na elaboração da aprendizagem da cardiologia fetal dedicar tempo à discussão das anomalias fetais extracardíacas, como é realçado no livro, bem como discutir a epidemiologia pré-natal das cardiopatias congênitas desenvolvida no capítulo 1.

A maioria das malformações cardíacas fetais compatíveis com a vida intra-uterina nas 20 a 22 semanas de gestação permite evolução favorável até à nascença, por causa da relativa harmonia existente com a circulação fetal.

Não são, em regra geral, as malformações cardíacas defeitos estáticos, mas anomalias dinâmicas que evoluem ao longo da gestação, continuando esta mudança após o nascimento.

Em outros casos, predominam no feto alterações funcionais significativas, com defeitos morfológicos discretos ou mesmo inexistentes. É esta a razão pela qual é fundamental compreender a fisiologia da circulação fetal, as anormalidades cardíacas estruturais e funcionais de apresentação fetal, a monitoração funcional do feto cardiopata, a Dopplervelocimetria na avaliação fetal, as arritmias cardíacas fetais, as doenças do miocárdio, do endocárdio e do pericárdio da vida fetal, os tumores cardíacos fetais, os fundamentos e a fisiopatologia da intervenção pré-natal e a função cardíaca fetal. Os capítulos são desenvolvidos por esta ordem.

A intervenção terapêutica intra-uterina é uma área em franco desenvolvimento, permitindo curar ou diminuir a morbilidade fetal, utilizando fármacos, promovendo intervenções *in utero* ou mesmo procedendo à cirurgia pré-natal.

A utilização de procedimentos conhecidos e o desenvolvimento de outros ainda em estudo justificam os capítulos dedicados à cirurgia cardíaca fetal e à cardiologia fetal experimental.

Sinto grande satisfação em dizer que esta obra não se limita a ensinar técnicas ou a aumentar conhecimentos científicos. Tem em vista, também, a maturidade intelectual e afetiva de quem a lê, prevendo, em diferentes situações, a capacidade de ponderar e escolher as decisões que melhor se ajustam a cada diagnóstico. Em uma perspectiva psicológica, obriga o leitor e o futuro executor a discutir aspectos importantes, como a cognição, a emoção e o suporte social. Diminuir a ansiedade que enfrenta o casal a quem é dito ter um futuro filho com doença cardíaca deve ser considerado uma das obrigações do médico envolvido no diagnóstico pré-natal, bem como a consciência ética e o respeito pelos direitos e deveres no relacionamento com os futuros pais. Conservar a vida, aliviar o sofrimento e promover a saúde devem ser os objetivos da missão dos profissionais da saúde, o que leva, nesta área da medicina materno-fetal, à discussão dos direitos do feto enquanto ser humano. É sabido que a interrupção da gestação pode ser uma necessidade terapêutica, sendo fundamental entender que se trata de uma questão de vida ou de morte, alicerçada no conceito de que a vida humana é o fundamento de todos os valores e direitos.

É, pois, com enorme satisfação que vejo incluídas nos capítulos do livro a psicologia e a cardiologia fetal, a bioética e a medicina fetal, e a personalidade jurídica do nascituro.

Acabo por onde devia ter começado.

Paulo Zielinsky é um investigador e um clínico considerado na Cardiologia Pediátrica mundial, incluindo a cardiologia fetal.

Esta realização mostra, claramente, que possui conhecimentos científicos invejáveis, conceitos éticos irrepreensíveis e respeito pela sociedade na qual exerce a sua profissão.

José Carlos Areias
Diretor do Serviço de Cardiologia Pediátrica do
Hospital São João Porto
Professor Catedrático de Pediatria da
Faculdade de Medicina do Porto – Portugal

Colaboradores

ANNA MARCELA ARAMAYO
Especialista em Ginecologia e Obstetrícia com
Atuação na Área de Ultra-Sonografia pela
FEBRASGO, Colégio Brasileiro de Radiologia e Associação Médica Brasileira
Obstetra da Unidade de Cardiologia Fetal do
Instituto de Cardiologia do RS/Fundação
Universitária de Cardiologia (FUC)

HONÓRIO SAMPAIO MENEZES
Doutor em Medicina (Cardiologia) – FUC, RS
Professor Adjunto Doutor da Disicplina de Bioética – ULBRA
Professor Pleno do Programa de Pós-Graduação em Ciências da Saúde – FUC, RS
Pesquisador do Laboratório de Experimento Animal do
Instituto de Cardiologia do RS/FUC

IVO BEHLE
Livre-Docente em Ginecologia e Obstetríca – USP
Diretor Técnico dos Hospitais de Alvorada e Padre Jeremias – Cachoeirinha – FUC, RS

LAURO LUÍS HAGEMANN
Doutor em Pediatria – UFRGS
Neonatologista da Unidade de Cardiologia Fetal do Instituto de Cardiologia do RS e
Coordenador Técnico dos Serviços de Pediatria dos Hospitais de Alvorada e
Padre Jeremias – Cachoeirinha – FUC, RS
Coordenador da Neonatologia do Hospital Fêmina (Grupo Hospitalar Conceição)
Responsável pelo Setor de Iniciação Científica da
Unidade de Pesquisa do IC do RS/FUC

LUCAS TEIXEIRA
Fellow em Ultra-Sonografia,
Thomas Jefferson University – Filadélfia, EUA
Especialista em Ginecologia e Obstetrícia – TEGO – FEBRASGO
Especialista em Ultra-Sonografia – CBR
Obstetra da Unidade de Cardiologia Fetal do Instituto de Cardiologia do RS/FUC

LUIZ HENRIQUE NICOLOSO
Doutor em Ciências da Saúde – FUC, RS
Especialista em Cardiologia Pediátrica pelo
Departamento de Cardiologia Pediátrica – SBC
Cardiologista Pediátrico da Unidade de Cardiologia Fetal do
Instituto de Cardiologia do RS/FUC

PATRICIA PEREIRA RUSCHEL
Mestre em Psicologia – PUCRS
Psicóloga Responsável pelo Serviço de Psicologia Clínica e Preceptora da
Residência Integrada em Psicologia do Instituto de Cardiologia do RS/FUC

PAULO ZIELINSKY
Doutor em Cardiologia – UFRGS
Professor Adjunto Doutor do Departamento de Pediatria e Puericultura – UFRGS
Professor Pleno do Programa de Pós-Graduação em
Ciências da Saúde (Cardiologia) – FUC, RS
Fellow em Cardiologia Pediátrica e Ecocardiografia Pediátrica da
Universidade de Toronto – Canadá
Chefe da Unidade de Cardiologia Fetal do Instituto de Cardiologia do RS/FUC

RENATO ABDALA KARAM KALIL
Doutor em Cardiologia – UFRGS
Professor Responsável pela Disciplina de Cardiologia – FFFCMPA
Professor Pleno do Programa de Pós-Graduação em Ciências da Saúde da FUC, RS
Cirurgião-Cardiovascular e Diretor Científico do Instituto de Cardiologia do RS/FUC

RENATO FRAJNDLICH
Mestre em Fisiologa pela UFRGS
Especialista em Ginecologia e Obstetrícia – FEBRASGO
Especialista em Ultra-Sonografia – CBR
Obstetra da Unidade de Cardiologia Fetal do Instituto de Cardiologia do RS/FUC

RENATO SAMIR ASSAD
Livre-Docente – FMUSP
Cirurgião-Cardíaco Pediátrico do Instituto do Coração – HCFMU-SP
Fellow do *Children's Hospital – Harvard Medical School* – Boston, EUA
Pesquisador-Associado da Unidade de Cardiologia Fetal do
Instituto de Cardiologia do RS/FUC

RICARDO BELLINI ZIELINSKY
Bacharel em Ciências Jurídicas e Sociais pela Faculdade de Direito – PUCRS

Sumário

CARDIOLOGIA FETAL
Ciência e Prática

Epidemiologia Pré-Natal das Cardiopatias Congênitas

Lauro Luís Hagemann

INTRODUÇÃO

As cardiopatias congênitas estão entre as malformações mais comuns em fetos humanos e, como grupo, são o tipo mais freqüente de malformação.[1] Pelo seu mau prognóstico, contribuem significativamente para a mortalidade infantil, sendo responsáveis por cerca de 10% dos óbitos infantis e metade das mortes por malformação congênita.[2]

Os esforços desenvolvidos por trabalhadores e instituições vinculados à saúde ao longo das últimas décadas no Brasil têm produzido uma melhoria substancial de seus indicadores, especialmente por uma diminuição significativa da mortalidade infantil (Quadro 1-1).

Os dados epidemiológicos disponíveis mostram esta mesma tendência no Estado do Rio Grande do Sul e no município de Porto Alegre, onde a mortalidade infantil vem decrescendo significativamente (Fig. 1-1).

Quadro 1-1	Série histórica de coeficientes de mortalidade infantil por regiões do Brasil, 1990, 1995, 2000 e 2001			
	1990	1995	2000	2001
Norte	44,59	36,82	28,95	28,12
Nordeste	74,30	61,96	44,90	43,07
Centro-Oeste	31,19	26,25	20,95	20,89
Sudeste	33,57	26,56	19,10	18,23
Sul	27,36	23,07	17,06	16,39
Total	49,40	39,40	28,23	27,43

Estes esforços, no entanto, foram direcionados ao melhor controle das doenças transmissíveis (doença respiratória viral, doenças diarréicas, etc.), das doenças preveníveis por vacinação e do combate à desnutrição, proble-

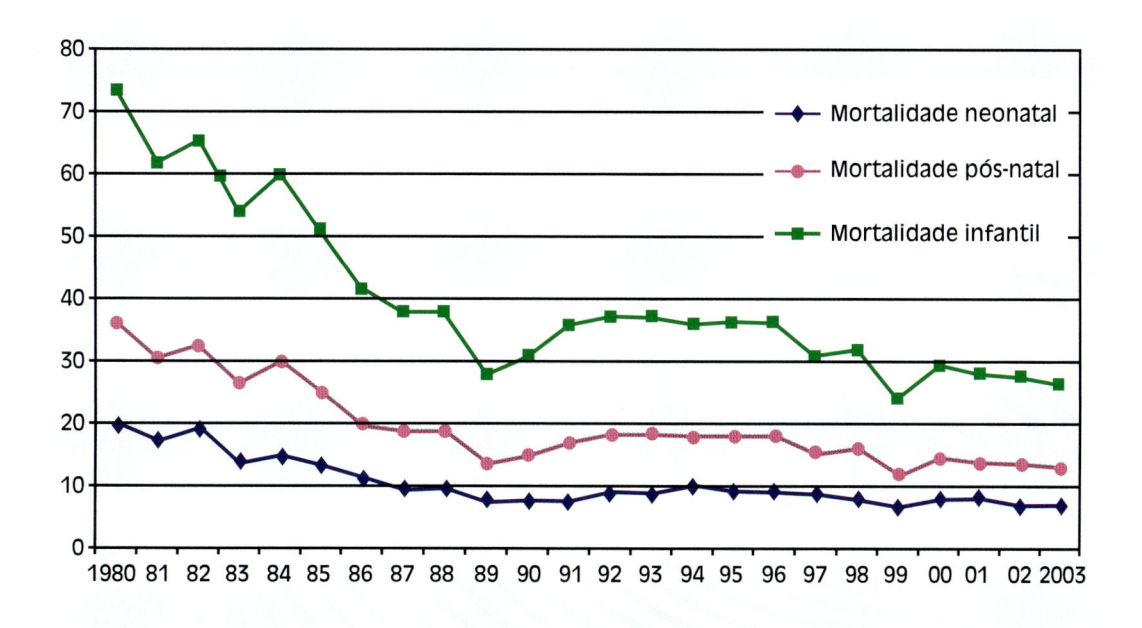

Fig. 1-1.

Coeficientes de mortalidade infantil e seus componentes, Porto Alegre, 1980 a 2003.

mas que estão mais presentes nas crianças depois do primeiro mês de vida, obtendo-se, dessa forma, uma maior redução da mortalidade infantil no período pós-neonatal, permanecendo praticamente inalterados os índices de mortalidade neonatal e perinatal.

MORTALIDADE INFANTIL EM PORTO ALEGRE E SUAS CAUSAS

O número de nascidos vivos entre 1996 e 2003 no município de Porto Alegre é apresentado no Quadro 1-2.

Em 2003, o município de Porto Alegre contabilizou 256 óbitos em menores de um ano, com coeficiente de mortalidade infantil global de 13,34/1.000 nascidos vivos. Observa-se uma redução de 27,6% (18,43 para 13,34/1.000) nos índices de mortalidade infantil em Porto Alegre entre os anos de 1996 e 2003 (Quadro 1-3).

O coeficiente de mortalidade neonatal diminuiu 23% (9,67 para 7,45/1.000) e o de mortalidade pós-neonatal 32,7% (8,76 para 5,89/1.000).

A participação da mortalidade neonatal nos índices de mortalidade infantil subiu de 52,5% (9,67/18,43) para 55,8% 7,45 (13,34) entre os anos de 1996 e 2003, tendo alcançado o patamar de 60,5% no ano 2001 (8,58/14,19).

Quadro 1-2	Nascidos vivos em Porto Alegre, 1996-2003
1996	23.984
1997	23.717
1998	23.193
1999	23.854
2000	23.518
2001	20.865
2002	20.031
2003	19.197

Disponível em www.portoalegre.rs.gov.br/sms/vigilância em saúde/informações em saúde/pra saber

Há uma evidente concentração de óbitos infantis na primeira semana de vida. Em 2003, 38,3% (98/256) de todos os óbitos em menores de 1 ano ocorreu na primeira semana, número muito próximo da soma de todos os óbitos ocorridos entre o 2° e o 12° mês de vida (113/256 ou 44,1%), como mostrado no Quadro 1-4.

As principais causas de mortalidade neonatal em Porto Alegre (144 óbitos de 0-27 dias de vida) foram, em 2002 (último ano com dados disponíveis), em ordem decrescente de importância, as repercussões fetais de complicações maternas (46 casos ou 31,9% dos óbitos neonatais), a síndrome do desconforto respiratório (26 casos

Quadro 1-3 Coeficientes de mortalidade infantil e seus componentes em Porto Alegre, 1996 a 2003

	1996	1997	1998	1999	2000	2001	2002	2003
Neonatal (0-27 d)	9,67	9,27	8,36	7,13	8,38	8,58	7,19	7,45
Neonatal precoce (0-06 d)	6,71	5,86	6,07	5,07	6,04	5,27	4,69	5,10
Neonatal tardia (07-27 d)	2,96	3,41	2,28	2,05	2,34	3,31	2,49	2,34
Pós-neonatal (28-364 d)	8,76	6,40	7,89	5,07	6,46	5,61	6,74	5,89
Infantil	18,43	15,68	16,25	12,20	14,84	14,19	13,93	13,34

Disponível em www.portoalegre.rs.gov.br/sms/vigilância em saúde/informações em saúde/pra saber

Quadro 1-4 Número de óbitos e porcentuais (%) da mortalidade infantil em Porto Alegre, 1996 a 2003

	1996 n (%)	1997 n (%)	1998 n (%)	1999 n (%)	2000 n (%)	2001 n (%)	2002 n (%)	2003 n (%)
Neonatal (0-27 d)	232 (52,5)	220 (59,1)	194 (51,5)	170 (58,4)	197 (56,5)	179 (60,5)	144 (51,6)	143 (55,9)
Neonatal precoce (0-06 d)	161 (36,4)	139 (37,4)	141 (37,4)	121 (41,6)	142 (40,7)	110 (37,2)	94 (33,7)	98 (38,3)
Neonatal tardia (7-27 d)	71 (16,1)	81 (21,7)	53 (14,1)	49 (16,8)	55 (15,8)	69 (23,3)	50 (17,9)	45 (17,6)
Pós-neonatal (28-364 d)	210 (47,5)	152 (40,9)	183 (48,5)	121 (41,6)	152 (43,5)	117 (39,5)	135 (48,4)	113 (44,1)
Total	442 (100)	372 (100)	377 (100)	291 (100)	349 (100)	296 (100)	279 (100)	256 (100)

Disponível em www.portoalegre.rs.gov.br/sms/vigilância em saúde/informações em saúde/pra saber

ou 18%) e as malformações cardiovasculares (13 casos ou 9%).

O Quadro 1-5 reflete a evolução das causas de mortalidade infantil no município de Porto Alegre. Em 2003, as afecções do período perinatal e as anomalias congênitas, respectivamente primeiro e segundo grupos de causas mais importantes de mortalidade infantil, responderam por 47,7% e 28,5% da mortalidade infantil em Porto Alegre, perfazendo 76,2% dos óbitos ocorridos em menores de 1 ano (195 de um total de 256). Houve um aumento gradual da participação destes dois grupos de causa da mortalidade infantil, elevando-se de 61,7% em 1980 para os porcentuais atuais.

As malformações cardiovasculares constituem-se no principal grupo de causas (CID 10, Q20 a Q25) de óbito infantil por malformações congênitas, sendo responsáveis por um terço até metade (1999 e 2003) das mortes neste grupo específico (Quadro 1-6). Em 2003, 14% (36/256) do total de óbitos em menores de um ano em Porto Alegre deveram-se a malformações cardiovasculares.

Dados do trabalho de Bosman *et al.*[3] reafirmam a tendência verificada em Porto Alegre. Realizando necropsias em 2.410 bebês de menos de um ano de idade falecidos em um hospital pediátrico da Itália entre 1974 e 1989, encontraram uma mudança significativa nas causas de óbitos, comparadas com anos anteriores. As causas mais comuns da mortalidade infantil nessa amostra foram malformações, anóxia neonatal e imaturidade.

Estes índices corroboram a tendência verificada em todo o país, e mais particularmente em Porto Alegre, de haver maior concentração de óbitos no período perinatal.

É admitido classicamente que uma determinada comunidade, ao atingir um coeficiente de mortalidade infantil menor que 20/1.000 nascidos vivos, mude o perfil de preocupações dos administradores de saúde, esperando-se que as malformações congênitas passem a desempenhar papel preponderante nos índices de mortalidade infantil.

Dados publicados pela Equipe de Informação em Saúde da Secretaria Municipal de Saúde de Porto Alegre[4] (Quadros 1-7 e 1-8) revelam a preocupação e os novos desafios com que se defronta a administração pública, gestora dos recursos do Sistema Único de Saúde (SUS), na busca da melhoria dos índices de qualidade de vida, mais especificamente o coeficiente de mortalidade infantil.

Nesses trabalhos, os óbitos infantis de 1997 a 1999 (Quadro 1-7) em Porto Alegre são categorizados de acordo com a causa básica e classificados de acordo com o seu "potencial de redutibilidade". Salienta-se a impressionante porcentagem de 94,1% (274/291) de óbitos de menores de um ano em 1999 considerados como "evitáveis" e a inexpressividade das doenças imunopreveníveis na mortalidade infantil (refletindo o intenso investimento realizado até agora nesta área).

Outro item constitui-se na significativa participação do componente pré-natal no potencial de redutibilidade (responsável por 49,4% das mortes neonatais evitáveis, ou

Quadro 1-5 Coeficientes de mortalidade infantil em porcentual, Porto Alegre, RS, 1980, 1990, 1999 a 2003

1980	1990	1999	2000	2001	2002	2003
APP (42,0)	APP (44,7)	APP (50,9)	APP (48,7)	APP (49,3)	APP (44,1)	APP (47,7)
DAR (19,7)	DAR (23,4)	AC (19,2)	AC (23,5)	AC (26,7)	AC (27,9)	AC (28,5)
DIP (14,6)	AC (14,1)	DAR (10,3)	DAR (9,4)	DAR (7,4)	CE (7,9)	DAR (9,4)
AC (13,1)	DIP (9,1)	DIP (7,6)	CE (6)	CE (5,4)	DAR (7,5)	CE (3,9)
DEN (5,5)	CE (2,5)	CE (4,5)	DIP (4,3)	DIP (4,4)	DIP (3,6)	DIP (3,9)

Disponível em www.portoalegre.rs.gov.br/sms/
APP = afecções do período perinatal; DAR = doenças do aparelho respiratório; DIP = doenças infecciosas e parasitárias; AC = anomalias congênitas; CE = causas externas; DEN = doenças das glândulas endócrinas, da nutrição e do metabolismo e transtornos imunitários.

Quadro 1-6 Números absoluto de óbitos infantis por grupo de causas em Porto Alegre, 1998-2002

	1998 n	1999 n	2000 n	2001 n	2002 n	2003 n
Total de óbitos	377	291	349	296	279	256
MC (CID 10, Q00-Q99)	78	48	82	79	78	73
MCV (CID 10, Q20-Q25)	23	23	36	33	29	36

Dados fornecidos pela Secretaria Municipal da Saúde.
CID = classificação Internacional de Doenças, 10ª revisão; MCV = malformações cardiovasculares; MC = malformações congênitas.

Quadro 1-7 Composição relativa dos óbitos em menores de 1 ano em Porto Alegre, conforme seu potencial de redutibilidade, 1997-1999 (adaptado de AERTS et al.,[4] 2000)

Ano	1997				1998				1999			
	Neo		Pós-neo		Neo		Pós-neo		Neo		Pós-neo	
Classificação de redutibilidade	n	%	n	%	n	%	n	%	n	%	n	%
Evitáveis	212	96,3	142	93,4	175	90,3	163	89,0	164	96,5	110	90,9
Por imunoprevenção	0	0	4	2,6	0	0	4	2,2	0	0	4	3,3
Por adequado controle na gravidez	112	50,9	11	7,2	75	38,7	7	3,8	84	49,4	5	4,1
Por adequada atenção ao parto	37	16,8	3	2	38	19,6	1	0,5	23	13,5	4	3,3
Por diagnóstico e tratamento precoces	60	27,2	81	53,3	61	31,5	113	61,7	56	33	71	58,7
Parcialmente redutível por diagnóstico e tratamento precoces	3	1,4	43	28,3	1	0,5	38	20,8	1	0,6	26	21,5
Inevitáveis	7	3,2	7	4,6	16	8,2	8	4,4	6	3,5	9	7,5
Mal definidas	1	0,5	3	2	3	1,5	12	6,6	0	0	2	1,6
Total	220	100	152	100	194	100	183	100	170	100	121	100

84/164 bebês), mostrando que muito ainda (e já) deve ser feito para se obter um controle mais adequado das gestações visando à diminuição da mortalidade infantil.

Mas o destaque deste trabalho é o maior número de óbitos (141/372 ou 37,9% em 1997, 174/377 ou 46,1% em 1998 e 127/291 ou 43,6% em 1999) no grupo dos redutíveis "por diagnóstico e tratamento precoces", representando cerca de um terço dos óbitos neonatais e mais da metade da mortalidade pós-natal.

Ao final, os autores chamam a atenção sobre a necessidade de qualificação da atenção pré-natal e da disponibilidade da tecnologia indispensáveis ao diagnóstico e trata-

mento precoces para a obtenção de índices progressivamente menores de mortalidade infantil.

Os dados sobre evitabilidade sofreram pequena alteração quanto à classificação em 2000 e são apresentados no Quadro 1-8. O quadro não se altera, com 121 dos 256 (47,2%) óbitos infantis sendo considerados redutíveis "por ações de prevenção, diagnóstico e tratamento precoces" ou "por meio de parcerias com outros setores" no ano de 2003.

Mais recentemente, o trabalho de Lansky et al.,[5] segue a mesma linha de entendimento, quando recomenda o enfoque da evitabilidade para a abordagem da mortali-

Quadro 1-8 Composição relativa dos óbitos em menores de um ano em Porto Alegre, conforme seu potencial de redutibilidade, 2000-2003

Ano	2000		2001		2002		2003	
	n	%	n	%	n	%	n	%
Evitáveis								
Redutíveis por imunoprevenção	–	–	1	0,3	–	–	2	0,8
Redutíveis por adequado controle na gravidez	34	9,7	42	14,2	40	14,3	55	21,5
Redutíveis por adequada atenção ao parto	19	5,4	18	6,1	31	11,1	24	9,4
Redutíveis por ações de prevenção, diagnóstico e tratamento precoces	113	32,4	80	27	54	19,4	60	23,4
Redutíveis por meio de parcerias com outros setores	91	26,1	72	24,3	81	29	61	23,8
Não-evitáveis	83	23,8	78	26,3	63	22,6	43	16,8
Mal definidas	9	2,6	5	1,7	10	3,6	11	4,3
Total	349	100	296	100	279	100	256	100

Disponível em: www.portoalegre.rs.gov.br/sms/vigilância em saúde/informação em saúde/pra saber

dade perinatal no Brasil, tendo em vista que a maioria dos óbitos é considerada evitável e poderia ser prevenida com a melhoria da assistência pré-natal, ao parto e ao recém-nascido (RN), não somente quanto a sua resolutibilidade clínica, como também à organização da assistência em sistemas hierarquizados e regionalizados, assegurando o acesso da gestante e do RN em tempo oportuno a serviços de qualidade.

PREVALÊNCIA DAS CARDIOPATIAS CONGÊNITAS

Além da mortalidade, especialmente em RN e menores de 1 ano, as cardiopatias congênitas são também responsáveis por significativa morbidade, onerando, em geral, o Sistema Único de Saúde (SUS).

As crianças com cardiopatias congênitas utilizam 25-30% dos leitos em muitas unidades de tratamento intensivo pediátricas e neonatais, consumindo larga fatia dos recursos instalados disponíveis para assistência a esta faixa etária.[6]

Gillum,[7] em relato recente, refere a ocorrência de mais de 300.000 altas hospitalares nos Estados Unidos entre os anos de 1988 e 1990 com diagnóstico de alguma cardiopatia congênita, em um total de 36.960.517 nascidos vivos, sendo utilizados 2,7 milhões de dias de cuidados médicos. Para menores de 1 ano, o coeficiente foi de 13,7/1.000 nascidos vivos. Adicionalmente, nesses mesmos anos, foram realizados 37.445 reparações de septos atriais e ventriculares e 45.635 cateterismos cardíacos em menores de 5 anos.

Entre os anos de 1996 e 1999 foram gastos no Brasil R$ 87.704.954,00 (oitenta e sete milhões, setecentos e quatro mil, novecentos e cinqüenta e quatro reais) com 26.323 internações hospitalares pelo SUS e em 1999 foram pagas 7.294 internações hospitalares por malformações do aparelho circulatório, predominantemente em menores de 1 ano, correspondendo a um valor médio por internação de R$ 4.060,07 (quatro mil, sessenta reais e sete centavos). O tempo médio de internação nesses quatro anos girou em torno de 13 dias (DATASUS/MS/Informações em Saúde (Web:http//www.datasus.gov.br)).

A literatura internacional registra prevalências variáveis das cardiopatias congênitas. Mesmo em países com maior desenvolvimento sociocientífico, tem-se dificuldades em obter informações epidemiológicas confiáveis acerca das repercussões (morbimortalidade) das cardiopatias congênitas.

As estatísticas sobre prevalência de cardiopatias congênitas em geral subestimam seu verdadeiro número, pela não inclusão de formas leves (de pequena expressão clínica) e/ou pela exclusão de lesões importantes pelo número de afetados, morbidade ou repercussão nos custos globais da assistência médica (p. ex., prolapso de válvula mitral, persistência do *ductus arteriosus*, válvula aórtica bicúspide, arritmias).

Estudos de prevalência global de cardiopatias congênitas realizadas no período pós-natal à disposição na literatura médica mostram uma variação de 3,5-13,7/1.000 nascidos vivos (Quadro 1-9), e foram realizados em épocas e regiões diferentes e com metodologias não padronizadas, tornando temerárias comparações entre eles.

Entre os mais recentes trabalhos (Quadro 1-9), Wren,[8] investigando mudanças ao longo dos anos na prevalência de malformações cardiovasculares diagnosticadas após o nascimento na região norte da Inglaterra entre 1985 e 1997, registrou uma prevalência global de 5,6/1.000 (2.671 afetados em uma população de 477.960 nascidos vivos). Nesta série, onde não foram incluídos arritmias, defeitos considerados "menores" e *ductus arteriosus* associados à prematuridade, constatou-se um incremento do número de malformações cardiovasculares à custa de maior capacitação diagnóstica para os pequenos defeitos, não havendo diferença na prevalência de defeitos considerados "complexos" ou "significativos".

Samánek e Voriskova,[9] estudando a prevalência de malformações cardiovasculares e a sobrevida por estas patologias entre a população da região oeste da República Tcheca (Bohemia), de 1980 e 1990, encontraram 5.030 bebês afetados em 816.569 nascidos vivos, representando um índice de 6,16/1.000.

Samánek[10] já havia relatado em 1989 que 44% de todas as mortes por cardiopatia congênita ocorriam no período neonatal e, na oportunidade, observou uma prevalência de malformações cardiovasculares de 6,41/1.000 nascidos vivos, sendo as cardiopatias mais comuns os defeitos septais ventriculares e atriais, as estenoses aórtica e pulmonar, a coarctação da aorta e a transposição dos grandes vasos. Essa prevalência seria de 8,48/1.000 nascidos vivos caso não fossem intencionalmente excluídas crianças com persistência de *ductus arteriosus* e defeitos dos septos ventricular e atrial não confirmados aos 4 anos de idade. Ressalte-se que também não foram listadas como cardiopatias neste estudo a dextrocardia isolada, válvulas aórtica e pulmonar bicúspides e anéis vasculares, o que aumentaria ainda mais a prevalência de malformações congênitas cardiovasculares.

Yagel *et al.*[11] estudaram dois grupos de gestantes que fizeram ecocardiografia fetal. Um havia iniciado pela ecocardiografia transvaginal com 13-16 semanas seguida de ecocardiografia transabdominal com 20-22 semanas. Outro iniciou pela ecocardiografia transabdominal com 20-22 semanas. Nos dois grupos foram encontradas cardiopatias

Quadro 1-9 Estudos de prevalência pós-natais de malformações cardiovasculares (MCV)

Referência	Local	Ano (s)	Nascidos vivos	Exclusões	MCV (n)	Prevalência ao nascer (por 1.000 nascimentos)	
						Total	ECCN
BORMAN et al., 1987[17]	Nova Zelândia	1978	51.777	Síndromes	181	3,5	
CARLGREN et al., 1987[18]	Suécia	1981	93.678	Não definidas	853	9,1	7,6
GABRITZ et al., 1988[19]	Alberta, Canadá	1981-84	103.411	Valva aórtica bicúspide, PDA, 37 semanas gestação	680	6,58	5,54
CDC, 1988[20]	Atlanta	1982-85	116.038	PDA	1.590	13,7	
STOLL et al., 1989[21]	Strasburg	1979-86	104.649		757	7,23	7,23
SAMÁNEK et al., 1989[22]	Bohemia	1980	91.823	Dextocardia, valvas aórtica ou pulmonar bicúspides	779	8,48	6,68
FIXLER et al., 1990[6]	Dallas County	1971-84	379.561	Valva aórtica bicúspide, PDA, 38 semanas de gestação	2.509	6,61	3,86
FERENCZ e VILLASEÑOR, 1991[23]	Maryland, Washington	1981-86	570.504	PDA, 38 semanas de gestação	2.445	4,29	1,81
ABU-HARB et al., 1994[2]	Inglaterra	1985-90	230.654	PDA, arritmias	1.074	4,7	4,7
SAMÁNEK e VORISKOVA, 1999[9]	Bohemia	1980-90	816.569		5.030	6,16	6,16
WREN et al., 2000[8]	Inglaterra	1985-97	477.960	PDA, arritmias, tumores, miocardiopatias, defeitos septais com fechamento espontâneo, valva aórtica bicúspide, dextrocardia	2.671	5,6	5,6

PDA = persistência do ductus arteriosus; ECCN = diagnóstico por ecocardiografia, cateterismo, cirurgia ou necropsia.

no terceiro trimestre (4% do total no primeiro grupo e 7% do total no segundo), não vistas anteriormente, e no período pós-natal foram adicionalmente encontrados outros defeitos (15% do total em ambos os grupos), levando os autores a concluir pela evolução das malformações cardiovasculares no período fetal, levantando a questão para a época em que se pretende abordar a gestante com vistas à triagem para defeitos congênitos. A visualização de um coração fetal aparentemente sem anormalidades em ecocardiograma precoce, segundo seus dados, não dá segurança sobre a ausência de alterações anatômicas. A prevalência global nesta série foi de 7,6/1.000.

Ooshima[12] traz à tona um fator pouco considerado nos trabalhos que lidam com prevalência de defeitos congênitos: a época em que o exame é realizado. Devido ao fechamento espontâneo de alguns defeitos septais atriais e ventriculares ao longo do primeiro ano, relata uma prevalência de 3,8% (ou 38/1.000) quando os exames são realizados nos primeiros 5 dias de vida, de 3,4% (ou 34/1.000) para o primeiro mês, de 1,4% (ou 14/1.000) para 6 meses e de 1,0% (ou 10/1.000) para um ano de idade. Este último índice encontra-se dentro da média das prevalências descritas na literatura.

É importante salientar quando se deseja estudar a prevalência total de cardiopatias congênitas que a prevalência em natimortos é aproximadamente 10 vezes maior que em RN vivos.[13-16]

Embora muito pouca informação acerca da prevalência de cardiopatias congênitas em abortos seja disponível na literatura,[15,37,35] estima-se que, caso se agregasse aos números conhecidos as cardiopatias congênitas presentes em abortos e natimortos, a prevalência global de cardiopatias congênitas seria multiplicada por cinco.[36]

Buskens et al.[37] consideram que a estimativa de defeitos cardíacos congênitos deva ser ampliada de 8/1.000 para 10,3/1.000, quando a triagem por ecocardiografia fetal é feita em torno da 20ª semana de gestação. Justificam sua afirmativa com a constatação de que metade da prevalência pós-natal (assumida como sendo 8/1.000) é de defeitos considerados "menores" e que, da outra metade, 37% terminam em morte fetal, calculando a prevalência nesta idade gestacional segundo a fórmula 0,004 + 0,004∗1/1-0,37.

A prevalência de cardiopatias congênitas varia conforme o método de avaliação. Há diversas categorias de risco gestacional para malformações cardiovasculares, e são divididas em maternos, familiares e fetais.[38,39]

Constituem-se em situações de risco materno a ocorrência de distúrbios metabólicos (diabetes melito, fenilcetonúria), o uso de substâncias teratógenas (carbonato de lítio, anfetaminas, álcool, anticonvulsivantes), a idade superior a 35 anos, as infecções virais, a presença de anticorpos maternos (doenças do colágeno) ou a vigência de cardiopatia materna.

Na categoria dos riscos de origem familiar, salientam-se a história de um filho anterior afetado por malformação cardiovascular, ou do pai com cardiopatia congênita, ou a existência de doença genética na família.

Os riscos fetais são representados pela hidropsia fetal, pela constatação de malformações extracardíacas, pelo retardo de crescimento intra-uterino, pelas arritmias ou pela suspeita de malformação cardiovascular em ecografia obstétrica anterior.

Entre todos, este último é o que apresenta maior valor preditivo para a presença de cardiopatia congênita.[39]

Embora seja importante selecionar grupos com risco aumentado para malformações cardiovasculares, no máximo 10% dos RN vivos com cardiopatia congênita têm um fator de risco identificável na gestação.[40] Isto implica em que mais de 90% das cardiopatias fetais ocorrem na ausência de fatores de risco.

O Quadro 1-10 mostra prevalências de cardiopatias congênitas com diagnóstico pré-natal em diferentes países nos últimos 15 anos. Observa-se uma grande variação nos índices apresentados, de 3,3[27]-14,9/1.000[30] RN vivos,

atribuindo-se a isso as diferenças de tecnologia e delineamento empregados.

Vários desses trabalhos foram realizados com ecocardiógrafos que ainda não haviam incorporado tecnologias que outros já apresentavam, permitindo o diagnóstico de um menor número de patologias, enquanto em outros havia diferenças marcantes na seleção e recrutamento dos pacientes a serem estudados ou não incorporavam na metodologia confirmação pós-natal por necropsia ou outro dado confiável.

ESTRATÉGIAS PARA A ABORDAGEM EPIDEMIOLÓGICA DAS CARDIOPATIAS CONGÊNITAS EM PORTO ALEGRE

Em nível local, Zielinsky et al.[41-84] vêm relatando a experiência adquirida na identificação, no manejo e na terapia de fetos cardiopatas, bem como na pesquisa de fatores etiológicos e associações pertinentes no âmbito da Cardiologia Fetal.

Hagemann e Zielinsky,[85] estudando uma amostra populacional do município de Porto Alegre, Brasil, relataram uma prevalência global de 1,25% para anormalidades morfofuncionais do coração fetal.

Sendo as cardiopatias congênitas o principal grupo de causas de mortalidade por anomalias congênitas, com representação tão expressiva na mortalidade infantil em números absolutos e relativos, e sendo, ainda, responsável por significativa morbidade, nada mais lógico que um dos passos seguintes no planejamento da estratégia para enfrentar este quadro e diminuir a mortalidade seja o da arti-

Quadro 1-10 Prevalência de malformações cardiovasculares detectadas no período pré-natal em populações de baixo risco

Referência	Ano	Local	Método	Prevalência (por 1.000)	Sensibilidade (%)	Especificidade (%)	VPP (%)	VPN (%)	n
VERGANI et al., 1992[24]	1985-86	Itália	–	5,2	46,7	100,0	–	–	3.680
			4C		81,0	99,9	–	–	5.336
ACHIRON et al., 1992[25]	1988-90	Israel	4C	4,3	48,0	99,9	92,0	99,8	5.347
			4C + VS		78,0	99,9	95,0	99,9	
STOLL et al., 1993[26]	1990-93	França	4C + VS	8,4	13,7	99,9			92.021
WIGTON et al., 1993[27]	1988-92	E. Unidos	4C	3,3	38,8	100,0	–	–	10.004
OTT, 1995[28]	1991-93	E. Unidos	4C + VS	8,8	14,3	99,0	14,3	99,0	1.136
			4C + Doppler		62,5	99,8	83,3	99,3	
BUSKENS et al., 1996[29]	1991-93	Holanda	4C	11,7	4,5	99,9	29,0	99,2	5.319
STÜMPFEN et al., 1996[30]	1993-94	Áustria	4C + Doppler	14,9	85,5	100,0	100,0	–	3.085
KIRK et al., 1997[31]	1990-95	E. Unidos	4C + VS	6,8	66,0	99,0	86,0	99,0	16.121
TODROS et al., 1997[32]	1991-95	Itália	4C	4,8	15,0	99,9	50,0	99,6	8.299
HAFNER et al., 1998[33]	1992-96	Áustria	4C + VS	13,3	43,8	–	–	–	6.541

VPP = valor preditivo positivo; VPN = valor preditivo negativo; 4C = quatro câmaras; 4C + VS = quatro câmaras e vias de saída dos ventrículos direito e esquerdo; 4C + Doppler = quatro câmaras, vias de saída e estudo de fluxos com Doppler colorido.

culação dos setores já organizados e com vocação para o desempenho dessa tarefa, aliado à decisão política do poder público de investimentos em recursos humanos e tecnologia.

A experiência da Unidade de Cardiologia Fetal do Instituto de Cardiologia-Fundação Universitária de Cardiologia do Rio Grande do Sul no rastreamento de cardiopatias ainda no período intra-uterino, obtida na realização de um grande número de ecocardiogramas fetais em gestantes sem risco conhecido em um único dia de atendimento ("Dias F"), apresenta resultados que apontam para uma prevalência de anormalidades cardiovasculares fetais maior que a relatada na literatura. Nos anos de 2002, 2003, 2004 e 2005, a prevalência registrada nestes "Dias F" foi, respectivamente, de 4,36% (11/252), 4,63% (7/151), 3,34% (8/239) e 5,78% (18/311), numa prevalência geral de 4,61% (44/953).

Em julho de 1996 iniciou-se programa de rastreamento das malformações cardíacas fetais ainda no período intra-uterino por meio de ecocardiografia pré-natal nas gestantes do município de Porto Alegre (RS, Brasil), objetivando determinar sua prevalência, bem como conhecer seu comportamento.

Porto Alegre, cidade com cerca de 1,7 milhão de habitantes, apresenta em torno de 20.000 nascimentos ao ano, 74% destes dependentes do sistema público de saúde.

Neste programa, são obtidas imagens das quatro câmaras cardíacas e das vias de saída direita e esquerda, além do arco aórtico. O encontro de uma imagem suspeita, ou a mera desconfiança de anormalidade sobre a imagem obtida, remete a gestante para ecocadiograma fetal em nível superior de atenção.

Desde o seu início foram realizados cerca de 6.000 exames de triagem, quer por deslocamento da equipe até as unidades básicas de saúde, levando equipamento ultra-sonográfico transportável, quer por deslocamento das gestantes até a Unidade de Cardiologia Fetal.

Foram encaminhados para ecocardiografia fetal em níveis secundário e/ou terciário de atenção 10,4% das gestantes triadas, sendo diagnosticadas 75 anormalidades morfológicas e/ou funcionais cardíacas fetais, correspondendo a uma prevalência de 12,82/1.000. As anormalidades mais freqüentemente encontradas foram as comunicações interventriculares[22] e as arritmias.[14]

Confirmada a existência de malformação cardiovascular, o feto é incluído nos protocolos de atenção da Unidade de Cardiologia Fetal, em geral com a programação de atendimento obstétrico nas dependências do Instituto de Cardiologia.

Inicialmente uma proposta da Unidade de Cardiologia Fetal do Instituto de Cardiologia do Rio Grande do Sul, este programa está sendo progressivamente encampado pela administração municipal como parte da estratégia para prosseguir no esforço de diminuir os índices de mortalidade infantil.

Mesmo quando os resultados e eficácia da triagem pré-natal das malformações cardiovasculares são colocados em dúvida, deve ser levado em conta que o planejamento perinatal inegavelmente aumenta as chances de sobrevida do feto malformado.

Embora praticamente todos os defeitos estruturais cardíacos detectáveis pelo corte de quatro câmaras possam resultar em óbito nos primeiros anos de vida da criança, sua mortalidade pode ser reduzida pelo diagnóstico pré-natal.[86]

A mortalidade infantil verificada no Rio Grande do Sul e, mais especificamente, no município de Porto Alegre, onde as malformações cardiovasculares são responsáveis por 48% dos óbitos por anomalias congênitas e por 7,9% de todos os óbitos em menores de um ano, é muito semelhante à mostrada em trabalho realizado na região norte inglesa.[2] Entre 230.654 nascimentos, 43% de todos os óbitos por malformações congênitas e 9% de toda a mortalidade infantil foram por malformações cardíacas. Ainda nesse trabalho, Abu-Harb e colaboradores chamam a atenção para o fato de que somente 70% das cardiopatias haviam sido diagnosticados antes do óbito.

Bacaltchuk et al.[87] já tiveram a oportunidade de relatar que apenas cerca de 20% dos RN com cardiopatia congênita internados na UTI Pediátrica do Instituto de Cardiologia do Rio Grande do Sul em Porto Alegre, tiveram a suspeita levantada pela ultra-sonografia obstétrica, sugerindo que o coração fetal não estivesse sendo avaliado de maneira sistemática.

Vale lembrar que o sistema de atendimento perinatal em Porto Alegre, em especial o neonatal, está premido pela sobrecarga de pacientes, da cidade e da região metropolitana, quando não de cidades do interior do Estado, com a lotação de suas Unidades de Terapia Intensiva Neonatais sempre saturada.

Recém-nascidos sem diagnóstico pré-natal contribuem, e muito, para aumentar o caos do setor, já que a maioria das Unidades não dispõe de profissionais e equipamentos para o diagnóstico diferencial com cardiopatias congênitas no âmbito da própria UTI, carecendo de transporte intra ou inter-hospitalar, agregando custos e riscos aos RN, sem contar o tempo – muitas vezes literalmente vital – que é dispendido até a elucidação diagnóstica.

É imprescindível investir em atitudes que mantenham a tendência de decréscimo da mortalidade infantil, buscando índices progressivamente melhores, a exemplo do que já ocorre em países mais desenvolvidos. Certamente as malformações cardiovasculares têm, como aqui demonstrado, papel significativo, já que representam quase 10% da mortalidade infantil de hoje e, à medida que forem melhorando as demais condições, tende a crescer sua participação relativa. Temos ainda muito a fazer em termos de saúde coletiva, mas é inegável que cerca de 50% da mortalidade infantil prevenível ou evitável em Porto Alegre está na dependência de investimentos em tecnologias e recursos humanos capazes de fazer frente a este desafio.

REFERÊNCIAS BIBLIOGRÁFICAS

1. Hoffman JIE. Incidence of congenital heart disease: I. Postnatal incidence. *Pediatr Cardiol* 1995;16(4):103-13.
2. Abu-Harb M, Hey E, Wren C. Death in infancy from unrecognised congenital heart disease. *Arch Dis Child* 1994;71(1):3-7.
3. Bosman C, Boldrini R, Falcocchio G. Role of necropsy at neonatal and infantile ages. *IARC Sci Publ* 1991;(112):163-75.
4. Aerts D, Cunha J, Hilgert C, Sant'Anna A. A mortalidade infantil em Porto Alegre: até quanto podemos reduzir? *Anais do Congresso Brasileiro de Saúde Coletiva*, Salvador, Bahia, agosto 2000.
5. Lansky S, França E, Leal MC. Mortalidade perinatal e evitabilidade: revisão da literatura. *Rev Saúde Pública* 2002;36(6):759-72.
6. Fixler DE. Trends in congenital heart diseases in Dallas County births. *Circulation* 1990;81:137-42.
7. Gillum RF. Epidemiology of congenital heart disease in the United States. *Am Heart J* 1994;127:919-27.
8. Wren C, Richmond S, Donaldson L. Temporal variability in birth prevalence of cardiovascular malformations. *Heart* 2000;83(4):414-9.
9. Samánek M, Voriskova M. Congenital heart disease among 815,569 children born between 1980 and 1990 and their 15-year survival: a prospective Bohemia survival study. *Pediatr Cardiol* 1999;20(6):411-7.
10. Samánek M. Children with congenital heart disease probability of natural survival. *Pediatr Cardiol* 1992;13:152-8.
11. Yagel S, Weissman A, Rotstein Z, *et al*. Congenital heart defects: natural course and in utero. *Circulation* 1997;96(2):550-5.
12. Ooshima A, Fukushige J, Ueda K. Incidence of structural cardiac disorders in neonates: an evaluation by color Doppler echocardiography and the results of a 1-year follow-up. *Cardiology* 1995;86(5):402-6.
13. Bound JP, Logan WFWE. Incidence of congenital heart disease in Blackpool. *Br Heart J* 1977;39:445-50.
14. Hoffman JIE, Christianson R. Congenital heart disease in a cohort of 19.502 births with long-term follow up. *Am J Cardiol* 1978;42:641-7.
15. Mikamo K. Anatomic and chromosomal studies in spontaneous abortions. *Am J Obstet Gynecol* 1970;106:243-54.
16. Mitchell SC, Korones SB, Berendes HW. Congenital heart disease in 56,109 births. Incidence and natural history. *Circulation* 1971;43:323-32.

17. Borman B, Chapman C, Howard K, Buckfield P, Findlay J. Using a national register for the epidemiological study of congenital heart defects. *NZ Med J* 1987;100:404-6.
18. Carlgren LE, Ericson A, Källén B. Monitoring of congenital cardiac defects. *Pediatr Cardiol* 1987;8:247-56.
19. Grabitz RG, Joffres MR, Collins-Nakai RL. Congenital heart disease: Incidence in the first year of life. *Am J Epidemiol* 1988;128:81-8.
20. Centers for Disease Control. Congenital Malformations Surveillance Jan 1982-Dec 1985. *US Dept Health Human Services*, PHS, Atlanta, 1988.
21. Stoll C, Alembik Y, Roth MP, Dott B, De Geeter B. Risk factors in congenital heart disease. *Eur J Epidemiol* 1989;5(3):382-91.
22. Samánek M, Slavik Z, Zborilová B, Hrobonová V, Vorískova M, Skovránek J. Prevalence, treatment, and outcome of heart disease in live-born children: a prospective analysis of 91,823 live-born children. *Pediatr Cardiol* 1989;10:205-11.
23. Ferencz C, Villaseñor AC. Epidemiology of cardiovascular malformations: The state of the art. *Cardiol Young* 1991;1:264-84.
24. Vergani P, Mariani S, Ghidini A, *et al*. Screening for congenital heart disease with the four-chamber view of the fetal heart. *Am J Obstet Gynecol* 1992;167 (4 Pt .1):1000-3.
25. Achiron R, Glaser J, Gelernter I, Hegesh J, Yagel S. Extended fetal echocardiographic examination for detecting cardiac malformations in low risk pregnancies. *Br Med J* 1992;304(6828):671-4.
26. Stoll C, Alembik Y, Dott B, Roth PM, De Geeter B. Evaluation of prenatal diagnosis of congenital heart disease. *Prenat Diagn* 1993;13(6):453-61.
27. Wigton TR, Sabbagha RE, Tamura RK, Cohen L, Minogue JP, Strasburger JF. Sonographic diagnosis of congenital heart disease: comparison between the four-chamber view and multiple cardiac views. *Obstet Gynecol* 1993;82(2):219-24.
28. Ott WJ. The accuracy of antenatal fetal echocardiography screening in high- and low-risk patients. *Am J Obstet Gynecol* 1995;172(6):1741-7.
29. Buskens E, Grobbee DE, Frohn-Mulder IME, Stewart PA, Juttmann RE, Wladimiroff JW, Hess J. Efficacy of routine fetal ultrasound screening for congenital heart disease in normal pregnancy. *Circulation* 1996;94:67-72.
30. Stumpflen I, Stumpflen A, Wimmer M, Bernaschek G. Effect of detailed fetal echocardiography as part of routine prenatal ultrasonographic screening on detection of congenital heart disease. *Lancet* 1996;348(9031):854-7.
31. Kirk JS, Comstock CH, Lee W, Smith RS, Riggs TW, Weinhouse E. Sonographic screening to detect fetal cardiac anomalies: a 5-year experience with 111 abnormal cases. *Obstet Gynecol* 1997;89(2):227-32.
32. Todros T, Faggiano F, Chiappa E, Gaglioti P, Mitola B, Sciarrone A. Accuracy of routine ultrasonography in screening heart disease prenatally. Gruppo Piemontese for Prenatal Screening of Congenital Heart Disease. *Prenat Diagn* 1997;17(10):901-6.
33. Hafner E, Scholler J, Schuchter K, Sterniste W, Philipp K. Detection of fetal congenital heart disease in a low-risk population. *Prenat Diagn* 1998;18(8):808-15.
34. Gerlis LM. Cardiac malformations in spontaneous abortions. *Int J Cardiol* 1985;7:29-43.
35. Poland BJ, Lowry RB. The use of spontaneous abortions and stillbirths in genetic couselling. *Am J Obstet Gynecol* 1974;118:322-6.
36. Hoffman JIE. Incidence, mortality and natural history. In: Anderson RH, Macartney FJ, Shinebourne EA. (eds). *Pediatric cardiology*. London: Churchill Livingstone, 1987. p. 3-14.

37. Buskens E, Steyerberg EW, Hess J, Wladimiroff JW, Grobbee DE. Routine prenatal screening for congenital heart disease: what can be expected? A decision-analytic approach. *Am J Public Health* 1997;87(6):962-7.

38. Friedman AH, Copel JA, Kleinman CS. Fetal echocardiography and fetal cardiology: indications, diagnosis and management. *Semin Perinatol* 1993;17(2):76-88.

39. Allan LD. Indications for fetal echocardiography. In: Allan LD, Hornberger L, Sharland G (eds). *Textbook of fetal cardiology.* New York: Greenwich Medical Media, 2000. p. 47-53.

40. Allan LD. Echocardiographic detection of congenital heart disease in the fetus: present and future. *British Heart J* 1995;74(2):103-6.

41. Zielinsky P. Maternal diabetes as a risk factor for transient hypertrophic cardiomyopathy in fetuses: prenatal echocardiographic diagnosis. *Inter Jour Cardiol Imag* 1990;5(supl.):11.

42. Zielinsky P, Hagemann LL, Daudt L. Hipertrofia miocárdica en fetos de madres diabéticas: un estudio ecocardiográfico pré-natal. *Anales IV Congreso Sociedad Latina de Cardiologia Pediatria*, 1990:117.

43. Zielinsky P, Hagemann LL, Daudt L. Miocardiopatia hipertrófica no feto: estudo de 25 casos detectados pela ecocardiografia fetal. *Arq Bras Cardiol* 1990;55(B):B95.

44. Zielinsky P, Hagemann LL. Aspectos morfológicos e evolutivos da comunicação interventricular no feto humano: um estudo ecocardiográfico pré-natal. *Arq Bras Cardiol* 1990;55(B):B181.

45. Zielinsky P, Hagemann LL. Hidrópsia fetal não-imune de origem cardiológica: contribuição da ecocardiografia para o diagnóstico e a terapêutica pré-natais. *Arq Bras Cardiol* 1990;55(B):B178.

46. Zielinsky P, Rossi RI, Horowitz ES, Barra M. Atresia pulmonar com septo interventricular aberto no feto: diagnóstico ecocardiográfico pré-natal e correlação anatomopatológica. *Rev Bras Eco* 1990;3(6):tl 23.

47. Zielinsky P, Hagemann LL, Daudt L. Transient fetal hypertrophic cardiomyopathy: a prenatal echocardiographic study. *Annals IV International Fetal Cardiology Symposium.* Tokyo, Japan, 1990:13.

48. Zielinsky P, Hagemann LL, Daudt L, Behle I. Estudo dos fatores associados à hipertrofia miocárdica em fetos de mães diabéticas. *Arq Bras Cardiol* 1991;57(C):C50.

49. Zielinsky P, Hagemann LL, Daudt L, Behle I. Fetal myocardial hypertrophy in maternal diabetes: is it related to the adequacy of hyperglycemia control? *Annals of V International Fetal Cardiology Symposium.* Rome, Italia, 1991:73.

50. Zielinsky P. Role of prenatal echocardiography in the study of hypertrophic cardiomyopathy in the fetus. *Echocardiography: Journal of Cardiovascular Ultras & Allied Tech* 1991;8(6):661-7.

51. Zielinsky P. Alterações do ritmo cardíaco no feto humano: impacto da ecocardiografia pré-natal no diagnóstico e no manejo terapêutico. *Rev Bras Eco* 1991;4(12-Ed.Esp.)-021.

52. Zielinsky P, Hagemann LL, Daudt L, Behle I, Rodrigues R. The fetus with hypertrophic cardiomyopathy related to maternal diabetes: a pre and postnatal analysis of the associated factors. *J Am Col Cardiol* 1992;19(3):342 A.

53. Zielinsky P, Hagemann LL, Daudt L, Behle I. Pre and postnatal analysis of factors associated with fetal miocardial hypertrophy in diabetic pregnancies. *J Mat Fetal Invest* 1992;2:163-7.

54. Zielinsky P, Hagemann LL, Maciel J, *et al.* Miocardiopatia hipertrófica e hiperinsulinismo fetal: resultados preliminares. *Revista Gaúcha de Cardiologia* 1992;1:20.

55. Zielinsky P, Hagemann LL, Rossi RI, *et al.* Arritmias cardíacas fetais: diagnóstico, manejo e evolução pré- e pós-natais. *Arq Bras Cardiol* 1992;59(2):61.

56. Zielinsky P. Alteraciones del ritmo cardiaco en el feto humano: impacto de la ecocardiografia prenatal en el diagnostico y el manejo terapeutico. *Anales V Congreso Latino de Cardiologia Pediatrica.* Badajoz, Espanha, 1992.

57. Zielinsky P, Hagemann LL, Firpo C. Estudo ecocardiográfico pré-natal da redundância do forame oval e sua relação com a gênese de extra-sístoles atriais no feto. *Rev Bras Ecocardiogr* 1993;16:22.

58. Zielinsky P, Hagemann LL, Sfoggia L, Firpo C, Costa MHL. "Septum primum" redundante no feto com extrassistolia atrial: um estudo ecocardiográfico pré-natal. *Arq Bras Cardiol* 1993;61(2):48.

59. Zielinsky P, Hagemann LL, Sfoggia L. Detecção pré-natal de anormalidades cardíacas fetais em gestantes com história familiar de cardiopatias congênitas. *Anais do XVIII Congresso Brasileiro de Pediatria.* Salvador, Bahia, 1993. Trabalho 163.

60. Zielinsky P, Vinholes S, Hagemann LL, Sfoggia L. O septo interventricular no feto: padronização da medida ecocardiográfica da espessura normal. *Arq Bras Cardiol* 1993;61(2):90.

61. Zielinsky P. Papel da Cardiologia Fetal na atenção primária pré-natal. *Arq Bras Cardiol* 1994;63(3):417-22.

62. Zielinsky P. Diagnóstico cardiológico intra-uterino e terapêutica pré-natal: as fronteiras da cardiologia fetal. In: Nesralla IA (ed). *Cardiologia cirúrgica: perspectivas para o ano 2000.* São Paulo: BYK, 1994.

63. Zielinsky P, Hagemann LL. Prenatal hypertrophic cardiomyopathy and its association with amniotic fluid insulin in fetuses of diabetic mothers. *J Am Coll Cardiol* 1995;105a(925):39.

64. Zielinsky P. Distúrbios do ritmo cardíaco fetal. Detecção e conduta pré-natal. *Arq Bras Cardiol* 1996;66(2):83-6.

65. Zielinsky P, Salum M, Satler F, *et al.* A Mobilidade do Septum Primum não Depende do Diâmetro do Forame Oval em Fetos Normais. *Arq Bras Cardiol* 2004;83(4):300-3.

66. Zielinsky P, Nicoloso LH, Firpo CMF, *et al.* Alternative Parameters for Echocardiographic Assessment of Fetal Diastolic Function. *Brazilian Journal of Medical and Biological Research* 2004;37(1):31-6.

67. Leite MF, Gianisella RB, Zielinsky P. Anomalia de Ebstein detectada *in utero* e Síndrome de Down. Diagnóstico Pré-Natal de uma combinação rara: Relato de caso. *Arq Bras Cardiol* 2004;82(4):390-2.

68. Nicoloso LH, Zincano T, Zielinsky P. Estudo pré-natal da hiper-refringência endocárdica fetal e sua relação com toxoplasmose materna. *Arq Bras Cardiol* 2004;82(1):27-31.

69. Zielinsky P, Marcantonio S, Nicoloso LH, *et al.* Fluxo no ducto venoso e hipertrofia miocárdica em fetos de mães diabéticas. *Arq Bras Cardiol* 2004;83(1):45-50.

70. Hatem D, Castro I, Haertel JC, *et al.* Resultados imediatos e tardios da valvoplastia percutânea com balão na estenose valvar pulmonar. *Arq Bras Cardiol* 2004;82(3):221-7.

71. Zielinsky P, Firpo C. Behavior of septum primum mobility in third-trimester fetuses with myocardial hypertrophy. *Ultrasound Obstetr Gynecol* 2003;21(5):445-50.

72. Zielinsky P, Piccoli Jr AL, Gus EI, *et al.* Dynamics of the pulmonary venous flow in the fetus and its association with vascular diameter. *Circulation* 2003;108:2377-80.

73. Luchese S, Manica JL, Zielinsky P. Estudo da constrição intra-uterina do canal arterial. Análise de uma coorte histórica de 20 casos. *Arq Bras Cardiol* 2003;81(4):399-404.

74. Assad R, Zielinsky P, Kalil RAK, *et al.* Novo eletrodo para implante de marca-passo em fetos com bloqueio

atrioventricular total. *Rev Bras Cir Cardiovasc* 2003;18(1):40-4.

75. Zielinsky P, Piccoli Jr AL, Teixeira L, *et al.* Pulsatilidade venosa pulmonar em fetos de mães diabéticas. Estudo doppler-ecocardiográfico pré-natal. *Arq Bras Cardiol* 2003;81(6):600-3.

76. Zielinsky P, Firpo C. Abordagem ecocardiográfica da função diastólica fetal: novos conceitos. *Revista Brasileira de Ecocardiografia* 2002;15(3):52-9.

77. Zielinsky P. Arritmias cardíacas fetais. *Revista Médica do Instituto de Cardiologia do RS* 2002;2(1):62-4.

78. Muller JS, Antunes M, Behle I, Teixeira L, Zielinsky P. Efeitos agudos do fumo sobre a hemodinâmica da circulação feto-materno-placentária. *Arq Bras Cardiol* 2002;78(2):148-51.

79. Zielinsky P. Insuficiência cardíaca fetal. *Revista Médica do Instituto de Cardiologia do RS*/Fundação Universitária de Cardiologia 2002;2(1):27-30.

80. Zielinsky P. O feto e a hermenêutica da diástole. *Arq Bras Cardiol* 2002;79(6):640-3.

81. Zielinsky P. Tratamento da insuficiência cardíaca fetal. *Revista Médica do Instituto de Cardiologia do RS* 2002;2(1):47-8.

82. Zielinsky P. Tratamento das arritmias fetais. *Revista Médica do Instituto de Cardiologia do RS* 2002;2(1):67-8.

83. Gianisella R, Rossi RI, Zielinsky P. Diagnosis and therapeutics of pulmonary arteriovenous fistula in childhood. Case report and review of the literature. *Arq Bras Cardiol* 2001;77(3):278-81.

84. Menezes HS, Barra M, Belló A, Martins CB, Zielinsky P. Fetal myocardial hypertrophy in a experimental model of gestational diabetes. *Cardiol Young* 2001;11(6):609-13.

85. Hagemann LL, Zielinsky P. Rastreamento populacional de anormalidades cardíacas fetais por ecocardiografia pré-natal em gestações de baixo risco no município de Porto Alegre. *Arq Bras Cardiol* 2004;82(4):313-9.

86. Saari-Kemppainen A, Karjalainen O, Ylostalo P, Heinonen OP. Ultrasound screening and perinatal mortality: controled trial of systematic one stage screening in pregnancy. *Lancet* 1990;336:387-91.

87. Bacaltchuk T, Zielinsky P. Rastreamento pré-natal de anormalidades cardíacas: papel da ultra-sonografia obstétrica de rotina. *Revista Brasileira de Ginecologia e Obstetrícia – RBGO* 2001;23(9):553-8.

2

Fisiologia da Circulação Fetal

Renato Frajndlich

INTRODUÇÃO

Vários aspectos da vida intra-uterina permaneceram por muito tempo como um mistério praticamente intransponível para a compreensão dos estudiosos. Com a introdução do ultra-som de tempo real, ultrapassou-se a inacessibilidade do feto humano e foi então possível seu estudo em condições fisiológicas. O estudo da fisiologia traz consigo um sentimento de tratar-se de algo árido e complexo. Agora, quando nos damos conta de que este conhecimento é pré-requisito para um melhor entendimento do comportamento e do desenvolvimento fetal e que os estados comportamentais são caracterizados pela concomitância de muitas variáveis fisiológicas, passamos a nos interessar e nos aprofundar de forma muito mais concreta.

SISTEMA CARDIOVASCULAR FETAL

A circulação fetal difere da extra-uterina tanto pela sua anatomia quanto pela sua função. O sistema cardiovascular fetal é engenhosamente planejado para atender as necessidades pré-natais e permitir, ao nascimento, modificações que estabeleçam o padrão circulatório pós-natal.[1] Sua função assemelha-se à do aparelho circulatório do adulto; é, porém, mais complexa, já que deve suprir as necessidades de um organismo em crescimento rápido em um ambiente de hipoxia relativa (baixas concentrações arteriais de oxigênio), embora com altas taxas de fluxo sanguíneo.

Os pulmões fetais apresentam baixo fluxo, mantido à custa de uma elevada resistência vascular pulmonar devido principalmente a um importante estado de hipoxia. Nessas condições, é a placenta que funciona como uma fístula arteriovenosa com baixa resistência ao fluxo sanguíneo sistêmico.[1]

Uma vez que a única conexão entre o feto e o meio externo dá-se na placenta, este órgão, multifuncional, faz as vezes de aparelho digestivo (suprimento de nutrientes), aparelho urinário (retirada dos produtos de degradação) e aparelho respiratório (trocas gasosas).[1]

O feto não respira, pois seus pulmões contêm líquido amniótico e, portanto, a pequena quantidade de sangue circulante que lá chega não tem condições de ser oxigenada, sendo a placenta o órgão que deve substituí-los para que o feto receba, assim, adequado suprimento de sangue saturado.[1]

Este sangue, rico em oxigênio, retorna da placenta pela veia umbilical que penetra no abdome através do umbigo e se dirige para o fígado. No hilo hepático, esta veia divide-se em dois ramos: o maior é alcançado pela veia porta e penetra no lobo direito, onde se divide em dois ou três ramos, um para o lobo esquerdo e os outros para os lobos quadrado e caudado, e outro menor que se continua cranialmente com o nome de ducto venoso, unindo-se à veia cava inferior. Cerca da metade do sangue proveniente da placenta dirige-se ao sistema venoso porta-hepático; a metade restante atinge diretamente a veia cava inferior pelo ducto venoso.[2,3] Na entrada do ducto venoso há fibras musculares que podem funcionar como esfíncter, regulando a distribuição do fluxo da veia umbilical entre a circulação hepática e a veia cava inferior. Este mecanismo protege a circulação fetal de variações tensionais determinadas pela contratilidade uterina, além de contribuir para o fechamento funcional do ducto, por ocasião do nascimento.[4]

Após um curto percurso na veia cava inferior, o sangue penetra no átrio direito já misturado com o sangue menos saturado oriundo dos membros inferiores, do abdome e da pelve.

As veias cavas superior e inferior desembocam no átrio direito em pontos não alinhados.[5] O sangue proveniente da veia cava superior passa ao átrio direito de tal modo que a *crista interveniens*, situada na parede póstero-lateral do átrio direito, direciona o fluxo para o ventrículo direito, através da valva tricúspide.[6] O seio coronário, que drena o sangue do miocárdio, desemboca no átrio direito entre a *crista dividens* e a valva tricúspide, para a qual seu fluxo é direcionado. O fluxo proveniente da veia cava inferior é dividido pela *crista dividens*, de tal modo que o volume maior é direcionado ao forame oval e a porção menor atinge o átrio direito, passando daí ao ventrículo direito, juntamente com o fluxo sanguíneo da veia cava superior. O forame oval permanece patente na vida fetal mais pela energia cinética do fluxo de sangue que provém da veia cava inferior do que pela diferenças nas pressões entre os átrios, que são mínimas.[7]

O volume que passa ao átrio esquerdo mistura-se com o pequeno fluxo de sangue pouco oxigenado proveniente dos pulmões. Este volume de sangue direciona-se ao ventrículo esquerdo, de onde é ejetado para a aorta, irrigando o cérebro e o miocárdio, tecidos que exigem maior aporte de oxigênio.

O débito do ventrículo direito, cujo enchimento se faz à custa do retorno venoso da veia cava superior, seio coronário e parte do retorno da veia cava inferior que não passou pelo forame oval, é ejetado no tronco pulmonar. A alta resistência ao fluxo sanguíneo pulmonar determina que apenas uma pequena quantidade de sangue circule através das veias pulmonares aos pulmões; o restante é dirigido pelo canal arterial, para a aorta descendente, onde irá se misturar com o sangue proveniente do ventrículo esquerdo.

No pulmão fetal não há trocas gasosas, mas os alvéolos apresentam outras funções, como a produção de surfactante que impedirá o colabamento dos alvéolos no recém-nascido.[8]

Cerca de 40-50% do sangue da aorta descendente passa pelas artérias umbilicais e retorna à placenta para reoxigenação. O resto do sangue vai suprir as vísceras e a metade inferior do corpo (Fig. 2-1). Vários estudos sobre circulação fetal nos humanos demonstram a similaridade com a fisiologia experimental em animais, mas com importantes diferenças.[2] Nos fetos humanos parece circular menos sangue através da placenta, ducto venoso e forame oval, mas há mais sangue através dos pulmões do que nos fetos de ovelhas. Entretanto, há importantes variações individuais e o padrão varia de acordo com a idade gestacional. O fluxo sanguíneo normal diminui com a idade gestacional, e, entre 28 e 32 semanas, um novo nível de desenvolvimento parece ser alcançado. Neste estágio, o fluxo através do ducto venoso e do forame oval alcança o mínimo, e o fluxo através dos pulmões, o máximo. O ducto venoso e o forame oval são funcionalmente muito parecidos e representam uma importante unidade de distribuição para o retorno do sangue venoso. O ramo portal esquerdo representa uma linha divisória venosa e, de forma similar, o istmo aórtico representa uma linha divisória arterial. Então,

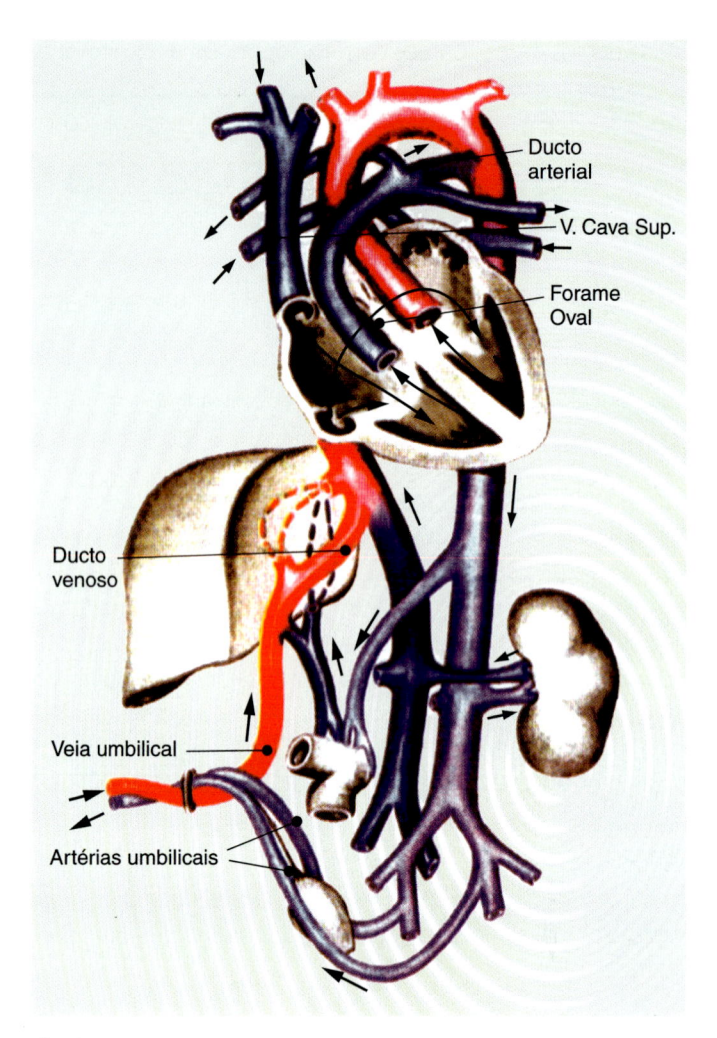

Fig. 2-1.

Circulação fetal.

a circulação central do feto é muito flexível e adaptada à circulação sistêmica.

As respostas ao aumento da pós-carga, da hipoxemia e da acidemia no feto humano são equivalentes àquelas encontradas nos estudos com animais: aumento do fluxo através do ducto venoso e do forame oval, aumento na impedância nos pulmões, redução da impedância no cérebro e um fluxo sanguíneo coronariano mais proeminente. Estudos experimentais em fetos de ovelhas, utilizando técnicas de ultra-som, também demonstraram que um aumento na resistência ao fluxo sanguíneo placentário diminui significativamente o fluxo através do istmo aórtico fetal.[9]

Além disso, foi demonstrado que o perfil de fluxo diastólico do istmo está alterado antes de qualquer modificação nas ondas de velocidades de fluxo da artéria umbilical. Com base nesses dados, parece correto supor que a monitoração do perfil de velocidade de fluxo através do istmo aórtico poderia ser útil para uma rápida e eficiente determinação do balanço dinâmico da resistência vascular entre a parte superior e inferior do organismo do feto.[9] Através do curso da gestação, entretanto, variações nos elementos dinâmicos como a predominância do ventrículo direito ou esquerdo, assim como a influência relativa da impedância vascular da placenta ou do cérebro, poderiam teoricamente ser responsabilizadas por variações fisiológicas do perfil do fluxo de sangue no istmo. Obviamente, interpretações de qualquer alteração patológica no fluxo de sangue através do istmo devem levar em conta essas alterações fisiológicas.

O padrão de velocidade do sangue nas artérias periféricas reflete suas características hemodinâmicas. A Doppler-velocimetria nas artérias umbilicais indiretamente reflete a resistência vascular placentar e, além disso, fluxos anormais podem servir como um índice de insuficiência placentar associado à elevada resistência placentária.[10] Estudos experimentais em fetos de ovelhas mostraram que durante o aumento na resistência do fluxo placentar a oferta de oxigênio para o cérebro está preservada enquanto o fluxo através do istmo aórtico estiver intacto.[11] Durante um aumento agudo na resistência vascular placentária, a oferta de oxigênio para o cérebro está preservada a despeito de uma queda significativa do oxigênio arterial se o fluxo através do istmo aórtico é anterógrado.[12]

ISTMO AÓRTICO

No coração fetal, os ventrículos trabalham em paralelo e não em série, como ocorre com o adulto (Fig. 2-2). O conceito há muito estabelecido é de que há na circulação fetal *shunts* intra e extracardíacos, sendo o principal representante deste último o ducto arterioso.[18] Embora o ducto arterioso seja, na realidade, parte do sistema vascular de saída do ventrículo direito formando o "arco pulmonar" com a artéria pulmonar principal e a aorta torácica descendente, este não é reconhecido como um *shunt* vascular. Na vida pós-natal, onde os ventrículos são dispostos em série, um ducto arterioso patente desviaria o sangue tanto para a circulação sistêmica quanto para a circulação pulmonar, dependendo da resistência dos dois sistemas circulatórios. Na vida fetal, se o fluxo de sangue se desloca através do arco pulmonar pelo ducto arterioso, deveria ser considerado como um *shunt* direita–esquerda, levando sangue para longe dos pulmões e, então, os dois ventrículos teriam de ser considerados como dispostos em série, como na vida pós-natal.

Portanto, o conceito da circulação fetal baseado em dois sistemas circulatórios estabelecidos de forma paralela é incompatível com a identificação do ducto arterioso como um shunt. No útero, o segmento vascular arterial que age desta forma e confirma esta teoria é o shunt do istmo aórtico. Na verdade, o istmo, localizado entre a origem da artéria subclávia esquerda e a parte final da aorta no ducto arterioso, estabelece comunicação entre as duas artérias que saem para, em paralelo, perfundir a parte superior e inferior do corpo do feto (Fig. 2-3). Esta forma de ver a circulação fetal traz não só novos e significativos paradigmas fisiológicos, como pode trazer novas implicações clínicas, especialmente com o advento do Doppler ultra-som na monitoração fetal (Fig. 2-4).

Padrão de fluxo no istmo normal

Devido à disposição de dois circuitos arteriais em cada lado do istmo aórtico, o sangue ejetado pelos ventrículos direito e esquerdo tem efeitos opostos na direção do fluxo através do istmo. O volume de sangue ejetado na contração do ventrículo esquerdo irá levar o sangue adiante, enquanto a ejeção do ventrículo direito irá determinar efeito oposto (Fig. 2-5). O padrão sistólico final do fluxo ístmico irá ser determinado pelas contribuições relativas das ejeções dos ventrículos esquerdo e direito, assim como pelo balanço entre a resistência vascular da parte superior e inferior do corpo.

Em diástole, quando as duas válvulas semilunares estão fechadas, a direção do fluxo de sangue do istmo será influenciada somente pelas duas resistências vasculares, especialmente no cérebro, na parte superior do corpo, e a placenta, pelo sistema vascular subdiafragmático (Fig. 2-6). Estudos da velocidade do fluxo de Doppler têm confirmado que, em fetos normais, um fluxo anterógrado está presente através do istmo, tanto na sístole como na diástole, devido à baixa resistência placentar. Um número de elementos pode causar uma diminuição progressiva do fluxo anterógrado através do istmo, à medida que a gestação progride, tais como a preponderância do ventrículo direito, que aumenta durante a segunda metade da gestação, e a resistência vascular da placenta, que alcança um platô nos últimos meses da gestação, enquanto a resistência vascular cerebral segue um padrão curvilíneo, chegando ao pico na metade da gestação e declinando progressivamente no final.

Para monitorar objetivamente o padrão de fluxo através do istmo aórtico fetal, foi desenvolvido um índice de fluxo ístmico (IFI), o qual reflete a quantidade e a direção do sangue através deste segmento vascular.[13] Este índice se obtém dividindo a soma das integrais velocidade-tempo sistólica (S) e diastólica (D) pela integral velocidade-tempo do fluxo sistólico: IFI = S + D/S. Resultados com sinais positivo e negativo estão relacionados com valores de velocidades de fluxo, respectivamente, anterógrado e retrógrado. Os níveis normais de IFI foram publicados recentemente, após estudos experimentais e clínicos mostran-

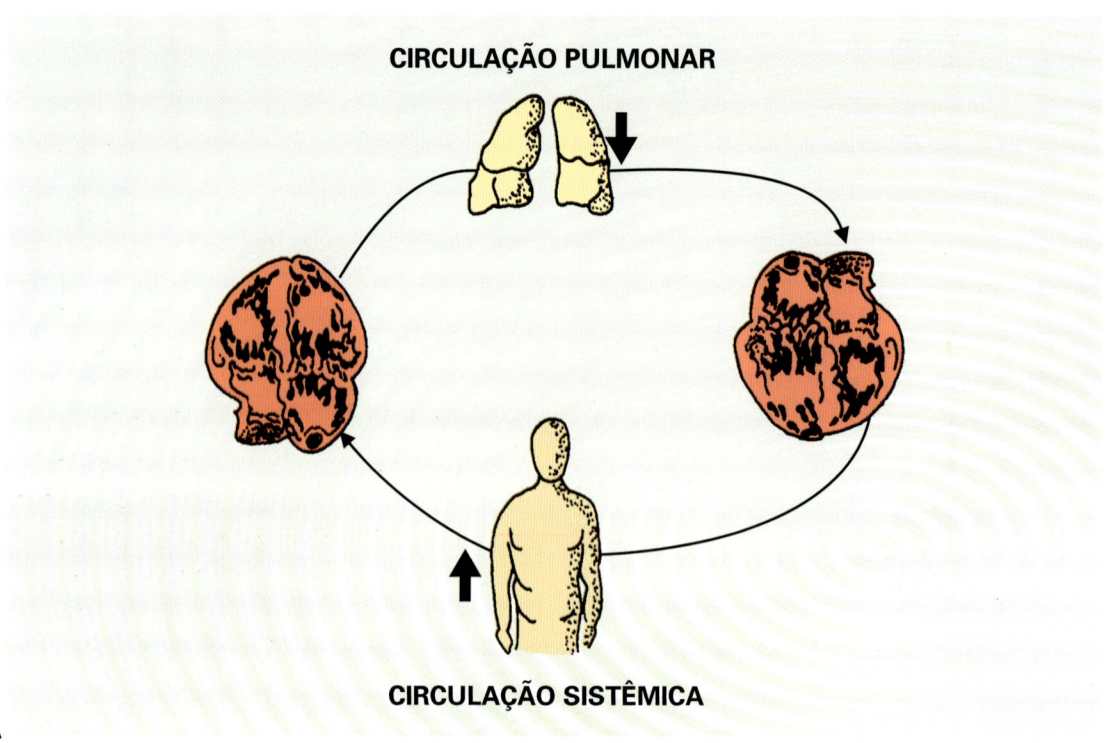

A

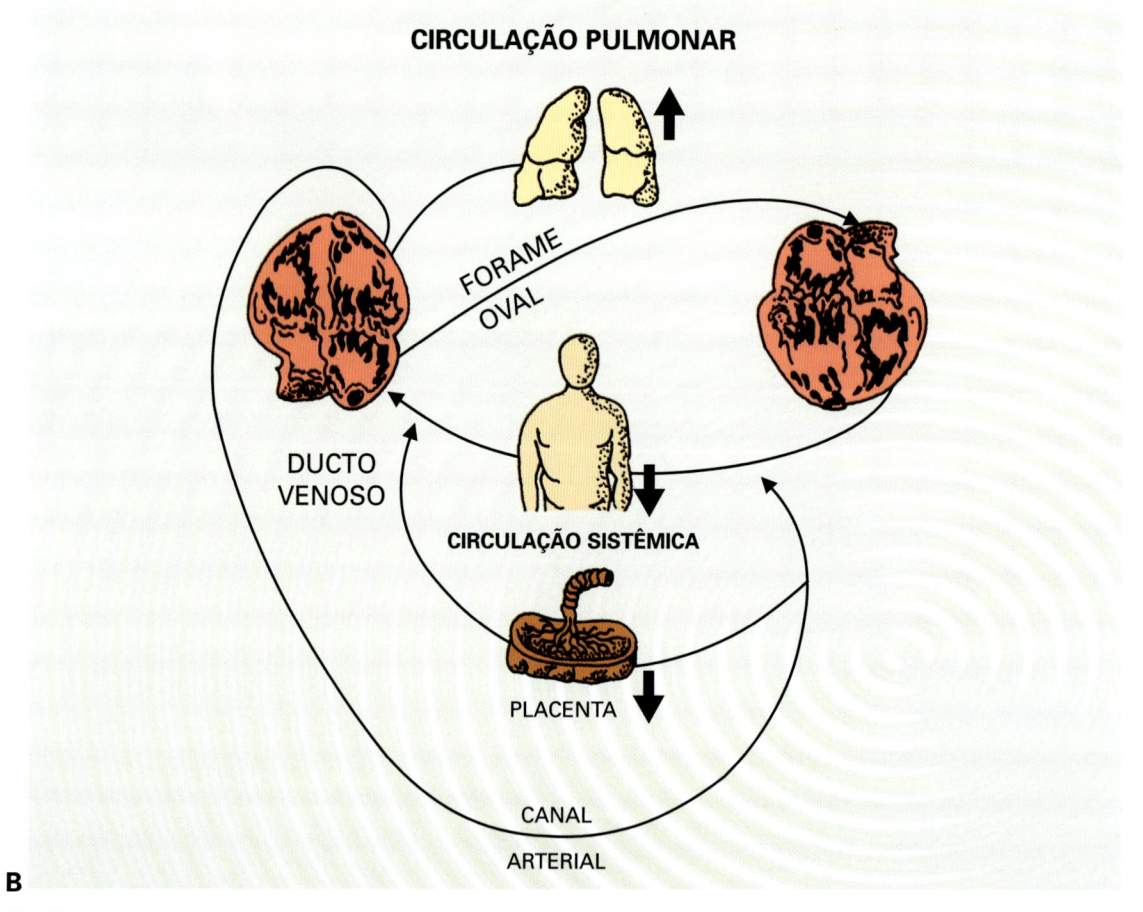

B

Fig. 2-2.

Diagrama ilustrativo da circulação. (**A**) Em série. (**B**) Em paralelo.

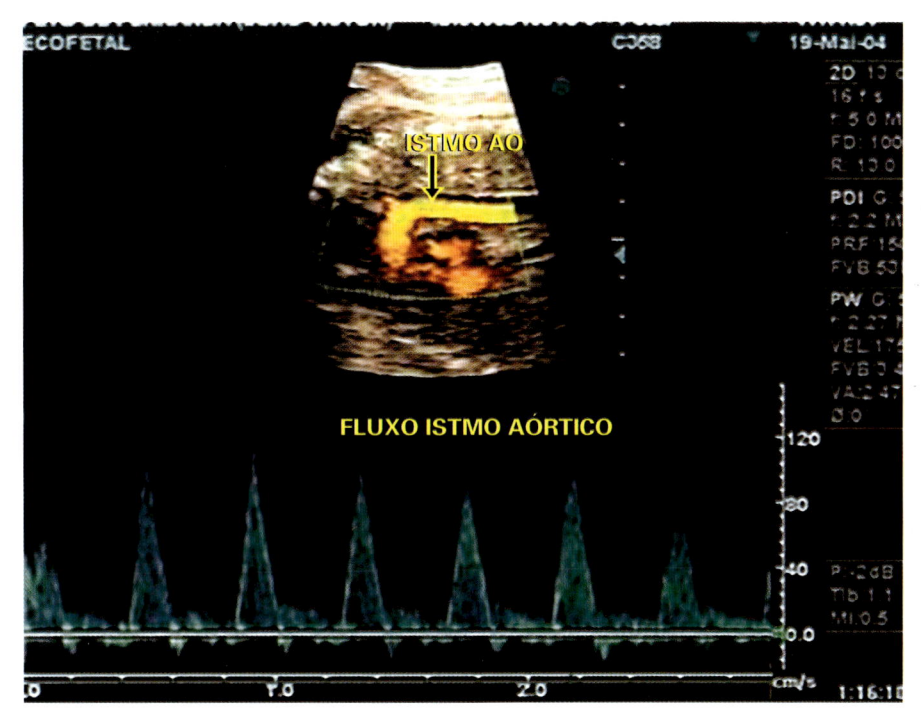

Fig. 2-3.

Fluxo através do istmo aórtico. Pode-se observar a emergência da artéria subclávia esquerda.

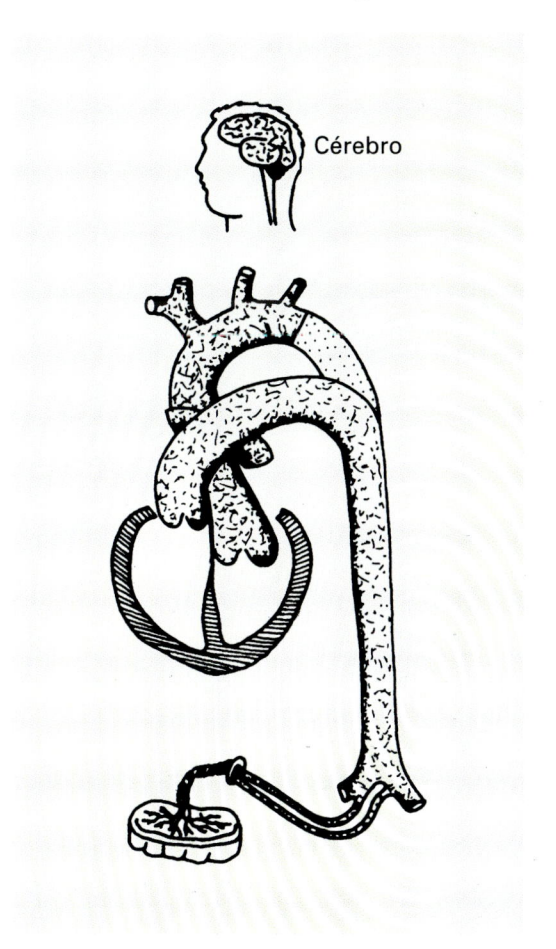

Fig. 2-4.

Diagrama da circulação fetal, ilustrando a posição do istmo aórtico, entre os arcos aórtico e pulmonar.

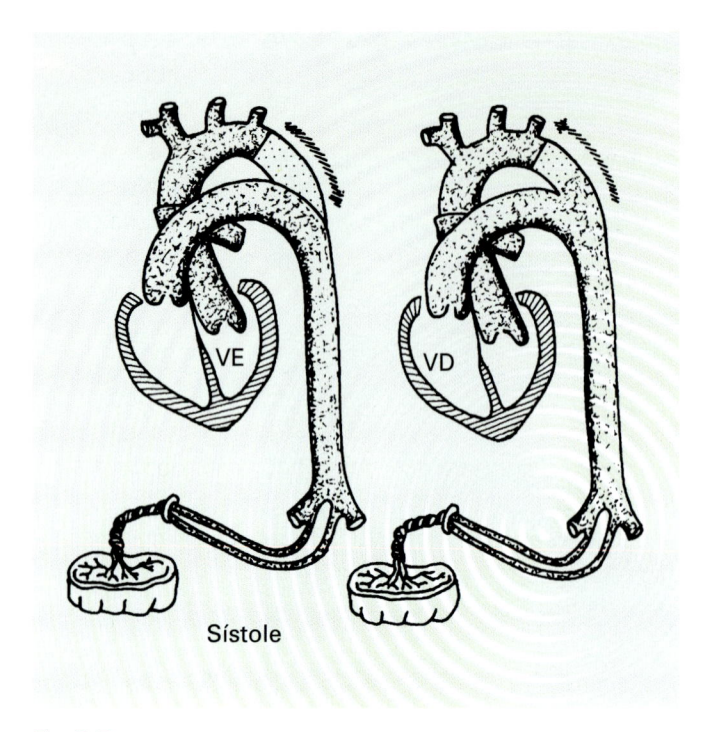 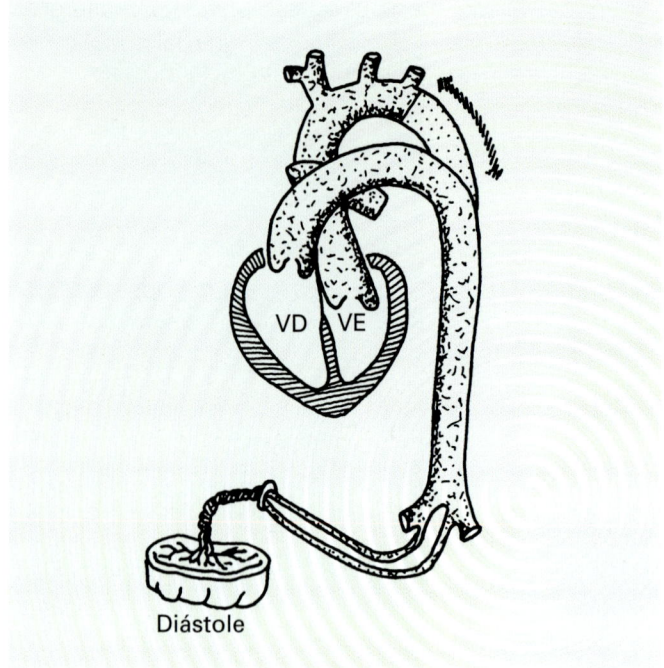

Fig. 2-5.

Durante a sístole o volume ejetado através dos ventrículos esquerdo e direito tem efeitos opostos na direção do fluxo través do istmo.

do que os padrões de velocidade de fluxo no istmo aórtico são indicadores válidos das condições circulatórias cardíacas e periféricas durante a vida fetal.[13]

Com objetivos clínicos, cinco tipos de fluxo no istmo aórtico estão presentes tanto na sístole como na diástole. Fetos normais têm índice maior que um no fluxo do istmo aórtico (tipo I). Entretanto, devido às mudanças hemodinâmicas fisiológicas mencionadas anteriormente, uma diminuição progressiva do IFI é observada através da segunda metade da gestação. O tipo II é uma ausência do fluxo diastólico. O IFI é então igual a um, abaixo da média normal. No tipo III, o IFI situa-se entre um e zero, expressando alguns fluxos diastólicos reversos, mas com predominância do fluxo anterógrado. Quanto mais perto é o fluxo do zero, mais retrógrado ele se apresenta. O tipo IV é observado quando os fluxos anterógrados e retrógrados são iguais, e o IFI será zero. Finalmente, no tipo V, o índice passa a ser negativo, abaixo de zero, significando que o fluxo anterógrado decresceu e o retrógrado cresceu a ponto de determinar um fluxo reverso.[13] A direção normal do *shunt* no istmo em direção à circulação pode ser alterada por uma condição anormal do feto envolvendo os ventrículos ou a circulação periférica, uma vez que o istmo aórtico fetal é o único *link* entre os dois sistemas arteriais organizados em forma paralela.

Ausência do istmo aórtico × ausência do ducto arterioso

A diferença entre o significado do ducto arterioso e do istmo aórtico durante a vida pré-natal é bem ilustrada pelas conseqüências de sua obstrução ou ausência. O istmo aórtico fetal pode ser hipoplásico ou ausente. O istmo aórtico hipoplásico é usualmente associado a malformações obstrutivas do ventrículo esquerdo e representa um evento secundário, de forma a diminuir o rendimento do ventrículo esquerdo com uma marcada queda na quantidade de sangue que passa através do istmo.[14] Completa ausência do istmo aórtico representa um dos tipos de interrupção no arco aórtico. Ambas as condições são bem toleradas na vida pré-natal. Uma diminuição ou ausência do *shunt* através do istmo pode ser facilmente compensada por um aumento proporcional no fluxo do ventrículo direito através do arco pulmonar, mantendo normalmente elevada a mudança de sangue na circulação umbilical. Esta é a explicação por que é observada uma marcada preponderância do ventrículo direito em neonatos com obstrução do arco aórtico, como a coartação da aorta. O istmo aórtico, conseqüentemente, não é um componente essencial da circulação fetal, e sua ausência não justifica uma atitude agressiva durante vida intra-uterina.

Por outro lado, a situação é completamente diferente com o ducto arterioso. A compressão parcial do ducto arterioso em fetos de ovelhas tem sido referida como causadora de uma imediata elevação da pressão pulmonar, associada a um aumento transitório no fluxo pulmonar. O achado mais intrigante foi a resistência vascular pulmonar, a qual cai durante os primeiros 30 minutos de compressão, uniformemente aumentando depois disso, sugerindo o envolvimento de fatores ainda não identificados, como lesões ao endotélio da artéria pulmonar, aumento do estímulo vasoconstrictivo neural, humoral ou local, que poderia ser responsável pela deterioração do sistema da artéria pulmonar. Uma ligação cirúrgica completa do ducto arterioso no feto de ovelha produz remodelação estrutural do leito vascular pulmonar periférico, caracterizada pelo aumento na proporção da camada muscular da artéria pulmonar ao nível dos bronquíolos terminais e dentro dos ácinos.[15] No mesmo modelo experimental, marcadas mudanças têm sido demonstradas nas propriedades bioquímicas e mecânicas de larga capacitância das artérias pulmonares, assim como uma menor unidade de resistência.[16] No feto humano, o fechamento prematuro do ducto arterioso, o qual é bem documentado como uma complicação de uma terapia materna com inibidores sintéticos prostaglandínicos, causa maior alteração na função ventricular direita, levando à hidropsia fetal[17] e, na circulação pulmonar, é responsável pela persistência da hipertensão pulmonar depois do nascimento.[18,19] Ausência primária do ducto arterioso é também comumente observada na tetralogia de Fallot com uma displasia ou ausência da válvula pulmonar. Aqui, novamente, esta é a maior malformação que resulta em desordem letal vascular e brônquica.[20,21] Todas essas observações reforçam a idéia que o ducto arterioso é um elemento integral da circulação fetal.

A situação é completamente reversa quando, depois do nascimento, a queda na resistência vascular pulmonar permite que todo o rendimento cardíaco perfunda os pulmões. Os dois ventrículos estão, então, dispostos em série. O istmo aórtico não é mais um *shunt*, mas uma parte integral do circuito arterial sistêmico; sua ausência cria distúrbio circulatório maior, que necessita correção cirúrgica. Ao contrário, o ducto arterioso, se patente, age então de acordo com a definição de *shunt,* com toda já bem conhecida conseqüência clínica.

AVALIAÇÃO DO BEM-ESTAR FETAL

As provas de avaliação da vitalidade fetal são indicadas em diversos estados que implicam riscos na deterioração da oxigenação do produto conceptual. Neste contexto, a Dopplervelocimetria tem sido amplamente utilizada em obstetrícia, principalmente no estudo da função placentária, pela análise dos sonogramas do cordão umbilical.[17,22]

A função placentária deficiente, dificultando as trocas gasosas entre os organismos materno e fetal, é responsável pelo prejuízo na oxigenação fetal. O mecanismo pelo qual o feto se adapta diante dos distúrbios de sua oxigenação são estudados há longa data. Em trabalhos experimentais foram descritas alterações hemodinâmicas fetais como resposta à hipoxia,[23,24] que culminam com ocorrência da acidose. Behrman *et al.*[25] demonstraram que, em fetos de primata, após hipoxia, existe distribuição preferencial do fluxo sanguíneo para órgãos nobres, como cérebro, coração e adrenais, com diminuição do fluxo para rins e pulmões. Relataram também que a redistribuição do sangue, inicialmente, é decorrente do estímulo de quimiorreceptores situados na aorta fetal, determinando a vasoconstricção periférica, responsável pelo aumento da resistência vascular periférica. No sistema nervoso central, ocorre vasodilatação e aumento da perfusão tecidual.

As alterações hemodinâmicas da circulação fetal podem ser avaliadas por meio da tecnologia da Dopplervelocimetria. Tal como demonstrado nos estudos experimentais, os fetos humanos também apresentam alterações na circulação com redistribuição do débito cardíaco durante o processo de hipoxia.[26-28] Neste fenômeno adaptativo conhecido como centralização da circulação fetal ou *brain-sparing effect*, observa-se aumento da velocidade diastólica no fluxo sanguíneo das artérias cerebrais, consequente à vasodilação. Clinicamente este evento corresponde à primeira alteração provocada pela hipoxemia fetal.

De acordo com as recomendações do American College of Obstetricians and Gynecologists,[29] a incorporação da Dopplervelocimetria da artéria cerebral média fetal na prática clínica pode promover intervenções desnecessárias na gestação, devendo, portanto, ser considerada apenas um exame investigacional dentro da propedêutica fetal. Deste modo, torna-se importante o estudo da centralização da circulação fetal e o prognóstico da gestação, quando se caracteriza esta situação.

Sempre que estivermos diante de uma avaliação de vitalidade fetal, não devemos esquecer a importância da aplicação de uma propedêutica precoce e abrangente. É com este propósito que se procurou salientar o istmo aórtico neste capítulo sobre a fisiologia fetal. Qual não é o propósito de todos os que lidam com fetos se não fazê-los nascer em condições de desenvolver-se de uma forma sadia? O índice do fluxo através do istmo pode ser de grande ajuda para identificar o subgrupo de fetos com insuficiência circulatória placentária e assim beneficiar o feto com um nascimento precoce.[30]

REFERÊNCIAS BIBLIOGRÁFICAS

1. Mattos SS. A circulação fetal. In: Mattos SS. *O coração fetal*. Rio de Janeiro: Revinter, 1999. p. 27-43.
2. Rudolph AM, Heymann MA. The circulation of the fetus in útero. Methods for studying blood flow, cardiac output and organ blood flow. *Circ Res* 1987;26:289.
3. Edelstone DI, Rudolph AM, Heymann MA. Liver and ductos venosus blood flows in fetal lamb in utero. *Circ Res* 1978;42:426.
4. Edelstone DI. Regulation of blood flow trough the ductus venosus. *J Dev Physiol* 1980;4:219.
5. Goodwin JW. The fetal circulation. In: Goodwin JW, Godden JO, Chance GW. *Perinatal Medicine*. Baltimore: Williams & Wilkins Co., 1976. p. 886-890.
6. Anderson D, Faber J, Morton M, Parks C, Pinson C, Thornburg K. Flow through the foramen ovale in the fetal newborn lamb. *J Physiol* 1985;365:19.
7. Heymann MA. Fetal cardiovascular physiology. In: Creasy RK, Resnik R. *Maternal-Fetal Medicine. Principles and Practice*. Philadelphia: W.B. Saunders Co., 1984. p. 635-642.
8. Adams FH. Fetal and neonatal cardiovascular and pulmonary function. *Ann Rev Physiol* 1965;27:257.
9. Fouron JC, Skoll A, Sonesson SE, Pfizenmaier M, Jaeggi E, Lessard M. Relationship between flow through the fetal aortic isthmus and cerebral oxygenation during acute placental circulatory insufficiency in ovine fetuses. *Am J Obstet Gynecol* 1999;181:1102-7.
10. Mulder ALM, van Golde JC, Prinzen FW, Blanco CE. Cardiac output distribution in response to hypoxia in the chick embryo in the second half of the incubation time. *J Physiol* 1998;508(1):281-7.
11. Giussani DA, Riquelme RA, Moraga FA, et al. Chemoreflex and endocrine components of cardiovascular responses to acute hypoxemia in the llama fetus. *Am J Physiol* 1996;271:R73-83.
12. Mulder ALM, van Golde JC, Prinzen FW, Blanco CE. Cardiac output distribution in the chick embryo stage 36 to 45. *Cardiovasc Res* 1997;34:525-8.
13. Fouron JC. The unrecognized physiological and clinical significance of the fetal aortic isthmus [Editorial].*Ultrasound Obstet Gynecol* 2003;22(5):441-4.
14. Kiserud T, Acharya G. *The fetal circulation*. University of Bergen, Department of Obstetrics and Gynecology. Bergen, Norway: John Wiley & Sons, Ltd, 2004.
15. Nomiyama M, Ueda Y, Toyota Y, Kawano H. Fetal Aortic Isthmus Growth and Morphology in Late Gestation. *Ultrasound Obstet Gynecol* 2002;19:153-7.
16. Schmidt KG, Silverman NH, Rudolph AM. Phasic flow events at the aortic isthmus-ductos arteriosus junction and branch pulmonary artery evaluated by multimodal ultrasonography in fetal lambs. *Am J Obstet Gynecol* 1998;179:946-51.

17. Fouron JC, Zarelli M, Drblik P, Lessard M. Flow velocity profile of the fetal aortic isthmus through normal gestation. *Am J Cardiol* 1994;74(5):483-6.
18. Mari G, Deter RL. Middle cerebral artery flow velocity waveforms in normal and small-for-gestacional-age fetuses. *Am J Obstet Gynecol* 2 1992;166:1262-70.
19. Ruskamp J, Fouron JC, Gosselin J, Raboisson MJ, Infante-Rivard C, Proulx F. Reference values for an index of fetal aortic isthmus blood flow during the second half of pregnancy. *Ultrasound Obstet Gynecol* 2003;21:441-4.
20. Simpson J. Fetal aortic arch measurements between 14 and 38 weeks' gestation: in-utero ultrasonographic study. *Ultrasound Obstet Gynecol* 2000;15:226-30.
21. Carvalho JS. Fetal aortic isthmus growth and morphology in late gestation. *Ultrasound Obstet Gynecol* 2002;20(1):100-1 [author reply 101].
22. Rudolph AM, Heymann MA. Spitznas U. Hemodynamic consideration in the development of narrowing of the aorta. *Am J Cardiol* 1972;30:514-25.
23. Abman SH, Accirsp FJ. Acute effects of partial compression of ductus arteriosus on fetal pulmonary circulation. *Am J Physiol* 1989;26:H626-HH634.
24. Wild LM, Nickerson PA, Morin III FC. Ligating the ductus arteriosus before birth remodels the pulmonary vasculature of the lamb. *Pediatr Res* 1989;25:251-7.
25. Behrman, RE, Lees, MH, Peterson, EN, De Lannoy, CW, Seeds, AE. Distribution of the circulation in the normal and asphyxiated fetal primate. *Am J Obstet Gynecol* 1970;108:956-9.
26. Murray HG, Stone PR, Strand L, Flower J. Fetal pleural effusion following maternal indomethacin therapy. *Br J Obstet Gynaecol* 1993;100:277-82.
27. Levin DL, Mills LJ, Weinberg AG. Hemodynamic, pulmonary vascular and myocardial abnormalities secondary to pharmacologic constriction of the fetal ductus arteriosus: a possible mechanism for persistent pulmonary hypertension and transient tricuspid insufficiency in the newborn infant. *Circulation* 1979;60:360-4.
28. Manchester D, Margolis HS, Sheldon RE. Possible association between maternal indomethacin therapy and primary pulmonary hypertension of the newborn. *Am J Obstet Gynecol* 1976;126:467-9.
29. Rabinovitch M, Grady S, David J, et al. Compression of intra-pulmonary arteries associated with absent pulmonary valves. *Am J Cardiol* 1982;50:804-13.
30. McCaughan, BC, Danielson GK, Driscoll DJ, McGoon, DC.Tetralogy of Fallot with absent pulmonary valve: early and late results of surgical treatment. *J Thorac Cardiovasc Surg* 1985;89:280-7.

3

Ecocardiografia Fetal

Paulo Zielinsky

O juízo é sempre uma operação complexa,
que consiste em subsumir o particular no geral.
Kant

INTRODUÇÃO

Estamos sem dúvida vivendo uma nova era na Medicina, em que os avanços técnicos se sucedem em velocidade crescente, sendo aceitos rapidamente e incorporados à prática com naturalidade. Isto ocorre tanto nos aspectos relacionados às ciências básicas, com cada vez melhor compreensão dos mecanismos das doenças, como também nos métodos diagnósticos e terapêuticos. A possibilidade de detecção intra-uterina de anormalidades estruturais e funcionais do coração fetal, com riqueza de detalhes e sua conseqüência lógica, a de capacitar o médico a interferir na história natural das doenças cardíacas fetais, trouxe à prática clínica uma nova e excitante subespecialidade, a cardiologia fetal.

A ecocardiografia fetal, como ferramenta fundamental para o diagnóstico cardiológico intra-uterino, passou a ser um instrumento indispensável para a avaliação fetal, tanto pelo ultra-sonografista obstétrico, que tem o primeiro contato com o feto, como pelo especialista, que vai confirmar ou excluir a presença de cardiopatia. A implicação imediata deste fato é de que muitas cardiopatias graves, com necessidade de atendimento clínico-cirúrgico de emergência logo após o nascimento, passaram a ter seu diagnóstico conhecido ainda na vida intra-uterina, propiciando o planejamento antecipado das ações a serem adotadas pela equipe médica no pós-parto imediato. A adoção de medidas terapêuticas cardiológicas dirigidas ao feto já é uma realidade que está em franca expansão em todo o mundo.

Este capítulo objetiva descrever os princípios da ecocardiografia fetal e suas indicações, suas possibilidades diagnósticas, seu momento e suas implicações.

GESTAÇÕES DE RISCO PARA ANORMALIDADES CARDÍACAS FETAIS

A prevalência de anormalidades cardíacas fetais, incluindo anomalias estruturais, alterações do ritmo e alterações funcionais, é muito maior que aquela observada em recém-nascidos.[1,2]

O feto freqüentemente chega ao cardiologista para avaliação porque são identificados durante os exames pré-natais fatores de risco para alterações cardíacas (Quadro 3-1).[3-5] Entretanto, é fundamental a lembrança de que mais de 90% das malformações cardíacas ocorrem em fetos *sem qualquer fator de risco*![1,6-9] Portanto, o rastreamento populacional dirigido, durante a ecografia pré-natal de rotina, pela observação sistemática do coração fetal, seria o caminho natural para que o diagnóstico das cardiopatias congênitas pudesse ser ampliado, em termos de atenção primária à população. Entretanto, a ultra-sonografia obstétrica de rotina tem sido inadequada no rastreamento pré-natal de cardiopatias congênitas, levantando a suspeita de anormalidades estruturais em um pequeno número de casos![7,8,10,11] Considerando a importância prognóstica do diagnóstico intra-uterino de cardiopatias congênitas e arritmias graves, todos os esforços devem ser mobilizados no sentido de suprir esta dificuldade, pela implementação de uma política de avaliar o coração fetal em todas as gestações por meio da ecocardiografia fetal.[7-9,12-14]

Assim, consideramos que as três maiores indicações para ecocardiografia fetal são, por ordem de importância: gestação, gestação e gestação!... As demais estão dispostas no Quadro 3-1, expressando situações de risco ma-

Quadro 3-1 Indicações da Ecocardiografia Fetal e Classe de Evidências (Diretriz da Sociedade Brasileira de Cardiologia, 2004)	
Indicação	**Classe**
Detecção ou exclusão de anormalidades cardíacas fetais como rotina da avaliação pré-natal, independentemente da presença de fatores de risco para cardiopatias	I
Translucência nucal aumentada no primeiro trimestre	I
Detecção ou suspeita de alterações cardíacas à ultra-sonografia obstétrica	I
Presença de alterações do ritmo cardíaco	I
Presença de fatores de risco materno-familiar para cardiopatias	I
Cariótipo alterado	I
Diabetes materno	I
Lúpus eritematoso sistêmico ou outra colagenose materna	I
Exposição a agentes teratogênicos	I
Uso materno de indometacina, aspirina, antiinflamatórios e outros medicamentos que interfiram no metabolismo da prostaglandina	I
Anormalidades extracardíacas detectadas à ultra-sonografia obstétrica	I
História de perdas fetais anteriores	I
Retardo do crescimento intra-uterino	I
Oligodrâmnio ou polidrâmnio	I
Hidropsia fetal não imunológica	I
Idade materna avançada	I
Uso materno de substâncias com potencial efeito deletério sobre o coração fetal (álcool, fumo e drogas com ação sobre o sistema nervoso central)	I
Infecções virais ou parasitárias maternas	I
Avaliação do coração fetal no primeiro trimestre da gestação por ecocardiografia transvaginal	IIb

terno ou fetal para anormalidades cardíacas fetais, conforme a Diretriz para Indicação do Ecocardiograma na Prática Médica, organizada e publicada pela Sociedade Brasileira de Cardiologia,[15] que também reconhece que a avaliação rotineira do coração fetal deva ser realizada independentemente da presença de fatores de risco.

A rotinização da medida da translucência nucal entre 11 e 13 semanas de gestação pela ultra-sonografia transvaginal veio incorporar uma importante indicação para avaliação cardiológica pré-natal, já que uma medida aumentada (maior que 2,5 mm) implica, além de um risco elevado de cromossomopatia, em maior possibilidade de cardiopatia estrutural, mesmo quando o cartiótipo for normal, como tem sido sistematicamente demonstrado.[16-18]

A presença de anormalidades anatômicas extracardíacas ao exame ultra-sonográfico obstétrico de rotina torna imperiosa a busca de cardiopatias congênitas concomitantes.[19] Diversos estudos já demonstraram que a incidência de anomalias congênitas associadas é maior do que a de cada defeito observado isoladamente.[20] Assim, a detecção de onfalocele, hérnia diafragmática, atresia duodenal, fenda palatina, anormalidades pediosas, meningomielocele, higroma cístico, ou associações como a VATER aumenta de modo muito importante o risco de cardiopatia

congênita. Diversas síndromes podem também fazer parte deste conjunto de anomalias. O crescimento intra-uterino retardado, que também é um achado ecográfico, pode representar um marcador de alterações estruturais grosseiras.

As anomalias cromossômicas, detectadas por estudo genético por meio de biopsia de vilosidades coriais ou de amniocentese, constituem-se, obviamente, em indicação absoluta para ecocardiografia fetal, considerando a extremamente freqüente associação com cardiopatias estruturais.[21,22] O exemplo clássico é a trissomia 21, que tão freqüentemente se acompanha de alterações cardíacas, especialmente defeito septal atrioventricular.[23] As trissomias 13 e 18, de mau prognóstico, também costumam associar-se a cardiopatias congênitas.

O diabetes prévio à gravidez é um definido fator de risco para a presença de cardiopatia fetal, sendo especialmente freqüentes a transposição, a comunicação interventricular e outros defeitos complexos, mas qualquer cardiopatia congênita pode ser observada. Além disso, tanto o diabetes prévio como o gestacional são os elementos desencadeantes da hipertrofia miocárdica septal, que ocorre em cerca de um quarto dos casos, como já tem sido demonstrado.[24-28]

Quando da observação de ritmos cardíacos fetais anormais, pelo exame obstétrico rotineiro, pelo estudo ecográfico ou pela monitoração fetal é mandatória a realização da ecocardiografia pré-natal, para o adequado esclarecimento da arritmia e eventual tratamento das situações de risco, assim como para afastar ou demonstrar a presença de cardiopatia associada.

É bem conhecida a maior incidência de cardiopatias congênitas na presença de uma história familiar positiva, especialmente quando a gestante já teve outros filhos afetados ou é ela própria portadora de cardiopatia. Algumas anomalias, como as lesões obstrutivas do coração esquerdo, apresentam maior índice de recorrência. Assim, o encaminhamento da mãe com história familiar de cardiopatia congênita para estudo ecocardiográfico pré-natal permite a detecção precoce de defeitos fetais ou sua exclusão, com óbvio efeito tranquilizador sobre a família.

A exposição da gestante a agentes teratogênicos pode ser causa de anomalias estruturais do coração. O carbonato de lítio, por exemplo, utilizado para tratamento de estados depressivos, é um importante causador da doença de Ebstein da valva tricúspide. Outros medicamentos têm também efeitos teratogênicos, como a fentoína e a trimetadiona. Por isso, grávidas que fizeram uso de medicações com risco potencial de teratogênese são candidatas naturais à avaliação ecocardiográfica fetal.

Outros medicamentos, embora não teratogênicos, podem ser nocivos à circulação fetal e sua administração deve ser monitorada por ecocardiografia pré-natal. O exemplo mais importante é a utilização de inibidores da prostaglandina E, como a indometacina, para a sedação do trabalho de parto prematuro e para o tratamento da poliidramnia, já que estas drogas causam constrição prematura do canal arterial em 50% dos casos. Esta alteração, embora potencialmente reversível, pode ser responsável por regurgitação tricúspide e disfunção ventricular direita fetal, assim como hipertensão pulmonar severa no período neonatal.

As infecções na gestação, especialmente no primeiro trimestre, podem deixar seqüelas cardiovasculares no feto. Por isso, sua ocorrência é uma indicação de ecocardiografia fetal. Como exemplo, a rubéola freqüentemente se acompanha de cardiopatias congênitas e outras viroses podem ocasionar o aparecimento de miocardites fetais, com progressão para miocardiopatia dilatada.

ASPECTOS TÉCNICOS DA ECOCARDIOGRAFIA FETAL

O equipamento para o estudo ecocardiográfico fetal deve permitir a obtenção de uma imagem bidimensional de alta resolução, acoplada a um sistema para módulo M, além de ter capacidade para Doppler pulsado, contínuo, mapeamento de fluxos em cores e power Doppler. Habitualmente procuramos realizar o exame com o transdutor convexo de maior freqüência (7 ou 5 MHz), pela sua melhor definição lateral. Em raras ocasiões, é necessária a troca por transdutores de 3,5 ou 2,25 MHz. Iniciamos o procedimento com a gestante em decúbito supino, sem preparo prévio e sem necessidade de permanecer com a bexiga cheia, explorando o coração fetal através da cicatriz umbilical. Quando necessário, movimentos de deslizamento, rotação e angulação do transdutor fornecem as imagens desejadas. Como marcos referenciais, procuramos determinar a localização da coluna vertebral, do fígado, do estômago e, na anatomia cardíaca, da valva do forame oval *(septum primum),* que protrui para o interior da cavidade atrial esquerda. É fundamental que o examinador determine com segurança o que é o lado direito e o que é o esquerdo do feto, pois isto será crucial na avaliação do *situs* e de outros marcos anatômicos. Uma maneira prática para a análise da lateralidade fetal pode ser assim resumida: em primeiro lugar, com a marca do transdutor à direita da tela e à esquerda da mãe (coincidentes, então), observa-se a apresentação do concepto (cefálica ou pélvica) e, a seguir, a posição da sua coluna no corte transverso do abdome. Se o feto estiver com apresentação cefálica e a coluna for anterior, o bebê terá seu lado direito no lado direito materno; se a coluna for posterior, o lado direito estará no lado esquerdo da mãe. Se a apresentação for pélvica e a coluna for anterior, o lado direito estará no lado esquerdo da mãe; se a coluna for posterior, seu lado direito estará à direita da mãe.

As posições relativas da aorta, da veia cava inferior e das veias hepáticas também definem o situs atrial. São determinados a posição do coração no tórax, o tipo e o modo da conexão atrioventricular, o tipo e o modo da conexão ventrículo-arterial e os eventuais defeitos associados. O cursor do ecocardiograma unidimensional é dirigido através das paredes ventriculares, de forma a se obter a medida de suas espessuras, assim como a do septo interventricular. O tamanho das cavidades é avaliado e, num corte transversal do tórax, é determinado o índice cardiotorácico. O ritmo cardíaco e a seqüência atrioventricular são analisados a partir da observação simultânea do movimento de abertura da valva aórtica, correspondente à sístole ventricular, e da parede posterior do átrio esquerdo, correspondente à sístole atrial. O Doppler pulsado avalia os fluxos nas diversas cavidades e vasos fetais, assim como busca identificar as características do fluxo umbilical. A análise do fluxo venoso fetal é de grande importância para a avaliação funcional, especialmente a do ducto venoso. O Doppler contínuo determina velocidades altas quando estão presentes obstruções valvares ou vasculares. O mapeamento de fluxos em cores permite identificar rapidamente a direção do sangue e as características da circulação fetal, facilitando a detecção de anormalidades. A movimentação fetal, por si só, não se constitui em óbice à obtenção de exames de boa qualidade técnica, mas obriga o ecocardiografista a mudar seu foco de observação.

A ecocardiografia fetal por via transvaginal, embora permita a realização de exames em fase mais precoce da gestação, ainda precisará demonstrar seus benefícios de ordem prática, sendo considerada como nível de evidência classe IIb na Diretriz da Sociedade Brasileira de Cardiologia (Quadro 3-1).[15]

ANATOMIA ECOGRÁFICA DO CORAÇÃO FETAL

Identificação das cavidades cardíacas e das vias de saída

Corte de 4-câmaras

O primeiro passo para a determinação das cavidades cardíacas é a observação da coluna vertebral, em um corte transversal do tórax, onde se identifica um arco costal completo. Esta tem aspecto hiperecogênico, por se tratar de uma estrutura óssea, e se localiza em um dos quadrantes externos do tórax. Imediatamente adjacente e anteriormente ao corte transversal da coluna, observa-se com facilidade e de forma constante a aorta descendente, em secção transversa, como uma estrutura circular. Uma vez identificada a aorta torácica, qualquer que seja a sua posição, automaticamente estará determinada a situação do átrio esquerdo, já que esta cavidade é a câmara mais próxima àquela. Outros elementos morfológicos que corroboram esta informação são a observação do *septum primum*, que é a valva do forame oval, e que tem mobilidade característica para o interior do átrio esquerdo, sendo a excursão máxima verificada no final da diástole, e a identificação do seio coronário em corte longitudinal, cursando junto ao átrio esquerdo paralelamente ao anel atrioventricular esquerdo. Em relação ao seio coronário, ele será observado com uma pequena angulação do transdutor a partir do corte de 4-câmaras, e deve ser tomado o cuidado para não se interpretar erroneamente sua presença como uma falha na porção caudal do septo interatrial! A visibilização da entrada das veias pulmonares é um elemento adicional para o diagnóstico da cavidade atrial esquerda. Obviamente, deve ser sempre levada em conta a (improvável) possibilidade de ocorrer drenagem anômala das veias pulmonares em outro local que não o átrio esquerdo, mas neste caso outros sinais também poderão estar presentes. Após a correta identificação da cavidade atrial esquerda, a câmara cardíaca mais facilmente determinada é o ventrículo direito, por meio de suas características morfológicas típicas: no ápice ventricular, é muito freqüente a visibilização de uma estrutura transversa, hiper-refringente, que corresponde à banda moderadora, que só existe no ventrículo direito; além disso, a observação de que a valva atrioventricular direita (tricúspide), no coração normal, está sempre implantada mais caudalmente que a esquerda (mitral), complementa os dados para a determinação da cavidade ventricular direita. Assim, estando identificados o átrio esquerdo e o ventrículo direito, deduz-se que a outra cavidade atrial é o átrio direito e que a outra cavidade ventricular é o ventrículo esquerdo (Fig. 3-1). Também neste caso é possível contar com elementos anatômicos adicionais, como a identificação da entrada das veias cavas inferior e superior no átrio direito, e a abertura da valva mitral dirigida para o ápice do ventrículo esquerdo.

O eixo cardíaco pode ser determinado a partir do reconhecimento da lateralidade do feto e de sua posição dentro do útero. Dividindo-se o tórax em 4 quadrantes, o eixo cardíaco normal é de aproximadamente 45 graus, com um desvio padrão para mais ou para menos de 20 graus. Alterações do eixo do coração podem representar uma manifestação de patologia intra ou extracardíaca e às vezes são o primeiro sinal de que algo está anormal. Como exemplo, o deslocamento extremo do coração para a direita pode ocorrer na presença de uma hérnia diafragmática esquerda, ou de massas intratorácicas, como cisto broncogênico ou malformação adenomatosa cística.

Uma vez identificadas as quatro cavidades, é importante definir sua proporcionalidade e seu tamanho, já que a maioria das cardiopatias hemodinamicamente significantes manifesta-se com diminuição ou aumento do diâmetro de uma ou mais câmaras cardíacas. Assim, deve-se ter em mente que no coração normal os dois ventrículos são aproximadamente do mesmo tamanho, podendo haver uma leve predominância do ventrículo direito, de 10-15%. Quando ocorre evidente desproporção ventricular, isso se deve à hipoplasia de uma das cavidades ou à dilatação da outra, e isso é sempre patológico. Da mesma forma, quando os átrios, ao invés de se mostrarem iguais, como é o habitual, forem de diâmetros diferentes, é certo que existe dilatação atrial ou hipoplasia da câmara contralateral, o que só ocorre em situações de doença. Exemplos clássicos são a síndrome do coração esquerdo hipoplásico, com atresia aórtica e mitral, em que as cavidades atrial e ventricular esquerda estão hipoplásicas, a atresia pulmonar com septo intacto, em que ocorre hipoplasia ventricular direita, a anomalia de Ebstein da valva tricúspide, onde o átrio direito é

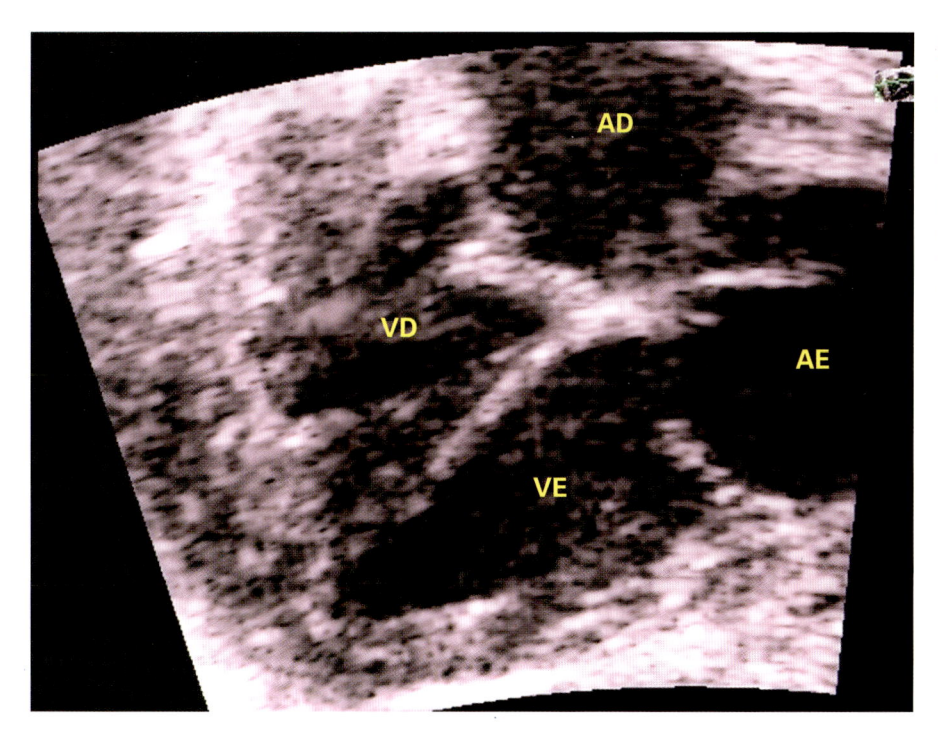

Fig. 3-1.

Corte de 4-câmaras ao ecocardiograma fetal bidimensional: os ventrículos direito e esquerdo têm dimensões aproximadamente iguais, a valva tricúspide está implantada mais apicalmente que a mitral e o *septum primum* é bem visível, abaulando para o interior do átrio esquerdo. VE = ventrículo esquerdo; VD = ventrículo direito; AD = átrio direito; AE = átrio esquerdo.

grandemente dilatado e a miocardiopatia dilatada, com aumento importante do ventrículo esquerdo.

Em outras situações, existe aumento global do coração, sendo diversas as causas possíveis de cardiomegalia: miocardiopatias, anemia severa por isoimunização Rh, bloqueio atrioventricular total, taquiarritmias sustentadas, e outras. Normalmente o coração ocupa aproximadamente 1/3 do tórax. Quando ocorre cardiomegalia, o índice cardiotorácico está aumentado.

A análise dos fluxos através das valvas mitral e tricúspide pode ser realizada com o Doppler pulsado, observando-se a característica curva bifásica, com a onda "E" (diástole precoce) menor que a onda "A" (diástole tardia) em ambas as valvas (Figs. 3-2 e 3-3). O mapeamento em cores mostra os dois fluxos laminares paralelos através das valvas atrioventriculares, enchendo simetricamente os dois ventrículos (Fig. 3-4). A análise Dopplerfluxométrica através do Doppler pulsado e do mapeamento em cores tam-

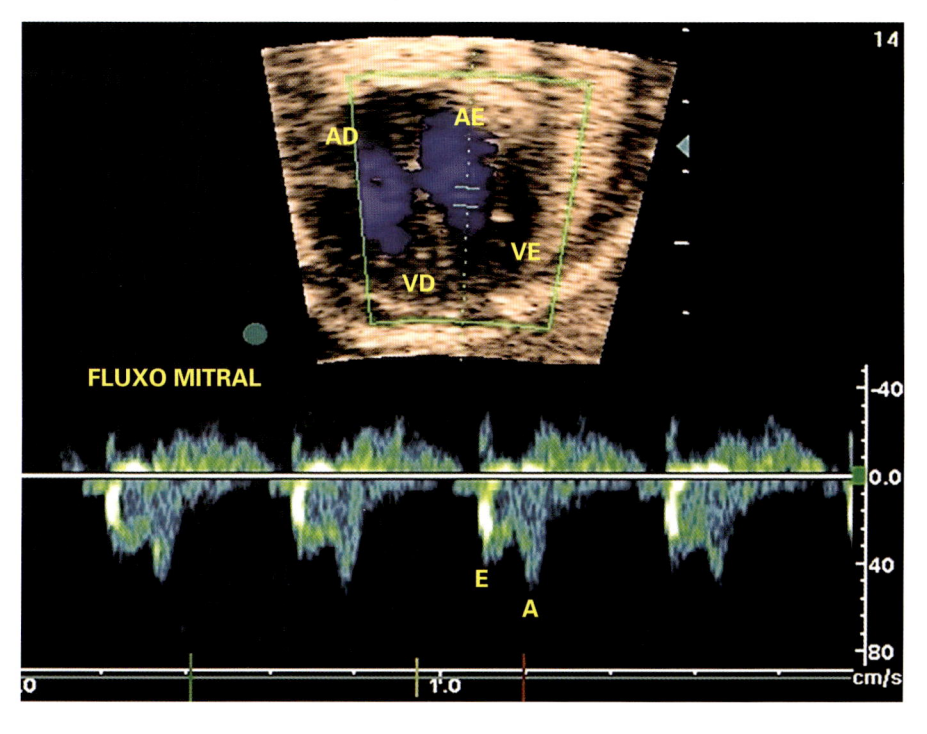

Fig. 3-2.

Doppler pulsado do fluxo mitral, observando-se que a onda E é menor do que a onda A.

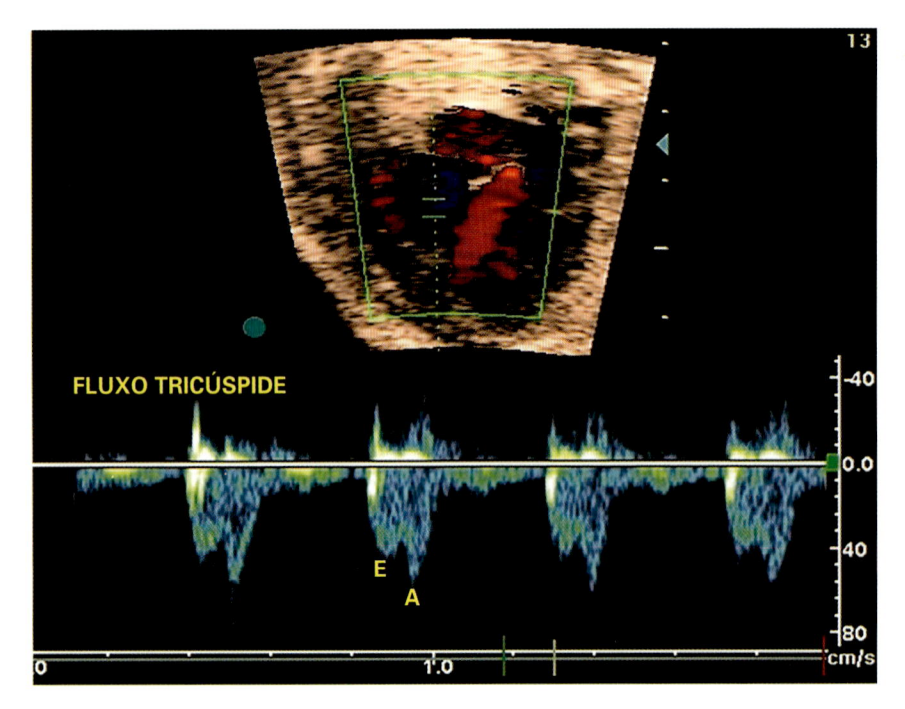

Fig. 3-3.
Doppler pulsado do fluxo tricúspide, com padrão semelhante ao da valva mitral, com relação E/A menor do que 1.

bém é realizada rotineiramente no forame oval e nas veias pulmonares, lembrando que os fluxos são trifásicos em ambas (picos sistólico, diastólico e pré-sistólico), embora com onda "A" reversa no forame oval e anterógrada na veia pulmonar. É importante que na análise do fluxo venoso pulmonar a amostra-volume deva ser colocada o mais distal possível, junto à junção venoatrial, para evitar um falso aumento do índice de pulsatilidade com amostras mais proximais, dependente de um menor calibre vascular em direção ao hilo.[29] O *power Doppler* pode ser utili-

zado para a melhor visibilização das veias pulmonares drenando no átrio esquerdo (Fig. 3-5).

Cortes das vias de saída do ventrículo esquerdo e do ventrículo direito

Uma rotação do transdutor no sentido anti-horário e uma leve angulação, a partir do corte de 4-câmaras, permitem a identificação da raiz aórtica, em um corte que também é conhecido como "5-câmaras". Quando o coração está horizontalizado, o corte é análogo ao longitudinal paraester-

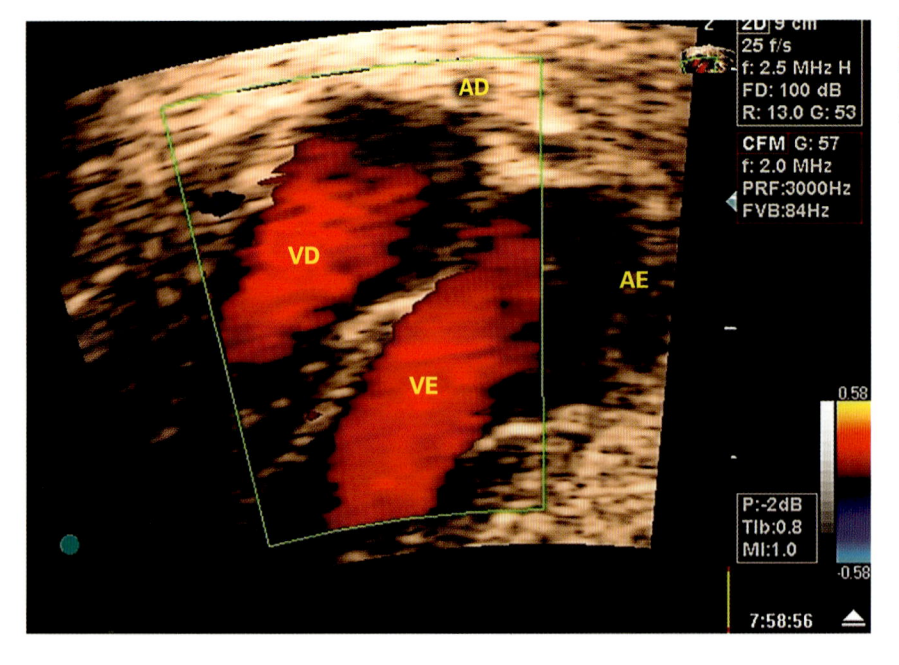

Fig. 3-4.
Mapeamento em cores superimposto ao corte bidimensional. Os fluxos mitral e tricúspide são observados em vermelho.

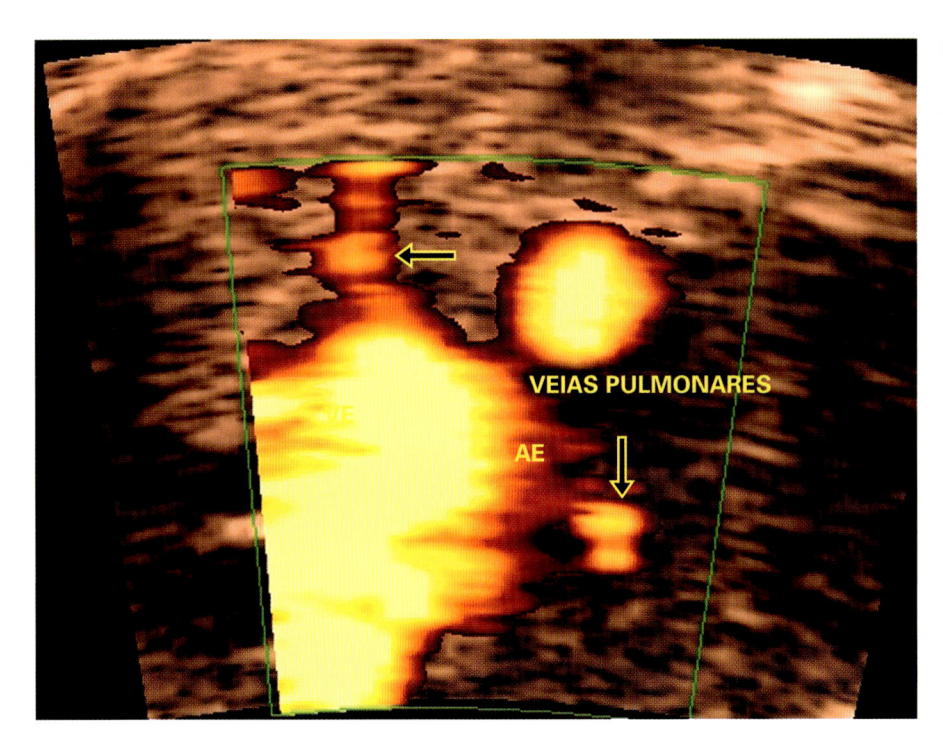

Fig. 3-5.

Corte das veias pulmonares, utilizando o power Doppler. Observa-se as veias dos lobos superiores direito e esquerdo drenando no átrio esquerdo.

nal obtido na criança ou no adulto. Com o ajuste eletrônico do equipamento, a ponta do coração estará à esquerda da tela e a base à direita, com o ventrículo direito anterior e o esquerdo posterior. O vaso que emerge do ventrículo esquerdo é reconhecido como aorta por seu curso anterior, além de se observar continuidade da valva semilunar com a valva mitral (Fig. 3-6). Quando o coração estiver verticalizado, a mesma imagem pode ser obtida, mas a

aorta terá um curso dirigido para a esquerda da tela (direita do feto).

Uma vez identificada a aorta, é fácil a observação da artéria pulmonar, já que uma pequena angulação anterior ou posterior do transdutor demonstrará a via de saída do ventrículo direito em corte longitudinal (Fig. 3-7). O vaso que emerge deste ventrículo é reconhecido como artéria pulmonar pelo seu curso posterior, cruzando na frente da

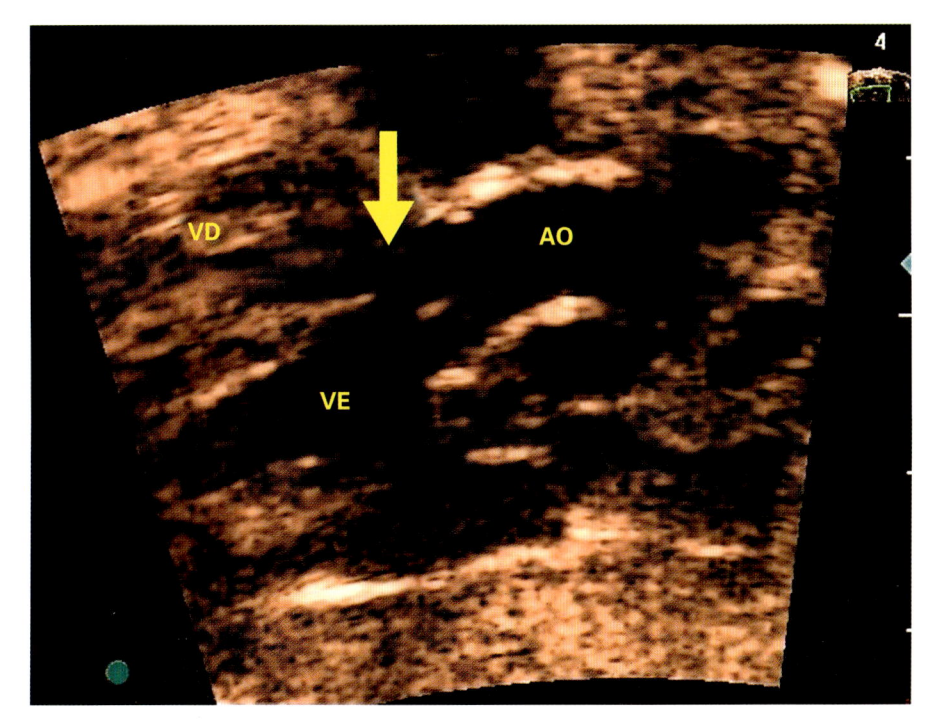

Fig. 3-6.

Corte longitudinal da via de saída do ventrículo esquerdo. A aorta (Ao) origina-se do ventrículo esquerdo e tem um curso anterior. Importante não confundir o *drop out* aí verificado (seta) com uma comunicação interventricular, já que ele situa-se **acima** da valva aórtica, e se deve à origem da via de saída do ventrículo direito, que cruza com a raiz aórtica.

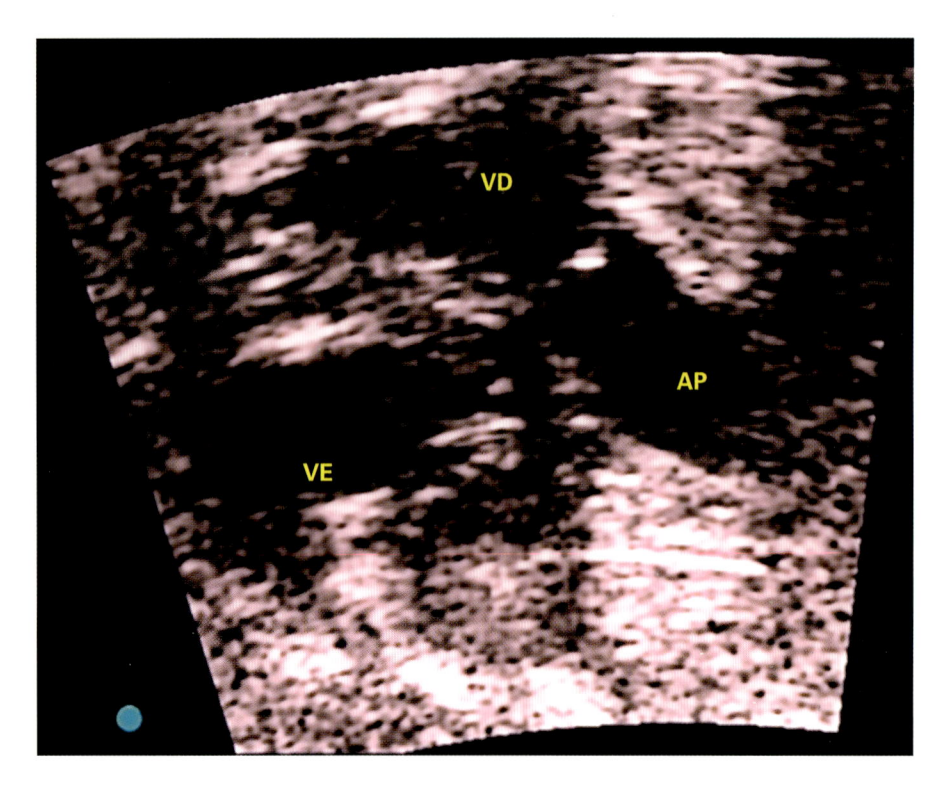

aorta (sinal do "X") e se bifurcando em ramos direito e esquerdo. Este dado é de fundamental importância, pois quando se observar os dois grandes vasos paralelos, sem se cruzarem, deve sempre ser levantada a suspeita de transposição das grandes artérias, ou de dupla via de saída do ventrículo direito. Essas patologias podem não ser suspeitadas ao corte de 4-câmaras, tornando, assim, fundamental a obtenção sistemática das vias de saída dos ventrículos direito e esquerdo. Quando a aorta for visibilizada no plano da valva aórtica, em corte transversal, a valva pulmonar também será identificada, no coração normal, lateralmente a ela, à direita ou esquerda da tela, dependendo da situação fetal. A partir da imagem da valva pulmonar, então torna-se fácil continuar a movimentação do transdutor para demonstrar o tronco da artéria pulmonar e seus ramos centrais. Este corte mimetiza o transversal para-esternal dos vasos da base obtido na criança ou no adulto.

Os fluxos através das valvas aórtica e pulmonar são laminares, observando-se ao mapeamento em cores uma cor uniforme, característica da ausência de turbulência (Fig. 3-8) com velocidades da ordem de 1 m/2 (Figs. 3-9 e 3-10).

Identificação dos vasos relacionados ao coração

Corte dos três vasos

A partir do corte de 4-câmaras, uma angulação anterior e uma pequena rotação podem demonstrar no coração normal uma imagem característica da veia cava superior, da aorta e da artéria pulmonar em uma seção transversal, alinhados em torno de um eixo comum, em diagonal da direita para a esquerda: a veia cava superior acima, a aorta ascendente no meio e a artéria pulmonar abaixo (Fig. 3-11). Habitualmente é possível identificar a origem dos ramos pulmonares centrais e às vezes até do ducto arterioso. Este corte, chamado de "corte dos três vasos", é útil no sentido de sugerir anomalias do *situs* (quando a veia cava superior estiver deslocada), a presença de uma veia cava superior esquerda persistente, patologias que aumentem o calibre da veia cava superior (drenagem venosa pulmonar anômala supracardíaca), da aorta (tetralogia de Fallot) ou da artéria pulmonar (hipoplasia do coração esquerdo, constrição ductal) ou que diminuam seu calibre (aorta pequena na atresia aórtica, artéria pulmonar pequena na atresia pulmonar).

Arco aórtico

A demonstração do corte longitudinal do arco aórtico é possível ao se seguir a aorta ascendente, a partir da sua origem no ventrículo esquerdo, observando-se as ramificações braquiocefálicas (tronco inominado, carótida esquerda e artéria subclávia esquerda) e o seu curso ao longo da coluna como aorta descendente (imagem de "cabo de guarda-chuva") (Fig. 3-12A). Este corte é muito facilmente obtido quando o coração está horizontalizado e a coluna vertebral é visibilizada em toda a sua extensão. Torna-se bastante difícil a identificação do arco aórtico

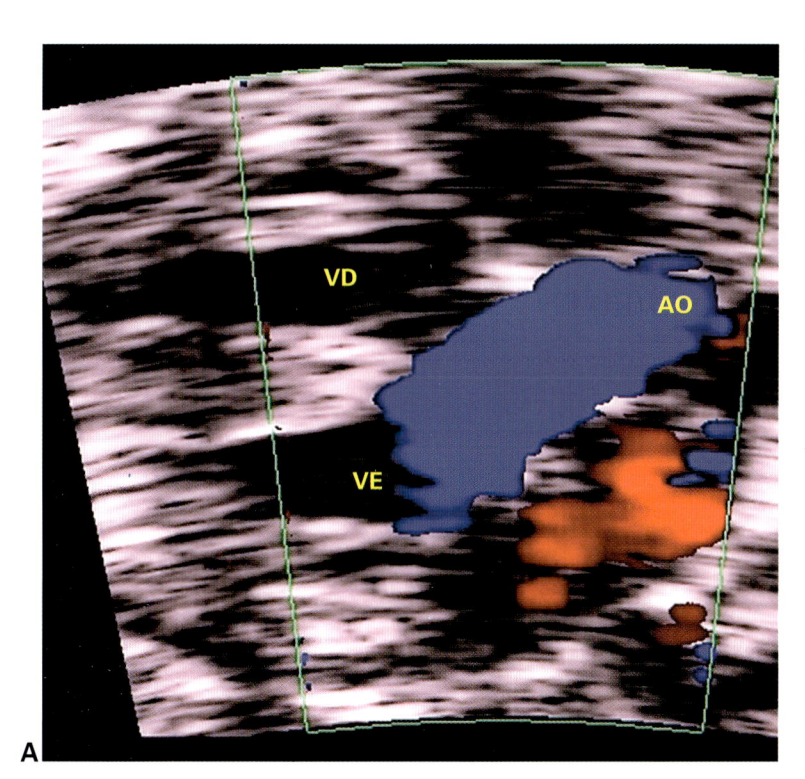

A

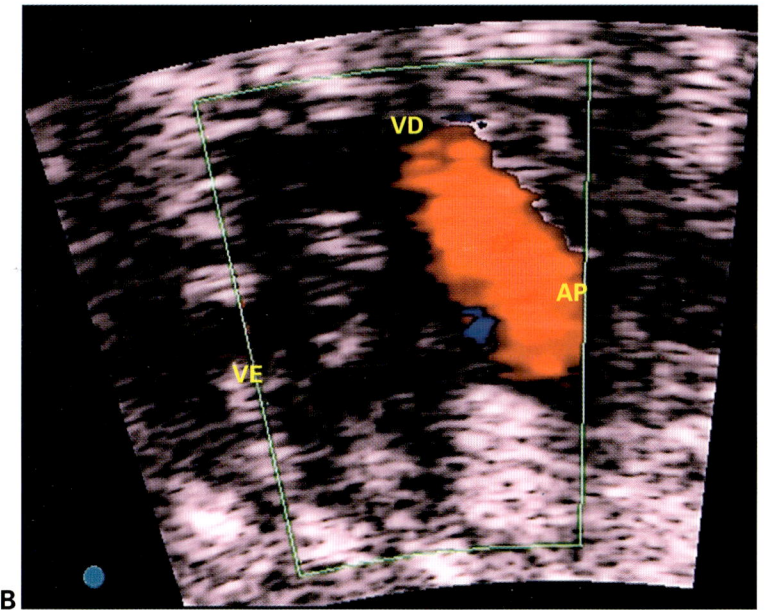

B

Fig. 3-8.

Mapeamento em cores mostra o fluxo laminar normal.
(**A**) Através da aorta, a partir do ventrículo esquerdo.
(**B**) Pela artéria pulmonar a partir do ventrículo direito.

completo com o coração verticalizado devido à situação fetal. Um aspecto de ordem prática que deve ser levado em conta é que, se todas as estruturas observadas estão normais, é muito improvável que seja identificada uma lesão isolada no arco aórtico, como coarctação ou interrupção, pois essas situações quase universalmente são acompanhadas de alguma alteração nos demais cortes ecocardiográficos, como desproporção de tamanho de cavidades, diminuição ou aumento do calibre dos grandes vasos e anormalidades estruturais, como comunicação inteven-

tricular. Assim, se o exame ecocardiográfico fetal for normal em todos os demais aspectos, um corte do arco aórtico muito difícil de ser obtido por razões técnicas pode deixar de ser realizado de forma completa, com pequena chance de erro diagnóstico, embora esta dificuldade deva ser expressa no laudo do examinador.

Arco ductal

A identificação do ducto arterioso passou a ser fundamental, à medida que a constrição ductal começou a ser reco-

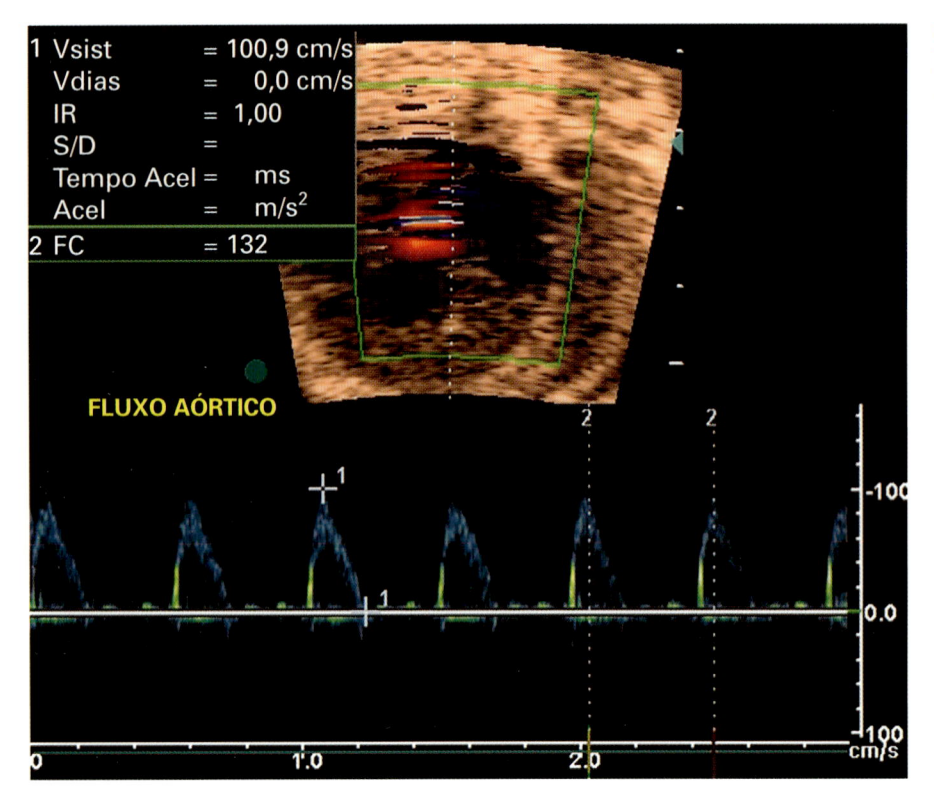

Fig. 3-9.

Doppler pulsado do fluxo aórtico, observando-se característica laminar e velocidade máxima em torno de 1 m/s.

nhecida como uma anormalidade funcional freqüente. Embora o diagnóstico dessa situação dependa de critérios *doppler*velocimétricos, como descrito no tópico específico, é a visibilização do ducto à ecocardiografia bidimensional que inicia o processo propedêutico. Além disso, a avalia-

ção do calibre do ducto arterioso e sua orientação anatômica são importantes ferramentas na análise de cardiopatias "canal-dependentes", isto é, aquelas cujas circulações pulmonar ou sistêmica, no período neonatal imediato, dependem da patência do ducto.

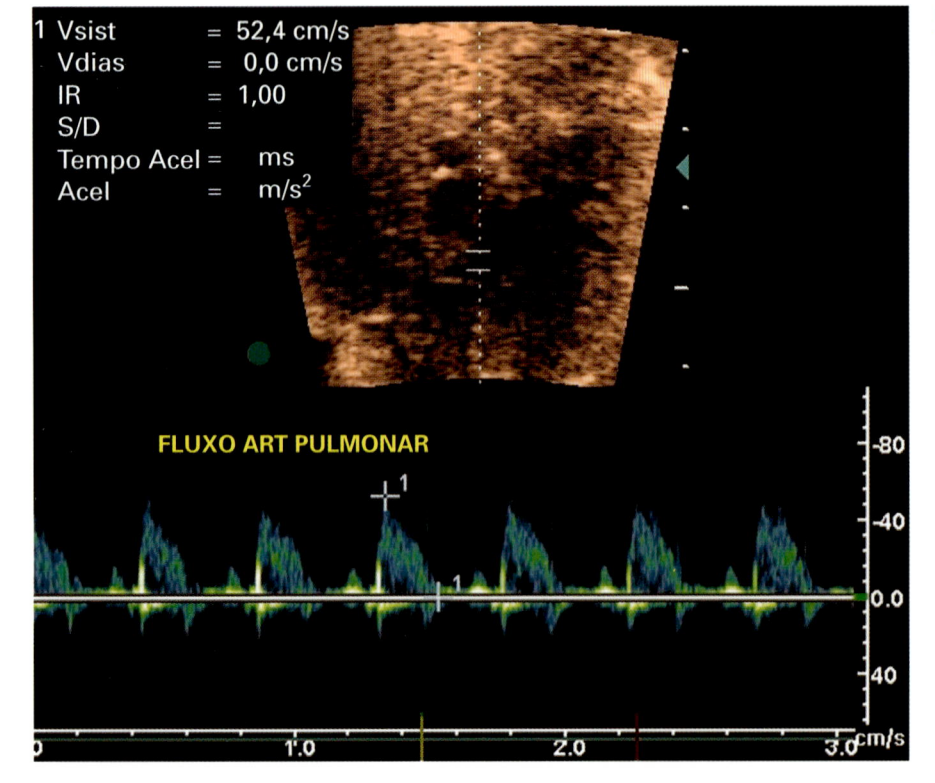

Fig. 3-10.

Fluxo na artéria pulmonar, de aspecto laminar e com velocidade de 0,52 m/s.

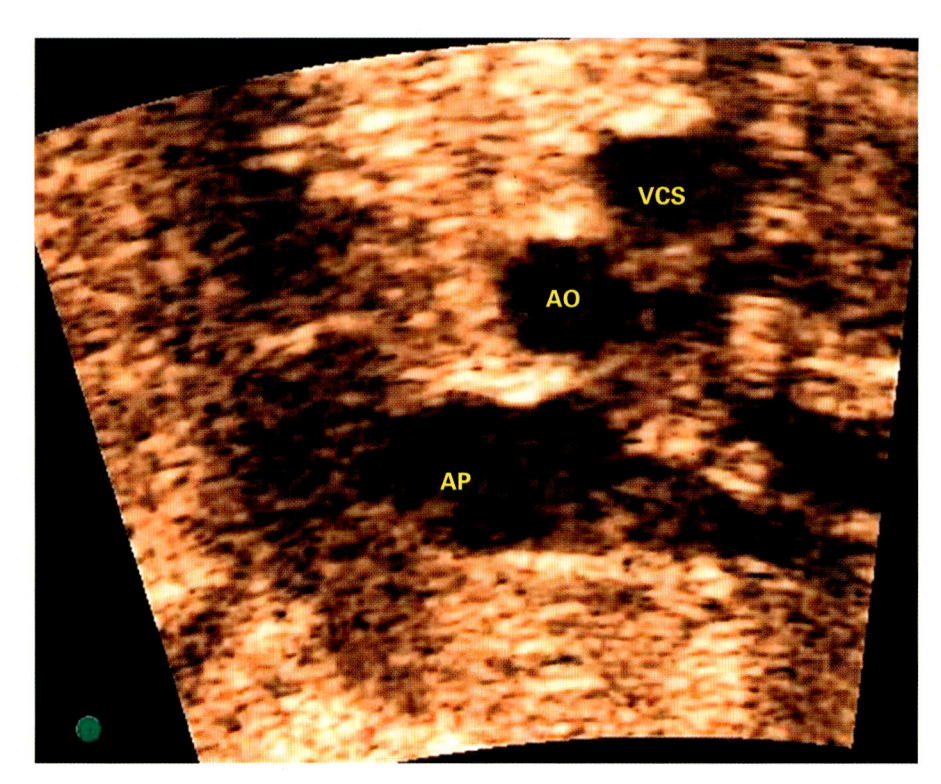

Fig. 3-11.

Corte dos três vasos: a veia cava superior (VCS), a aorta (AO) e a artéria pulmonar (AP) estão dispostas em diagonal e têm aproximadamente as mesmas dimensões.

O arco ductal pode ser identificado com mais facilidade a partir do seguimento da imagem longitudinal do tronco da artéria pulmonar. O ducto arterial é o vaso que se continua, a partir da artéria pulmonar, cursando posteriormente até encontrar a aorta descendente. Diferentemente do arco aórtico, o arco ductal tem um ângulo mais obtuso, sendo o canal uma estrutura quase reta, dando o aspecto conhecido como imagem em "taco de hóquei" (Fig. 3-12B). Com o cursor do Doppler pulsado colocado sobre o ducto, torna-se fácil o registro dos fluxos normais e anormais neste segmento da circulação fetal (Fig. 3-13).

Sistema venoso justacardíaco

A identificação da entrada das veias cavas superior e inferior no átrio direito é fácil, quando se obtém um corte de 4-câmaras e se angula e rota ligeiramente o transdutor a partir da visão desta cavidade. As veias hepáticas são visibilizadas desembocando na veia cava inferior, junto à sua entrada no átrio direito. O mapeamento em cores e o power Doppler auxiliam na demonstração desses vasos.

O vaso venoso mais importante, cuja identificação deve fazer parte da rotina ecocardiográfica fetal, é o ducto venoso, já que a análise do fluxo neste vaso é um dos melhores parâmetros atuais para a avaliação funcional do coração fetal. Do ponto de vista de diagnóstico anatômico, o primeiro passo é a identificação da veia umbilical intra-hepática, que é um grande vaso venoso que segue a inserção abdominal do cordão umbilical. O ducto venoso

é a continuação da veia umbilical intra-hepática, levando o sangue mais oxigenado da placenta para o coração esquerdo através do forame oval. Pode-se reconhecer facilmente o ducto venoso pelo seu calibre muito menor que o da veia umbilical e por sua forma caracteristicamente "cônica", sendo suas paredes mais hiper-refringentes que as dos demais vasos. O ducto venoso também desemboca na veia cava inferior, junto à sua drenagem no átrio direito. O mapeamento de fluxo a cores simplifica importantemente seu reconhecimento ecográfico, por seu fluxo turbulento, de alta velocidade, com curva trifásica anterógrada típica ao Doppler pulsado (Fig. 3-14).

ÉPOCA DE REALIZAÇÃO DO ECOCARDIOGRAMA FETAL

Embora tecnicamente seja possível a realização da ecocardiografia pré-natal a partir da 14ª semana, temos recomendado a realização do exame a partir da 20ª semana de gestação até o termo. As melhores imagens são obtidas entre 22 e 28 semanas. No período mais próximo ao final da gravidez, a diminuição da movimentação fetal e da quantidade do líquido amniótico prejudica a qualidade da imagem bidimensional. As cardiopatias congênitas podem ser detectadas mais precocemente, mas a miocardiopatia hipertrófica secundária ao diabetes gestacional só pode ser avaliada a partir da 25ª semana, quando a anormalidade metabólica se manifesta.

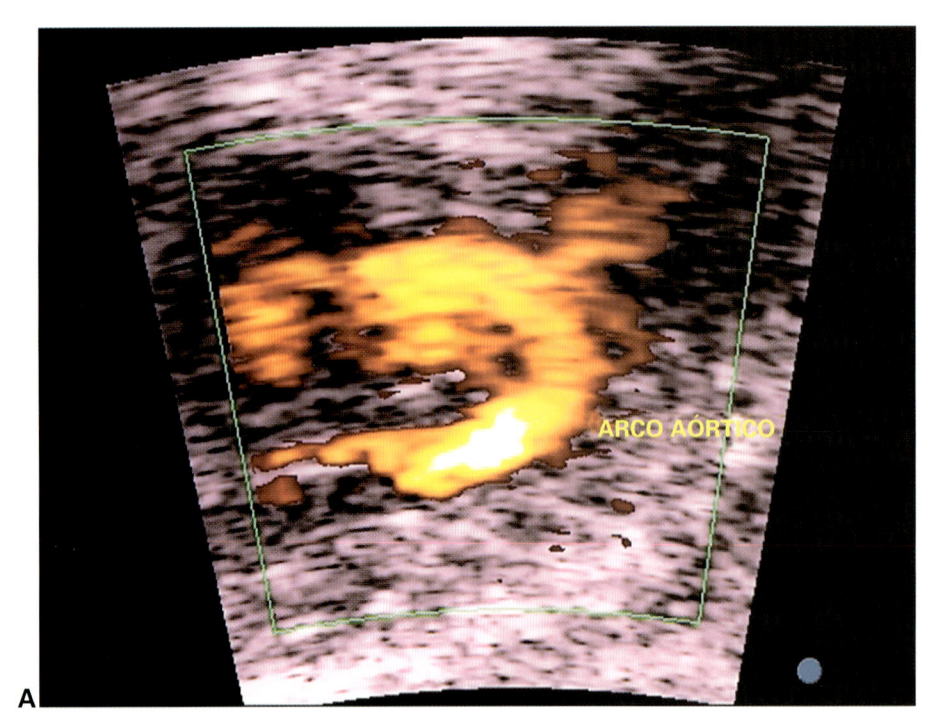

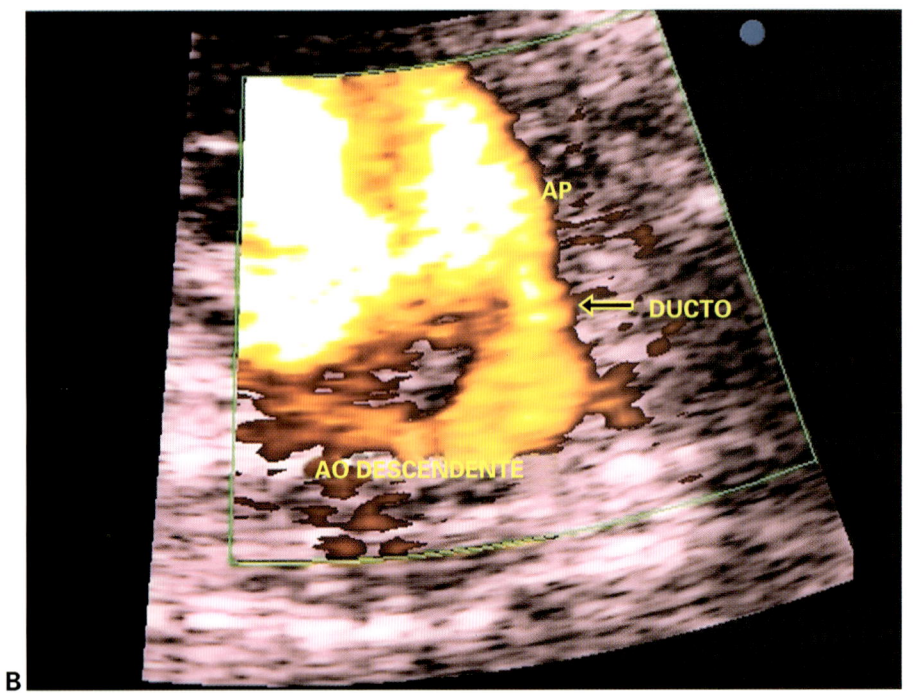

Fig. 3-12.
Corte com power Doppler. (**A**) Do arco aórtico. Observa-se o aspecto de "cabo de guarda-chuva". (**B**) Do arco ductal. O ducto dirige-se da artéria pulmonar para a aorta descendente, lembrando aspecto de "taco de hóquei".

Na presença de translucência nucal aumentada[17,18] ou de importantes fatores de risco para anormalidades cardíacas, o ecocardiograma fetal é geralmente realizado mais precocemente, no sentido de se afastar alguma cardiopatia estrutural grosseira.[30]

Independentemente do momento do estudo inicial, o importante é a premissa de que são necessários exames seriados para uma avaliação evolutiva adequada.

IMPLICAÇÕES DO DIAGNÓSTICO INTRA-UTERINO

A tomada de posição frente à detecção de uma anormalidade cardíaca fetal depende primeira e principalmente da acurácia do diagnóstico. Qualquer definição quanto ao prognóstico, e conseqüentemente quanto à conduta, deve obrigatoriamente passar pela certeza do que se está vendo. Obviamente, a cardiologia fetal não é mais exata

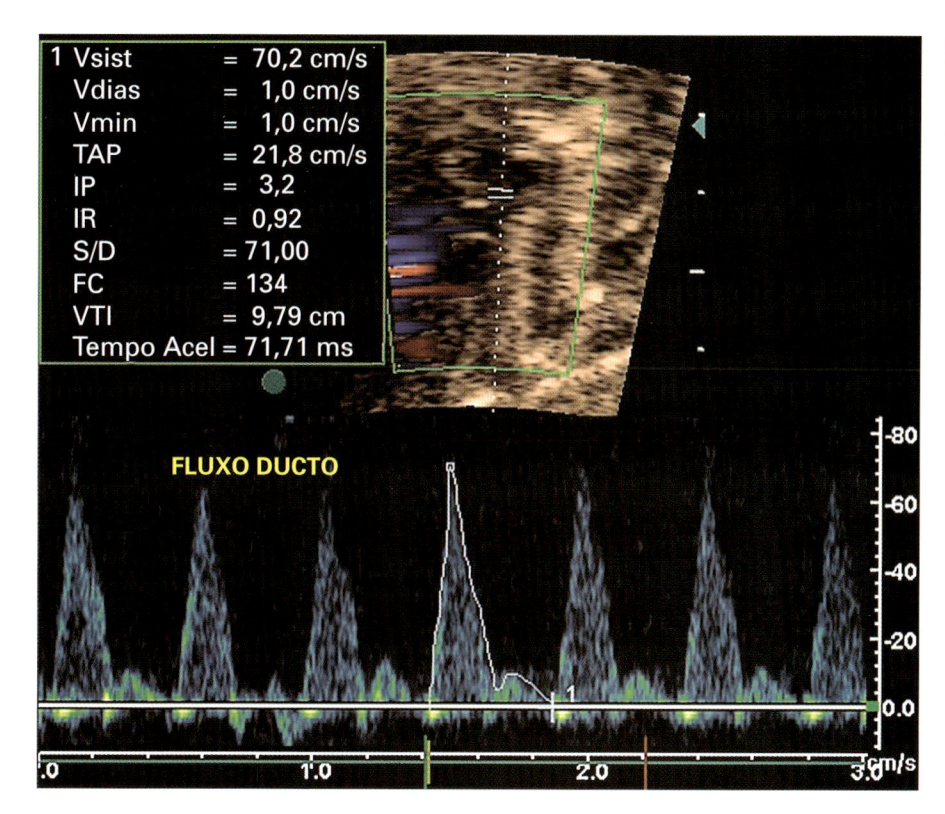

Fig. 3-13.

Doppler pulsado do fluxo através do ducto arterioso. Sendo a velocidade sistólica de 0,70 m/s, a diastólica de 0,01 m/s e o índice de pulsatilidade de 3,2.

do que os outros campos da medicina, e também depende de uma longa curva de aprendizado daqueles que a ela se dedicam. À medida que a experiência aumenta, o grau de segurança diagnóstica acompanha seus passos.

Uma vez detectada uma cardiopatia no feto, é vital que sejam buscados outros defeitos congênitos associados. Desta forma, a gestante deve ser encaminhada para estu-

do ultra-sonográfico obstétrico dirigido especificamente à pesquisa de anomalias extracardíacas, especialmente procurando estabelecer a presença de alterações potencialmente tratáveis.[19,20] Paralelamente, deve ser realizada avaliação genética, através de amniocentese ou biopsia de vilo, no sentido de demonstrar ou excluir anormalidades cromossômicas.[21,22]

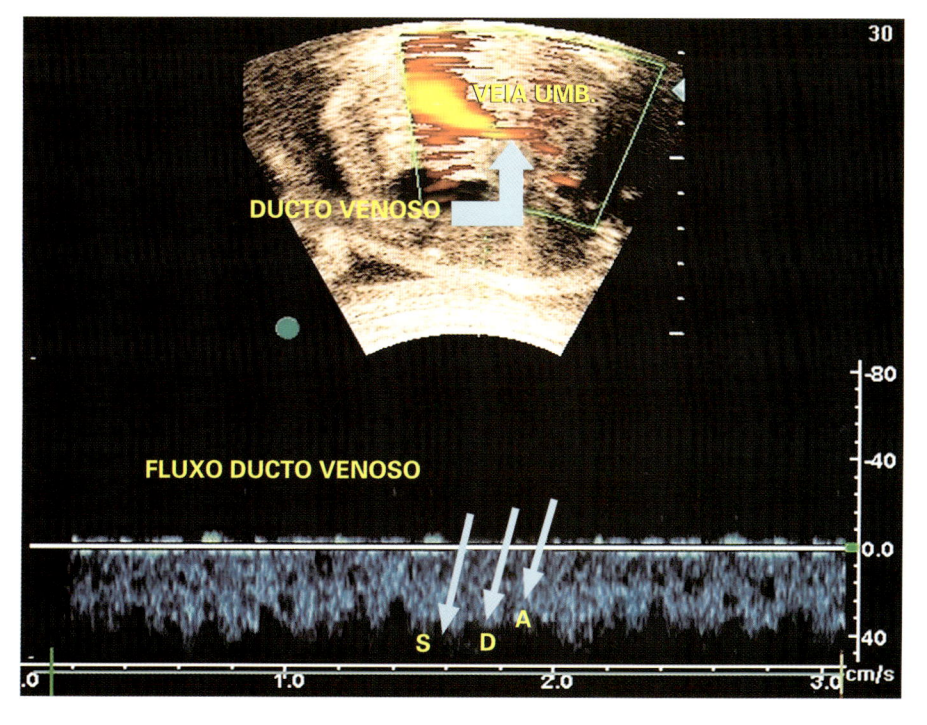

Fig. 3-14.

Acima, o ducto venoso mostrado pelo power Doppler com sua origem na veia umbilical intra-hepática e forma cônica. Abaixo, o fluxo trifásico característico (sistólico, diastólico e pré-sistólico) ao Doppler pulsado através do ducto venoso.

Neste momento, é fundamental o estabelecimento de uma equipe de trabalho multidisciplinar, que envolva o obstetra, o neonatologista e o cardiologista fetal, cuja função será a de interagir de forma a atender o feto e sua família, nos aspectos clínicos, psicológicos e sociais. O aconselhamento e suporte aos pais é o único caminho aceitável para que o concepto em formação possa ser beneficiado pela conduta médica. A decisão de tratar um feto com medicamentos, de induzir o nascimento para terapêutica pós-natal, de transferir a mãe para um centro especializado ou de praticar atos terapêuticos invasivos só poderá ser tomada se as opções forem claras, o prognóstico definido, as conseqüências para o feto e para a mãe antecipadas e os riscos adequadamente calculados, com anuência de toda a equipe e dos pais.[31,32] Já foi afirmado que aquele médico que pretender arcar isolada e autonomamente com toda a conduta em uma situação de risco cardiológico fetal deve ser excepcionalmente competente ou, o que é mais provável, excepcionalmente ingênuo.

REFERÊNCIAS BIBLIOGRÁFICAS

1. Ott WJ. The accuracy of antenatal fetal echocardiography screening in high- and low-risk patients. *Am J Obstet Gynecol* 1995;172(6):1741-8.
2. Gerlis LM. Cardiac malformations in spontaneous abortions. *Int J Cardiol* 1985;7:29-43.
3. Allan L, Crawford DC, Anderson RH, Tynan M. Spectrum of congenital heart disease detected echocardiographically in prenatal life. *Br Heart J* 1985;54:523-6.
4. Ayres NA. Fetal Echocardiography: Who Needs It? *Cardiol Rev* 1998;6(3):156-67.
5. Small M, Copel JA. Indications for fetal echocardiography. *Pediatr Cardiol* 2004;25(3):210-22.
6. Allan LD, Crawford DC, Chita SK, Anderson RH, Tynan MJ. Familial recurrence of congenital heart disease in a prospective series of mothers referred for fetal echocardiography. *Am J Cardiol* 1986;58:332-7.
7. Achiron R, Glaser J, Gelernter I, Hegesh J, Yagel S. Extended fetal echocardiographic examination for detecting cardiac malformations in low risk pregnancies. *Br Med J* 1992;304:671-4.
8. Stümpflen I, Stümpflen A, Wimmer M, Bernaschek G. Effect of detailed fetal echocardiography as part of routine prenatal ultrasonographic screening in detection of congenital heart disease. *Lancet* 1996;348:854-7.
9. Allan LD. Indications for fetal echocardiography. In: Allan L, Hornberger L, Sharland G. *Textbook of fetal cardiology*. London: Greenwich Medical Media, 2000. p. 47-53.
10. Bacaltchuk T, Antunes P, Zielinsky P. Rastreamento pré-natal das anormalidades cardíacas: papel da ultra-sonografia obstétrica de rotina. *Rev Bras Ginecol Obstet* 2001;23(9):553-8.
11. Leslie KK, Persutte WH, Drose J, *et al.* Prenatal detection of congenital heart disease by basic ultrasonography at a tertiary care center: what should our expectations be? J Matern Fetal Invest 1996;6:132-5.
12. Hagemann L, Zielinsky P. Rastreamento populacional de anormalidades cardíacas fetais por ecocardiografia pré-natal em gestações de baixo risco no Município de Porto Alegre. *Arq Bras Cardiol* 2004;82(4):313-9.
13. Simpson LL. Indications for fetal echocardiography from a tertiary-care obstetric sonography practice. *J Clin Ultrasound* 2004;32(3):128-8.
14. Sharland G. Routine fetal cardiac screening: what are we doing and what should we do? *Prenat Diagn* 2004;24(13):1123-9.
15. Sociedade Brasileira de Cardiologia. Diretriz para Indicações e Utilização da Ecocardiografia na Prática Clínica. *Arq Bras Cardiol* 2004;82(Supl.II):11-34.
16. Hyett J. Does nuchal translucency have a role in fetal cardiac screening? *Prenat Diagn* 2004;30;24(13):1130-5.
17. Makrydimas G, Sotiriadis A, Huggon IC, *et al.* Nuchal translucency and fetal cardiac defects: a pooled analysis of major fetal echocardiography centers. *Am J Obstet Gynecol* 2005;192(1):89-95.
18. McAuliffe FM, Hornberger LK, Winsor S, Chitayat D, Chong K, Johnson JA. Fetal cardiac defects and increased nuchal translucency thickness: a prospective study. *Am J Obstet Gynecol* 2004;191(4):1486-90.
19. Allan LD, Huggon IC. Counselling following a diagnosis of congenital heart disease. *Prenat Diagn 2004*;24(13):1136-42.
20. Respondek ML, Binotto CN, Smith S, Donnenfeld A, Weil SR, Huhta JC. Extracardiac anomalies, aneuploidy and growth retardation in 100 consecutive fetal congenital heart defects. *Ultrasound Obstet Gynecol* 1994;1;4(4):272-8.
21. Sleurs E, De Catte L, Benatar A. Prenatal diagnosis of absent pulmonary valve syndrome in association with 22q11 deletion. *J Ultrasound Med* 2004;23(3):417-22.
22. Pajkrt E, Weisz B, Firth Hv, Chitty S. Fetal cardiac anomalies and genetic syndromes. *Prenat Diagn* 2004;30;24(13):1104-15.
23. Fesslova V, Villa L, Nava S, Boschetto C, Redaelli C, Mannarino S. Spectrum and outcome of atrioventricular septal defect in fetal life. *Cardiol Young* 2002;12(1):18-26.
24. Zielinsky P. Role of prenatal echocardiography in the study of hypertrophic cardiomyopathy in the fetus. *Echocardiography* 1991;8(6):661-8.
25. Zielinsky P, Hagemann LL, Daudt LE, Behle I. A pre and postnatal analysis of factors associated with fetal myocardial hypertrophy in diabetic pregnancies. *J Mat Fet Invest* 1992;2:163-7.
26. Menezes HS, Barra M, Bello AR, Martins CB, Zielinsky P. Fetal myocardial hypertrophy in an experimental model of gestational diabetes. *Cardiol Young* 2001;11(6):609-13.
27. Jaeggi ET, Fouron JC, Proulx F. Fetal cardiac performance in uncomplicated and well-controlled maternal type I diabetes. *Ultrasound Obstet Gynecol* 2001;17(4):311-5.
28. Shillingford AJ, Weiner S. Maternal issues affecting the fetus. Clin Perinatol 2001;28(1):31-70.
29. Zielinsky P, Piccoli A Jr, Gus E, Manica JL, Satler F, Nicoloso LH, et al. Dynamics of the pulmonary venous flow in the fetus and its association with vascular diameter. *Circulation* 2003;11;108(19):2377-80.
30. Allan LD. Cardiac anatomy screening: what is the best time for screening in pregnancy? *Curr Opin Obstet Gynecol* 2003;15(2):143-6.
31. Allan L, Dangel J, Fesslova V, *et al.* Fetal Cardiology Working Group; Association for European Paediatric Cardiology. Recommendations for the practice of fetal cardiology in Europe. *Cardiol Young* 2004;14(1):109-14.
32. Yates RS. The influence of prenatal diagnosis on postnatal outcome in patients with structural congenital heart disease. *Prenat Diagn* 2004;30;24(13):1143-9.

Anormalidades Cardíacas Estruturais e Funcionais de Apresentação Fetal

Paulo Zielinsky

*Quem pode garantir que ali
não jorra uma fonte de luz? E que nós,
os lúcidos, é que estamos na escuridão?*
Armindo Trevisan

INTRODUÇÃO

O diagnóstico pré-natal de uma cardiopatia implica em um intrincado processo de tomada de decisão, para que o planejamento das ações a serem empreendidas permita que o concepto seja atendido de forma global e em melhores condições. Diante de um feto com anormalidades estrutural ou funcional, é preciso em primeiro lugar antecipar o risco dessa cardiopatia, de forma a tornar acessível a todos os envolvidos, equipe de saúde e família, as informações necessárias para o planejamento da conduta. Uma anormalidade que só vai ter repercussão funcional tardiamente no período pós-neonatal, tem obviamente menos preparativos previstos do que uma anomalia grave em que se espere grave comprometimento clínico imediatamente após o nascimento. Além disso, algumas situações necessitarão de atenção durante a vida intra-uterina e outras exigirão acompanhamento evolutivo cuidadoso para detectar eventuais modificações morfológicas ou funcionais que venham a ter implicações terapêuticas. A seguir, serão revisadas as principais doenças cardíacas estruturais ou funcionais de apresentação fetal, dentro de um enfoque fisiopatológico, enfatizando o reconhecimento ecocardiográfico, sua repercussão e as opções para o manejo perinatal.

CARDIOPATIAS FETAIS COM COMPROMETIMENTO FUNCIONAL TARDIO

Este grupo de malformações cardíacas fetais, embora possa estar representado por cardiopatias até complexas, não costuma trazer sinais de disfunção durante o período intra-uterino, não mostra modificações progressivas e não faz prever sinais de sofrimento cardiológico no período neonatal imediato. Por isso, são doenças cujo conhecimento pré-natal não altera a conduta obstétrica no que se refere ao momento e ao local do nascimento, assim como ao tipo de parto previsto. Apesar disso, obviamente é importante seu reconhecimento ecocardiográfico, já que os pacientes necessitarão de acompanhamento cardiológico atento durante e após o primeiro mês de vida extra-uterina, de forma a prover terapêutica medicamentosa, intervencionista ou cirúrgica, de acordo com a situação. Não menos importante é a possibilidade de a cardiopatia observada, embora sem repercussão funcional significante, representar parte do espectro de uma doença sistêmica fetal mais ampla, como as síndromes genéticas, especialmente as trissomias, ou anomalias extracardíacas graves, tais como a hérnia diafragmática, a onfalocele, as alterações do sistema nervoso central e as uropatias obstrutivas. Com o avanço da Medicina Fetal, muitas destas entidades patológicas são manejadas durante a vida intra-uterina e, assim, o diagnóstico da malformação cardíaca adquire significado especial.

Constituem exemplos deste grupo de cardiopatias aquelas cuja apresentação pós-natal é de hiperfluxo pulmonar, pela presença de curto-circuitos esquerda-direita, como a comunicação interventricular, o defeito septal atrioventricular, a comunicação interatrial e a persistência do canal arterial. As malformações complexas "cianóticas" sem estenose pulmonar, como a dupla via de saída do ventrículo direito, o *truncus arteriosus*, a drenagem venosa pulmonar anômala não obstrutiva e as conexões atrioventriculares univentriculares manifestam-se precocemente, durante o primeiro mês de vida pós-natal, mas não requerem intervenção imediata e, portanto, também pertencem ao grupo em questão. Algumas cardiopatias fetais "obstrutivas", em sua forma menos grave, igualmente podem ser consideradas de apresentação "tardia", como a tetralogia de Fallot e as estenoses aórtica ou pulmonar não críticas.

Comunicação interventricular

A comunicação interventricular é facilmente reconhecida à ecocardiografia fetal como uma solução de continuidade na região perimembranosa ou muscular do septo interventricular, de diâmetro variável (Fig. 4-1). Os defeitos pequenos podem passar despercebidos, o que não tem implicações do ponto de vista de manejo perinatal. A diminuição espontânea do diâmetro do orifício e até o fechamento completo *in utero*, geralmente por aposição de tecido tricúspide acessório às suas bordas, nos defeitos perimembranosos, podem freqüentemente ser documentados por ecocardiogramas fetais seriados, com intervalo de poucas semanas. O mapeamento em cores demonstra o fluxo interventricular, geralmente de baixa velocidade, devido à virtual eqüidade de pressões entre os dois ventrículos. Em alguns casos, não é possível a demonstração do curto-circuito, apesar da inequívoca imagem ao estudo bidimensional. Recentemente, tem sido proposta a utilização do ecocardiograma 4D usando tecnologia de correlação de imagem espacial-temporal para a caracterização da comunicação interventricular fetal.[1]

Defeitos do septo atrioventricular

Os defeitos do septo atrioventricular, com todas as suas variantes morfológicas, estão entre as cardiopatias mais facilmente detectadas pelo ecocardiograma fetal. Por isso, em todas as séries constituem-se em uma das malformações mais prevalentes. É importante salientar que mais da metade dos casos estão acompanhados de outras alterações fetais, tanto cardíacas (dupla via de saída do ventrículo direito, isomerismos direito ou esquerdo, estenose pulmonar) como extracardíacas, muito especialmente as cromossomopatias. A identificação da valva atrioventricular comum, geralmente com defeito interatrial do tipo ostium primum e freqüentemente com uma comunicação interventricular de via de entrada, é a marca registrada do defeito (Fig. 4-2). A presença de regurgitação sistólica de um ou ambos os componentes da valva atrioventricular é a regra, sendo sua detecção possível tanto pelo Doppler pulsado como pelo mapeamento de fluxo em cores.

Comunicação interatrial

É uma cardiopatia difícil de ser diagnosticada com segurança à ecocardiografia fetal de rotina, já que o feto normal possui naturalmente o forame oval, cuja valva, o *septum primum*, abaula para o átrio esquerdo devido ao fluxo interatrial direita-esquerda fisiológico. As situações em que a comunicação interatrial pode ser identificada ao estudo bidimensional correspondem aos raros casos em que as bordas do orifício são hiper-refringentes e não se visibiliza o *septum primum*, ou aos casos de átrio comum, que não apresentam septo atrial. Os defeitos do tipo *ostium primum*, como já comentados no tópico sobre defeito septal atrioventricular, são facilmente detectados.

Persistência do canal arterial

Esta é outra anormalidade de apresentação intrinsecamente neonatal, sendo virtualmente impossível de ser predita pelo ecocardiograma fetal, pois a patência do ducto arterioso é também pré-requisito para uma dinâmica circulatória normal e está presente fisiologicamente. Nos casos de cardiopatias complexas com obstrução completa ao fluxo pulmonar, o canal arterial tem morfologia peculiar e sua patência ao nascimento é a regra.

Dupla via de saída do ventrículo direito

Este defeito é identificado quando o ecocardiograma fetal mostrar que a aorta e a artéria pulmonar emergem preferencialmente do ventrículo direito (Fig. 4-3). Dois tipos morfológicos distintos podem estar presentes, dependendo da posição relativa dos vasos entre si e da relação do vaso posterior com a comunicação interventricular. Assim, nos casos em que a aorta é anterior, geralmente a artéria pulmonar está relacionada à comunicação interventricular, caracterizando a anomalia de Taussig-Bing quando não houver estenose pulmonar. Seu diagnóstico diferencial com a transposição dos grandes vasos com septo interventricular aberto depende exclusivamente do grau de acavalgamento da valva pulmonar sobre o septo trabecular, que é maior que 50% nos fetos com dupla via de saída do ventrículo direito. Nas situações em que a comunicação interventricular é subaórtica, a artéria pulmonar é o vaso anterior, sendo freqüente que o curso das grandes artérias seja lado a lado. Estes fetos não costumam apresentar sofrimento intra-uterino e não necessitam, habitualmente, de cuidados cardiológicos imediatos no período perinatal.[2]

Tronco arterioso comum

O diagnóstico de tronco arterioso comum ou *truncus arteriosus* durante a vida fetal não é difícil, já que depende da identificação de um grande vaso acavalgando o septo tra-

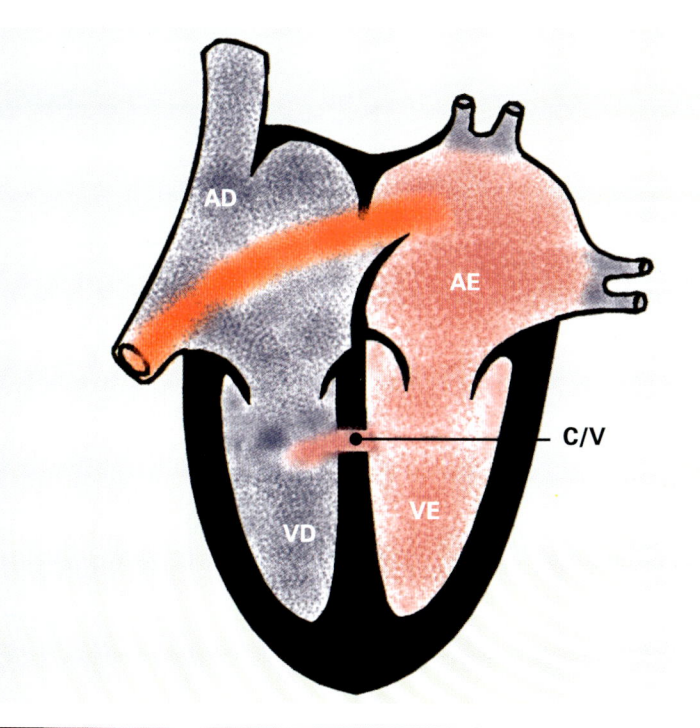

Fig. 4-1.
(**A**) Diagrama de comunicação interventricular muscular na vida fetal.
(**B**) Grande comunicação interventricular (CIV) perimembranosa, com extensão para via de entrada, em feto com 21 semanas de gestação, ao corte de 4-câmaras.

becular, sobre uma ampla comunicação interventricular). Não se observa artéria pulmonar emergindo do coração e, nos casos de *truncus* tipos I ou II, freqüentemente detecta-se a imagem característica como se o tronco da artéria pulmonar se originasse da aorta ascendente (Fig. 4-4).[3,4] A valva truncal é muitas vezes anormal e o mapeamento em cores pode mostrar a presença de fluxo diastólico regurgitante através da mesma. A utilização concomitante do ecocardiograma fetal e da ressonância magnética para o diagnóstico de *truncus* foi recentemente relatada.[5]

Drenagem venosa pulmonar anômala total não-obstrutiva

A drenagem venosa pulmonar anômala total não-obstrutiva pode ser demonstrada pela ecocardiografia fetal, mas não se constitui em diagnóstico fácil. Como o volume de fluxo pulmonar é baixo durante a vida intra-uterina, o grau de sobrecarga das câmaras direitas não costuma ser o aspecto mais chamativo. Quando as veias pulmonares são identificadas e é demonstrada sua drenagem em uma câ-

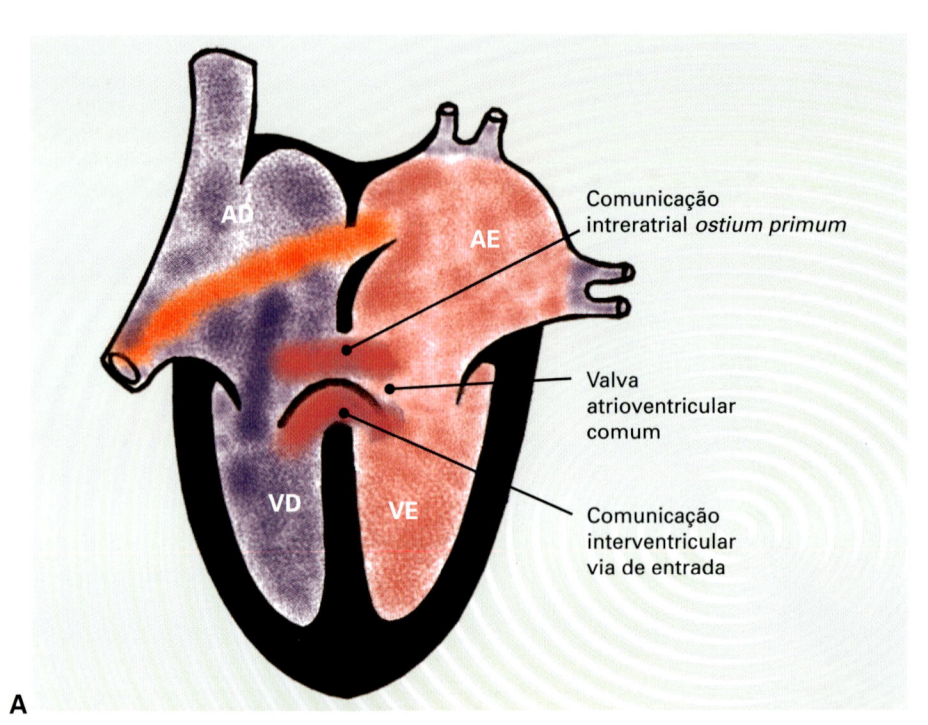

A

Fig. 4-2.

(**A**) Diagrama de defeito septal atrioventricular fetal. (**B**) Defeito septal atrioventricular em feto com síndrome de Down, às 22 semanas de idade gestacional. Observa-se, no corte de 4-câmaras, a grande comunicação interatrial tipo *ostium primum* e a comunicação interventricular (CIV) por entre os espaços intercordais da valva atrioventricular comum, que se insere parcialmente na crista do septo interventricular.

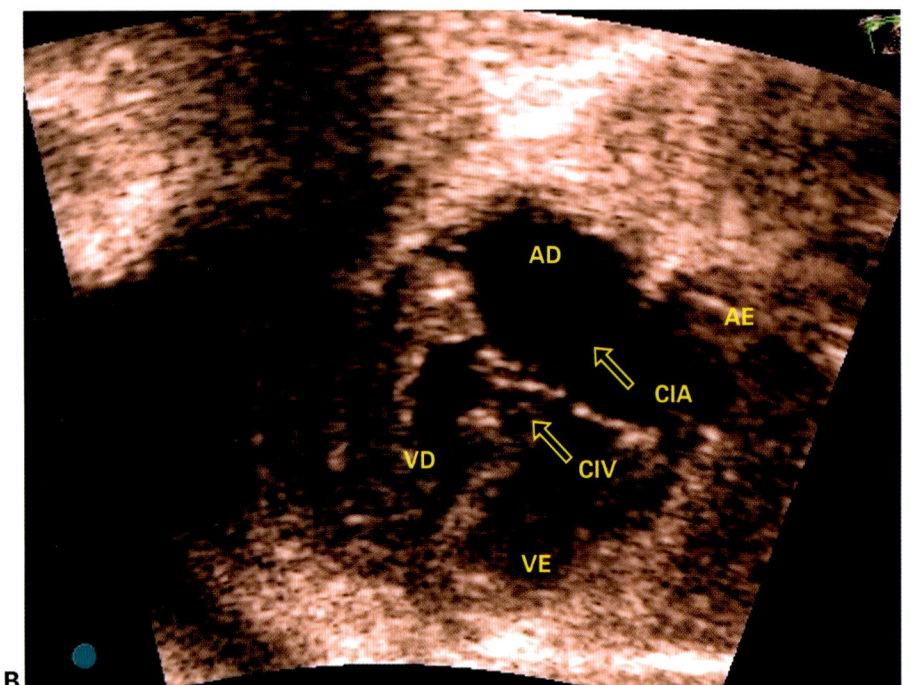

B

mara venosa posterior ao átrio esquerdo, especialmente com o auxílio do mapeamento de fluxos em cores, aumenta o grau de certeza (Fig. 4-5). Da mesma forma, um seio coronário dilatado, em um caso suspeito, dirige o raciocínio para esta possibilidade.[6] Entretanto, as formas mistas de drenagem venosa pulmonar anômala são de difícil avaliação e necessitarão de minucioso exame pós-natal para a complementação propedêutica.

Conexões atrioventriculares univentriculares

As conexões atrioventriculares univentriculares, em suas diversas formas de apresentação morfológica, são identificadas com precisão, mesmo durante a avaliação ecográfica rotineira, pela simples observação do corte de 4-câmaras. Os casos com ausência de conexão atrioventricular direita (atresia tricúspide) ou esquerda (atresia mitral) mos-

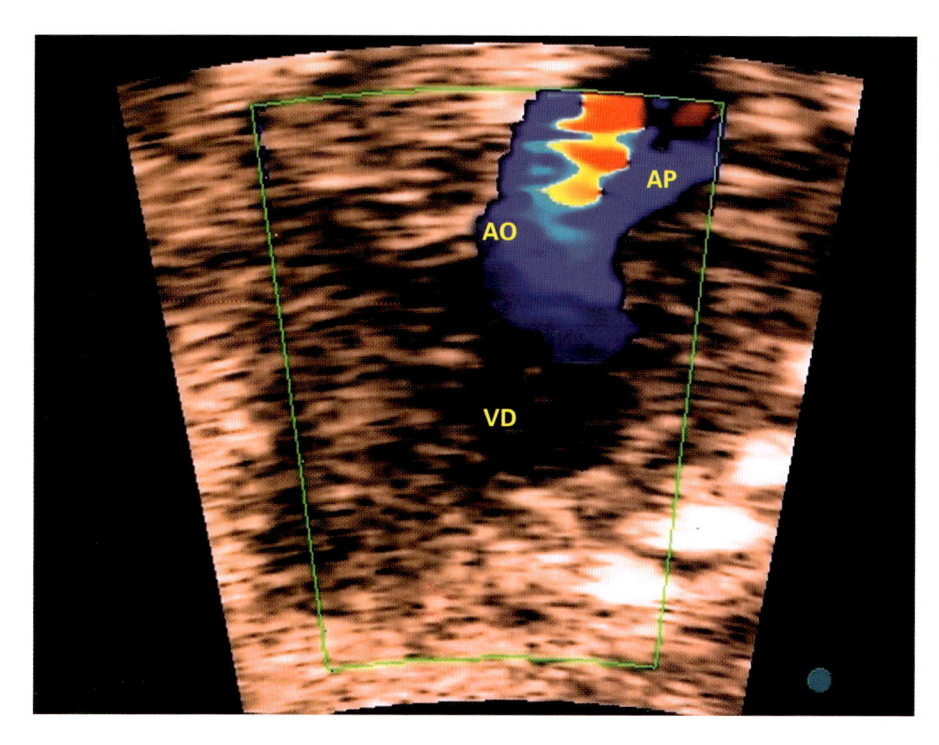

Fig. 4-3.

Corte sagital, com mapeamento em cores, mostrando dupla via de saída do ventrículo direito, em feto de 26 semanas com atresia mitral. A aorta situa-se anteriormente e à direita da artéria pulmonar.

trarão apenas uma valva atrioventricular, contralateral à conexão ausente. Habitualmente é identificada uma cavidade ventricular rudimentar abaixo da conexão ausente (ventrículo direito na atresia tricúspide (Fig. 4-6) e ventrículo esquerdo na atresia mitral).[7,8] A dupla via de entrada para ventrículo esquerdo, direito ou indeterminado pode estar presente com qualquer modo de conexão atrioventricular (valva atrioventricular comum, duas valvas pérvias, uma valva imperfurada e *straddling* ou *overriding* valvar).

Como regra, o que se visibiliza com clareza é a presença de um ventrículo grande e um rudimentar, que pode estar à esquerda (mais freqüentemente) ou à direita. O tipo de conexão ventrículo-arterial é variável, podendo ser concordante, discordante, dupla via de saída ou via de saída única.[7] Quando não há estenose pulmonar, as manifestações pós-natais ocorrem geralmente após a primeira semana de vida e, assim, são consideradas "tardias" do ponto de vista *fetal.*

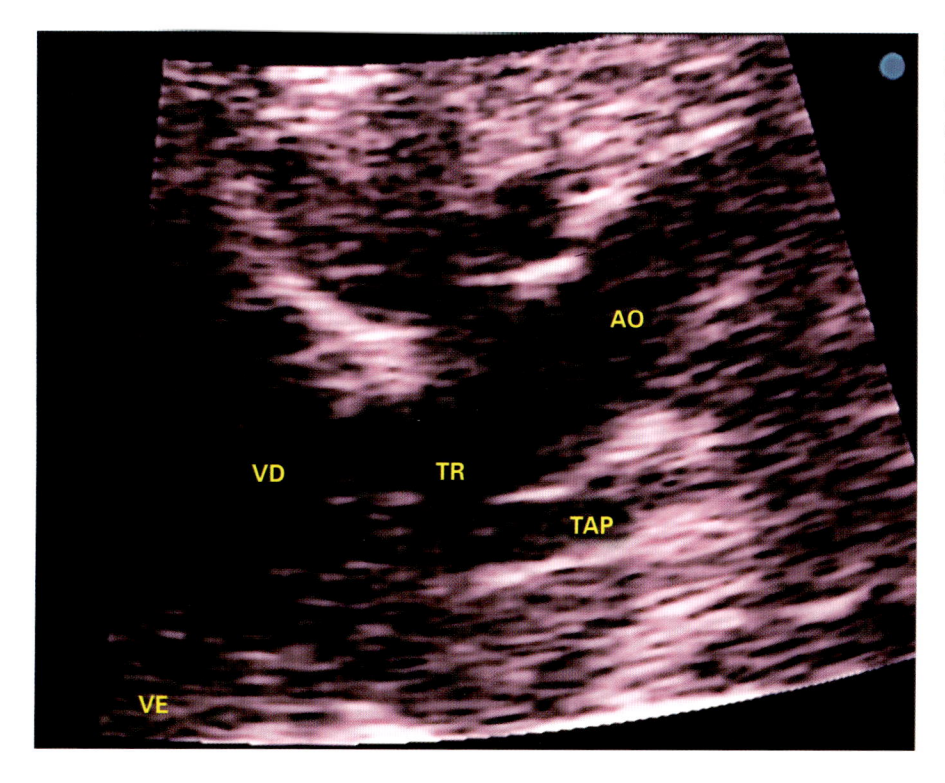

Fig. 4-4.

Tronco arterioso comum tipo I em feto de 22 semanas. Corte longitudinal do vaso truncal anteriorizado com origem biventricular, observando-se a saída do tronco da artéria pulmonar (TAP) de sua parede lateral.

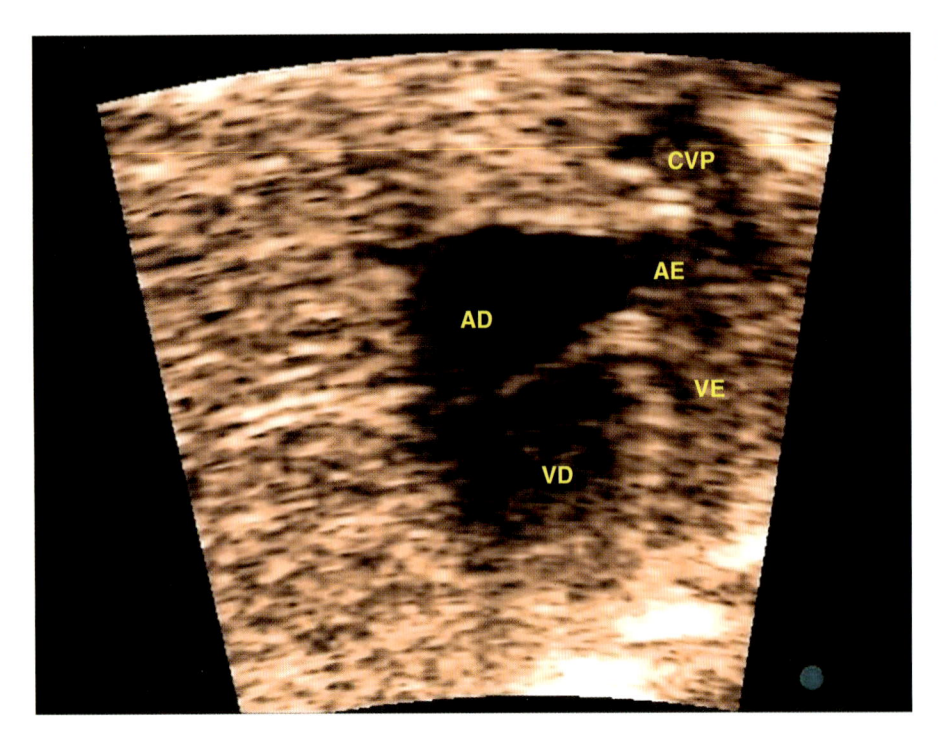

Fig. 4-5.

Drenagem venosa pulmonar anômala total. O corte de 4-câmaras, em feto com 32 semanas, mostra que as cavidades direitas estão aumentadas, muito maiores que as esquerdas, e que existe uma câmara venosa pulmonar (CVP) posterior ao átrio esquerdo.

Tetralogia de Fallot

Trata-se de uma cardiopatia bastante freqüente durante a vida fetal, e seu diagnóstico ecocardiográfico costuma ser realizado sem dificuldades.[9,10] Chama à atenção a presença de uma grande comunicação interventricular subaórtica, acompanhada usualmente de um aumento do calibre da aorta ascendente, que acavalga o septo trabecular (Fig. 4-7A e B). Este pode ser o primeiro sinal para o observador

experimentado. Ao ser buscado o corte transversal, habitualmente pode ser demonstrado que o septo infundibular apresenta desvio ântero-superior, com ou sem obstrução demonstrável à via de saída do ventrículo direito (Fig. 4-7C). De fato, na maior parte das vezes, o fluxo analisado pelo Doppler pulsado ou pelo mapeamento em cores não demonstra turbulência abaixo ou acima da valva pulmonar, já que a estenose infundibular tende a se desenvolver mais tarde. Obviamente, é a gravidade da estenose pulmo-

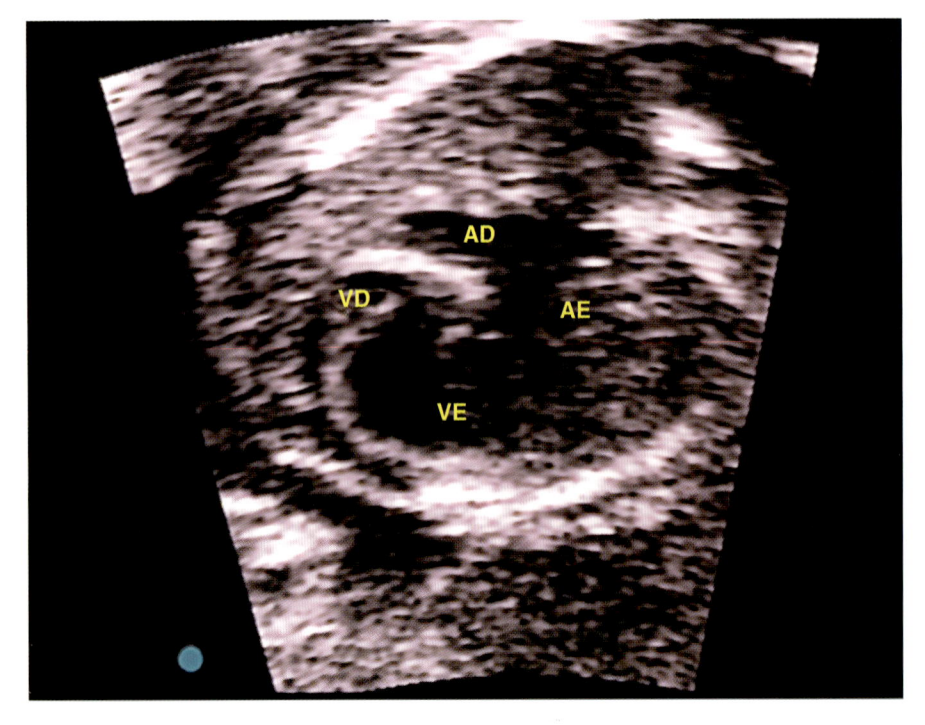

Fig. 4-6.

Corte de 4-câmaras em feto de 20 semanas com atresia tricúspide. Observa-se ausência da conexão atrioventricular direita, sendo a comunicação interventricular restritiva e o ventrículo direito hipoplásico.

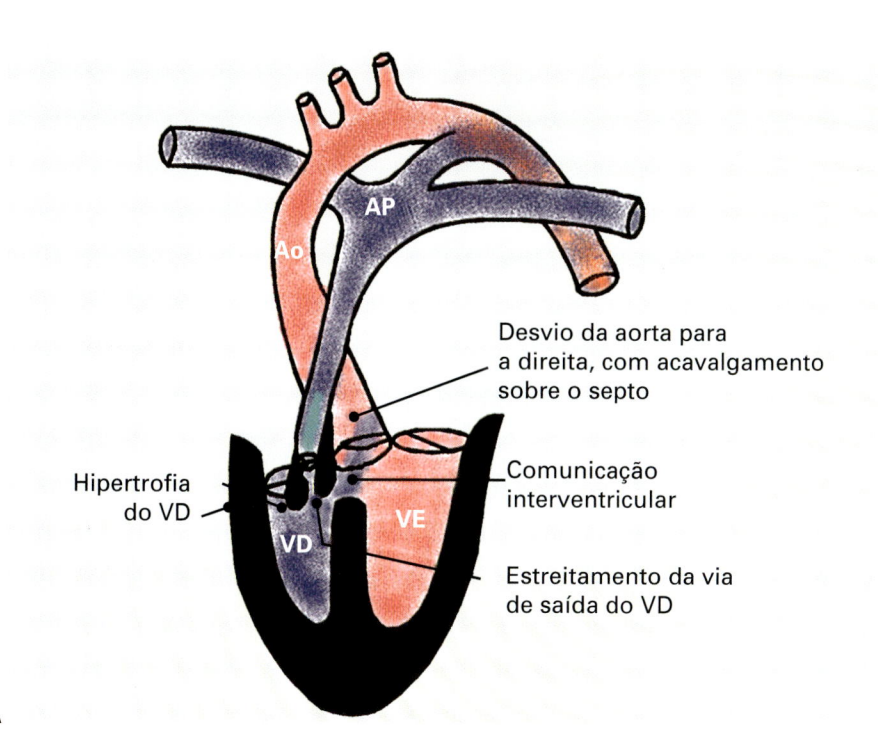

Fig. 4-7.

(**A**) Diagrama de feto com tetralogia de Fallot. *(Continua.)*

Desvio da aorta para a direita, com acavalgamento sobre o septo

Hipertrofia do VD

Comunicação interventricular

Estreitamento da via de saída do VD

A

nar o árbitro do enquadramento desta entidade patológica no grupo com comprometimento funcional "tardio" ou "neonatal imediato", com conseqüente planejamento da conduta perinatal de acordo com a situação.

Estenose das valvas semilunares

A estenose valvar aórtica e a estenose valvar pulmonar, quando não graves, não constituem risco imediato in utero, assim como no período neonatal. Por isso, o diagnóstico ecocardiográfico fetal terá utilidade para orientar o acompanhamento após a alta do berçário, não sendo esperados problemas na primeira semana de vida. A identificação destas lesões é baseada na imagem de uma valva aórtica ou pulmonar espessa, com fusão comissural, exibindo movimento em cúpula na sístole, acompanhada de fluxo transvalvar turbulento, ao Doppler ou ao mapeamento em cores. Nos casos de pequena repercussão, não ocorre aumento da espessura ventricular esquerda ou direita, respectivamente. Entretanto, é importante a lembrança de que, se o diagnóstico ecocardiográfico for realizado no segundo trimestre de gestação, é fundamental o acompanhamento com exames seriados, para tornar possível a detecção de eventual progressão da gravidade da lesão e conseqüente necessidade de planejar terapêutica neonatal imediata ou mesmo intervenção intra-uterina.

CARDIOPATIAS FETAIS COM COMPROMETIMENTO FUNCIONAL NEONATAL

Este grupo de malformações, apesar de complexas e graves, não costuma apresentar repercussão funcional signifi-

cante durante a vida intra-uterina, porque o padrão circulatório não se altera a ponto de impedir um adequado funcionamento do sistema cardiovascular fetal. Seu diagnóstico pré-natal, entretanto, é mandatório, para que seja possível equacionar o nascimento em ambiente adequado para o atendimento neonatal, assim como para planejar as ações terapêuticas imediatas. O transporte intra-uterino do feto com cardiopatia grave, enquanto ele se encontra no melhor ambiente existente, o útero materno, melhora de forma considerável a expectativa de sucesso na terapêutica cardiológica perinatal. O reconhecimento deste grupo de doenças pela ecocardiografia fetal constitui-se na própria essência da cardiologia fetal e pode representar a linha divisória entre a vida e a morte do concepto cardiopata.

Cardiopatias com circulação pulmonar dependente do canal arterial

Este grupo de malformações fetais é representado pelas cardiopatias em que existe obstrução crítica ou completa do fluxo do ventrículo venoso para a artéria pulmonar. Assim, todo o sangue que chega aos pulmões, após o nascimento, depende da patência do canal arterial. Independentemente das variações morfopatológicas presentes, o diagnóstico pré-natal é essencial. A utilização materna de medicamentos que possam causar efeito constritivo sobre o ducto arterioso, como a indometacina, a aspirina e outros antiinflamatórios não-esteróides, pode ser evitada.[11] Além disso, o conhecimento da cardiopatia fetal permite que o parto (cesáreo) seja planejado de forma a permitir a

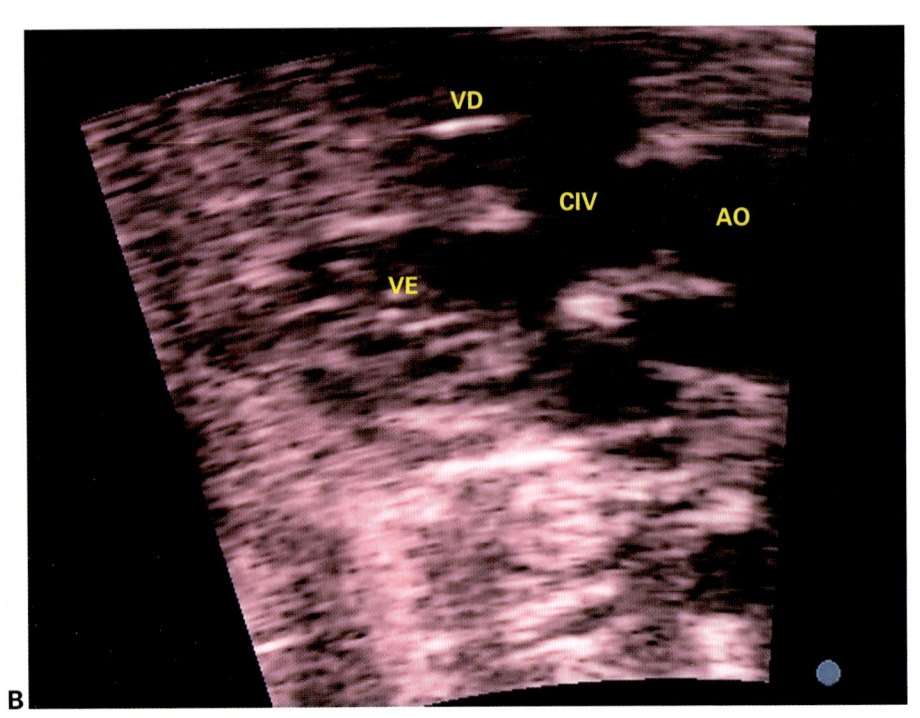

Fig. 4-7.

(**B**) Corte longitudinal mostrando acavalgamento da aorta sobre o septo trabecular e grande comunicação interventricular (CIV) infundibular com mau-alinhamento septal. Trata-se de um feto de 29 semanas com tetralogia de Fallot. (**C**) Corte obtido com rotação horária e leve angulação do transdutor. Observa-se que o infundíbulo está estreitado, ocasionando estenose subvalvar pulmonar.

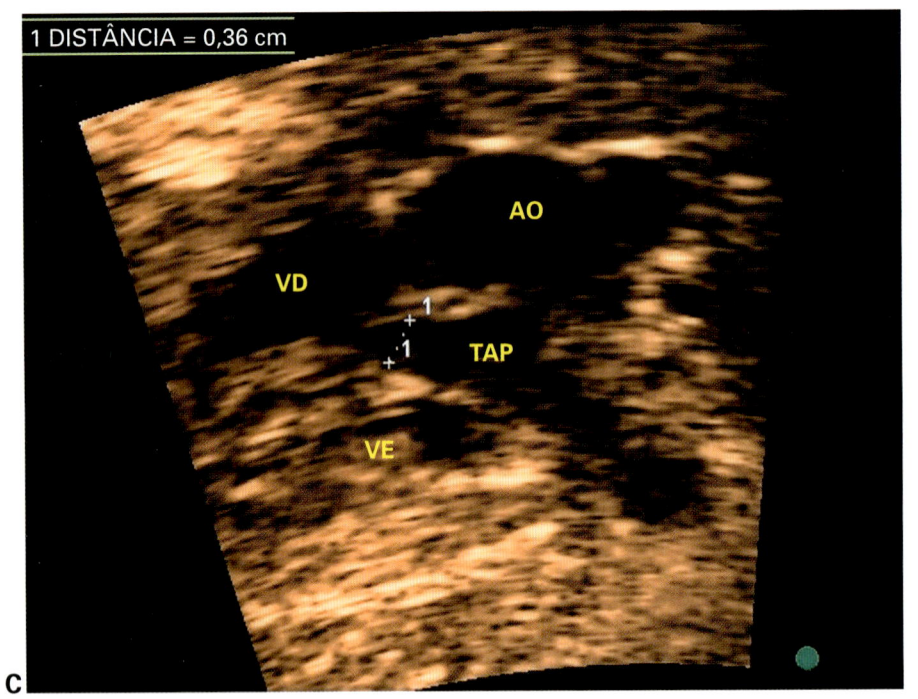

presença da equipe especializada no momento do nascimento, que terá "hora marcada". A infusão de prostaglandina E_1 ou E_2, para a manutenção da permeabilidade ductal, assim como as manobras de reanimação cardiorrespiratória e correção da acidose, quando indicadas, podem ser iniciadas imediatamente, antes mesmo do transporte do recém-nascido para a unidade de tratamento intensivo neonatal. A indicação de cirurgias paliativas, como anastomoses sistêmico-pulmonares, ou a abertura da valva pulmonar, no bloco cirúrgico ou na sala de cateterismo, podem então ser equacionadas antes que ocorra deterioração clínica por hipoxia ou acidose, com evidente melhora do prognóstico.

Os exemplos típicos deste subgrupo de malformações são a atresia pulmonar com septo intacto, a estenose valvar pulmonar crítica, a atresia pulmonar com comunicação interventricular (tetralogia de Fallot com atresia pulmonar) e as cardiopatias complexas acompanhadas de estenose ou atresia pulmonar (dupla via de saída do ventrículo direito, conexões atrioventriculares univentriculares, isomerismos atriais).

Atresia pulmonar com septo intacto

A atresia pulmonar com septo fechado é uma cardiopatia de fácil identificação à ecocardiografia fetal, já que o sinal mais chamativo é muito evidente: o ventrículo direito é hipoplásico, com sua cavidade muscularizada, geralmente acompanhado de um átrio direito aumentado e de uma valva tricúspide claramente anormal (Fig. 4-8A e B). Durante a ecografia obstétrica, também já é possível a constatação de que existe uma grosseira anormalidade ao corte de 4-câmaras e, por isso, a maioria dos casos de atresia pulmonar com septo intacto é encaminhada pelo ultra-sonografista. O ecocardiograma identifica, também, o plano da valva pulmonar, que está fechado no corte das vias de saída, e o mapeamento de fluxos em cores demonstra, além da onipresente insuficiência tricúspide, que o fluxo no tronco da artéria pulmonar, junto à valva, é retrógrado (Fig. 4-8C), da mesma forma que o fluxo no ducto, que também é reverso, isto é, da esquerda para a direita. Quando a circulação coronária é dependente do ventrículo direito, podem ser identificados, ao mapeamento em cores, comunicações coronário-cavitárias (sinusóides), embora este seja um achado relativamente pouco freqüente.[12] Nos casos com ventrículo direito extremamente hipoplásico, com apenas uma porção, este dado deve ser especialmente procurado pelo cardiologista fetal, devido às implicações terapêuticas advindas do seu conhecimento pré-natal.[13,14] Assim, na presença de um ventrículo pouco desenvolvido, com sinusóides observados ao ecocardiograma fetal, o planejamento cirúrgico pós-natal poderá não incluir a abertura da valva pulmonar e, portanto, o neonato poderá ser encaminhado para anastomose sistêmico-pulmonar sem a necessidade de cateterismo cardíaco, a não ser que a comunicação interatrial seja restritiva e que uma atriosseptostomia esteja indicada. Atualmente, na imensa maioria dos casos o tratamento neonatal preferencial é a dilatação percutânea da valva pulmonar nas primeiras horas de vida, às vezes com necessidade de perfuração da mesma com guia ou radiofreqüência. Quando o ventrículo direito não for adequadamente desenvolvido, no mesmo procedimento é implantado um *stent* no canal arterial, garantindo, assim, o fluxo pulmonar efetivo. Uma promissora alternativa terapêutica que já se mostrou viável é a abertura da valva pulmonar durante a vida fetal, por via percutânea.[15] O principal argumento para esta proposta é a potencialidade do ventrículo direito de crescer uma vez estabelecido fluxo anterógrado através da valva pulmonar.

Estenose valvar pulmonar crítica

Esta doença também costuma mostrar ao ecocardiograma fetal um ventrículo direito cuja cavidade está diminuída, com severa hipertrofia de suas paredes, associado a um aumento do átrio direito e a uma valva tricúspide insuficiente (Fig. 4-9A). Entretanto, pode-se identificar uma valva pulmonar que, embora importantemente estenótica, mostra mobilidade sistólica e fluxo transvalvar turbu-

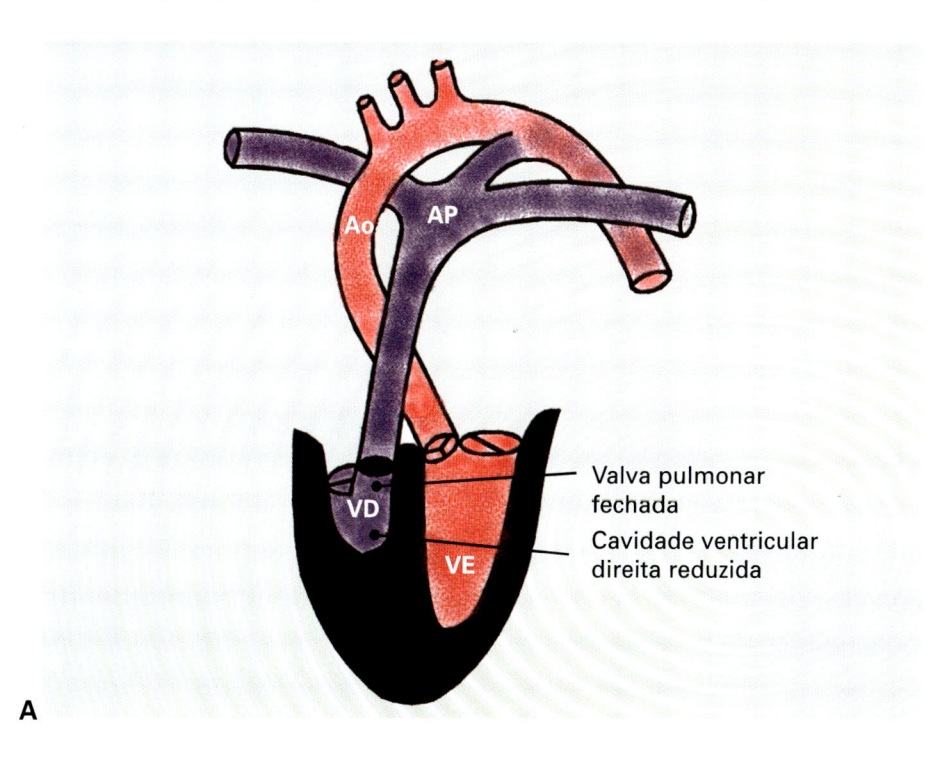

Ao
AP
Valva pulmonar fechada
Cavidade ventricular direita reduzida
VD
VE

A

Fig. 4-8.

(**A**) Diagrama de atresia pulmonar com septo fechado na vida fetal. *(Continua.)*

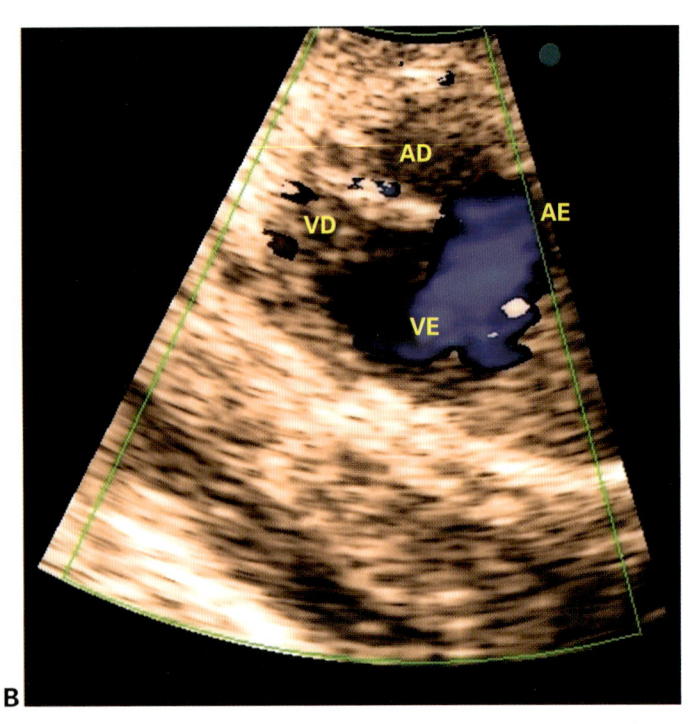

B

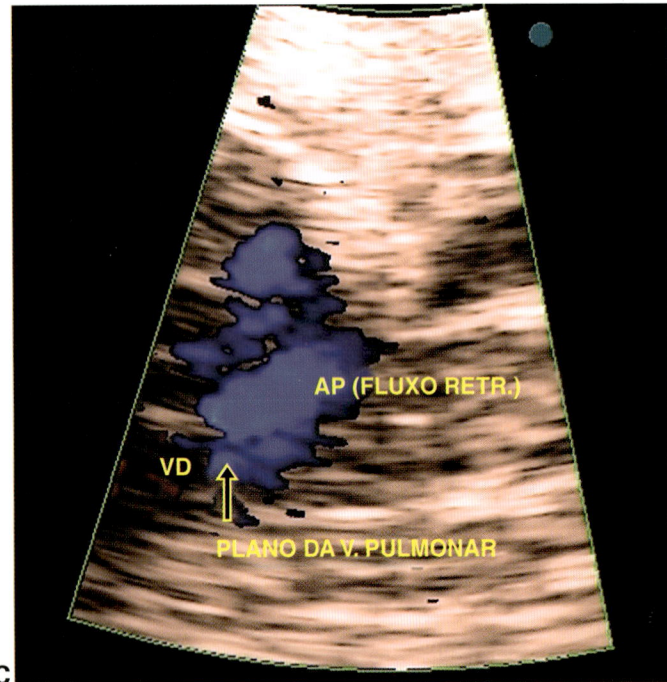

C

Fig. 4-8.

(**B**) Feto de 27 semanas com atresia pulmonar e septo intacto. O corte de 4-câmaras demonstra a hipoplasia do ventrículo direito e da valva tricúspide. O mapeamento em cores mostra que o fluxo atrioventricular faz-se quase exclusivamente através da valva mitral. (**C**) O corte da via de saída mostra que o plano da valva pulmonar está fechado, sendo que o fluxo na artéria pulmonar é retrógrado (em azul), a partir do canal arterial.

lento, geralmente representado por jato de alta velocidade, demonstrado ao Doppler e ao mapeamento em cores.[13,14] (Fig. 4-9B). No que se refere ao planejamento terapêutico, a conduta neonatal imediata, além das medidas gerais já comentadas, incluirá a dilatação da valva pulmonar percutânea com balão. Nos casos em que o orifício seja diminuto, sua ampliação com radiofreqüência poderá ser considerada durante o cateterismo. Por isso, novamente se enfatiza o benefício do diagnóstico pré-natal.

Atresia pulmonar com comunicação interventricular

Os fetos portadores de atresia pulmonar com comunicação interventricular mostram ao estudo ecocardiográfico muitos dos achados característicos da tetralogia de Fallot, como aumento de calibre da aorta ascendente, acavalgamento da valva aórtica sobre o septo trabecular, comunicação interventricular subaórtica com mau alinhamento

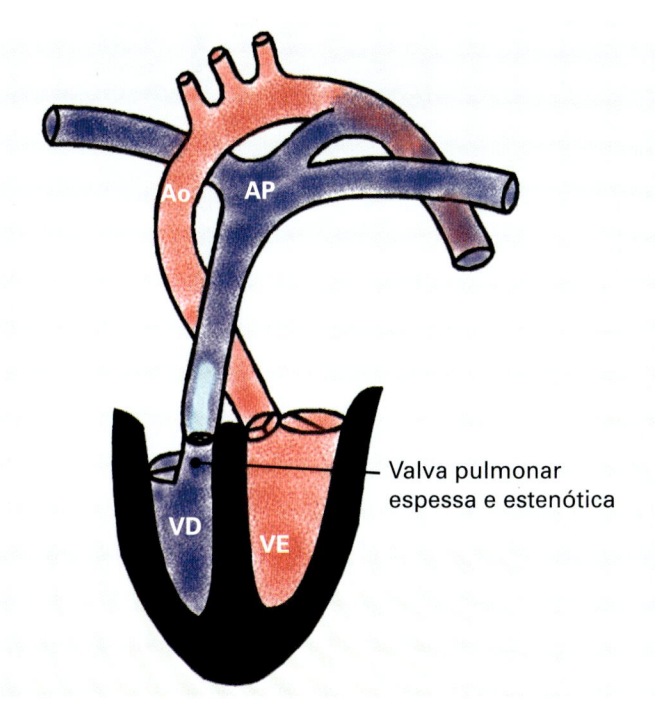

A

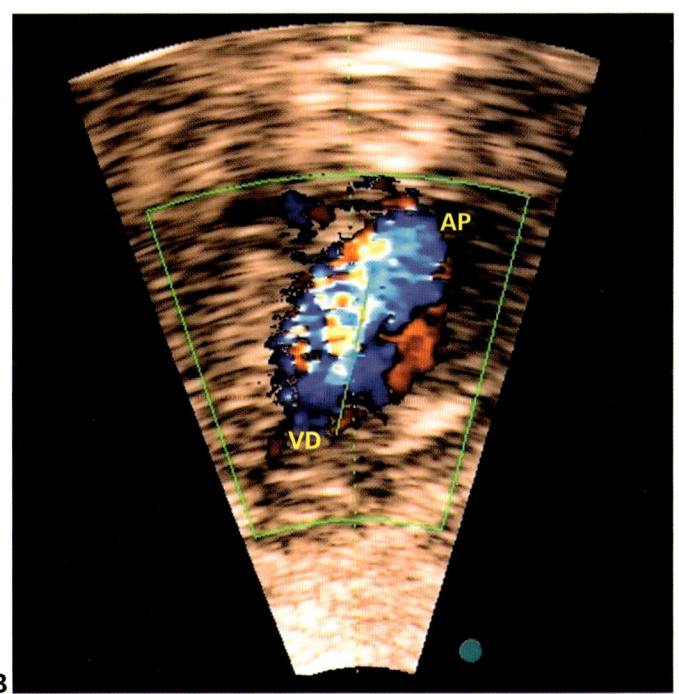

B

Fig. 4-9.

(**A**) Diagrama de feto com estenose valvar pulmonar crítica. (**B**) Gestação de 23 semanas, com feto apresentando estenose valvar pulmonar grave. O fluxo transvalvar é turbulento, com jato de alta velocidade demonstrado pelo mapeamento em cores.

septal e desvio ântero-superior do septo infundibular (Fig. 4-10A). Entretanto, a condição básica para o seu diagnóstico é a demonstração de uma via de saída do ventrículo direito fechada, sem fluxo anterógrado e sem uma valva pulmonar detectável. No tronco da artéria pulmonar, quando presente, o fluxo costuma ser retrógrado (Fig. 4-10B). Em muitos casos, a presença de circulação colateral representada por vasos sistêmico-pulmonares, especialmente com origem na aorta, pode ser identificada.[16,17] O canal arterial costuma apresentar calibre diminuído em relação ao normal e freqüentemente apresenta um trajeto tortuoso. Como em todos os casos com circulação pulmonar ducto-dependente, também se observa fluxo sistólico esquerda-direita e ausência de fluxo diastólico no canal, refletindo a alta resistência pulmonar durante a vida fetal. Estes fetos deverão também receber atenção imediata, de forma a planejar a melhor abordagem neonatal, com cateterismo precoce e cirurgia paliativa a curto prazo.

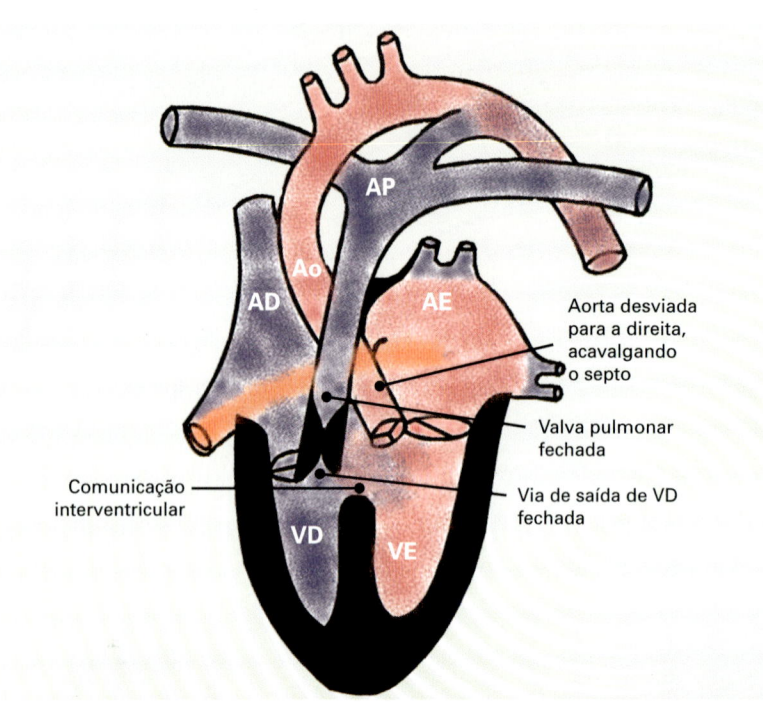

Fig. 4-10.

(**A**) Esquema diagramático de atresia pulmonar com septo aberto fetal. (**B**) Corte longitudinal em concepto de 21 semanas com diagnóstico de atresia pulmonar com septo interventricular aberto. A aorta acavalga o septo trabecular e existe comunicação interventricular infundibular grande.

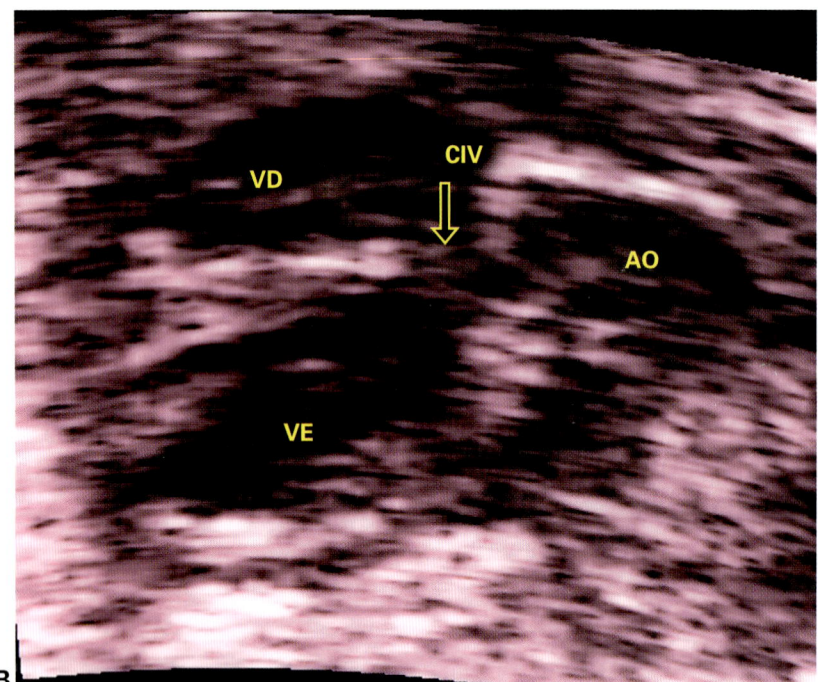

Cardiopatias complexas com atresia pulmonar

As cardiopatias complexas com atresia pulmonar comportam-se, do ponto de vista ecocardiográfico, de modo semelhante ao já abordado, mas com o agravante de apresentarem obstrução crítica ou completa ao fluxo pulmonar e, assim, dependerem da patência do canal arterial para a perfusão dos pulmões.[11] O manejo perinatal estará baseado na adequada definição morfológica e funcional da doença e, obviamente, da variante anatômica detectada durante a vida fetal. Na maioria das vezes, o neonato receberá prostaglandina logo após o nascimento e será submetido a uma anastomose sistêmico-pulmonar nos primeiros dias de vida.

Cardiopatias com circulação sistêmica dependente do canal arterial

As malformações cardíacas fetais deste subgrupo correspondem às obstruções severas ao fluxo arterial sistêmico: síndrome da hipoplasia do coração esquerdo, coarctação da aorta e interrupção do arco aórtico. Apresentam como característica comum a dependência da circulação sistêmica à patência do ducto arterioso. Por isso, durante a vida fetal, não costumam apresentar comprometimento funcional significante. Entretanto, logo após o nascimento, quando ocorre a constrição fisiológica do canal arterial, os neonatos manifestam importante sofrimento, com severa congestão pulmonar e falência circulatória, evoluindo rapidamente para o óbito se não forem tomadas medidas imediatas. Por esta razão, o diagnóstico pré-natal constitui-se em uma necessidade imperiosa para a modificação do prognóstico, ao permitir o transporte intra-uterino e o manejo perinatal com prostaglandina previamente à indicação cirúrgica. O impacto do diagnóstico de obstruções críticas do ventrículo esquerdo durante a vida fetal já foi amplamente demonstrado.[18]

Síndrome do coração esquerdo hipoplásico

A síndrome da hipoplasia do coração esquerdo é uma das cardiopatias fetais de mais fácil diagnóstico, já que a grosseira diminuição da cavidade ventricular esquerda é evidente ao corte de 4-câmaras mesmo para o observador menos experiente. Durante o rastreamento ultra-sonográfico obstétrico, a desproporção de tamanho dos ventrículos é geralmente detectada, com conseqüente encaminhamento da gestante para ecocardiografia fetal. Alguns fatores de risco para hipoplasia do coração esquerdo são a presença de síndrome de Turner e a história familiar de cardiopatia congênita obstrutiva, como estenose aórtica, coarctação, interrupção do arco aórtico e a própria hipoplasia

do coração esquerdo. Além da cavidade ventricular esquerda hipoplásica, observa-se hiper-refringência endocárdica relacionada à presença de fibroelastose. Existem atresias aórtica e mitral, com uma aorta ascendente de calibre diminuto e ausência de fluxo anterógrado através das valvas aórtica e mitral (Fig. 4-11A e B). Freqüentemente o forame oval é pequeno e restritivo. O fluxo da aorta ascendente é reverso, já que depende exclusivamente do canal arterial, que costuma ser grande e com fluxo também retrógrado (Fig. 4-11C). Também nesta cardiopatia é importante o acompanhamento ecocardiográfico fetal seriado, já que muitas vezes um exame realizado com menos de 20 semanas pode mostrar apenas um ventrículo esquerdo de forma mais arredondada, endocárdio brilhante e com contração anormal e que, ao longo das próximas semanas de gestação, vai gradativamente mostrando o aparecimento dos sinais característicos da síndrome do coração esquerdo hipoplásico.[7,8] O conhecimento pré-natal da hipoplasia do coração esquerdo reveste-se de especial importância, pela possibilidade de buscar doadores potenciais para eventual transplante cardíaco neonatal, que é um dos tratamentos cirúrgicos para esta situação. A cirurgia de Norwood, embora se constitua em alternativa cirúrgica ao transplante neonatal, apresenta ainda resultados não entusiasmantes a longo prazo, na maioria dos centros. Uma vez obtido um doador compatível, se a maturidade pulmonar fetal o permitir, o nascimento pode ser acelerado e o transplante realizado imediatamente. Muito recentemente, têm sido descritas abordagens intervencionistas para abertura do septo interatrial restritivo durante a vida fetal,

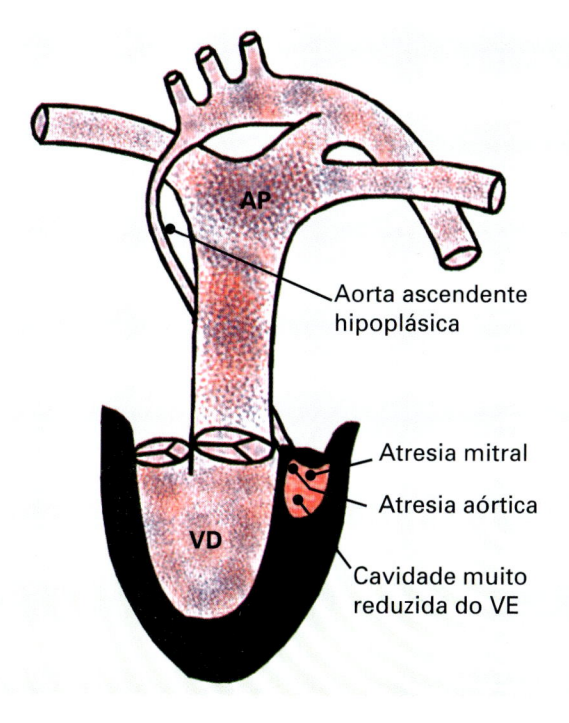

Fig. 4-11.

(**A**) Desenho esquemático de hipoplasia do coração esquerdo na vida fetal. (*Continua.*)

A

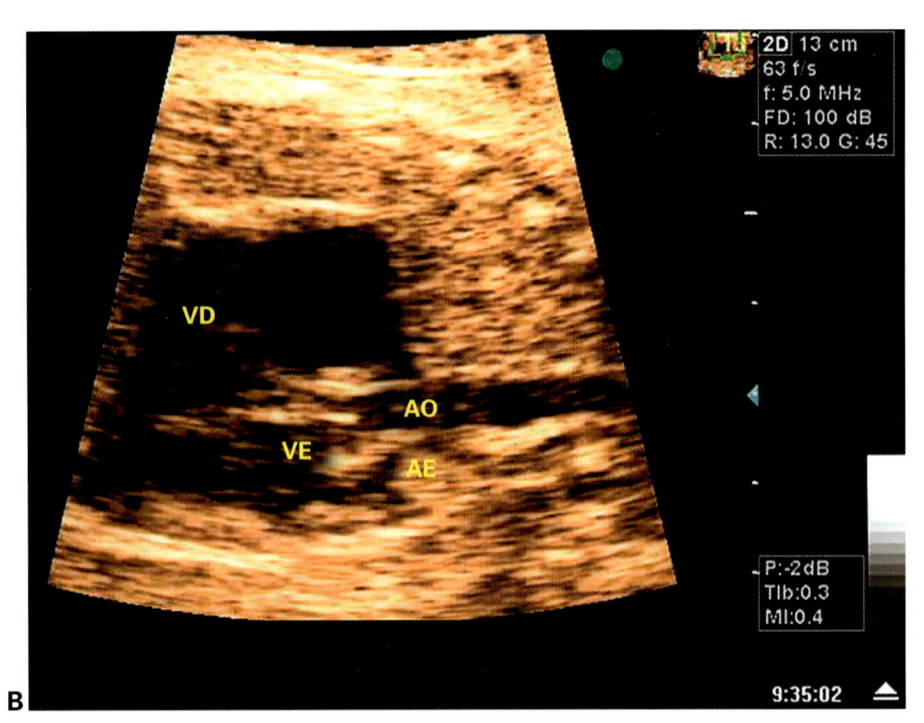

Fig. 4-11.

(**B**) Feto de 24 semanas com síndrome do coração esquerdo hipoplásico. O corte longitudinal mostra o diminuto diâmetro do átrio esquerdo, do ventrículo esquerdo e da aorta ascendente. (**C**) Demonstração do fluxo retrógrado no ducto ao mapeamento em cores.

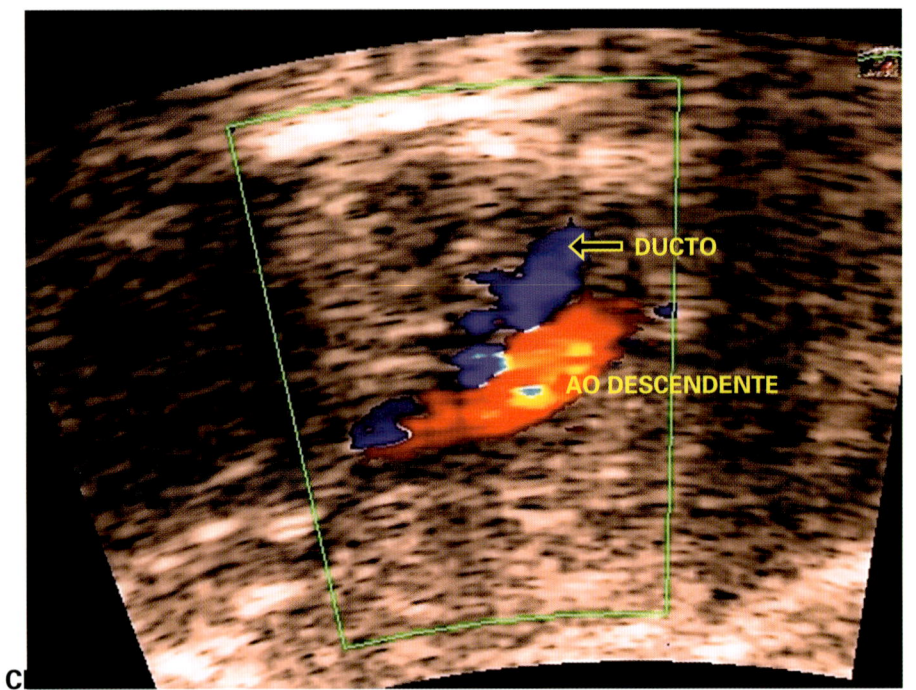

com potencialidade para descompressão do átrio esquerdo e, assim, diminuição das manifestações de hipertensão venocapilar no período pós-natal imediato e melhora dos resultados cirúrgicos.[19] A proposta de bandar ambas as artérias pulmonares no período pós-natal imediato e, no mesmo procedimento, implantar um *stent* no canal e ampliar a abertura do septo interatrial, tem ganho adeptos em diversos centros, inclusive no nosso, por ser menos agressiva que a cirurgia de Norwood para o neonato criticamente doente.

Coarctação da aorta

Quando importante, esta é uma das cardiopatias de apresentação neonatal capazes de desenvolver os mais graves quadros de insuficiência cardíaca e colapso circulatório, sendo a circulação sistêmica dependente da patência do canal arterial. Durante a vida fetal, entretanto, não existe o substrato para a falência cardiocirculatória, já que o canal amplamente aberto permite que o ventrículo direito leve à aorta descendente o débito sistêmico. Do ponto de vista diagnóstico, a coarctação aórtica é de difícil reconhecimento ecocardiográfico intra-uterino, devendo a suspeita ser baseada em alguns dados propedêuticos indiretos.[20,21] Assim, o aspecto mais chamativo é a desproporção de tamanho entre os dois ventrículos, sendo o direito maior e mais hipertrófico que o esquerdo. Da mesma forma, a artéria pulmonar costuma estar dilatada, sendo de calibre muito maior do que a aorta ascendente. Por outro lado, a aorta descendente é calibrosa, a partir da inserção do canal arterial. Não raramente, existe uma hipoplasia relativa da aorta ascendente e, às vezes, é possível identificar um estreitamento localizado após a emergência da artéria subclávia esquerda, embora este achado não possa ser a condição para o diagnóstico. O mapeamento de fluxos em cores mostra em muitos casos a presença de um fluxo reverso (do istmo para os vasos braquiocefálicos e a valva aórtica) na aorta ascendente ou do átrio esquerdo para o átrio direito, quando o estreitamento é importante. Quando existe comunicação interventricular, freqüentemente esta é perimembranosa, com algum acavalgamento da aorta sobre o septo trabecular. Deve ser reiterado que o diagnóstico de coarctação aórtica constitui-se ainda no "calcanhar de Aquiles" da ecocardiografia fetal, especialmente nos casos menos graves. O diagnóstico diferencial com a constrição ductal é muitas vezes difícil, especialmente se considerada a prevalência relativamente elevada desta situação e o fato de que também neste caso ocorre desproporção dos diâmetros ventriculares, com predomínio do direito. A diminuição do índice de pulsatilidade no ducto é o elemento chave para caracterizar constrição ductal, o que não é visto na coarctação. Além disso, deve ser lembrado que a coarctação aórtica isolada é uma lesão que pode surgir apenas no período pós-natal, seguindo-se à retração ístmica causada pelo fechamento do canal arterial.

Interrupção do arco aórtico

Este não é um diagnóstico freqüente durante a vida fetal. Devido à ampla patência do canal arterial, os sinais de repercussão funcional só são manifestos após a constrição pós-natal do ducto. O estudo ecocardiográfico fetal mostra uma imagem do arco ductal, que é em tudo semelhante à observada no feto normal, com a aorta descendente continuando o trajeto do canal arterial a partir da artéria pulmonar. O que pode chamar a atenção do examinador é a presença de uma artéria subclávia esquerda, ou de uma carótida e uma subclávia originando-se da porção distal do arco ductal, logo após a inserção do calibroso canal na aorta descendente.[22] Além disso, está quase sempre presente uma grande comunicação interventricular de via de saída, na maioria das vezes com mau alinhamento septal por desvio posterior do septo infundibular, o que é bastante característico da associação com a interrupção do arco aórtico. Deve ser lembrada a muito freqüente associação da interrupção do arco aórtico detectada na vida fetal com a deleção do cromossoma 22q11, com suas implicações pós-natais.[22]

Cardiopatias com circulação pulmonar e sistêmica em paralelo

Transposição dos grandes vasos

O exemplo característico deste subgrupo de malformações fetais é a transposição dos grandes vasos, em que existe discordância ventrículo-arterial com conexão atrioventricular concordante. Como a aorta se origina do ventrículo direito e a artéria pulmonar do ventrículo esquerdo, as circulações pulmonar e sistêmica, no período pós-natal, estão em paralelo, e a saturação sistêmica depende exclusivamente do grau de mistura entre as duas circulações, isto é, da magnitude da comunicação interatrial, da patência do canal arterial ou da eventual presença de uma comunicação interventricular. Assim, no período neonatal o recém-nascido apresenta precocemente sofrimento hipóxico, dependendo de medidas clínicas e cirúrgicas urgentes para evitar a acidose, melhorar a hipoxemia e corrigir o defeito. Entretanto, durante a vida fetal, não ocorre qualquer comprometimento funcional, já que a circulação pulmonar é escassa, de alta resistência e pouco dependente do tipo de conexão ventrículo-arterial. A importância do diagnóstico pré-natal da transposição dos grandes vasos está na necessidade de atendimento neonatal imediato, com a utilização de prostaglandina para manter volume ventricular esquerdo aumentado e melhorar a saturação, avaliar oportunidade e indicação eventual de atriosseptostomia com balão e, principalmente, preparar o neonato para a cirurgia de Jatene, hoje universalmente o procedimento de escolha para a correção deste defeito. O reconhecimento ecocardiográfico intra-uterino da transposição dos grandes vasos está baseado na identificação dos grandes vasos em paralelo, sendo a artéria pulmonar o vaso posterior com sua característica bifurcação, originando-se do ventrículo esquerdo, e a aorta, o vaso anterior, com origem no ventrículo direito (Fig. 4-12A e B). A recente introdução do ecocardiograma fetal 4D, com correlação espacial-temporal, acresce uma nova modalidade diagnóstica, ainda não rotineiramente estabelecida.[23] A presença de defeitos associados, como a comunicação interventricular, é também avaliada. Quando a artéria pulmonar tem calibre reduzido, menor que o da aorta, pode-se suspeitar da concomitância de estenose pulmonar (Fig. 4-12C). A avaliação do diâmetro do forame oval e/ou da constrição pré-natal do ducto é de fundamental importân-

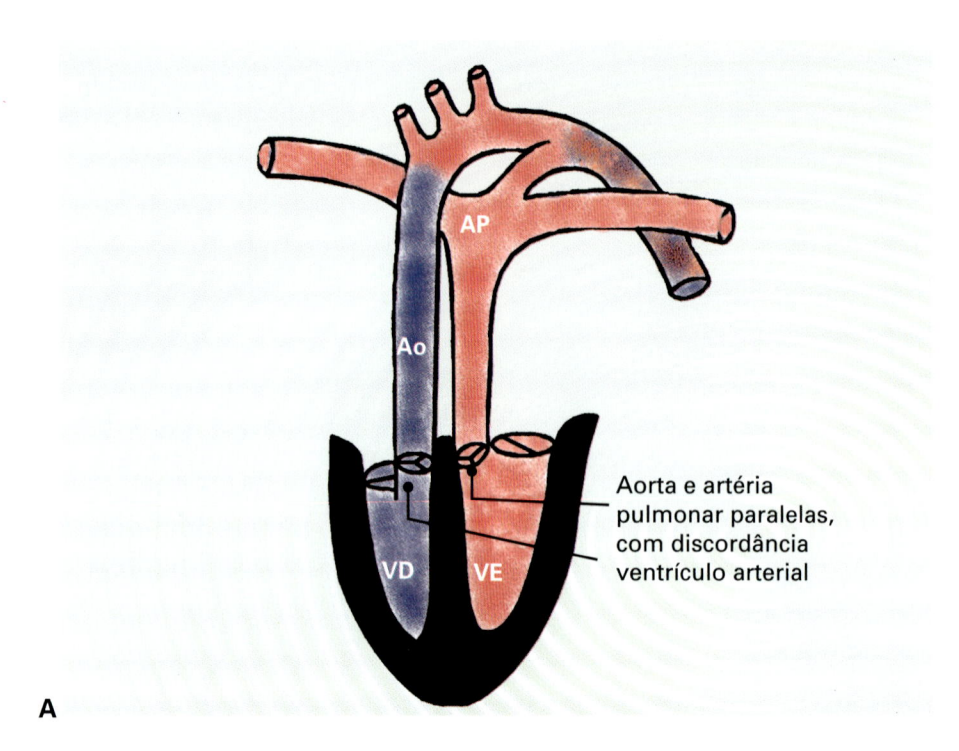

Fig. 4-12.
(**A**) Esquema de coração fetal com transposição dos grandes vasos.

Aorta e artéria pulmonar paralelas, com discordância ventrículo arterial

A

cia no período pré-natal, considerando a grave hipoxemia esperada nos primeiros 30 minutos de vida pós-natal, caracterizando emergência grave a exigir conduta célere e improtelável. Um forame restritivo implicará na necessidade imperiosa de planejar atriosseptostomia com balão imediatamente após o nascimento, às vezes na própria sala de parto ou na unidade neonatal, e a constrição ductal tornará obrigatório o uso imediato de prostaglandina.[24]

Transposição corrigida dos grandes vasos

É fundamental a diferenciação diagnóstica entre a transposição e a transposição corrigida dos grandes vasos, já que esta também apresenta vasos em paralelo e discordância ventrículo-arterial (Fig. 4-13A). O que vai definir a sua presença é a discordância atrioventricular, que precisa ser buscada pela identificação da morfologia dos apêndices atriais (direito com base larga, esquerdo digitiforme) (Fig. 4-13B), da movimentação do *septum primum* dentro do átrio esquerdo e, secundariamente, pela drenagem venosa sistêmica (para o átrio direito) e pulmonar (para o átrio esquerdo). Não pode ser esquecido que as drenagens venosas sistêmica e pulmonar podem também ser anormais, o que prejudicaria este critério. Outro elemento diagnóstico da transposição corrigida é a posição anormal da artéria pulmonar no corte dos "três vasos", entre a aorta e a veia cava superior, ao invés da habitual posição mais posterior (Fig. 4-13C). Esta cardiopatia não apresenta sofrimento intra-uterino e sua repercussão neonatal depende exclusivamente dos freqüentes defeitos associados (estenose pul-

monar, comunicação interventricular e bloqueio atrioventricular total, entre outros).[25,26]

Cardiopatias com obstrução ao retorno venoso pulmonar

Drenagem venosa pulmonar anômala obstrutiva

A drenagem venosa pulmonar anômala total **infradiafragmática** obstrutiva, entidade relativamente rara e de diagnóstico difícil durante a vida intra-uterina, deve estar na mente do cardiologista fetal quando diante de um feto com aumento do ventrículo direito em relação ao esquerdo, em que se identifica uma confluência venosa pulmonar junto ao átrio esquerdo sem comunicação com o mesmo, especialmente ao se utilizar o mapeamento em cores com baixa freqüência de repetição de pulso (PRF), e uma veia vertical com fluxo descendente, em direção ao fígado.[5] Às vezes, é possível demonstrar a presença de um lago venoso anormal próximo às veias hepáticas, freqüentemente com um fluxo contínuo de alta velocidade na sua comunicação com o sistema porta. Esta cardiopatia, embora bem tolerada no período fetal, rapidamente ocasiona deterioração clínica grave no período neonatal imediato, com congestão pulmonar grave e hipoxemia, necessitando de tratamento cirúrgico urgente. Por esta razão, o nascimento do bebê no próprio local onde será prestado o atendimento neonatal é mandatório. Raramente, o feto pode apresentar drenagem venosa pulmonar anômala para outros locais, como a veia cava superior ou o seio coronário,

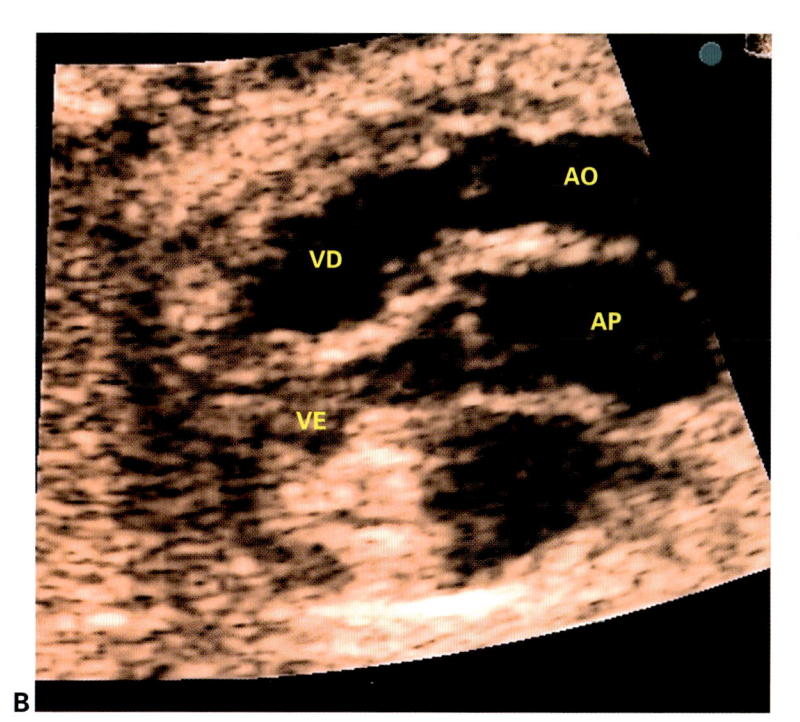

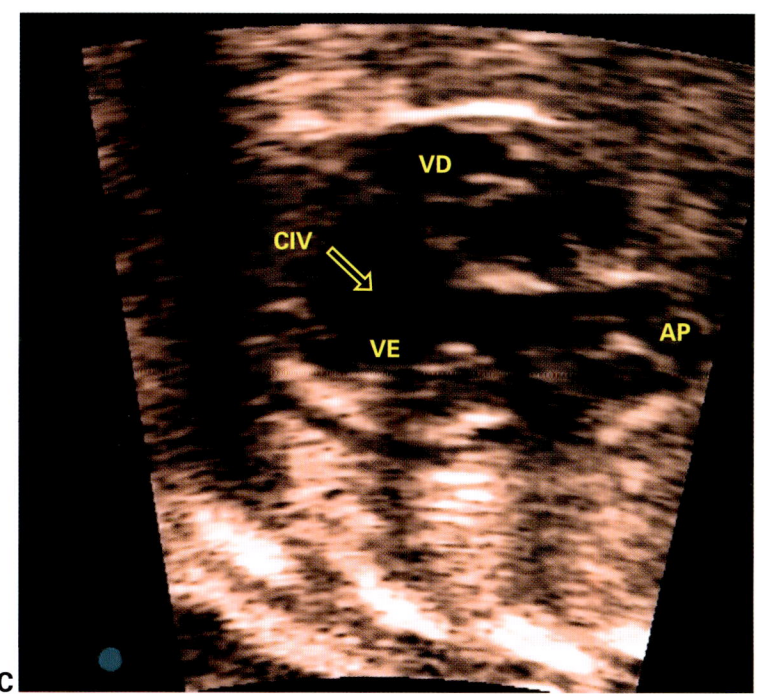

Fig. 4-12.

(**B**) Transposição dos grandes vasos com septo fechado. Corte longitudinal em feto de 20 semanas, demonstrando a imagem clássica do curso paralelo dos grandes vasos, com a aorta originando-se do ventrículo direito e a artéria pulmonar do ventrículo esquerdo. (**C**) Feto de 28 semanas com transposição dos grandes vasos associada a grande comunicação interventricular (CIV) muscular. A artéria pulmonar tem calibre diminuído, havendo algum grau de estenose subvalvar pulmonar.

em que existe alguma **obstrução** ao trajeto venoso, ocasionando também um quadro semelhante à drenagem anômala infradiafragmática, com coração pequeno e repercussão funcional intra-uterina ausente, tornando o diagnóstico excepcionalmente difícil, se não impossível.[27] Neste caso, toda a manifestação clínica ocorrerá imediatamente **após** o nascimento, com o dramático quadro de congestão pulmonar, cianose e baixo débito.

CARDIOPATIAS FETAIS COM COMPROMETIMENTO FUNCIONAL INTRA-UTERINO

Este grupo de malformações cardíacas fetais é aquele que tem a maior perspectiva de ser beneficiado com o avanço das técnicas invasivas de terapêutica pré-natal, já que suas manifestações clínicas ocorrem durante a vida intra-ute-

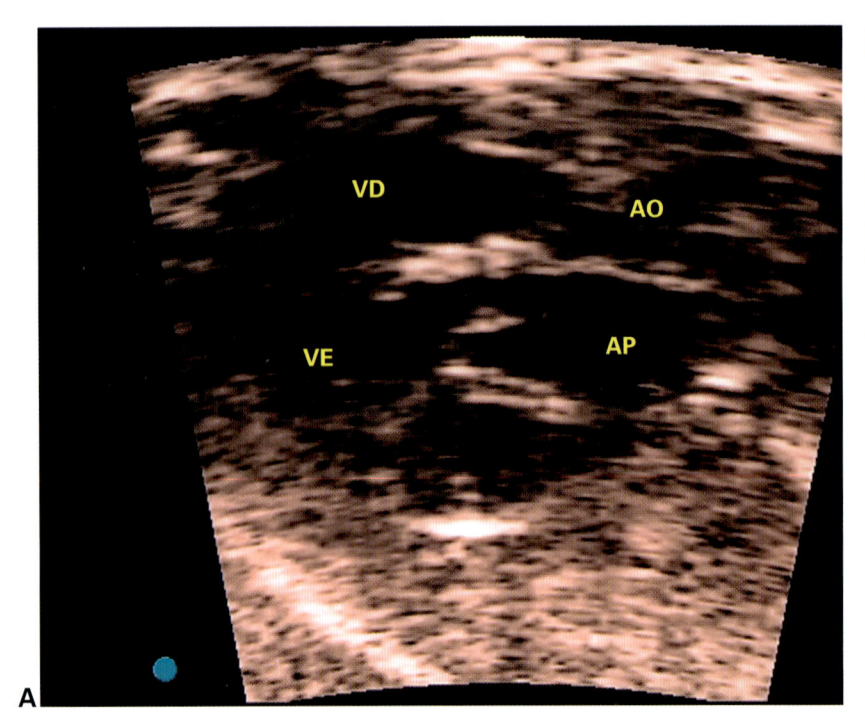

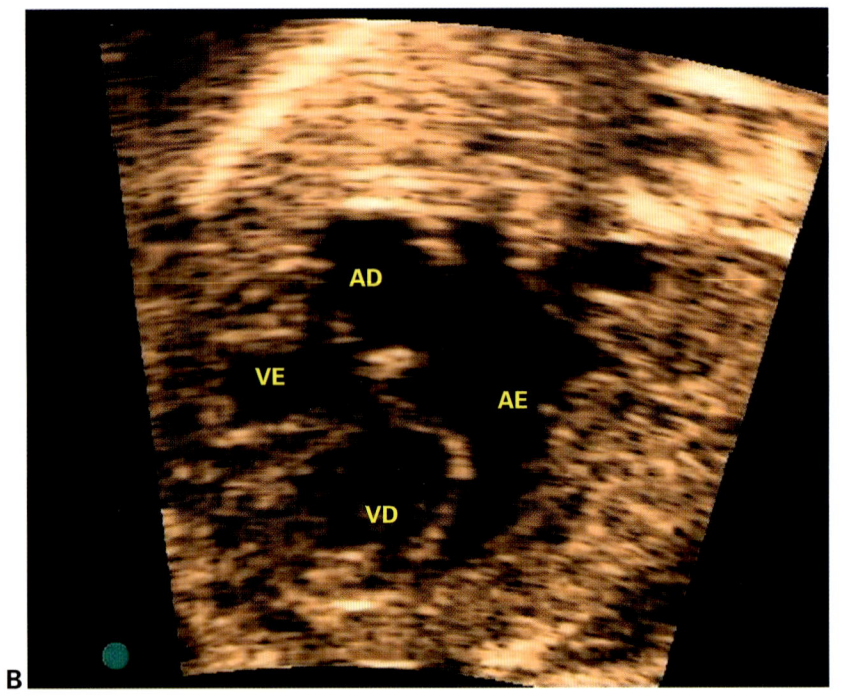

Fig. 4-13.
Transposição corrigida dos grandes vasos.
(**A**) Feto de 24 semanas de idade gestacional. O corte longitudinal demonstra apenas a discordância ventrículo-arterial e a imagem pode ser indistinguível de uma transposição simples.
(**B**) Discordância atrioventricular é demonstrada pela presença do apêndice atrial esquerdo à esquerda, pelo abaulamento do *septum primum* para o átrio esquerdo e pela conexão desta cavidade com o ventrículo direito, reconhecido pela sua banda moderadora.

rina. Embora inúmeras cardiopatias com repercussão severa *in utero* ainda não possam ser manipuladas diretamente por métodos intervencionistas, o conhecimento destas doenças permite o tratamento medicamentoso, por via transplacentária (materna) ou por cordocentese (fetal direta), conforme a indicação específica. Obviamente, a detecção de malformações cardíacas fetais com potencial para comprometimento funcional intra-uterino deve ser imediatamente seguida do encaminhamento da gestante para internação em ambiente hospitalar apropriado para tratamento fetal, com capacidade para atendimento por equipe multidisciplinar, preferentemente composta por cardiologista fetal, obstetra, neonatologista, eletrofisiologista, cirurgião cardíaco, enfermeiro, psicólogo e assistente social. Desta forma, o equacionamento da conduta poderá ser discutido com a família, com o objetivo de definir qual a opção mais apropriada para aquele feto em particular, considerando aspectos técnicos, morais e éticos.

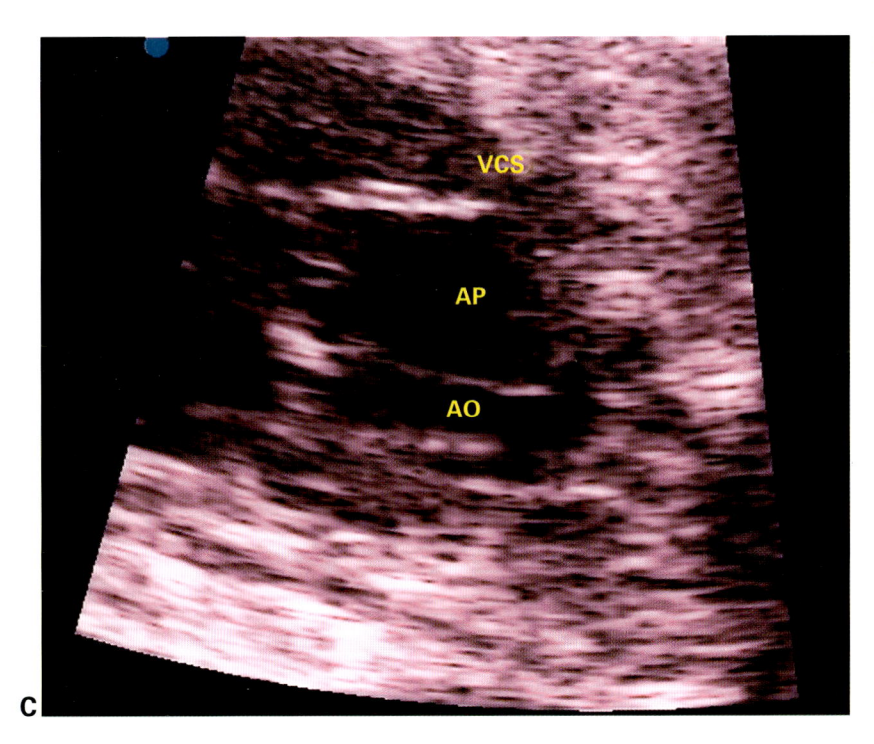

Fig. 4-13.

(**C**) Corte dos três vasos no mesmo feto, com transposição corrigida dos grandes vasos. Caracteristicamente, a artéria pulmonar está *entre* a veia cava superior e a aorta, ao invés de ser o vaso mais posterior.

Anomalia de Ebstein

A anomalia de Ebstein da valva tricúspide é uma das malformações de pior prognóstico durante a vida fetal. Quando se apresenta na sua forma grave, com importante displasia e deslocamento caudal da valva tricúspide, geralmente existe maciça regurgitação em direção à porção atrializada do ventrículo direito e ao átrio direito (Fig. 4-14).[28] Existe grande cardiomegalia, porque o tamanho do átrio direito costuma ser extremamente aumentado, sendo este o achado que chama a atenção do ultra-sonografista e que o faz encaminhar a gestante para ecocardiografia fetal. É freqüente a presença de sinais de insuficiência cardíaca fetal, com hidropisia, caracterizada por ascite, derrame pleural e pericárdico, edema de pele e de couro cabeludo.[29] O índice cardiotorácico está grandemente aumentado, o que por si só já faz antever a presença de hipoplasia pulmonar significativa, com conseqüente e previsível sofrimento hipóxico neonatal. Muitas vezes existe estenose ou atresia pulmonar associadas e, não raramente, o estudo ecocardiográfico seriado durante a vida fetal permite a observação do desenvolvimento progressivo de atresia pulmonar "funcional", em que a ausência de fluxo anterógrado pela valva pulmonar, decorrente da severa regurgitação tricúspide, faz com que todo o débito sistólico do ventrículo direito tenha um curso retrógrado para o átrio direito. A evolução para o óbito intra-uterino é freqüente e este fato deve ser claramente exposto aos pais. Entretanto, quando é possível atingir um estágio da gestação em que seja possível acelerar a maturidade pulmonar fetal, com a utilização de corticosteróides do tipo betametasona ou dexametasona, a interrupção da gravidez deve ser praticada, para a tentativa de terapêutica cirúrgica pósnatal. Uma das mais difíceis decisões em cardiologia fetal é o momento de promover o nascimento de um bebê prematuro com anomalia de Ebstein, em que o risco de morte intra-uterina precisa ser colocado no balanço com o risco decorrente da prematuridade. A avaliação do fluxo no ducto venoso, que tem velocidade progressivamente menor na pré-sístole até tornar-se reverso, pode auxiliar nesta pesada decisão, embora este fluxo reverso possa acontecer pela própria regurgitação tricúspide e não representar efetivamente uma piora. Uma alternativa para avaliação do sofrimento fetal é a utilização do índice de fluxo ístmico, que pode detectar precocemente sinais de centralização fetal por predomínio do fluxo diastólico no istmo em direção ao cérebro (reverso) ao invés de em direção da placenta (anterógrado). O uso de surfactantes pode melhorar as chances do neonato, mas quando existe hipoplasia pulmonar muito grave o curso é geralmente fatal. As possibilidades cirúrgicas no período neonatal são o transplante cardíaco ou o fechamento do anel tricúspide e da artéria pulmonar associados a uma derivação cavopulmonar parcial. Com ambas as técnicas, os resultados no momento não são alentadores. No que se refere ao tratamento medicamentoso durante a vida fetal, são utilizados o digital e os diuréticos, por via materna, no sentido de diminuir os efeitos da congestão sistêmica. Quando a anomalia de Ebstein se acompanha de taquiarritmias, como o *flutter* atrial e a taquicardia supraventricular, são utilizados o digital e outros

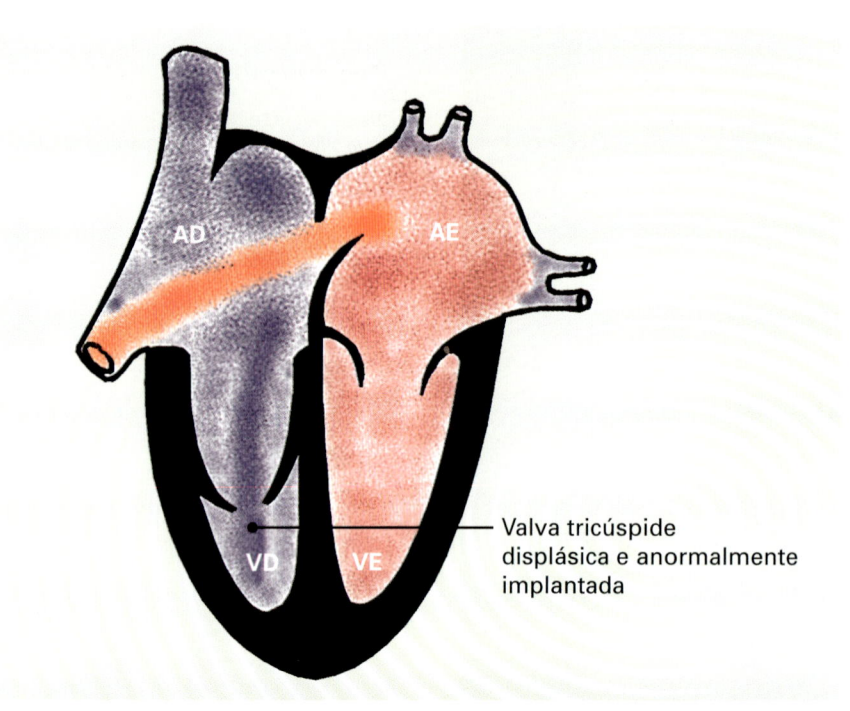

Valva tricúspide
displásica e anormalmente
implantada

A

Fig. 4-14.

(**A**) Desenho esquemático de coração fetal com anomalia de Ebstein. (**B**) Anomalia de Ebstein da valva tricúspide. Feto com 32 semanas, mostrando regurgitação tricúspide massiva, sendo a valva tricúspide displásica e deslocada caudalmente.

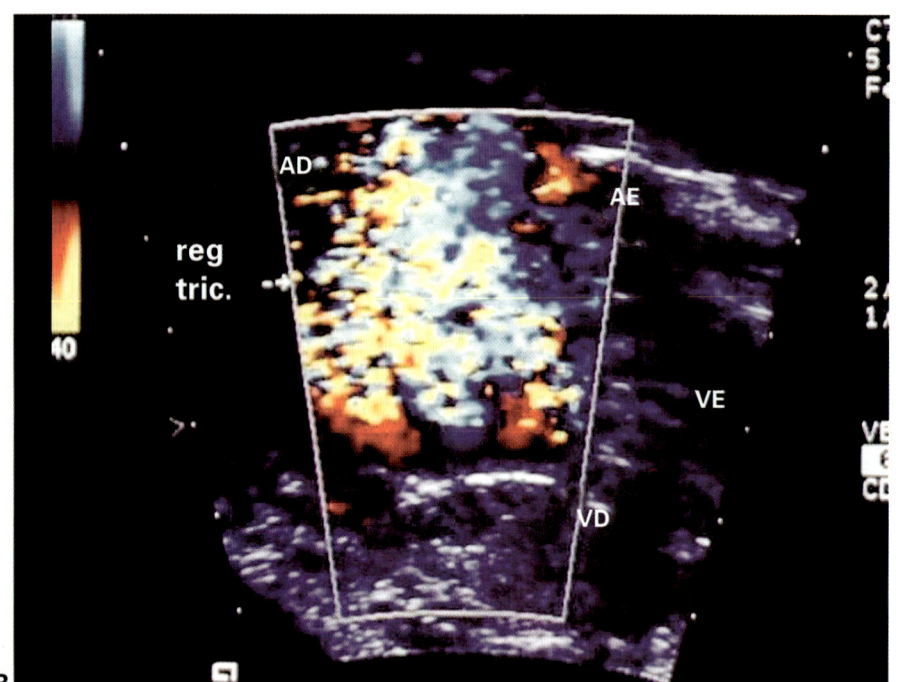

B

antiarrítmicos, como o sotalol ou a amiodarona por via transplacentária. A eventual necessidade de cordocentese para introdução de antiarrítmicos ao feto diretamente deve ser cotejada com o risco geral do concepto, já que este costuma ter sua reserva funcional muito diminuída.

Estenose aórtica crítica

A estenose aórtica crítica durante a vida fetal é uma doença extremamente grave, com alto risco de morte intra-ute-rina por insuficiência cardíaca e baixo débito, especialmente nos casos em que o ventrículo esquerdo apresenta hipocontratilidade severa e fibroelastose endocárdica secundária. O ecocardiograma fetal mostra que o anel valvar é reduzido e a valva aórtica apresenta importante espessamento e diminuição da sua mobilidade (Fig. 4-15). O mapeamento em cores demonstra a turbulência do fluxo sistólico, mas com freqüência não é registrado um gradiente alto ao Doppler, devido ao importante déficit funcional contrátil do ventrículo esquerdo. Esta cavidade apresen-

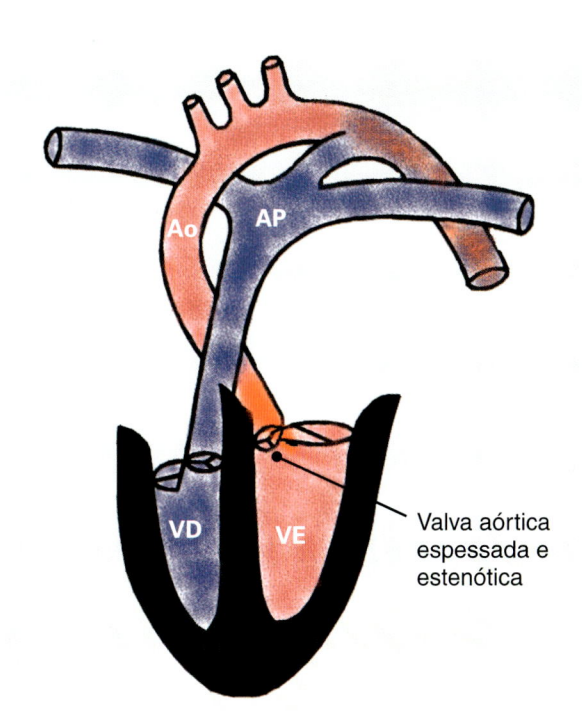

Fig. 4-15.
Diagrama de estenose aórtica crítica fetal.

ta-se dilatada, com hiper-refringência endocárdica e na maioria dos casos é possível a detecção de insuficiência mitral associada ao Doppler e ao mapeamento em cores, devido à alteração na geometria ventricular esquerda e à dilatação do anel. Os sinais de hidropisia fetal, decorrentes da instalação precoce de insuficiência cardíaca, são evidentes e na maioria das vezes graves, com ascite, derrame pleural e pericárdico, edemas de couro cabeludo, de pele e de tecidos moles.[30] A conduta terapêutica depende da idade gestacional e da maturidade pulmonar fetal. Quando o feto for maduro, obviamente está indicada a interrupção da gestação em hospital preparado para tratamento intervencionista ou cirúrgico imediato. Entretanto, infelizmente muitos casos apresentam deterioração precoce durante a vida fetal, ainda durante o segundo trimestre, em que não se pode alimentar a expectativa de ser obtida maturação pulmonar suficiente para permitir sobrevida neonatal mesmo após administração de corticosteróides à gestante no período antecedente à possível interrupção. Nesta situação, a par do tratamento medicamentoso tradicional (especialmente diuréticos em doses altas), pode ser considerada a possibilidade de intervenção intra-uterina, com a finalidade de tentar a dilatação da valva aórtica com cateter-balão introduzido através de uma agulha posicionada junto ao anel aórtico, após punção do ápice do ventrículo esquerdo, sob visão ecocardiográfica. Este procedimento, de alta complexidade, já tem sido realizado em fetos humanos e os resultados animadores devem ser cotejados com o prognóstico sem intervenção, em que a mortali-

dade fetal é de 100%, justificando-se a idéia do prosseguimento da investigação na direção do tratamento intervencionista intra-uterino.[31-37]

Malformações complexas com isomerismo esquerdo e bloqueio atrioventricular total

Essas doenças podem apresentar comprometimento funcional severo *in utero*, devido à freqüência cardíaca baixa. O prognóstico de bloqueio atrioventricular completo associado a cardiopatias complexas é sombrio, com uma mortalidade de 85%.[38-40] Por isso, a importância do diagnóstico pré-natal correto é óbvia. A detecção deste distúrbio da condução atrioventricular baseia-se na observação, ao ecocardiograma unidimensional, de atividade ventricular dissociada da atrial, com bradicardia freqüentemente significante. É usual o aparecimento de hidropisia fetal que, quando presente, faz antever um desfecho fatal, caso não sejam tomadas medidas urgentes. Também nesta situação, a interrupção da gestação para implante de marca-passo no período neonatal imediato depende da maturidade pulmonar fetal. Nos casos em que a insuficiência cardíaca é precoce e grave, com bradicardia grave e imaturidade pulmonar documentada por estudo do líquido amniótico, a possibilidade de estimulação elétrica artificial do coração fetal pode ser avaliada. Ainda não há respostas concretas para a questão do implante intra-uterino de marca-passo. Há diversos estudos experimentais em andamento, alguns no Brasil, que buscam a solução para este angustiante problema, mas o momento ainda é de mais dúvidas do que certezas.[41-45]

ANOMALIAS FUNCIONAIS DO CORAÇÃO FETAL

Forame oval restritivo

O forame oval restritivo isolado, embora não se constitua uma anomalia estrutural verdadeira, mas uma diminuição do orifício de passagem do fluxo interatrial, pode causar sofrimento fetal intenso, com insuficiência cardíaca grave. O sinal mais chamativo ao ecocardiografista é a grande dilatação das câmaras direitas, geralmente com insuficiência tricúspide significativa, muitas vezes acompanhado de alteração na dinâmica contrátil do ventrículo direito.[46,47] O septum primum abaula para o átrio esquerdo de forma "aneurismática", sem a mobilidade cíclica característica. A análise do forame oval mostra, ao mapeamento em cores, turbulência do fluxo e aumento da velocidade ao Doppler. O tratamento clínico com dose alta de diurético é geralmente suficiente para a resolução da hidropisia, mas no feto maduro, com piora progressiva, a gestação deve ser interrompida, pois no período pós-natal a situação hemodinâmica favorece o desaparecimento dos sinais de insuficiência cardíaca. Situações extremamente importantes em relação ao forame oval restritivo ocorrem quando ele acompanha outras cardiopatias estruturais, especialmente a hipoplasia do coração esquerdo e a transposição dos grandes vasos. No caso da síndrome do coração esquerdo hipoplásico, como já comentado, a restrição do forame oval pode ser conseqüência do menor fluxo para o ventrículo esquerdo pequeno e hipocomplacente, mas alguns autores sugerem que ela seja, justamente, a *causa* da doença, não permitindo que o fluxo direita-esquerda normal através do forame oval se processe, causando hipofluxo ventricular esquerdo e hipoplasia secundária da cavidade.[1,8,10] Baseado nessa premissa, foi descrita uma série de casos em que a abertura do forame oval restrito foi realizada *in utero*, com o objetivo de permitir a descompressão do fluxo venoso pulmonar.[19] No que se refere à transposição dos grandes vasos com o septo interventricular íntegro, um forame oval restritivo pode não causar sintomas durante a vida fetal, mas o conhecimento prévio de sua presença propiciará a imediata realização de atrioseptostomia de emergência no período neonatal.[24] A viabilidade técnica de intervir sobre o forame oval durante a vida intra-uterina[19] tem levantado especulações sobre a possibilidade de atuar preventivamente, ampliando o forame oval restrito em fetos com transposição e restrição interatrial.

Constrição ductal prematura

A constrição do ducto arterioso também não é uma malformação estrutural, mas a possibilidade de causar comprometimento funcional durante a vida fetal deve fazer com que seja uma entidade lembrada diante de um quadro de insuficiência cardíaca fetal.

A constrição prematura do ducto arterioso, na ausência de fatores desencadeantes, é considerada uma alteração rara, sendo pobre a experiência com esta doença, tanto durante a gestação, quanto no período neonatal. Estudos têm demonstrado evidências de repercussão importante, causando insuficiência cardíaca e hidropisia, podendo culminar com o óbito fetal ou neonatal nos casos prolongados.[47-49] Quando diagnosticada tardiamente, apresenta potencial para evoluir com hipertensão pulmonar persistente do recém-nascido, algumas vezes, não responsiva às medidas terapêuticas disponíveis.[50,51] Felizmente, o diagnóstico precoce possibilita a intervenção terapêutica, com melhora do prognóstico. Quando associado ao uso de drogas inibidoras da prostaglandina, e afastado o agente etiológico no início do quadro, ocorre a reversão total das alterações, sem evidência de complicações neonatais.[52,53] Entretanto, a constrição ductal pode estar relacionada a quadros graves quando o diagnóstico é tardio, sendo imprescindível a monitoração com a ecocardiografia fetal.[54]

Considera-se constrição ductal a presença de fluxo turbulento no ducto arterioso (Fig. 4-16A e B), associado a uma velocidade sistólica maior que 1,4 m/s e velocidade diastólica maior que 0,3 m/s, em associação com um índice de pulsatilidade menor do que 1,90, calculado pela velocidade sistólica menos a diastólica, dividido pela velocidade média (Fig. 4-16C). Como a maioria dos casos apresenta dilatação e/ou disfunção contrátil ventricular direita, a avaliação da velocidade sistólica pode estar prejudicada, assim como o índice de pulsatilidade, já que para calculá-lo é utilizada a velocidade sistólica. A velocidade diastólica poderia ser um índice mais fidedigno para a avaliação da gravidade da constrição ductal.[55]

A constrição ductal ocorre habitualmente como conseqüência ao uso materno de drogas inibidoras da cicloxigenase, sendo reversível ao serem estas suspensas.[56] Com o aumento da idade gestacional, o ducto torna-se mais sensível a fatores constritores,[57] ocorrendo incidência elevada de constrição ductal após a 31ª semana de gestação[58] e sendo infreqüente antes da 27ª semana. A constrição ductal é incomum quando não relacionada ao uso de drogas inibidoras da prostaglandina.[59-61] O número crescente de relatos de casos idiopáticos leva a questionamentos, entre eles a possibilidade de que este diagnóstico esteja subestimado. Um estudo avaliando a presença de an-

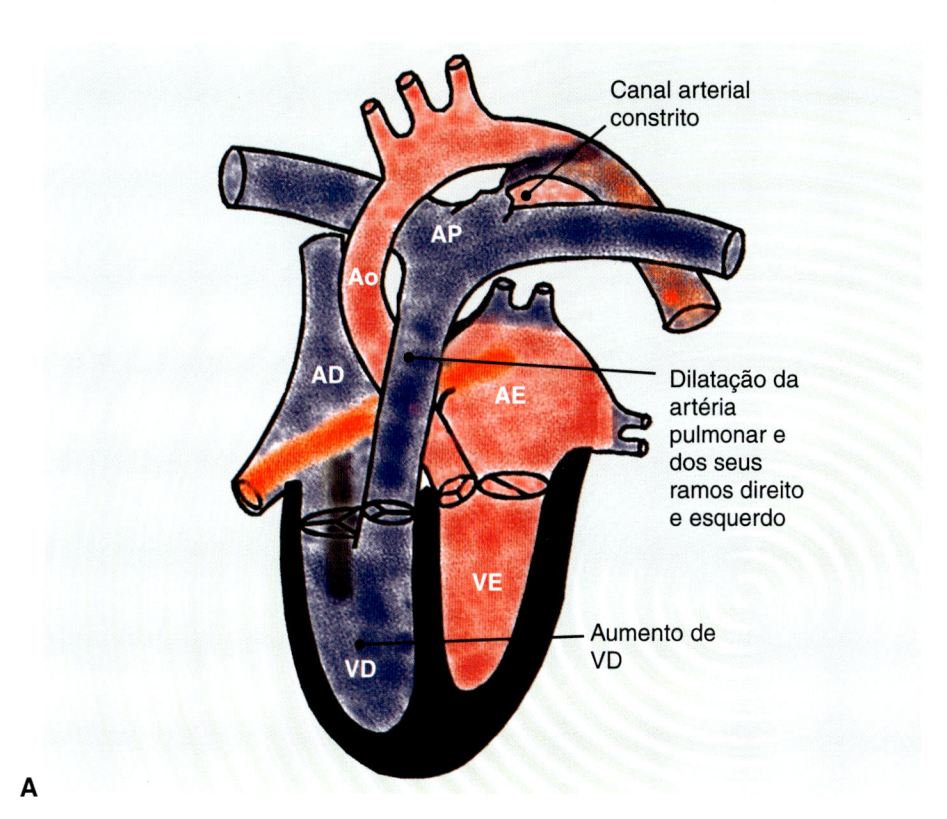

A

Fig. 4-16.

(**A**) Desenho esquemático de coração com constrição intra-uterina do canal arterial. (*Continua.*)

tiinflamatórios no mecônio[62] demonstrou associação positiva com hipertensão pulmonar no recém-nascido. Foi observada uma concordância fraca com a história materna, provavelmente devido ao acesso livre às medicações, que são comumente parte de associações.[62] Tem sido sugerido que substâncias com ação antiinflamatória, utilizadas na forma de chás caseiros ou de medicamentos naturais, poderiam estar envolvidas na gênese da constrição ductal, pela interferência na rota metabólica das prostaglandinas.[63] Nesta direção, já foram demonstrados efeitos antiinflamatórios, relacionados à inibição das prostaglandinas, com chá preto,[64] chá verde[65,66] e chá de boldo.[67] A partir desta base teórica, abre-se a perspectiva de estudos experimentais com esses e outros tipos de chás, de forma a testar a hipótese da existência de relação entre a ingestão materna de chás e a constrição intra-uterina do canal arterial. Não é exagero especular que uma comprovação deste efeito teria enorme repercussão na prática clínica.

A associação com outras drogas que aceleram a sensibilidade do ducto arterioso, como o ácido retinóico,[68] a nimesulida[69] e o diclofenaco de sódio,[70] tem sido descrita. A aspirina também tem efeito constritor ductal, embora menos potente que a indometacina e os outros antiinflamatórios não-esteróides. Já foi demonstrada, também, a possível associação dos corticóides com a gênese da constrição ductal.[71] Os fatores responsáveis para a evolução desfavorável podem estar relacionados a alterações intrínsecas do ducto arterioso, interferindo na rota da prostaglandina e/ou do óxido nítrico, ou ainda aumentando a sensibilidade a fatores constritores extrínsecos.[72-74] Outra possibilidade é o potencial diagnóstico tardio e a impossibilidade de se retirar o agente etiológico. Após oclusão ductal mecânica[75] ou secundária a antiinflamatórios,[76,77] foi demonstrado aumento das artérias pulmonares muscularizadas, com quadro de hipertensão pulmonar no período neonatal.[78-80] Estima-se que a etiologia da hipertensão pulmonar persistente no recém-nascido seja idiopática em 23% dos diagnósticos.[81] Pode-se sugerir que esses casos estejam relacionados com constrição ductal não documentada na vida fetal. Já foi sugerido que o uso de antiinflamatórios não-hormonais durante a gestação esteja relacionado ao aumento da persistência do canal arterial no recém-nascido.[82-84]

Da mesma forma, o ecocardiograma está indicado na hidropisia fetal não-imune, visando descartar constrição ductal.

No momento atual, não estão disponíveis medidas dirigidas ao relaxamento ductal na vida intra-uterina. A utilização de prostaglandinas no feto humano, com esta finalidade, ainda não foi descrita. Estudos experimentais[84] demonstram efeito positivo com o uso de antagonista da endotelina, atenuando as conseqüências da constrição duc-

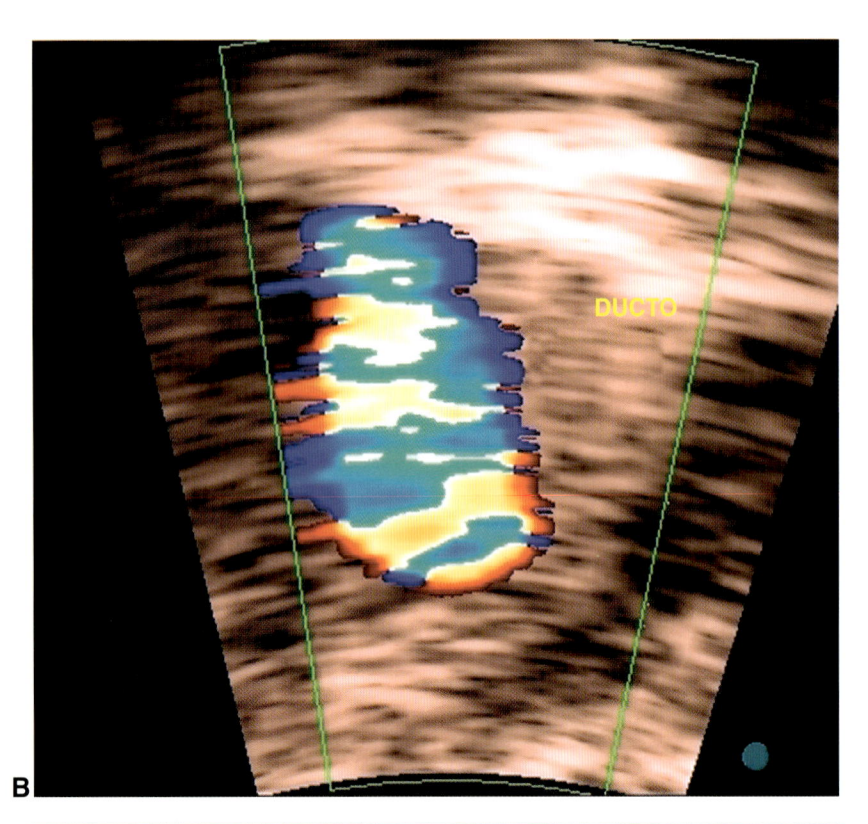

Fig. 4-16.

(**B**) Feto de 35 semanas, com constrição prematura do canal arterial. O fluxo no ducto é turbulento, observando-se o característico mosaico ao mapeamento em cores.
(**C**) Constrição ductal prematura no mesmo feto. Existe aumento das velocidades sistólica (2,13 m/s) e da diastólica (0,41 m/s), com diminuição do índice de pulsatilidade (1,5).

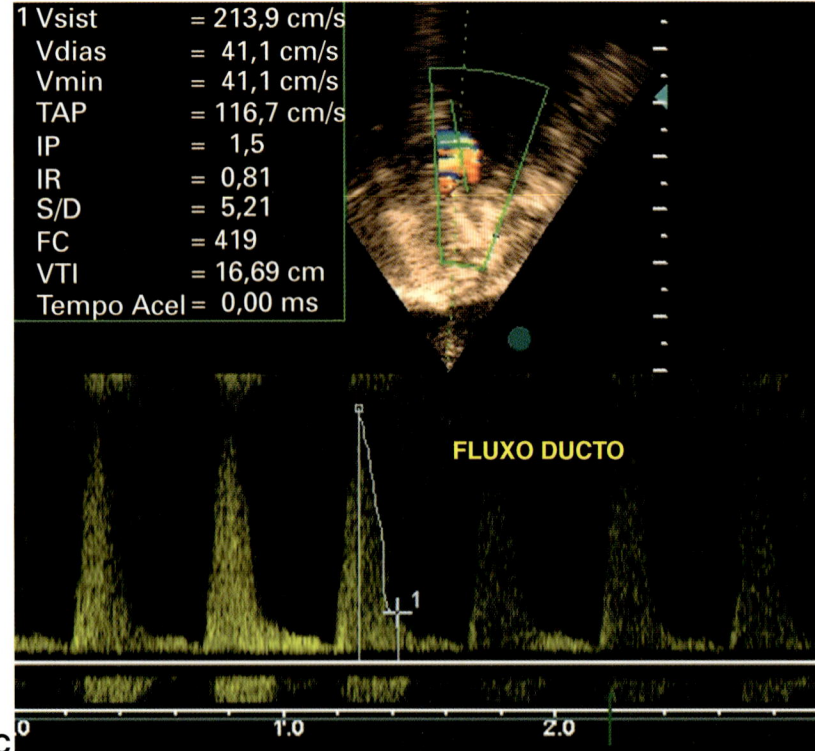

tal. Já foi sugerida, também, uma ação dilatadora do ducto arterioso com o óxido nítrico.[84] Os dados disponíveis representam a possibilidade de futuros estudos clínicos, visando ao tratamento específico da constrição prematura do ducto arterioso.

Em nossa experiência, observou-se uma freqüência relativa alta de constrição ductal sem etiologia definida (65%). A comparação dos dados clínicos e ecocardiográficos mostrou uma gravidade menor no grupo com constrição idiopática do que no grupo com constrição ductal se-

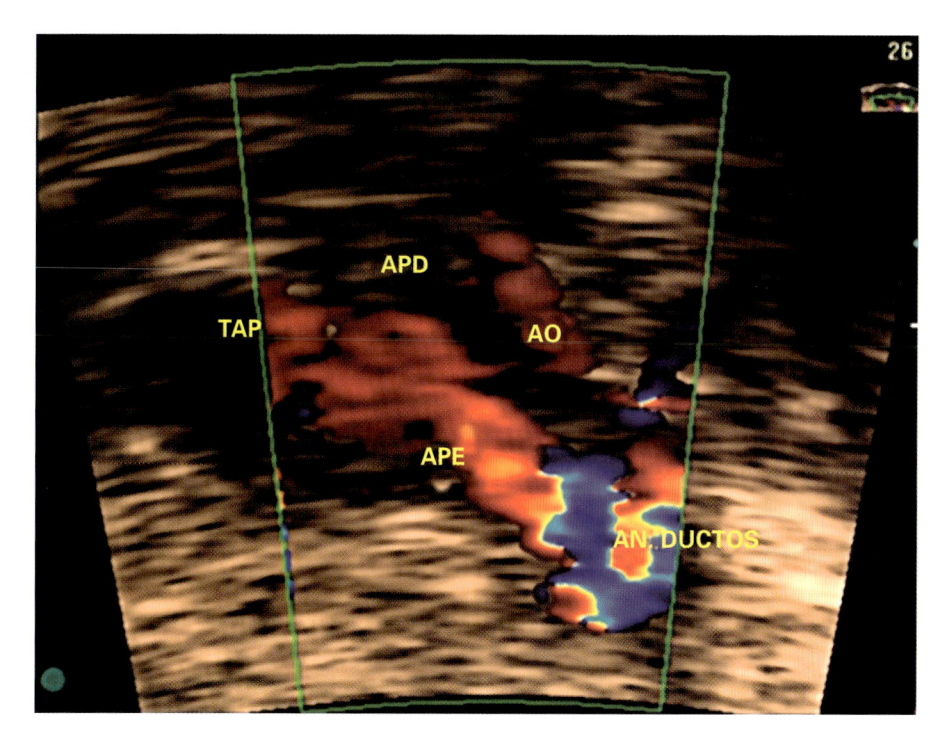

Fig. 4-17.

Aneurisma do ducto arterioso associado a constrição ductal prematura, em feto com 36 semanas de gestação. Existe uma importante dilatação do canal arterial, sendo o fluxo turbulento através do mesmo.

cundária ao uso materno de antiinflamatórios não-esteróides, mas com risco para evolução desfavorável. Os dados disponíveis sugerem que a constrição ductal idiopática seja uma alteração funcional distinta da que depende do uso materno de drogas inibidoras da cicloxigenase.[63]

Deve ser lembrada a possível associação da constrição ductal prematura à presença de aneurisma do canal arterial (Fig. 4-17), embora, em geral, esta entidade não apresente comprometimento funcional. O aneurisma do ducto arterioso pode apresentar-se isoladamente e, excepcionalmente, acompanhar outras cardiopatias, como a interrupção do arco aórtico.[85]

REFERÊNCIAS BIBLIOGRÁFICAS

1. Yagel S, Valsky DV, Messing B. Detailed assessment of fetal ventricular septal defect with 4D color Doppler ultrasound using spatio-temporal image correlation technology. *Ultrasound Obstet Gynecol* 2005;25(1):97-8.

2. Paladini D, Rustico M, Todros T, *et al.* Conotruncal anomalies in prenatal life. *Ultrasound Obstet Gynecol* 1996; 8(4):241-51.

3. Volpe P, Paladini D, Marasini M, *et al.* Common arterial trunk in the fetus: characteristics, associations, and outcome in a multicentre series of 23 cases. *Heart* 2003;89(12):1437-41.

4. Muhler MR, Rake A, Schwabe M, *et al.* Truncus arteriosus communis in a midtrimester fetus: comparison of prenatal ultrasound and MRI with postmortem MRI and autopsy. *Eur Radiol* 2004;14(11):2120-4.

5. Yeager SB, Parness IA, Spevak PJ, Hornberger LK, Sanders SP. Prenatal echocardiographic diagnosis of pulmonary and systemic venous anomalies. *Am Heart J* 1994;128(2):397-405.

6. Machevin-Surugue E, David N, Verspyck E, *et al.* Dilated coronary sinus in prenatal echocardiography; identification, associations and outcome. *Prenat Diagn* 2002;22(10):898-902.

7. Allan L, Sharland GK, Cook A. *Color atlas of fetal cardiology.* London: Mosby-Wolfe Publ., 1994.

8. Allan LD, Anderson RH, Cook AC. Atresia or absence of the left-sided atrioventricular connection in the fetus: echocardiographic diagnosis and outcome. *Ultrasound Obstet Gynecol* 1996;8:295-302.

9. Pepas I P, Savis A, Jones A, Sharland GK, Tulloh RM, Simpson JM. An echocardiographic study of tetralogy of Fallot in the fetus and infant. *Cardiol Young* 2003;13(3):240-7.

10. Allan L. Fetal Cardiology. *Ultrasound Obstet Gynecol* 1994;1;4(6):441-4.

11. Mielke G, Steil E, Kendizorratt, Goelz R. Ductus arteriosus-dependent pulmonary circulation secondary to cardiac malformations in fetal life. *Ultrasound Obstet Gynecol* 1997;9:25-9.

12. Nishibatake M, Matsuda Y, Kamitomo M, Ibara S, Sameshima H. Echocardiographic findings of pulmonary atresia or critical pulmonary stenosis and intact ventricular septum in utero *Pediatr Int* 1999;41(6):716-21.

13. Todros T, Paladini D, Chiappa E, *et al.* Pulmonary stenosis and atresia with intact ventricular septum during prenatal life.*Ultrasound Obstet Gynecol* 2003;21(3):228-33.

14. Favilli S, Giusti S, Vangi V, Pollini I, Redaelli S. Pulmonary atreia or critical pulmonary stenosis with intact interventricular septum diagnosed in utero: echocardiographic findings and post-natal outcome. *Pediatr Med Chir* 2003;25(4):266-8.

15. Arzt W, Tulzer G, Aigner M, Mair R, Hafner E. Invasive intrauterine treatment of pulmonary atresia/intact ventricular septum with heart failure. *Ultrasound Obstet Gynecol* 2003;21(2):186-8.

16. Zielinsky P, Rossi Fº RI, Horowitz ES, Rossi MB. Atresia pulmonar com septo interventricular aberto no feto:

diagnóstico ecocardiográfico pré-natal e correlação anátomo-patológica. *Rev Bras Ecocardio* 1990;3(6):28-9.

17. Miyashita S, Chiba Y. Prenatal demonstration of major aortopulmonary collateral arteries with tetralogy of Fallot and pulmonary atresia. *Fetal Diagn Ther* 2004;19(1):100-5.

18. Chang AC, Huhta JC, Yoon GY et al. Diagnosis, transport and outcome in fetuses with left ventricular outflow tract obstruction. *J Thorac Cardiovasc Surg* 1991;102:841-8.

19. Marshall AC, van der Velde ME, Tworetzky W, Gomez CA, Wilkins-Haug L, Benson CB, et al. Creation of an atrial septal defect in utero for fetuses with hypoplastic left heart syndrome and intact or highly restrictive atrial septum. *Circulation* 2004;110(3):253-8.

20. Sharland GK, Chan K, Allan LD. Coarctation of the aorta: difficulties in prenatal diagnosis. *Br Heart J* 1994;71:70-5.

21. Franklin O, Burch M, Manning N, Sleeman K, Gould S, Archer N. Prenatal diagnosis of coarctation of the aorta improves survival and reduces morbidity *Heart* 2002;87(1):67-9.

22. Volpe P, Marasini M, Caruso G, Gentile M. Prenatal diagnosis of interruption of the aortic arch and its association with deletion of chromosome 22q11. *Ultrasound Obstet Gynecol* 2002;20(4):327-31.

23. Goncalves LF, Espinoza J, Romero R, et al. A systematic approach to prenatal diagnosis of transposition of the great arteries using 4-dimensional ultrasonography with spatio-temporal image correlation. *Ultrasound Med* 2004;23(9):1225-31.

24. Jouannic JM, Gavard L, Fermont L, et al. Sensitivity and specificity of prenatal features of physiological shunts to predict neonatal clinical status in transposition of the great arteries. *Circulation* 2004;28;110(13):1743-6.

25. Sharland G, Tingay R, Jones A, Simpson JM. Atrioventricular and ventriculo-arterial discordance (congenitally corrected transposition of the great arteries): Echocardiographic features, associations and outcome in 34 fetuses. *Heart* 2005[Epub ahead of print] 2005;91(11):1453-8.

26. Chiappa E, Micheletti A, Sciarrone A, Botta G, Abbruzzese P. The prenatal diagnosis of, and short-term outcome for, patients with congenitally corrected transposition. *Cardiol Young* 2004;14(3):265-76.

27. Allan LD, Sharland GK. The echocardiographic diagnosis of totally anomalous pulmonary venous connection in the fetus. *Heart* 2001;85:433-7.

28. Lang D, Oberkoffer R, Cook A, Sharland G, Allan LD, Fagg N, et al. Pathologic spectrum of malformations of the tricuspid valve in prenatal and neonatal life. *J Am Coll Cardiol* 1991;17(5):1161-7.

29. Tongsong T, Chanprapaph P, Khunamornpong S, Sirichotiyakul S. Sonographic features of Ebstein anomaly associated with hydrops fetalis: a report of two cases. *J Clin Ultrasound* 2005;33(3):149-53.

30. Sharland GK, Chita SK, Fagg NIK, et al. Left ventricular disfunction in the fetus: relation to aortic valve anomalies and endocardial fibroelastosis. *Br Heart J* 1991;66:419-24.

31. Maxwell D, Allan LD, Tynan M. Balloon dilatation of the aortic valve in the fetus: a report of two cases. *Br Heart J* 1991;65:256-8.

32. Allan LD, Maxwell DJ, Carminatti M, Tynan MJ. Survival after fetal aortic balloon valvoplasty. *Ultrasound Obstet Gynecol* 1995;5(2):90-1.

33. Lopes LM, Cha SC, Kajita LJ, Aiello VD, Jatene A, Zugaib M. Balloon dilatation of the aortic valve in the fetus. A case report. *Fetal Diagn Ther* 1996;11(4):296-300.

34. Kohl T, Sharland G, Allan LD, et al. World experience of percutaneous ultrasound-guided balloon valvuloplasty in human fetuses with severe aortic valve obstruction. *Am J Cardiol* 200015;85(10):1230-3.

35. Tworetzky W, Marshall AC. Balloon valvuloplasty for congenital heart disease in the fetus. *Clin Perinatol* 2003;30(3):541-50.

36. Tworetzky W, Marshall AC. Fetal interventions for cardiac defects. *Pediatr Clin North Am* 2004;51(6):1503-13.

37. Tworetzky W, Wilkins-Haug L, Jennings RW, et al. Balloon dilation of severe aortic stenosis in the fetus: potential for prevention of hypoplastic left heart syndrome: candidate selection, technique, and results of successful intervention. *Circulation* 2004;12;110(15):2125-31.

38. Machado MVL, Tynan MJ, Curry PVL, Allan LD. Fetal complete heart block. *Br Heart J* 1988;60:512-5.

39. Schmidt KG, Ulmer HE, Silverman NH, Kleinmann CS, Copel JA. Perinatal outcome of fetal complete atrioventricular block: a multicenter experience. *J Am Coll Cardiol* 1991;91:1360-6.

40. Zimmer LP, Silva APD, Andrade A, Dillenburg RF, Mendonça E, Zielinsky P. Manejo intra-uterino e perinatal do bloqueio atrioventricular total no feto. *Arq Bras Cardiol* 1996;67(1):11-5.

41. Carpenter RJ, Strasburger JF, Garson A, Smith RT, Russel L. Fetal ventricular pacing for hydrops secondary to complete atrioventricular block. *J Am Coll Cardiol* 1986;8(6):1434-6.

42. Scagliotti EI, Shimokocil DD, Pringle KG. Permanent cardiac pacemaker implant in the fetal lamb. *Pace* 1987;10:1253-6.

43. Assad RS, Jatene MB, Moreira LPP et al. Fetal heart block: a new experimental model to assess fetal pacing. *Pace* 1994; 17:1256-63.

44. Assad RS, Zielinsky P, Kalil RK, et al. New Lead for in Utero Pacing for Fetal Congenital Heart Block. *J Thorac Cardiovasc Surg* 2003:1:300-2.

45. Zielinsky P, Dillenburg RF, Zimmer L. Forame oval restritivo: uma causa de insuficiência cardíaca fetal. *Rev Bras Ecocardio* 1997;25:12-5

46. Hagen A, Albig M, Schmitz L, et al. Prenatal diagnosis of isolated foramen ovale obstruction. A report of two cases. *Fetal Diagn Ther* 2005;20(1):70-3.

47. Hofstadler G, Tulzer G, Altmann R, Schmitt K, Danford D, Huhta JC. Spontaneous closure of the human fetal ductus arteriosus: a cause of fetal congestive heart failure. *Am J Obstet Gynecol* 1996;174:879-83.

48. Mielke G, Steil E, Breuer J, Goelz R. Circulatory changes following intrauterine closure of the ductus arteriosus in the human fetus and newborn. *Prenat Diagn* 1998;18:139-45.

49. Downing GJ, Thibeault DW. Pulmonary vasculature changes associated with idiopathic closure of the ductus arteriosus and hydrops fetalis. *Pediatr Cardiol* 1994;15:71-5.

50. Zenker M, Klinge J, Krüger C, Singer H, Scharf J. Severe pulmonary hypertension in a neonate caused by premature closure of the ductus arteriosus following maternal treatment with diclofenac: a case report. *J Perinat Med* 1998;26,231-4.

51. Niebyl JR, Witter FR. Neonatal outcome after indomethacin treatment for preterm labor. *Am J Obstet Gynecol* 1986;155:747-9.

52. Moise KJ Jr. Effect of advancing gestational age on the frequency of fetal ductal constriction in association with maternal indomethacin use. *Am J Obstet Gynecol* 1993;168:1350-3.

53. Bivins HA, Jr Newman RB, Fyfe DA, Campbell BA, Stramm SL. Randomized trial of oral indomethacin and terbutaline sulfate for the long-term suppression of preterm labor. *Am J Obstet Gynecol* 1993;169:1065-70.

54. Vermillion ST, Scardo JA, Lashus AG, Wiles HB. The effect of indomethacin tocolysis on fetal ductus arteriosus constriction with advancing gestational age. *Am J Obstet Gynecol* 1997;177:256-61.

55. Tulzer G, Gudmundsson S, Sharkey AM, Wood DC, Cohen AW, Huhta JC. Doppler echocardiography of fetal ductus arteriosus constriction versus increased right ventricular output. *J Am Coll Cardiol* 1991;18:532-6.

56. Moise KJ Jr, Huhta JC, Sharif DS et al. Indomethacin in the treatment of premature labor. Effects on the fetal ductus arteriosus. *N Engl J Med* 1988;319:327-31.

57. Tynan M. The ductus arteriosus and its closure. *N Engl J Med* 1993;18:1570-2.

58. Turner GR, Levin DL. Prostaglandin synthesis inhibition in persistent pulmonary hypertension of the newborn. *Clin Perinatol* 1984;11:581-9.

59. Harlass FE, Duff P, Brady K, Read J. Hydrops fetalis and premature closure of the ductus arteriosus: a review. *Obstet Gynecol Survey* 1989;44:541-3.

60. Mielke G, Steil E, Gonser M. Prenatal diagnosis of idiopathic stenosis of the ductus arteriosus associated with fetal atrial flutter. *Fetal Diagn Ther* 1997;12:46-9.

61. Yaman C, Arzt W, Tulzer G, Tews G. Spontaneous constriction of the fetal ductus arteriosus. *Z Geburtshilfe Neonatol* 1999;203:44-6.

62. Alano MA, Ngougmna E, Ostrea Jr EM, Konduri GG. Analysis of nonsteroidal antiinflammatory drugs in meconium and its relation to persistent pulmonary hypertension of the newborn. *Pediatrics* 2001;107:519-23.

63. Luchese S, Manica JL, Zielinsky P. Estudo da constrição intra-uterina do canal arterial. Análise de uma coorte histórica de 20 casos. *Arq Bras Cardiol* 200381(4):399-404.

64. Nag Chaudhuri AK, Karmakar S, Roy D, Pal S, Pal M, Sen T. Anti-inflammatory activity of Indian black tea (Sikkim variety). *Pharmacol Res* 2005;51(2):169-75.

65. Hussain T, Gupta S, Adhami VM, Mukhatar H. Green tea constituent epigallocatechin-3-gallate selectivity inhibits COX-2 without affecting COX-1 expression in human prostate carcinoma cells. *Int J Cancer* 2005;113(4):660-9.

66. Son DJ, Cho MR, Jin YR, et al. Antiplatelet effect of green tea catechins: a possible mechanism through arachidonic acid pathway. *Prostaglandins Leukot Essent Fatty Acids* 2004; 71(1):25-31.

67. Backhouse N, Delporte C, Givernau M, Cassels BK, Valenzuela A, Speisky H. Anti-inflammatory and antipyretic effects of boldine. *Agents Actions* 1994;42(3-4):114-7.

68. Wu G-R, Jing S, Momma K, Nakanishi T. The effect of vitamin A on contraction of the ductus arteriosus in fetal rat. *Pediatric Res* 2001;49:747-54.

69. Paladini D, Marasini M, Volpe P. Severe ductal constriction in the third-trimester fetus following maternal self-medication with nimesulide. *Ultrasound Obstet Gynecol* 2005;25(4):357-61.

70. Auer M, Brezinka C, Eller P, Luze K, Schweigmann U, Schwarzler P. Prenatal diagnosis of intrauterine premature closure of the ductus arteriosus following maternal diclofenac application. *Ultrasound Obstet Gynecol* 2004;23(5):513-6.

71. Levy R, Matitiau A, Ben Arie A, Milman D, Or Y, Hagay Z. Indomethacin and corticosteroids: an additive constrictive effect on the fetal ductus arteriosus. *Am J Perinatol* 1999;16:379-83.

72. Momma K, Hagiwara H, Konishi T. Constriction of fetal ductus arteriosus by non-steroidal anti-inflamatory drugs: study of additional 34 drugs. *Prostaglandins* 1984;28:527-36.

73. Heymann MA, Rudolph AM. Control of the ductus arteriosus. *Physiol Rev* 1975;55:62-78.

74. Momma K, Toyono M. The role of nitric oxide in dilating the fetal ductus arteriosus in rats. *Pediatr Res* 1999;46:311-5.

75. Coceani F, Liu YA, Seidlitz E, Kuwaki T, Ackerley C, Yanagisawa M. Deletion of the endothelin-A-receptor suppresses oxygen-induced constriction but not postnatal closure of the ductus arteriosus. *J Cardiovasc Pharmacol* 2000;36(suppl1):S75-7.

76. Wild LM, Nickerson PA, Morin FC. Ligating the ductus arteriosus before birth remodels the pulmonary vasculature bed of the lamb. *Pediatr Res* 1989;25:251-7.

77. Levin D, Fixler DE, Morris FC, Tyson J. Morphologic analysis of the pulmonary vascular bed in infants exposed in utero to prostaglandin synthetase inhibitors. *J Pediatr* 1978;92:478-83.

78. Murphy JD, Rabinovich M, Goldstein JD, Reid LM. The structural basis of persistent pulmonary hypertension of the newborn infant. *J Pediatr* 1981;98:962-7.

79. Levin DL, Hyman AI, Heymann MA, Rudolph AM. Fetal hypertension and the development of increased pulmonary vascular smooth muscle: A possible mechanism for persistent pulmonary hypertension of the newborn infant. *J Pediatrics* 1978;92:265-9.

80. Manchester D, Margolis HS, Sheldon RE. Possible association between maternal indomethacin therapy and primary pulmonary hypertension of the newborn. *Am J Obstet Gynecol* 1976;126:467-9.

81. Van Marter LJ, Leviton A, Allred EN et al. Persistent pulmonary hypertension of the newborn and smoking and aspirin and nonsteroidal antiinflammatory drug consumption during pregnancy. *Pediatrics* 1996;97:658-63.

82. Norton ME, Merrill J, Cooper BAB, Kuller JA, Clyman RI. Neonatal complications after the administration of indomethacin for preterm labor. *N Engl J Med* 1993;329:1602-7.

83. Hammerman C, Glaser J, Kaplan M, Schimmel MS, Ferber B, Eidelman AI. Indomethacin tocolysis increases postnatal patent ductus arteriosus severity. *Pediatrics* 1998;102:56.

84. Takizawa T, Horikoshi E, Shen MH, et al. Effects of TAK-044, a nonselective endothelin receptor antagonist, on the spontaneous and indomethacin or methylene blue-induced constriction of the ductus arteriosus rats. *J Vet Med Sci* 2000;62:505-9.

85. Zielinsky P, Oliveira LT Aneurisma do ducto arterioso associado a interrupção do arco aórtico. *Arq Bras Cardiol* 1998;71(1):65-7.

Monitoração Funcional do Feto Cardiopata

Ivo Behle

O reconhecimento de que a acidose e ou a hipoxia determinam adaptações do estado hemodinâmico fetal permitiu aplicar a insonação com Doppler, de territórios vasculares específicos, como método de inferência do fluxo de sangue (Dopplervelocimetria). Nele determina-se a velocidade do sangue nas artérias cerebral média e umbilical, na aorta descendente e nas artérias renais, entre outras. Avalia-se também o espectro de onda do ducto venoso e da cava inferior. Importância especial tem o método se levamos em consideração que os dados por ele auferidos, associados àqueles que resultam da aplicação dos modos B e M, permitem aperfeiçoar o entendimento das alterações estruturais e morfológicas do coração.

Em algumas cardiopatias fetais complexas, entretanto, como na anomalia de Ebstein, na taquicardia supraventricular e nas arritmias, por exemplo, estas adaptações inexistem ou transcorrem de forma incompleta, obrigando-nos lançar mão de outros métodos para avaliação da vitalidade fetal.

Atualmente estão à disposição da equipe perinatal a monitoração eletrônica da freqüência cardíaca fetal, o perfil biofísico fetal, a avaliação do sangue fetal obtido por cordocentese, o estudo dos estados comportamentais fetais, o estudo da habituação fetal e a determinação da taxa de eritroblastos no sangue da veia umbilical logo após o nascimento. Importa aqui esclarecer que nenhuma delas deve ser valorizada em detrimento das demais. Pelo contrário, a correta interpretação dos dados auferidos e suas pertinentes associações à clínica aperfeiçoam nosso entendimento sobre o estado de saúde do feto.

MONITORAÇÃO ELETRÔNICA DA FREQUÊNCIA CARDÍACA FETAL

No fim da década de 1940, Caldeyro-Barcia e Alvarez,[1] no Uruguai, desenvolveram técnica denominada histografia intra-amniótica transparieto-abdominal, permitindo-lhes registrar, de forma contínua, a pressão hidrostática do líquido amniótico e descrever o comportamento dinâmico do útero durante a gestação, pré-parto e parto.

Na década de 1950, Hammacher,[2] na Alemanha, desenvolveu um microfone pizoelétrico, possibilitando a captação do sinal emitido pelo movimento das válvulas cardíacas, que alimentando um cardiotocógrafo, permitiu registrar os batimentos cardíaco-fetais (BCF) de forma contínua. Ainda na década de 1950, Hon,[3] nos Estados Unidos da América, desenvolveu um eletrodo para captação do sinal R do eletrocardiograma fetal. A partir daí foram desenvolvidos os monitores de dois canais – um para registro dos eventos cardíacos e outro para registro da dinâmica uterina e movimentos corporais fetais.

Entre 1950 e 1970, a experiência mundial acumulada com a monitoração eletrônica do parto permitiu enunciar numerosos conceitos relacionados à fisiologia fetal, além de contribuir para o esclarecimento de entidades fisiopatológicas relacionadas com o comprometimento da vitalidade do produto da concepção.

À medida que novas tecnologias iam sendo incorporadas à medicina, o fonocardiógrafo foi substituído pelo transdutor com cristais geradores de efeito Doppler; o registro interno do ECG fetal foi substituído pelo ECG externo; e os monitores foram reduzidos de tamanho em decorrência da substituição das válvulas pelos *chips*.

O início da década de 1970 deflagrou o interesse pela avaliação da vitalidade fetal anteparto. Despontam as investigações de Hammacher *et al.*[4] e de Pose *et al.*,[5] propondo a infusão de ocitocina como teste de sobrecarga para avaliação das reservas fetais em oxigênio. No Brasil, Neme e Behle,[6] em 1973, propuseram o teste de esforço materno, seguido do teste de Pose, como metodologia de avaliação da vitalidade de fetos de mães com síndrome hipertensiva. Em 1975, Lee *et al.*,[7] nos Estados Unidos da América, correlacionaram a presença de acelerações transitórias com a existência de bem-estar fetal. Lee *et al.*[7] e Rochard *et al.*,[8] nos Estados Unidos da América, passaram a valorizar a existência deste evento como forma simplificada de expressão da existência ou ausência de vitalidade fetal. Propuseram denominar a interpretação das monitorações eletrônicas anteparto como "teste sem estresse" – *non stress test*. Interessa aqui considerar que, em meados da década de 1970, as linhas de investigação clínica da vitalidade, no que diz respeito à monitoração eletrônica, estavam centradas em dois pólos – um liderado por autores americanos, que valorizavam a presença ou ausência de acelerações transitórias como expressão da vitalidade fetal, e o segundo, representado por autores europeus, que valorizavam, além das acelerações transitórias relacionadas aos movimentos fetais, os níveis da freqüência cardíaca basal, sua variabilidade e a presença ou ausência de desacelerações. No Brasil, Behle e Zugaib[9] com base na experiência auferida pela interpretação dos traçados intraparto, idealizaram método de interpretação da cardiotocografia anteparto, propondo *índice cardiotocométrico* em 1981, alinhando-se ao pensamento dos autores europeus (Quadro 5-1).

Com base nas pesquisas pioneiras de Caldeyro-Barcia *et al.*[10] e de Hon & Quilligan,[11] na década de 1960, são considerados normais valores da FCFB entre 110 e 155 bpm. Para sua correta determinação devemos considerar pelo menos 15 minutos de traçado, já que mudanças de posição da gestante e ou do feto, longos períodos de jejum, estimulação vagal, decorrente de compressão funicular, entre outros fenômenos, podem determinar redução temporária. Por outro lado, valores acima de 155 batimentos por minuto (bpm) também podem decorrer de fatores fisiológicos, tais como período de intensa movimentação fetal, estimulação mecânica do feto, resposta a sons de baixa amplitude no ambiente, por exemplo. Considerando que a variabilidade da FCFB depende da freqüência

dos batimentos, valores elevados determinam sua redução. Por outro lado, os períodos de sono fetal, mais adiante discutidos, acompanham-se de redução da variabilidade. Por isto também ela deve ser analisada em trechos de registro maiores que 15 minutos.

Logo após o reconhecimento de que as acelerações transitórias representavam um evento fisiológico, estando relacionadas com os movimentos fetais, quantificamos, em gestantes normais, o índice de correlação. Constatamos r = 0,89. Daí valorizarmos, no índice, 80% como limite inferior de normalidade.[12] Observamos também, como o fez Devoe,[13] em 1980, que a hipoxia, quando de lenta instalação determina, de início, redução na relação AT/MF. As acelerações transitórias também se relacionam com as contrações uterinas. Este fato e a persistência delas quando da imobilização fetal, pela aplicação de pancurônio, reforçam a tese de que a sua origem no sistema nervoso central é diferente daquela dos movimentos corporais.

A valorização que atribuímos no índice à presença também de desaceleração precoce ou mista decorre da interpretação de que na gestação normal, inexistindo compressão da cabeça, não pode haver incremento da pressão intracraniana, por isso também não há estímulo do vago e conseqüente redução da FCFB. A presença de desaceleração mista decorre sempre de comprometimento da circulação funicular e, mesmo que transitória, não deve ser rotulada como episódio normal durante a gestação.

Submetendo fetos normais e de gestantes de alto risco à monitoração eletrônica anteparto e interpretando os registros pela aplicação do índice cardiotométrico, Behle e Zugaib[14] propuseram classificá-los em **ativos** (4 e 5 pontos); **hipoativos** (2 e 3 pontos) e **inativos** (0 e 1 ponto). Behle,[15] em 1982, através de análise multivariada, demonstrou que o fator de maior peso na avaliação da vitalidade está representado pela relação AT/MF (1,3), seguida pela variabilidade (1,1), depois pela presença de desacelerações (1,0) e por último a freqüência basal (0,9).

Quadro 5-1 Índice Cardiotocométrico de Behle e Zugaib (1981)

Valor auferido	1	0
Parâmetros	Normal	Alterado
Freqüência cardíaca basal	110-155	> 110 > 155
Variabilidade FCFB	≥ 10 < 25	< 10 ≥ 25
Relação AT/MF	≥ 80%	< 80%
Relação AT/CU	≥ 80%	< 80%
Desacelerações	Ausente	Presente
Total pontos		

FCFB = freqüência cardíaca fetal basal; AT/MF = acelerações transitórias/movimentos fetais; AT/CU = acelerações transitórias/contrações uterinas.

Se a vitalidade dos fetos com índices 0 e 1 e 4 e 5 revelavam forte correlação com as condições de nascimento (depressão e boa vitalidade, respectivamente), nos casos de fetos hipoativos (2 e 3) o método revelou-se insuficiente para a caracterização da vitalidade. Nestes casos havia necessidade da aplicação de metodologia complementar, que até 1975 consistia no emprego da Prova de Pose.

Os resultados apontados no nosso meio por Luz *et al.*,[16] referentes ao estudo da resposta fetal ao estímulo auditivo no parto, atiçaram a aplicação do método também no período anteparto. Estudos realizados no setor de Fisiologia da Clínica Obstétrica do Hospital das Clínicas da USP e no Serviço de Obstetrícia do Hospital Materno-Infantil Presidente Vargas, em Porto Alegre, ainda na década de 1970, permitiram padronizar a fonte emissora, descrever as respostas normais e patológicas, correlacionar as respostas padronizadas com os eventos fisiológicos fetais; e correlacionar respostas anteparto com as condições do equilíbrio ácido-básico no pós-parto imediato. Surgia assim, como propuseram Behle *et al.*,[16] em 1981, a **cardiotocografia anteparto estimulada, complementar à cardiotocografia de repouso**, como forma de diferenciar fetos hipoativos, comprometidos na sua homeostase, daqueles fisiologicamente em repouso ou deprimidos por ação de fármacos. Se após a aplicação do estímulo havia resposta completa (taquicardia, movimentos fetais e acelerações transitórias), considerava-se o feto **reativo**. Se não havia mudança de estado, considerava-se o feto **não reativo**. Estudos de Zugaib e Behle[17] comprovaram forte correlação das respostas fetais com as condições de vitalidade ao nascimento.

A década de 1980 caracterizou-se pelo uso extensivo da ultra-sonografia de tempo real como método de avaliação da vitalidade fetal. Com o advento dos aparelhos de alta resolução e imagens ultra-sônicas dinâmicas, as informações obtidas permitiram:

- Considerar o feto humano como indivíduo, o que alterou profundamente a base psicológica da medicina perinatal.
- Identificar anomalias estruturais e funcionais.
- Medir estruturas e aplicar fórmulas, aperfeiçoando o cálculo da idade gestacional, identificando e rastreando os desvios do crescimento intra-uterino.
- Avaliar movimentos corpóreos, movimentos respiratórios, tônus muscular, movimentos oculares, da face e da boca, movimentos reflexos, e acompanhar atividades funcionais, como micção e peristaltismo
- Inferir o volume do líquido amniótico, caracterizar a posição do funículo, avaliar características da placenta e detectar suas anomalias.

Manning *et al.*,[18] em 1980, combinaram a aplicação da ultra-sonografia com a cardiotocografia anteparto para idealizar o índice denominado **Perfil Biofísico Fetal**. Propuseram atribuir valores para as variáveis – *presença ou ausência* – de acelerações transitórias; – *existência ou não* – de movimentos corpóreos; – *existência ou não* – de movimentos respiratórios; – *presença ou ausência* – de tônus muscular; e a estimativa do *volume* do líquido amniótico (Quadro 5-2).

Quadro 5-2 Perfil biofísico fetal[18]

Parâmetro	Valores do índice	
	2	**0**
Acelerações transitórias	2 em 20 min	0
Tônus muscular	Sim	Não
Movimentos corpóreos	Presentes	Ausentes
Movimentos respiratórios	Presentes	Ausentes
Volume líquido amniótico	> 1 cm	< 1 cm
Soma do índice	10	0

Aplicando transdutor de 3,5 mHz no abdome materno, de forma a obter corte longitudinal do feto, inclui-se na imagem o tórax e o abdome. Durante o movimento respiratório, a parede torácica anterior move-se para dentro 2-5 mm e a parede abdominal anterior, em direção oposta, 3-8 mm. Este processo se inverte na expiração. Estes movimentos paradóxicos entre tórax e abdome caracterizam a atividade respiratória fetal (Fig. 5-1). A inter-

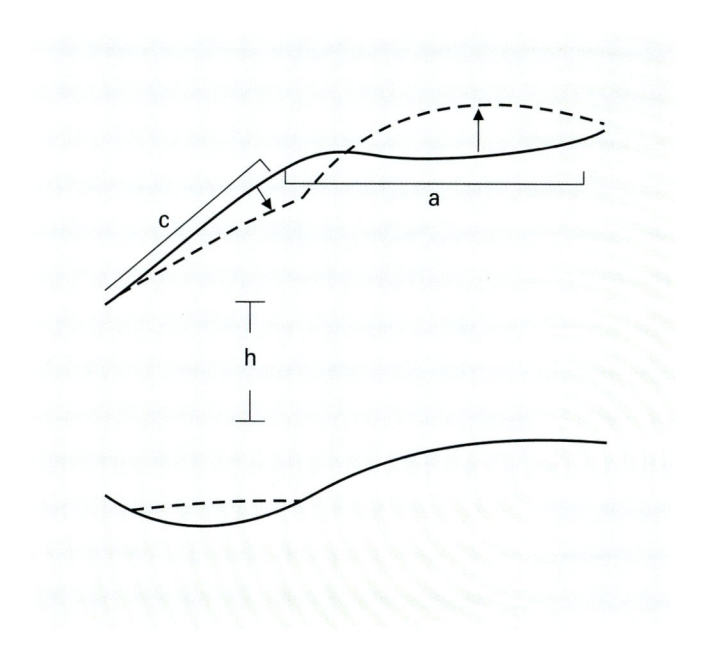

Fig. 5-1.

Movimentos respiratórios fetais. a = incursão do abdome para o exterior. b = incursão do tórax para o interior.

pretação da presença ou ausência deles pode ser feita pela simples visualização. Pode-se também gravá-los em fita e posteriormente quantificá-los e estudá-los em relação a outros eventos. Os movimentos respiratórios em fetos humanos hígidos são episódicos e separados por períodos de apnéia. Há correlação entre a presença e intensidade com o estado comportamental fetal, mais adiante referida. Manning et al.[18] sugeriram escore 2 quando há pelo menos um episódio de movimento respiratório de 30 segundos ou mais, em um período de registro de 30 minutos, e escore zero se há ausência ou o movimento é menor que 30 segundos, em um registro de 30 minutos. Segundo estes autores, escore zero tem sensibilidade de 100%, especificidade de 54%, valor preditivo positivo de 35% e valor preditivo negativo de 100%. A caracterização deste evento é considerada altamente sensível para a detecção da hipoxia. Os movimentos respiratórios já foram reconhecidos em gestações de 10 semanas. Eles são episódicos e podem ficar ausentes por períodos de até 120 minutos. Eles estão incrementados:

- Por ocasião da infusão de glicose.
- Duas a três horas após as refeições.
- Durante o sono materno.
- Após o ato de fumar.

Eles estão ausentes:

- Quando da ingestão materna de álcool.
- Logo antes e durante o trabalho de parto.
- Quando há hipercapnia materna.

Convém considerar que em fetos de mães com diabetes melito e especialmente naqueles com hipertrofia septal temos observado acentuada atividade respiratória, motivo de investigação em andamento em nossa Instituição.

A monitoração dos movimentos corporais fetais conquistou a atenção dos obstetras como método de expressão das condições de vitalidade fetal. As técnicas utilizadas consistem no registro da percepção materna, na ultra-sonografia de tempo real e no emprego de aparelhos eletromecânicos. No Perfil Biofísico Fetal são considerados tanto os movimentos do corpo quanto o das extremidades. Eles podem ser facilmente detectados durante o estudo dos movimentos respiratórios, como anteriormente descrito. Aufere-se escore 2 quando há pelo menos dois movimentos em 30 minutos de observação. Escore zero demonstra sensibilidade de 50%, especificidade de 96%, valor preditivo positivo de 71% e valor preditivo negativo de 91% para depressão no parto. Apesar disto, os movimentos corporais por si só têm moderada sensibilidade para detecção de hipoxia. Durante o último trimestre da gestação, os movimentos corporais ocorrem em 10% do

tempo, isto é, 30 movimentos por hora, com incremento da atividade durante a noite (22 às 2 horas) após a 35ª semana. Eles não são influenciados:

- Pela alimentação materna.
- Pela infusão de glicose.
- Pela ingestão de álcool.
- E não se alteram durante o trabalho de parto.

O ato de fumar correlaciona-se com imediata parada da atividade corporal.

Timor-Trich et al.[19] demonstraram que eles se associam com acelerações transitórias em 99,8% das vezes.

A definição de tônus fetal mudou com a melhora da qualidade das imagens ultra-sonográficas. As primeiras descrições consideravam tônus normal quando o feto apresentava movimento de extremidade com retorno à posição original. Atualmente considera-se normal quando há pelo menos um episódio de flexão ou extensão de extremidade ou um episódio de abertura e fechamento de mão. Considera-se ausência de tônus quando as mãos permanecem abertas com extensão dos dedos. A avaliação do tônus deve sempre ser feita juntamente com a análise dos movimentos corporais. Tal qual a FCFB, os movimentos corporais e os movimentos respiratórios, o tônus depende da integridade do sistema nervoso central (SNC). O centro do tônus fetal localiza-se na área subcortical, começando a funcionar ao redor da sétima ou oitava semanas de gestação. Ele é o último a se alterar na presença de hipoxia e acidose, quando o pH arterial é menor que 7,10. Como componente do Perfil Biofísico Fetal, tônus fetal ausente (escore 0) tem sensibilidade de 45%, especificidade de 100%, valor preditivo positivo de 100% e negativo de 90%. Portanto, é o melhor indicador para existência de hipoxia e acidose, mas só se altera em fases terminais, quando já existem lesões nervosas irreversíveis.

Em 1981, Manning et al.,[20] reportaram um método simples e objetivo de identificação de oligoâmnio, pela medida de bolsões de líquido amniótico, empregando ultra-som de tempo real. Para tanto propunham medir o maior bolsão visualizado pela aplicação vertical do transdutor sobre o ventre materno. Definiram oligoâmnio quando o maior bolsão media menos que 1 cm. Criticado por numerosos autores, já que a medida de 1 cm é muito próxima da anidramnia, Phelan et al.[21] propuseram dividir o útero em duas metades – direita e esquerda, tendo como base a linha nigra, e andar superior e inferior, tendo como base a linha que passa pela cicatriz umbilical. Aplicando verticalmente o transdutor em cada quadrante, mede-se o maior bolsão, tendo o cuidado de não incluir o cordão. Com base em mensurações aplicadas a gestantes normais e de alto risco, definiram 5 cm como limite inferior para existência de oligodramnia; 6-17 cm como volume normal e mais de 18 cm, polidramnia. Em que pese vários autores terem proposto modificações no teste proposto por Manning, a experiência acumulada por ele, em mais de 20.000 gestantes, permitiu demonstrar forte correlação entre os valores auferidos com as condições de nascimento.

A década de 1990 caracterizou-se pelo grande avanço tecnológico colocado à disposição da medicina. Na área obstétrica despontaram a digitalização dos ultra-sonógrafos; o desenvolvimento do Doppler pulsado e o mapeamento em cores; a coleta de sangue fetal pela cordocentese; e principalmente o reconhecimento de eventos fisiológicos e fisiopatológicos decorrentes dos estudos praticados em animais. Em 1993, Vintzileos *et al.*[22] correlacionaram o desenvolvimento das áreas do SNC com a gênese de eventos, além de demonstrar que pelo desaparecimento de determinado fenômeno pode-se inferir a área cerebral acometida pela hipoxia e/ou pela acidose (Quadro 5-3).

Sabemos hoje que fetos submetidos a hipoxia crônica respondem inicialmente com perda da resposta à estimulação vibro-acústica (EVA); depois com redução da relação AT/MF; depois desaparecem os movimentos respiratórios; os movimentos corporais; e, por último, desaparece o tônus muscular.

CONSIDERAÇÕES FISIOLÓGICAS E FISIOPATOLÓGICAS

Existem fatores fisiológicos que permitem ao feto adaptar-se à situação de menor tensão de oxigênio no ambiente em que ele se desenvolve. Referimo-nos à sua maior taxa de hemoglobina, comparada com a do adulto; ao deslocamento da curva de dissociação da oxiemoglobina para a esquerda; à elevação do hematócrito, à custa de maior produção de eritroblastos; ao incremento do fluxo de sangue aos órgãos, decorrente do paralelismo das duas circulações; e ao proporcional maior débito cardíaco comparado ao do adulto.

Quadro 5-3 Desenvolvimento cronológico do amadurecimento do SNC

Parâmetro	Idade gestacional	Hipoxia/acidose
Tônus	7	
Movimentos corpóreos	9	
Movimentos respiratórios	13	
Relação AT/MF	17	
Resposta à EVA	22	

EVA = estimulação vibro-acústica. Vintzleos *et al.*[22]

Frente à situação de hipoxemia, por estímulo dos quimiorreceptores aórticos, há redistribuição reflexa do débito cardíaco. Decorre daí aumento do fluxo de sangue para o cérebro, adrenais, coração e placenta. Há redução da circulação para rins (oligúria), pulmões (menor produção de líquido pulmonar), intestinos (predisposição neonatal a enterocolite necrosante), fígado e esqueleto (crescimento restrito). A asfixia determina disfunção das células nervosas, decorrendo daí hipotonia, ausência de movimentos respiratórios, redução ou ausência de movimentos corporais e inatividade fetal, evidenciada pela aplicação da cardiotocografia anteparto (Fig. 5-2).

Portanto, o estudo da vitalidade pela aplicação da cardiotocografia anteparto de repouso, da cardiotocografia estimulada e do perfil biofísico, consiste na avaliação do comprometimento que a hipoxia e ou a acidose determinam sobre variáveis fisiológicas ligadas a determinados compartimentos fetais. Consiste em uma metodologia de avaliação indireta.

INDICAÇÕES, EXECUÇÃO E INTERPRETAÇÃO DOS RESULTADOS

Preconizamos iniciar a monitoração eletrônica da vitalidade fetal pela execução da cardiotocografia anteparto de repouso. Captam-se os BCF com transdutor Doppler de múltiplos cristais, adaptado sobre a área de foco cardíaco máximo e a atividade uterina com transdutor de pressão, aplicando-o sobre o fundo uterino. Os eventos são registrados por período não inferior a 40 minutos. A gestante permanece em posição de semi-Fowler, ligeiramente late-

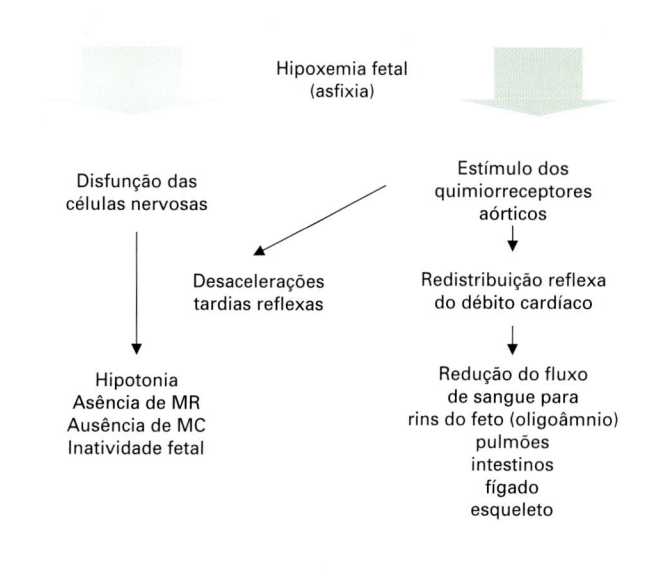

Fig. 5-2.

Conseqüências da asfixia fetal. MR = movimentos respiratórios fetais; MC = movimentos corporais fetais.

ralizada, para anular o efeito que o útero exerce sobre a aorta e cava. Em uma das mãos ela segura o interruptor conectado ao monitor, que, acionado, promove pequeno sinal no registro, acusando a evidência de movimento corporal. É imperativa a presença constante de pessoal técnico durante a execução do teste (Fig. 5-3A). Se após 40 minutos persistirem dúvidas sobre a interpretação, prolonga-se à monitoração por mais 30 minutos. A aplicação do índice cardiotocométrico permite classificar os conceptos em **ativos** (Fig. 5-3B), **hipoativos** (Fig. 5-3C) e **inativos** (Fig. 5-3D).

Quando o feto for caracterizado como hipoativo ou inativo, realiza-se a **cardiotocografia estimulada**. Para tanto, sobre a região da cabeça do feto, adapta-se buzina de bicicleta de marca Kobo, acionando-a por um segundo (Fig. 5-4A). Os possíveis resultados estão exemplificados na Figura 5-4B a E.

A cardiotocografia anteparto não está indicada nos quadros de taquicardia fetal, como na taquicardia atrial paroxística e nos casos em que há bradicardia persistente, como no bloqueio atrioventricular total. Nestes casos temos empregado o estímulo sônico para avaliar a resposta

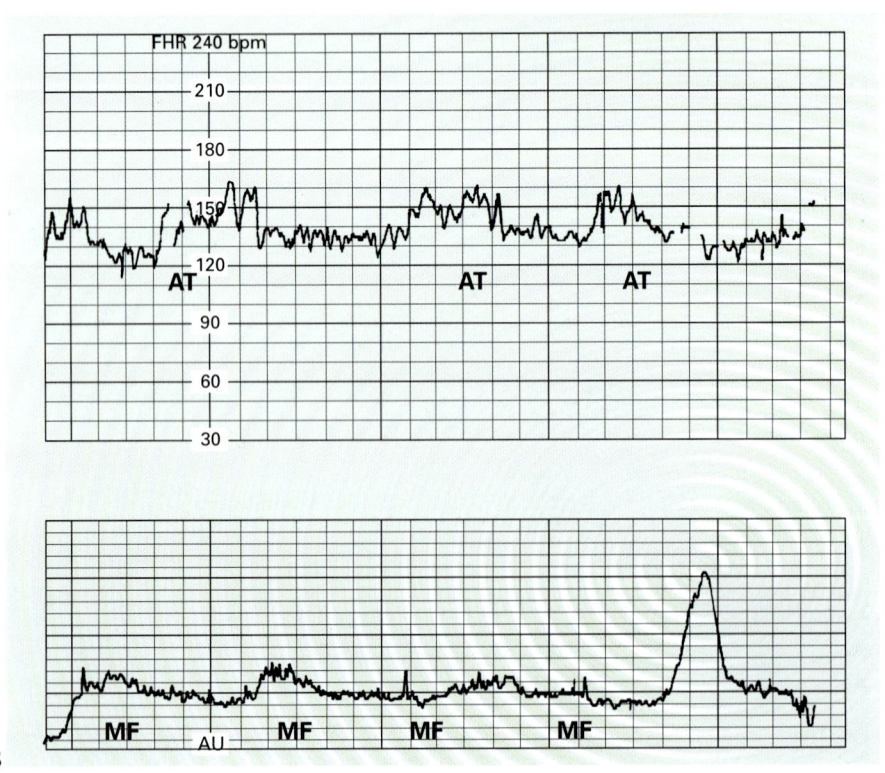

Fig. 5-3.
(**A**) Cardiotocografia anteparto de repouso.
(**B**) Feto ativo. Observam-se acelerações transitórias associadas aos movimentos fetais.

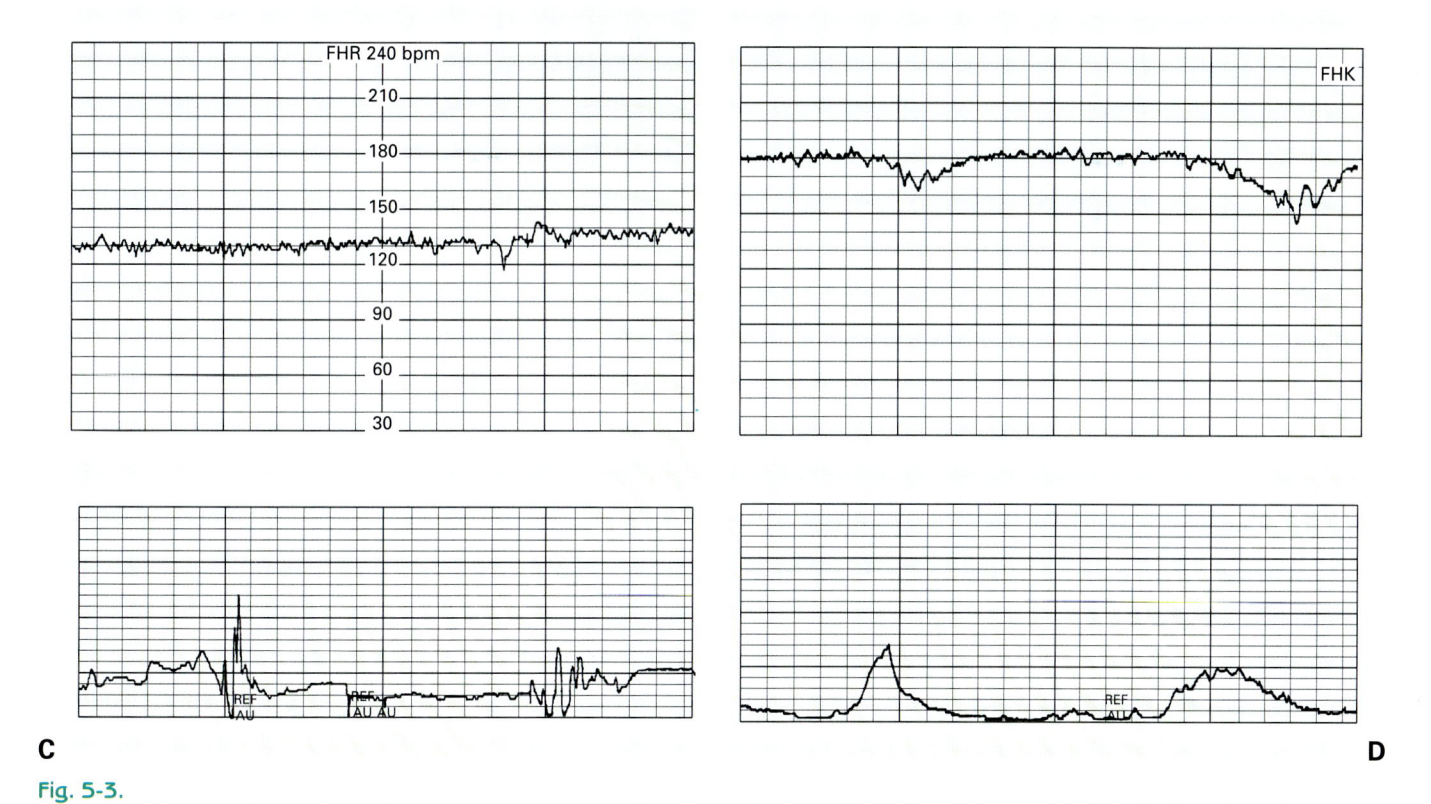

Fig. 5-3.

(**C**) Feto hipoativo. Ausência de acelerações transitórias aos movimentos fetais. (**D**) Feto inativo. Presença de desacelerações com pequenas contrações.

Dopplervelocimétrica da artéria cerebral média. Encontramos que quando o feto é hígido, imediatamente após a estimulação há redução do índice de pulsatilidade (PI), inferindo-se daí existência de incremento da oxigenação do tecido nervoso.[23]

Preconizamos completar o estudo da vitalidade com a avaliação do **Perfil Biofísico Fetal**. Ainda com a paciente em posição semi-Fowler executamos ecografia nível III, determinando as medidas e realizando minucioso estudo anatômico. No estudo do coração (quatro câmaras, vias de saída e arco aórtico, pelo menos), analisamos a FCFB pelo emprego do modo M. Posteriormente avaliamos os bolsões de líquido amniótico para cálculo do volume. Agora, com o transdutor aplicado de forma a obter corte do tórax e do abdome fetal, avaliamos os movimentos respiratórios. Comprovando-se a existência de pelo menos dois, deslocamos o transdutor para a região das pequenas partes, procurando avaliar movimentos das mãos e dos dedos. Se os movimentos respiratórios e/ou corporais estão ausentes após 10 minutos de exame, aplicamos **estímulo vibro-acústico padronizado** (EVA).

O estudo Dopplervelocimétrico das artérias e veias segue metodologia descrita em capítulo específico.

AVALIAÇÃO DO SANGUE FETAL OBTIDO POR CORDOCENTESE

À medida que a Medicina Fetal firmava-se como especialidade, alterava-se o perfil dos procedimentos invasivos, considerados como a base da sua estruturação científica. Amostra de sangue fetal, colhida por punção funicular transabdomino-uterina, deixava de ser curiosidade, praticada apenas por centros pioneiros e passava à rotina de muitas equipes multidisciplinares perinatais. O acesso ao sistema vascular fetal, pela punção da veia umbilical, não só permitiu o reconhecimento direto da sua homeostase, bem como abriu espaço para a administração de fármacos. Ela não é uma técnica aceita sem restrições – a pressão para emprego de testes cada vez mais precoces, a aplicação de novos testes maternos e a evidência de que a cordocentese é dispensável em alguns casos fazem com que o método seja encarado com cuidado, especialmente no que se refere à indicação e sua aplicação.

A primeira obtenção de sangue fetal foi realizada por Hobbins *et al.* em 1974.[24] Através da fetoscopia, com aparelho rígido de 1,5-2,8 mm, a punção intra-amniótica da veia umbilical revelou ser de difícil execução, dolorosa e só exeqüível em 60% das vezes. A experiência com o mé-

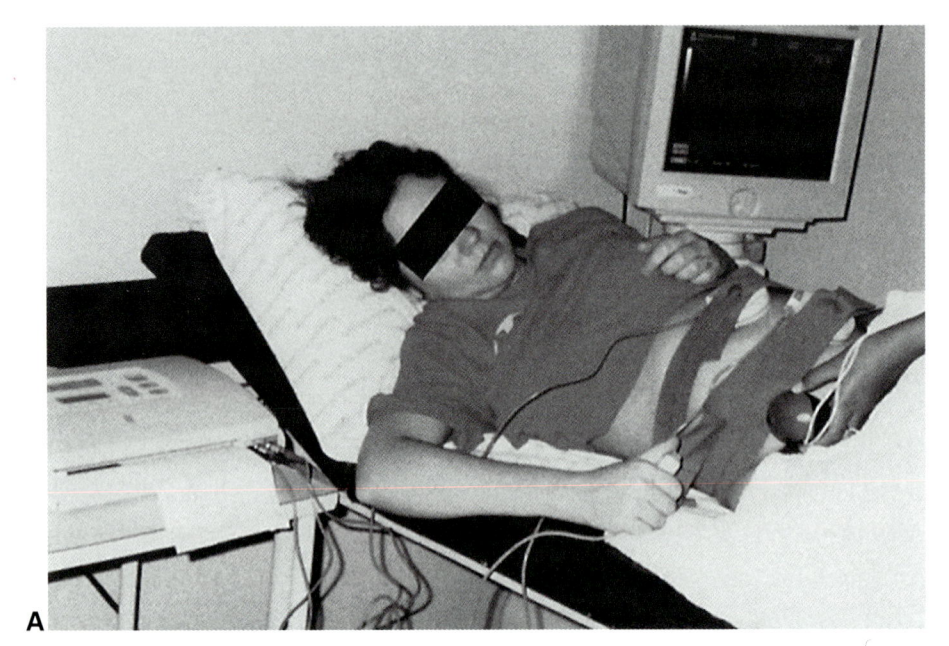

Fig. 5-4.
(**A**) Teste vibro-acústica (EVA).
(**B**) Resposta bifásica (completa).
Taquicardia seguida de acelerações
transitórias. Aumento da cinética fetal após
o teste.

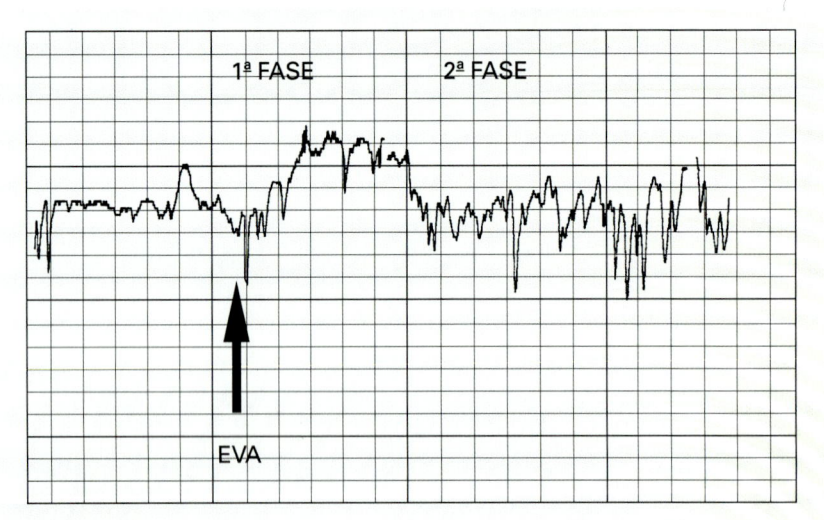

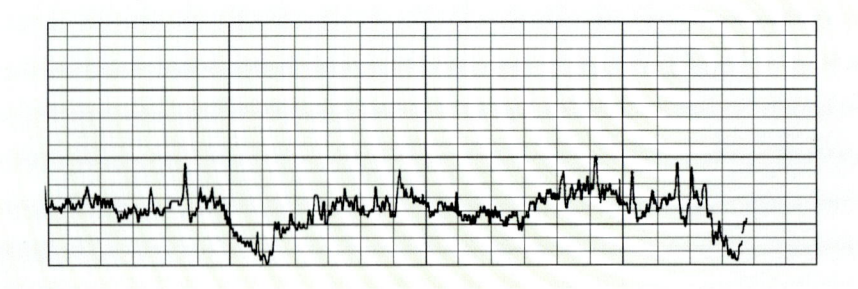

todo revelou perda fetal entre 3-5% das vezes e a ocorrência de complicações maternas em 18-30%, representadas por parto prematuro, ruptura prematura das membranas, amniocorionite e descolamento prematuro das membranas. Em 1983, Daffos *et al.*[25] publicaram experiência com 53 coletas de sangue fetal, agora por punção da veia um-

bilical com agulha e por via transabdomino-uterina, guiada por ultra-som. O aperfeiçoamento dos ecógrafos e principalmente o desenvolvimento do sistema *Doppler* em cores têm possibilitado que o método seja aplicado em gestações tão precoces quanto 16 semanas. Além dos aspectos diagnósticos e terapêuticos, a cordocentese tem

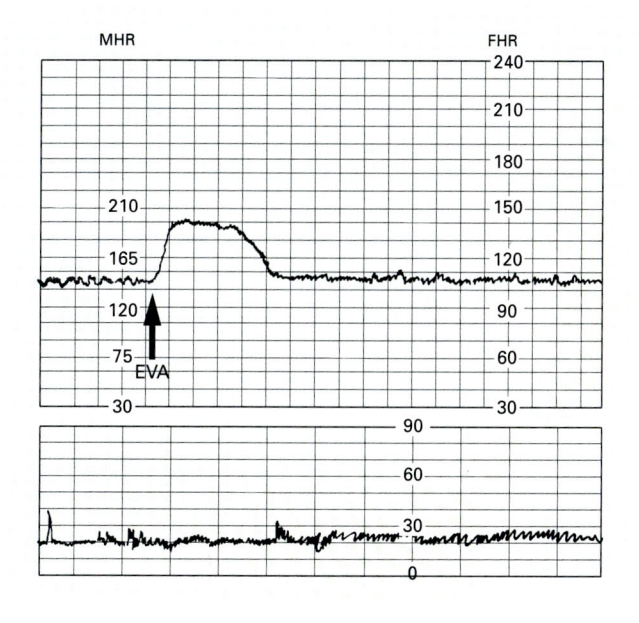

C

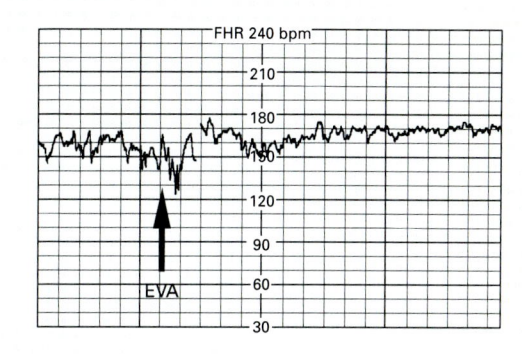

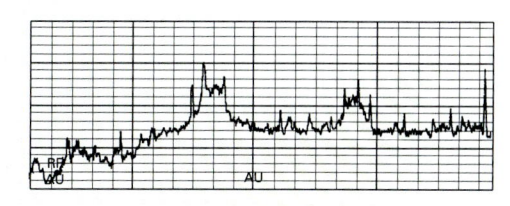

D

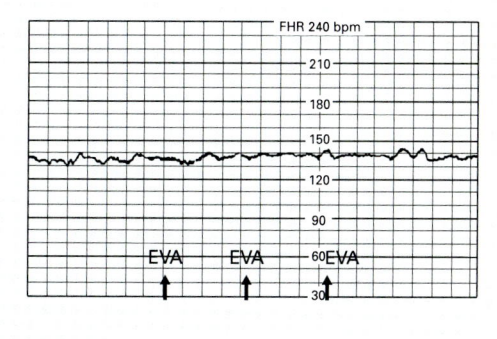

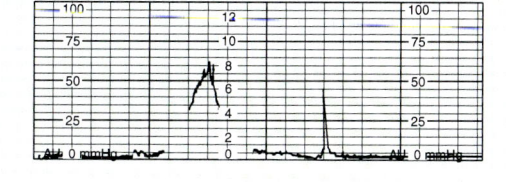

E

Fig. 5-4.
(**C**) Resposta unifásica (parcial). Observa-se apenas taquicardia após a estimulação. (**D**) Resposta invertida. Há bradicardia após estimulação. (**E**) Resposta ausente.

ainda contribuindo para o entendimento da fisiologia, da fisiopatologia e do acompanhamento de tratamentos fetais intra-uterinos.

Indicações

As indicações para obtenção do sangue fetal estão em constante mudança, na dependência do desenvolvimento de novas tecnologias. Por exemplo, na avaliação da vitalidade fetal, a cordocentese, para determinação do pH, pO_2, pCO_2 e excesso ou déficit de bases tem sido preterida pelo perfil biofísico fetal, pela resposta à EVA e pelos resultados da Dopplervelocimetria. Tem sido empregada, obviamente, nos casos de transfusões intra-uterinas, ou quando da administração de fármacos diretamente ao feto ou ainda du-

rante alguns procedimentos cirúrgicos fetais a céu aberto. No Quadro 5-3, Ludomirsky[26] documenta as indicações de cordocentese no Hospital da Pensilvânia e que parece traduzir a realidade atual nos centros de atenção em Medicina Fetal (Quadro 5-4).

Pré-requisitos

O sucesso e a segurança não diferem marcadamente entre as várias técnicas de punção, mas a indicação do procedimento, no contexto de um determinado caso, bem como a obtenção do consentimento esclarecido pelos pais, representa as dificuldades a serem transpostas. Vencidos estes fatores, uma equipe especialmente treinada, manejando ultra-sonógrafo de alta resolução com Doppler pul-

Quadro 5-4 Distribuição das indicações para coleta de sangue fetal por cordocentese	
Cariotipagem rápida	38%
Aloimunização	23%
Infecções	10%
Hidropsia não imune	7%
PH e gases fetais	5%
Síndrome da transfusão feto-fetal	5%
Trombocitopenia neonatal aloimune	5%
Trombocitopenia imune	2%
Deficiência imunológica	2%
Coagulopatia	1%
Hemoglobinopatia	1%
Outras	1%

Ludomirsky, A[26] North American PUBS registry. Philadelphya, Pennsylvania Hospital, 1991.

sado e mapeamento em cores é capaz de executar o procedimento com pouca ocorrência de complicações. Convém que o método seja aplicado em centro terciário, munido de unidade de cuidados intensivos neonatais, portador de adequada capacidade laboratorial, próxima de centro obstétrico e com disponibilidade para execução de anestesia emergencial. Interessa contar com aferidor de células sanguíneas na beira do leito, seringas de heparina para medida de pH e gases, seringa com EDTA para avaliação de hematócrito e células sanguíneas e pancurônio a 2 mg/ml, para imobilização fetal, quando indicado.

Consentimento esclarecido

Tal qual outro procedimento cirúrgico, a cordocentese deve ser discutida no contexto dos riscos conhecidos e dos benefícios esperados. Muitos centros possuem experiência suficiente para apontar dados estatísticos sobre perdas fetais em determinadas situações (hidropsia fetal: 1/400, por exemplo). Os potenciais limites da cordocentese devem ser também bem delineados. Os efeitos da escolha de método alternativo ou a não execução do procedimento devem estar bem descritos.

Contra-indicações

- Inserção anômala do cordão (velamentosa ou membranosa, por exemplo).
- Artéria umbilical única.
- Janela inadequada, como por exemplo na obesidade extrema.
- Excessiva movimentação fetal.
- Falta de cooperação materna.
- Excessiva irritabilidade uterina.
- Hipovolemia fetal extrema.

Amostra de sangue fetal antes do parto pode ser obtida pela inserção de agulha, sob controle ecográfico na veia umbilical em alça livre do cordão[25] ou diretamente da veia na emergência da placa corial (Fig. 5-5).[27]

As possíveis complicações incluem hematoma funicular, espasmo do cordão, infecção, trabalho de parto prematuro e morte fetal. Na prática, quando realizada por

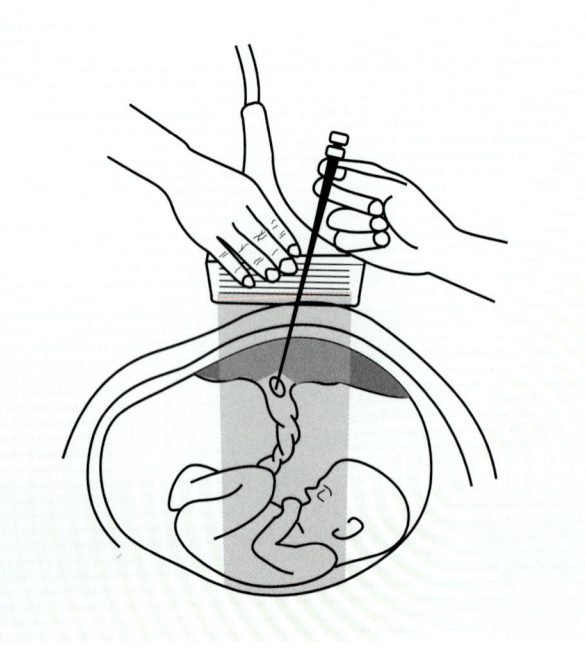
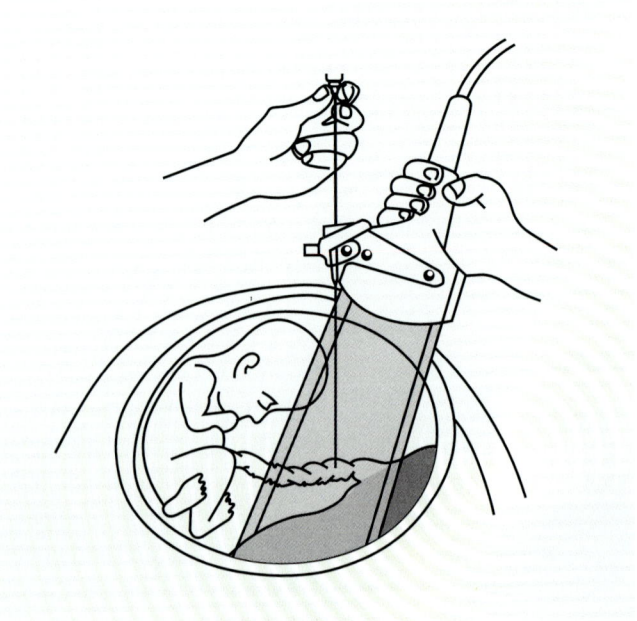

A   **B**

Fig. 5-5.

Cordocentese. (**A**) Acesso transplacentário do cordão. (**B**) Acesso transamniótico do cordão em alça livre.

equipe treinada, a perda fetal é menor do que 1% e correlaciona-se diretamente com o número de tentativas executadas. No feto normal, tanto o pH quanto o pO_2 diminuem significativamente com o incremento da idade gestacional, enquanto o pCO_2 e o excesso de bases aumentam. Soothill et al.[28] e Nicolaides et al.[29] obtiveram sangue venoso e arterial e também do espaço interviloso em mais de 200 fetos entre 16 e 38 semanas de gestação e descreveram faixas de normalidade para o pH, pO_2, pCO_2, bicarbonato, excesso de bases e concentração de lactato. A redução do pO_2 é compensada pelo aumento da hemoglobina fetal, observada com o avanço da idade gestacional, o que possibilita adequada oxigenação dos tecidos. É possível também que a redução progressiva do pO_2 deva-se, em parte, ao aumento no consumo de oxigênio pela placenta. A concentração de lactato tem sido referida como constante na artéria umbilical e espaço interviloso durante a gestação, em que pese Soothill et al.[28] terem evidenciado discreto incremento na veia umbilical. É possível que o lactato, tal qual acontece no macaco, represente o principal suplemento energético da cadeia metabólica (Quadros 5-5 a 5-8).

A avaliação da vitalidade dos fetos com cardiopatia, nos quais se associa crescimento intra-uterino deficiente, obviamente é mais precisa quando a cordocentese é empregada para mensuração do pH e gases do sangue funicular, quantificação dos nutrientes, tais como aminoácidos e glicose, e também para avaliação da função da tireóide.[30] Estes fatores, analisados à luz da anomalia estrutural ou funcional têm contribuído para o aperfeiçoamento do prognóstico perinatal.[31-33] Por outro lado, dados obtidos pela prática da cordocentese têm validado ou refutado indicadores de outros métodos, tais como a monitoração eletrônica fetal e a Dopplervelocimetria, entre outros.

ESTUDO DOS ESTADOS COMPORTAMENTAIS FETAIS

Com o advento da ultra-sonografia, empregada tanto por clínicos quanto por pesquisadores, o feto humano passou a

Quadro 5-5 Gases e pH do sangue de fetos normais

Parâmetro (média)	22 semanas	18 semanas	34 semanas	40 semanas
pH – VU	7,41	7,40	7,34	7,38
pO_2 – VU	47,6	42,0	36,3	30,6
pCO_2 – VU	33,6	34,9	36,2	37,5
HCO_3 – VU	22,3	23,0	23,7	24,3
pH – AU	7,39	7,38	7,36	7,35
pO_2 – AU	28,3	26,3	24,3	22,3

VU = veia umbilical; AU = artéria umbilical.
Dados tomados de Soothill et al. Fetal Ther 1986;1:168-172 Nicolaides et al. Am J Obst Gynecol 1989;161:996-998 Wiener et al. Obstet Gynecol 1992;79:713-715.

ser considerado mais do que um simples teste de gravidez positivo ou além da simples presença de sinais cardíacos audíveis. Pesquisadores demonstraram que o feto já se move após a sétima semana de gestação, passando a revelar padrões comportamentais no primeiro,[34] no segundo[35] e no terceiro trimestres da gravidez.[36] Interessa considerar que sempre se buscou, durante todas as fases da gestação, ferramenta adequada para expressar as condições de vitalidade do produto da concepção, pela análise indireta do SNC. Neste ínterim pode-se entender que alguns fatores fisiológicos manifestam-se de forma associada, expressando-se com periodicidade e em conformidade com a maturidade fetal. Ficou evidente, também, que, na maioria, os fatores estudados no capítulo da vitalidade, como por exemplo a Dopplervelocimetria dos territórios arterial e venoso, são influenciados pelos estados comportamentais.

Estas descobertas embasaram modernos estudos relacionados à psicologia biológica do desenvolvimento e atiçaram psicólogos a reconhecer, no feto, novo motivo para entendimento dos distúrbios diagnosticados na criança e no adulto.

Com o advento do teste sem estresse – non stress test – e a sobrevalorização da simples presença das acelerações transitórias como indicador de bem-estar fetal, por

Quadro 5-6 Valores hematológicos normais segundo a idade gestacional

Idade gest.	Leucócitos*	Plaquetas*	Hemácias**	Hemoglobina***	Hematócrito %
18-21	4,68 ± 2,96	234 ± 57	2,85 ± 0,36	11,6 ± 1,2	37,3 ± 4,3
22-25	4,72 ± 2,82	247 ± 59	3,0 ± 0,34	12,2 ± 1,6	38,5 ± 3,9
29-29	5,16 ± 2,53	242 ± 69	3,46 ± 0,41	12,9 ± 1,3	40,8 ± 4,4
> 30	7,71 ± 4,99	232 ± 87	3,82 ± 0,64	13,6 ± 2,2	43,5 ± 7,2

*Mil por litro.
**Milhões por litro.
***g/l.
Dados tomados de Forestier F. J Pediatr Puer 1991;8:436-439.

Quadro 5-7 Contagem diferencial das células sanguíneas de fetos normais por idade gestacional

Idade gest.	Linfócitos	Neutrófilos	Eosinófilos	Basófilos	Monócitos	Eritroblastos
18-21	88±7	6±4	2±3	0,5±1	3,5±2	45±86
22-25	87±6	6,5±3,5	3±3	0,5±1	3±2,5	21±23
26-29	84±6	8,5±4	4±3	0,5±1	3±2,5	21±67
>30	68±15	23±15	5±3	0,5±1	3±2	17±40

Dados tomados de Forester F. J Pediatr Puer 1991;8:436-439.

Quadro 5-8 Indicadores bioquímicos fetais segundo a idade gestacional

Fatores (médias)	< 22 semanas	22 a 25 semanas	26 a 30 semanas	> 30 semanas
Sódio (mmol/l)	136	135	136	135
Potássio (mmol/l)	3,6	3,5	3,6	3,5
Cálcio (mmol/l)	2,20	2,15	2,32	2,35
Fosfatase (mmol/l)	1,13	1,15	1,13	1,10
Uréia (mmol/l)	3,2	3,4	3,0	3,3
Creatinina (mmol/l)	41	42	42	45
b²microglobulina*	3,4	3,4	3,4	3,4
Proteínas (g/l)	26	29	32	40
Albumina (g/l)	18	23	29	32
Colesterol (g/l)	0,59	0,57	0,58	0,61
Triglicerídeos (g/l)	0,62	0,41	0,34	0,32
Bilirrubina total*	15,5	16,5	18,5	18,5

Dados tomado de Forester F. J Pediatr Puer 1991,8:436-439.

clínicos americanos, deixou-se de reconhecer, por exemplo, que a idade gestacional exerce influência preponderante. Por outro lado, a monitoração da FCFB, por curto período de 20 minutos, pode revelar freqüência estável, mínima variabilidade, ausência de acelerações transitórias e de movimentos corporais, sem que isto caracterize comprometimento da vitalidade – pelo contrário, está evidenciando, apenas, um período de sono fetal. Em 1981 na Europa, Visser, Dawes e Redman[37] demonstraram que as acelerações transitórias sofrem influência da idade gestacional. Fetos mais maduros apresentam acelerações com maior amplitude e com maior freqüência. Em 1978, Timor-Tritsch et al.[38] demonstraram que a FCFB depende do estado comportamental. Em 1982 Nijhuis et al.[39] descreveram quatro estados comportamentais fetais, com base nos estudos de Pretchl[40] realizados em neonatos, em 1974. Para que isto se concretizasse, importância capital teve o trabalho de Bots et al.,[41] por meio do qual foi idealizada metodologia ultra-sonográfica para registro dos movimentos oculares dos fetos. É fácil entender que a visualização dos globos oculares e das pálpebras – se abertas ou fechadas, importa na diferenciação entre os estados – acordado ou dormindo. Em neonatos, Pretchl et al.[42] caracterizaram os estados REM e não REM associando a observação clínica do comportamento com registros do eletroencefalograma. Puderam verificar que no estado não REM, as ondas eletromagnéticas são de alta voltagem e baixa freqüência e que no estado REM as ondas são de baixa voltagem e alta freqüência. Empregando tecnologia eletromagnética avançada, Myers et al.[43] demonstraram que as ondas eletromagnéticas dos estados REM e não REM fetais assemelham-se às características apresentadas pelos recém-nascidos (Fig. 5-6).

O emprego dos ultra-sonógrafos de alta resolução permitiu registrar não só movimentos oculares como também o comportamento da região da boca. Pode-se verificar não só a presença de movimentos da língua (no estado de sono) como também a vigorosa sucção de dedos ou segmentos do cordão (no estado acordado). No estado de sono, pode-se correlacionar movimentos da língua com presença de ritmo sinusoidal, sem que isto represente comprometimento da vitalidade.[44] Quanto aos movimentos respiratórios, Patrick et al.[45] revelaram que, além de serem influenciados por múltiplos elementos, também são fetos-dependentes. No termo da gestação, por exemplo, pode-se observar longos períodos de ausência, de até 120 minutos,

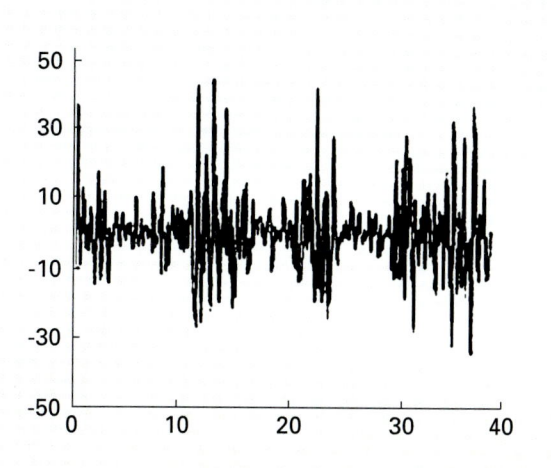
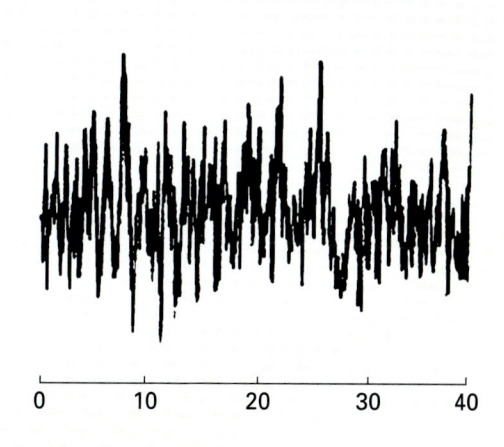

A

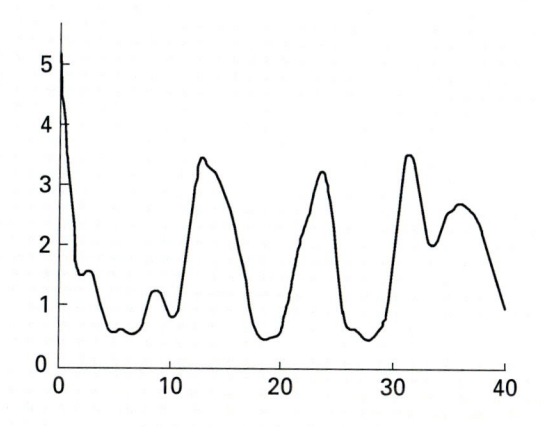
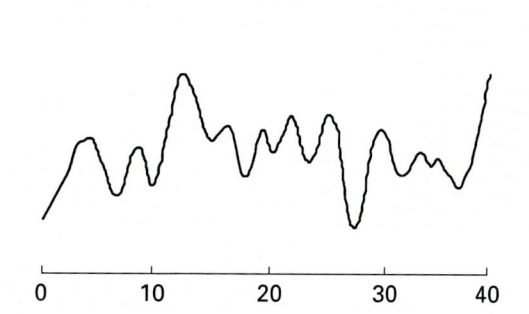

B

Fig. 5-6.

Atividade elétrica cerebral. (**A**) Nas abscissas o tempo. Nas coordenadas a voltagem (em microvolts). (**B**) Cortical depurada. No quadro à esquerda, ondas de baixa voltagem e elevada freqüência. No quadro à direita atividade elétrica de alta voltagem e baixa freqüência.

sem que isto esteja relacionado a comprometimento da vitalidade. Portanto, este fator fisiológico deve sempre ser valorizado com cautela e considerado no amplo contexto da avaliação da vitalidade.

Na primeira metade da gestação o estado comportamental fetal está restrito ao padrão da motricidade. Como já referido, os períodos de atividade motora aumentam com o avanço da idade gestacional. Na segunda metade da gestação, a atividade motora passa a se correlacionar com a FCFB. Registros contínuos, por períodos de pelo menos 60 minutos, são capazes de caracterizar fetos ativos, inativos e hipoativos.[9] À medida que a gravidez progride, os movimentos fetais isolados diminuem, os associados aumentam e a correlação entre eles e as acelerações transitórias passa a ser a regra. Em gestações entre 25-30 semanas, os padrões dos movimentos oculares e dos movimentos corporais definem o espectro da reativi-

dade da FCFB e são cruciais para o reconhecimento dos estados comportamentais.[36]

Estados comportamentais são constelações de variáveis fisiológicas, estáveis no tempo e que se repetem com regularidade, não só no mesmo indivíduo como da mesma forma em todos os indivíduos. No neonato, Pretchl *et al.*[40] definiram cinco estados comportamentais:

- *Estado 1:* sono quieto, similar ao sono não REM.
- *Estado 2:* sono ativo, semelhante ao estado de sono não REM.
- *Estado 3:* quieto, mas acordado.
- *Estado 4:* acordado e ativo.
- *Estado 5:* acordado e vocalizando (choro).

Esta definição é amplamente empregada como tradução do estado do SNC. Para a perfeita caracterização de um estado importa reconhecer a combinação de determinadas variáveis; elas devem durar pelo menos três minutos; a monitoração de um determinado estado deve possibilitar o reconhecimento de outro, após período de tempo variável.

Associando o registro contínuo da FCFB com cardiotocógrafo à execução de ultra-sonografia de tempo real, Nijhuis et al.[36] descreveram quatro estados comportamentais fetais:

- *Estado 1F – (não REM):* repouso, podendo ocorrer raros movimentos corporais isolados. Movimentos oculares ausentes. A FCFB é estável com padrão reduzido de variabilidade, podendo ocorrer raras acelerações transitórias, sempre relacionadas com movimentos isolados.
- *Estado 2F – (REM):* freqüentes e periódicos movimentos corporais e das extremidades. A FCFB é variável com variabilidade maior que 10 e menor que 25 bpm. As acelerações transitórias são freqüentes e associadas aos movimentos. Movimentos oculares presentes.
- *Estado 3F:* movimentos corporais ausentes. Movimentos oculares presentes. A FCFB é estável, mas com variabilidade entre 10 e 25 bpm. Não existem acelerações transitórias.
- *Estado 4F:* vigoroso, atividade corporal contínua, com movimentos de rotação do corpo. Movimentos oculares presentes. A FCFB é instável, com grandes acelerações transitórias e taquicardia, secundária à somação de acelerações e coincidentes com os movimentos corporais.

Interessa enfatizar que a análise dos resultados, em um estudo longitudinal de desenvolvimento dos estados comportamentais, somente se oportunizou pela idealização e aplicação da técnica da *janela móvel.* Cartões padronizados, correspondentes a períodos de monitoração de três minutos são colocados sobre os registros. Cada evento passa então a ser analisado quanto à sua freqüência e também quanto à associação com outros fatores. O emprego deste método permitiu que outros autores passassem a obter resultados comparáveis entre si.[44,46,47] Este método pode esclarecer, também, as principais diferenças entre ritmo silencioso, por comprometimento fetal, do ritmo silencioso fisiológico (Quadro 5-9).

Já foi mencionado que o feto executa movimentos regulares da boca durante o estágio 1F, enquanto que movimentos de sucção podem ser visualizados no estágio 3F. Estes movimentos, e principalmente aqueles da boca, podem associar-se a padrão sinusoidal da FCFB, sem que isto traduza quadro de anemia. Para diferenciação, importa considerar os elementos expostos no Quadro 5-10.

Se aceitarmos que os fetos exibem estados comportamentais similares aos dos recém-nascidos, então é evidente que o parto, por si só, não altera o caminho do de-

Quadro 5-9 Diagnóstico diferencial e proposta de manejo quando existe ritmo silencioso no registro da FCFB

Diagnóstico diferencial	Manejo
Estado 1F	Estender o registro da FCFB
Efeito de drogas	Suspender administração
Taquicardia	Inspeção da basal
Anomalias	Exame ultra-sonográfico
	Detalhado e caracterização
	Dos estados comportamentais
Hipoxia	Teste do desafio da ocitocina
Morte cerebral	Cordocentese

senvolvimento do SNC. Claro que após o parto a respiração passa a ser contínua, bem como se altera a tensão de oxigênio, entre outros fatores. Também já se sabe que grande parte da morbidade neonatal não depende da hipoxia intraparto e sim das alterações hipoxicas vividas pelo feto durante seu desenvolvimento pré-natal. O exemplo mais eloqüente disto é a **Síndrome da Morte Cerebral Intra-uterina**. Neste caso a FCFB é silenciosa; freqüentemente a basal é elevada e sem oscilação da variabilidade; não há movimentos corporais e nem de extremidades; também não há acelerações transitórias (Fig. 5-7). Logo após o parto – geralmente cesáreo –, o recém-nascido necessita de ressuscitação e de assistência ventilatória. Instala-se a seguir quadro de falência múltipla de órgãos e morte. Se o exame cuidadoso no pré-natal é capaz de diagnosticar esta síndrome, a prematuridade freqüentemente impede a interrupção da gestação. Mas pelo menos seu correto diagnóstico pode evitar a prática de cesárea desnecessária.

O estudo dos estados comportamentais fetais tem sido considerado, nos dias atuais, como *exame neurológico fetal.* Serve tanto para aperfeiçoar o diagnóstico da vitalidade, quando associado à outra metodologia, quanto serve para predizer o comprometimento de um território nervoso específico.

Quadro 5-10 Diagnóstico diferencial e proposta de manejo na evidência de padrão sinusoidal da FCFB

Diagnóstico diferencial	Manejo
Movimentos de sucção ou da língua	Estudo completo do comportamento fetal
Efeito de drogas	Suspender administração
Anomalias congênitas	Estudo anatômico detalhado
Asfixia fetal	Perfil biofísico e EVA
Anemia fetal	Determinação do pico da ACM
	Cordocentese

EVA = estímulo vibro-acústica padronizado; ACM = artéria cerebral média.

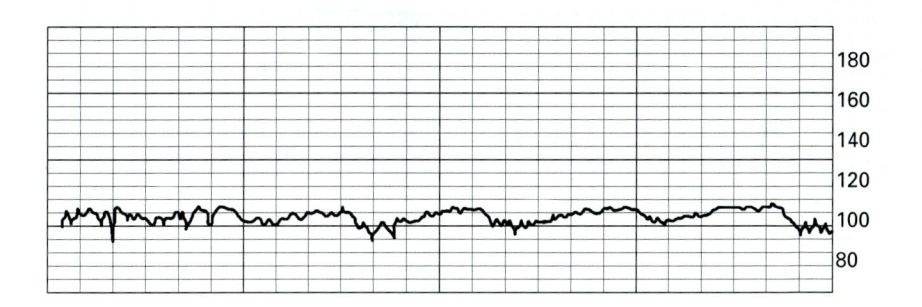

Fig. 5-7.
Cardiotocografia intraparto revelando morte cerebral. Ausência de variabilidade, acelerações transitórias e pequenas desacelerações.

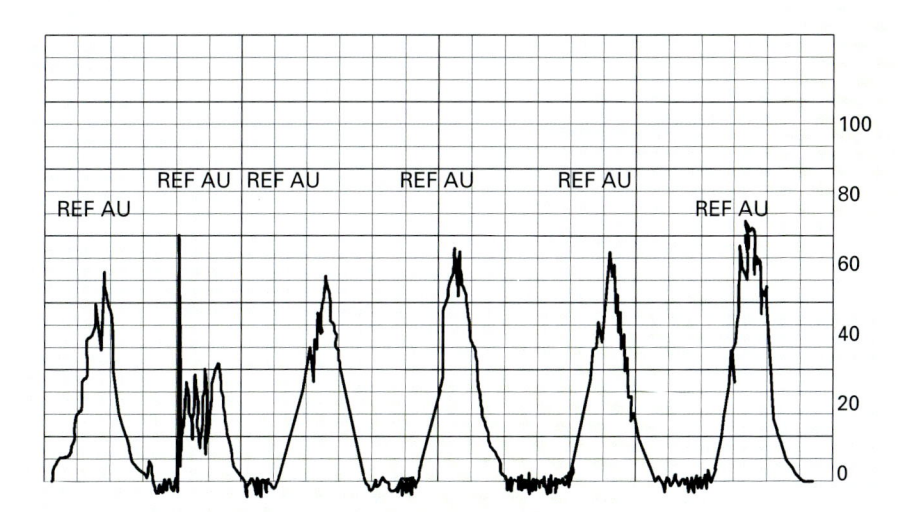

Forma simplificada de avaliar os estados comportamentais consiste na averiguação, durante a execução de ulta-sonografia nível III, dos seguintes fatores:

- *Movimentos corporais:* aplicando transdutor convexo de 3,5 mHz, de modo a obter corte longitudinal do feto.
- *Acelerações transitórias, FCFB e variabilidade:* aplicando modo M e analisando a freqüência em três períodos distintos, próximos à detecção dos movimentos corporais (geralmente percebidos pela gestante ou pelo médico).
- *Movimentos respiratórios:* aplicando transdutor convexo de 3,5 mHz sobre a região da cabeça, de forma a obter corte da face, dos olhos e da boca. Geralmente se consegue, também, imagem da caixa torácica.
- *Movimentos respiratórios:* deslocando-se o transdutor da cabeça para o tórax, obtendo-se corte que inclua parte do abdome.

Na grande maioria das vezes bastam alguns minutos para que se obtenha os elementos expostos no Quadro 5-11.

Fetos hígidos são vigorosos, mesmo no estado 2F. Como não há problema na caracterização dos movimentos corporais, geralmente visíveis, sua percepção ultima o estudo dos estados comportamentais. O que interessa diferenciar, com exatidão, são fetos em estado 1F daqueles sob efeito de drogas e com hipoxemia. Para diferenciar estado 1F do 2F, avaliamos os movimentos oculares. Se presentes, trata-se de estado 2F e se ausentes, 1F. Quando se suspeita que a inatividade fetal resulta do emprego de drogas, completamos o estudo pela aplicação de EVA padronizada. Calculamos o índice de pulsatilidade (PI) da artéria cerebral média antes e após o estímulo. Se há redução do PI, há boa correlação com boas condições de oxigenação dos tecidos.[23,48]

Quadro 5-11 Elementos que integram o estudo dos estados comportamentais fetais

	Estados comportamentais			
Parâmetro	**Acordado (4F) ativo**	**Acordado (3F) quieto**	**Sono REM (2F)**	**Sono não REM(1F)**
MC	Presentes	Ausentes	Presentes	Ausentes
FCFB	Com AT	Sem AT	Com AT	Sem AT
VARIAB	> 10	< 10	> 10	< 10
MO	Presentes	Presentes	Presentes	Ausentes
MR	Ausentes	Presentes	Presentes	Ausentes

MC = movimentos corporais; FCFB = freqüência cardíaca fetal basal; Variab = variabilidade; MO = movimentos oculares; MR = movimentos respiratórios.

HABITUAÇÃO FETAL

Um dos principais propósitos da moderna perinatologia consiste na idealização de um método capaz de apontar qual o melhor momento para interromper gestações complicadas por fatores de risco. Este momento deve atender, de um lado, adequadas condições de vitalidade e de outro, evitar a maturidade iatrogênica e suas complicações. Sabemos que a incidência de disfunção cerebral mínima é da ordem de 16% entre recém-nascidos de termo e de 40% em crianças nascidas prematuramente.[49]

No manejo das gestações de alto risco têm-se valorizado tanto a velocidade do sangue no território arterial quanto o espectro de onda do território venoso fetal, além de inferir-se as condições de vitalidade pela análise indireta de alguns fatores denunciadores do estado do SNC, geralmente analisados no estado de repouso.

Muitos sistemas fisiológicos possuem mecanismos de compensação que entram em funcionamento somente quando o organismo está estressado ou quando ele se encontra em condições não satisfatórias. Em fetos antes do termo, mostrou-se, pela aplicação da Dopplervelocimetria, que na hipoxia o índice de resistência das artérias carótidas internas revela padrão compatível com insuficiência no aporte de sangue para o cérebro fetal. Nestes casos há também aumento da resistência nas artérias umbilicais.[50] Porém, não se pode inferir daí o grau de comprometimento dos órgãos nobres. Portanto, testes aplicados no estado de repouso fetal têm valor preditivo limitado, como por exemplo também é o ECG de repouso no adulto. Um mesmo indivíduo, submetido a ECG de esforço pode mostrar anormalidades, já com algumas conseqüências, cujo ECG de repouso pode ainda ser interpretado como normal.

Para testar o limite de qualquer sistema, há necessidade de estimulá-lo. Em 1976, Selye[51] descreveu a **Síndrome Geral de Adaptação**, a qual se compõe de resposta fisiológico-comportamental tripartite:

- Reação de **Alarme.**
- Estágio de Resistência (**Adaptação**), durante o qual os mecanismos de defesa são mobilizados.
- Caso a situação de estresse perdure, ocorre **Exaustão** e as alterações passam a ser identificadas também em condições de repouso.

A estimulação pode ser empregada com dois sentidos:

- Para medir a resposta a um simples estímulo (**Resposta à EVA**).
- Para observar o comportamento a repetidos estímulos (**Habituação**).

Um teste que determina resposta comportamental geralmente promove mais informações, por envolver tanto respostas sensitivas quanto motoras, comprometendo maior envolvimento do tecido nervoso. Exemplo disto é a resposta em fetos anencefálicos. Em que pese reduzidos em quantidade, nesses fetos há movimentos em repouso e em atividade, entretanto eles não respondem à EVA, bem como são incapazes de revelar padrão de habituação.[52,53]

Habituação é o decréscimo em direção ao cessar da resposta de um comportamento, que ocorre quando novo estímulo é apresentado repetidamente.[54] Apesar de notavelmente simples, a habituação é uma das mais primitivas formas de aprendizado.[55] Uma determinada atividade apenas representa mínima parte da informação processada pelo SNC. No envolvimento de estimulação sensória constante, a habilidade em ignorar estímulos ineficientes é fundamental para o adequado funcionamento e a sobrevivência do organismo.

Existe boa evidência de que padrões de normal habituação refletem a integridade e o adequado funcionamento do SNC.[56] Não se sabe qual parte do SNC controla a habituação, mas dados existentes permitem concluir que a córtex desempenha papel preponderante.[52]

Peiper,[57] em 1925, observou redução e depois parada de resposta fetal à estimulação sonora repetida, exercida por buzina de automóvel, aplicada sobre o ventre materno. Fleischer,[58] em 1955 observou habituação dos movimentos fetais a repetidos estímulos sonoros e Leader et al.,[59] em 1982, estudaram a habituação fetal à EVA. A habituação a rápidos lampejos foi descrita por Birhnolz e Benacerraf[60] em 1983. Seguiram-se inúmeras pesquisas, de vários autores, comprovando os resultados. Em 1992, Herprer e Shahidullah[61] padronizaram a habituação, empregando fonte que emite som com 250-500 Hz, o que lhes permitiu demonstrar que as respostas são feto-dependente. Para o estabelecimento dos níveis de normalidade, 40 mulheres e suas respectivas crianças, com ausência de complicações nos períodos pré-natal, intranatal e adequadas condições de nascimento foram arroladas em uma pesquisa. Sobre o ventre materno e na região da cabeça fetal foi aplicada EVA, gerada por buzina elétrica Robson, analisando-se os movimentos fetais por cardiotocografia, ultra-sonografia de tempo real e pela percepção materna. Cada estímulo de cinco segundos era repetido a cada 20 segundos. Movimentos ocorridos tanto durante quanto até 2,5 segundos após a estimulação foram interpretados como resposta. Movimentos ocorridos posteriormente foram interpretados como espontâneos. Ausência de resposta a cinco estímulos consecutivos foi interpretada como decorrente da habituação e o número de estímulos requeridos até a habituação foram apontados. A Fig. 5-8 representa, respectivamente, o número de estímulos

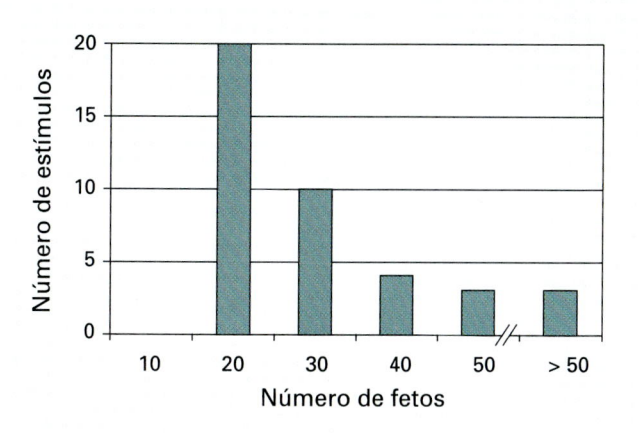

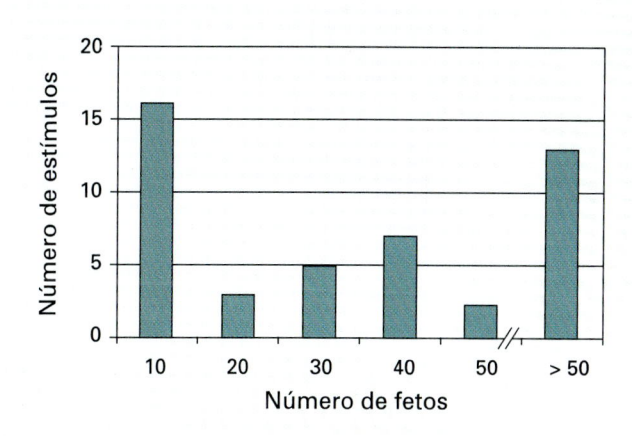

A

B

Fig. 5-8.

Habituação em uma população. (**A**) Fetos normais. Na abscissa, número de estímulos necessários para habituação. Na coordenada, número de fetos. (**B**) Fetos com restrição de crescimento. Na abscissa, número de estímulos necessários e na coordenada, número de fetos.

que foram necessários para habituação de fetos normais e fetos com crescimento intra-uterino deficiente.

Leader *et al.*[52] identificaram quatro diferentes padrões de resposta:

- *Habituação normal:* quando são necessários de 10-50 estímulos.
- *Ausência de resposta:* quando inexistem alterações após novo estímulo.
- *Habituação precoce:* quando ocorre entre 1-9 estímulos.
- *Habituação retardada:* quando são necessários mais de 50 estímulos.

A **desabituação** *consiste na recuperação da resposta ao estímulo original após apresentação de novo estímulo.* O reconhecimento deste fenômeno é importante porque ele diferencia a fadiga do comprometimento do tecido nervoso. Em condições de normalidade, 83% dos fetos submetidos ao estudo da habituação revelaram desabituação.

Fatores que alteram a habituação pré-natal

Idade gestacional

Em 27 mulheres não fumantes, submetidas ao estudo da habituação a cada duas semanas, por aproximadamente 22 semanas da gestação, procurou-se determinar em qual idade o feto humano desenvolve respostas padronizadas. Essas estavam presentes em apenas 7% deles entre 23 e 24 semanas e em 89% deles entre 27 e 28 semanas. Demonstrou-se que os fetos femininos começam a habituar mais cedo que os fetos masculinos.(Singer *et al.*,[62] 1968; Birholz e Benacerraf,[60] 1983; e Hepper,[63] 1992).

Repetição

Em fetos de termo demonstrou-se que o fenômeno de habituação guarda relação com o intervalo de aplicação do estímulo. Fetos normais requerem menos estímulos para responder, quando a técnica é repetida até 72 horas, interpretada como tradução da capacidade de aprendizado fetal. Fetos com mecônio revelaram respostas alteradas. Após 72 horas, o número de estímulos necessários passa a ser igual ao do estímulo inicial, interpretado como tradução do esquecimento fetal.

Fumo

Recentemente Hepper[63] mostrou que fetos de mães que fumam requerem estímulos com maior intensidade para evocar resposta que se compare com a de fetos de mães não fumantes.

Drogas

Entre as drogas estudadas, aquelas que comprometem o fenômeno da habituação estão os barbituratos, os benzodiazepínicos, os oleáceos, alguns anti-hipertensivos, a maconha e a heroína.

Álcool

O álcool, ao reduzir ou abolir os movimentos corporais fetais, impede o estudo do fenômeno da habituação.

Síndrome de Down

Fetos acometidos revelam ausência de habituação, habituação retardada e ou ausência de desabituação.

Estados comportamentais

Pietrantoni *et al.*,[64] em 1991, demonstraram que o fenômeno da habituação independe do estado comportamental fetal, já que as características sonoras, necessárias ao seu estudo modificam, impreterivelmente o estado 1F para o 4F.

Execução e interpretação do fenômeno da habituação

Como os estudos originais foram realizados em animais, as técnicas empregadas iam sendo adaptadas ao porte do indivíduo estudado. Portanto, as variações de freqüência e pressão sonora, das fontes empregadas, determinaram respostas nem sempre comparáveis. Mais recentemente Goldkrand e Litvak,[65] em 1991, propuseram empregar fonte sonora que emita 90 dB e 500 Hz e estudar o fenômeno da habituação por meio das alterações da FCFB. Propõem iniciar o procedimento pela aplicação da cardiotocografia anteparto de repouso, segundo técnica já descrita. Caracterizado estado 1F, emitem EVA por um segundo, a cada minuto, durante 20 minutos, ao cabo dos quais o traçado é interpretado segundo as características da FCFB.

Nossa experiência com a EVA, na aplicação da cardiotocografia anteparto estimulada, permite-nos propor que o teste seja executado empregando fonte KOBO, cujos padrões de emissão foram analisados e padronizados na década de 1980.[14] Em um período de inatividade (estado 1F), sobre a região da cabeça fetal, incide-se feixe sonoro por um segundo. A próxima incidência ocorrerá quando a FCFB retornar ao estado pré-estimulação e aí permanecer pelo menos por 60 segundos. Considera-se habituado aquele feto que deixa de revelar elevação da FCFB por 180 segundos após a emissão do último feixe.

Fetos normais costumam apresentar elevação imediata da FCFB após acionamento do primeiro feixe (mais de 15 bat/min). Segue-se período de taquicardia, que perdura por aproximadamente três minutos, seguindo-lhe incremento dos movimentos corporais e das acelerações transitórias. O retorno às condições pré-estimulação geralmente ocorre após 8-10 minutos. Este período de tempo mostra-se menor já na segunda e terceira estimulações. Geralmente no quinto feixe costumamos constatar o fenômeno da habituação. Em fetos de gestações de alto risco e principalmente naqueles em que há comprometimento do tecido nervoso ou crescimento fetal deficiente, temos observado fenômeno de habituação alterado em 67,5%.

Em que pese várias questões necessitarem ainda de respostas, pesquisas realizadas com crianças submetidas às escalas de *Brazelton*[66] e de Desenvolvimento Mental *Griffiths*[67] revelaram importante correlação entre as condições neonatal e pós-neonatal com o perfil de habituação, estudado no período pré-natal.

DETERMINAÇÃO DA TAXA DE ERITROBLASTOS NO SANGUE DA VEIA UMBILICAL LOGO APÓS O NASCIMENTO

Para cada criança que nasce com asfixia, duas perguntas se impõem – quando ocorreu o processo hipóxico e qual a sua causa. As respostas estão relacionadas aos conhecimentos que temos sobre as repercussões que a asfixia determina sobre o tecido nervoso fetal. Durante muito tempo se acreditou que a grande maioria das paralisias cerebrais decorria das lesões ligadas ao parto. Esta concepção alimentou, principalmente em países desenvolvidos, dispendiosos processos judiciais e indenizações vultosas. Hoje se sabe que mesmo em situações catastróficas, tais como na ruptura uterina e no prolapso de cordão, que podem determinar intensa e prolongada hipoxia, nem sempre ocorre lesão do tecido nervoso central. Por outro lado, situações que passam às vezes despercebidas durante o período pré-natal são capazes de lesar irremediavelmente o cérebro fetal.

Os resultados dos estudos realizados em animais são limitados pelo fato de não existir modelo com comportamento semelhante ao do feto humano em face de hipoxia. No feto humano, quando o nível de saturação da hemoglobina alcança 10%, geralmente ocorre processo de centralização sanguínea. Sabe-se que ela pode permanecer assim por muito tempo sem que haja comprometimento nervoso. Isso depende da ocorrência ou não de hipotensão, bem como das reservas de que o feto dispõe, ambas de difícil caracterização.

Estes novos conhecimentos têm impulsionado pesquisadores a buscar marcadores capazes de identificar fetos submetidos a processo asfíxico, bem como sinalizar o momento de sua ocorrência. A identificação de um marcador capaz de apontar fetos que foram submetidos a insultos antes do parto auxiliaria, também, na tomada de decisões nos processos judiciais.

A presença de células sanguíneas vermelhas nucleadas (CSVN), também conhecidas por normoblastos e eritroblastos, no sangue funicular e na circulação periférica do neonato, parece ser um dos indicadores mais valiosos da ocorrência de evento hipóxico. Há 30 anos, Fox[68] propôs que o número de eritroblastos devia ser encarado como expressão da intensidade da deprivação do oxigênio. Soothill *et al.*,[69] por meio da cordocentese, estabeleceram correlação entre o numero de CSVN por 100 leucócitos e a gravidade da hipoxemia, em fetos com crescimento intra-uterino deficiente. Phelan e Ahn[70] concluíram que a presença de normoblastos no sangue do neonato deve ser encarada como importante marcador hematológico da asfixia perinatal, auxiliando no reconhecimento do momento da ocorrência do processo lesivo.

Entre os fatores que sabidamente se correlacionam com elevação na taxa dos eritroblastos estão a prematuridade, o diabetes melito descompensado, a anemia fetal e o crescimento fetal deficiente.

Submetendo fetos de gestantes normais, assistidas no Hospital de Alvorada (Fundação Universitária de Cardiologia/RS), constatamos que a taxa de eritroblastos no sangue da veia umbilical, colhido logo após o parto, correlaciona-se com as condições de vitalidade, aferida tanto pelo índice de Apgar quanto pela avaliação do equilíbrio ácido-básico; com a ocorrência de anemia fetal (hematócrito menor que 36%); com fetos grandes para a idade gestacional; e com fetos pequenos para a idade gestacional. Nesta pesquisa pudemos caracterizar, pela aplicação da curva ROC, que o ponto de corte discriminador situa-se ao nível de 10%, confirmando assim dados da literatura.[71]

Imediatamente após a expulsão fetal e imediatamente antes da efetiva instalação da respiração, liga-se o cordão entre quatro pinças, passando para a auxiliar de enfermagem porção de funículo com 10 cm. Com seringa de insulina, lavada com heparina, aspira-se da veia 1 ml de sangue sem bolhas, remetido imediatamente ao laboratório para determinação do pH, pO_2, pCO_2 e BE. Em seringa com EDTA, aspira-se 2 ml, para realização do hemograma. Em uma lâmina seca, espalha-se gota de sangue que será corada pelo corante panótico. Identificados os eritroblastos, eles são representados sob forma de taxa (eritroblastos/leucócitos × 100).

Em questão de pouco tempo os dados estão à disposição tanto do obstetra quanto, principalmente, do neonatólogo. Taxas elevadas sugerem aplicação de cuidados intensivos especiais e aplicação de exames para rastreamento de comprometimento nervoso.

CONSIDERAÇÕES RELEVANTES

Cada profissional responsável pela assistência de um feto e cada pesquisador que estuda a fisiologia fetal deve levar em consideração a existência dos estados comportamentais. Nas três décadas que seguiram a descrição feita por Dawes et al.[72] da existência de interação entre os movimentos respiratórios, movimentos oculares e padrões comportamentais no feto de ovelha e desde que Nijhuis et al.[36] demonstraram, 12 anos depois, que também existem estados comportamentais no feto humano, ficou claro que o produto da concepção, durante seu desenvolvimento, não se encontra em estado de imobilidade. A alternância dos estados de atividade com os de repouso acompanha-se de significativas mudanças também na fisiologia

do feto, no seu metabolismo e na resposta à estimulação. O investigador que não leva em consideração estes fatos está condenado a ultimar errôneas conclusões. O clínico que ignora a existência dos estados comportamentais corre o risco de cometer erros no manejo de seu paciente.

Com o refinamento do método ultra-sonográfico não-invasivo no estudo do fluxo de sangue e a aplicação desta metodologia no feto humano ficou aparente que existem substanciais alterações na circulação fetal condicionadas aos estados comportamentais. As alterações na circulação fetal envolvem não só o leito periférico e cerebral, mas incluem também mudanças na comunicação central através do forame oval e ducto arterioso. Em 1990, Rizzo et al.[73] demonstraram incremento no débito cardíaco do ventrículo esquerdo e decréscimo no direito durante o estado REM (2F) quando comparado ao estado não REM (1F). Há inclusive referências que alterações sutis no débito cardíaco podem ser dependentes do ritmo circadiano fetal.

Os níveis de catecolaminas circulantes também diferem entre os estados comportamentais.[74] Esses autores, em 1990, predisseram que futuras investigações revelarão alterações circulatórias, metabólicas e endócrinas associadas aos estados comportamentais.

A importância do estado comportamental REM (2F) para o desenvolvimento do cérebro fetal e neonatal é indiscutível. Tanto o crescimento quanto a manutenção do tecido nervoso são estímulo-dependentes. Movimentos oculares rápidos traduzem estimulação autóctona, já que o feto, durante seu desenvolvimento, pouco interage com o meio externo. A supressão experimental dos movimentos oculares, durante fases precoces de vida intra-uterina, determinou lesões estruturais cerebrais permanentes.

Numerosas drogas, algumas de adição, afetam a síntese e a ação de neurotransmissores cerebrais, determinando supressão dos REM.

Portanto, na avaliação da vitalidade de um feto com comprometimento do coração, quer estrutural, quer funcional, interessa redobrar os cuidados com a interpretação dos testes aplicados. Convém analisá-los de forma associada, levando em consideração o conhecimento da fisiologia e da fisiopatologia, evitando o emprego de teste isolado na tomada da decisão clínica.

REFERÊNCIAS BIBLIOGRÁFICAS

1. Alvarez H, Caldeyro-Barcia R. Estúdios sobre la fisiologia de la actividad del útero humano. Primera comunicación. Nueva técnica para registro de la actividad del útero humano. Arch Gin Obst 1948;7:3-20.
2. Hammacher K. Frucherkennung intrauterineogefahrewnzustande durch electrophonocardiographie und tocographie. In: Elert R, Hates KA (eds.) Prophylaxe Frunddkindicher Hirnschaden. Sttugart: George Thieme Verlag, 1956. p. 120-126.

3. Hon EH. The electronic evaluation of the fetal heart rate: preliminary report. *Am J Obst Gynecol* 1958;75:1215-1229.

4. Hammacher K. The clinical significance of cardiotcography. In: *Proceedings of the First European Congress of Perinatal Medicine*. Berlin, 1968.

5. Pose SV, Castillo JB. Test of fetal tolerance to induced contractions for the diagnosis of chronic diseases. In: *Perinatal Factors affecting human development*. Washington, DC, USA: Pan American Organization, World Heath Organization, Scientific Publication 185, 1969. p. 96-8.

6. Neme B, Behle I, Santos AU. Efeito da prova de esforço sobre a escuta fetal em gestações complicadas por síndrome hipertensiva. *Matern Inf* (S.Paulo)1973;4:323-30.

7. Lee CY, DiLoreto PC, O`Lane JM. A study of fetal heart rate accelerations patterns. *Obstet Gynecol* 1975;45:142-6.

8. Rochard F, Schifrin B, Goupil F. Nonstressed fetal heart rate monitoring in the antepartum period. *Am J Obst Gynecol* 1976;126:699-700.

9. Behle I, Zugaib M. Cardiotocografia anteparto de repouso. 1. Considerações sobre conceito, metodologia e interpretação. Proposição de índice cardiotocométrico. *Rev Bras Gin Obstetr* 1981;3(2):72-85.

10. Caldeyro-Barcia R. Mecanismos y significados de las variaciones registradas en la freqüencia cardíaca del feto humano durante el parto. *VII Congresso Brasileiro de Obstetrícia e Ginecologia*. Porto Alegre, 1963. Tomo I, 245-90.

11. Hon EH, Quilligan E. Electronic evaluation of fetal heart rate. *Clinical Obstet Gynecol* 1968;11:145-167.

12. Behle I, Petracco A, Rache JE, Teixeira J. Cardiotocografia anteparto de repouso. II. Estudo da cinética fetal e de suas relações com as acelerações transitórias. A. Gestantes normais. *Rev Bras Gin Obstetr* 1981;3(4):183-188.

13. Devoe LD. Clinical implications of prospective antepartum fetal heart rate testing. *Am J Obstet Gynecol* 1980;137:983-985.

14. Behle I, Zugaib M. Cardiotocografia anteparto estimulada. Prueba de estimulacion sonora. *Clinica Ginecológica* 1982;7(3):131-143.

15. Behle I. Contribuição à interpretação da cardiotocografia anteparto de repouso: estudo das variáveis que integram um índice cardiotocométrico. *Tese Doutorado*. Faculdade de Medicina da USP, 1982.

16. Luz NP, Lima CP, Luz SH, Feldens VL. Auditory evoked responses of the human fetus. 1-Behavior during progress of labor. *Acta Obstet Gynecol Scand* 1980;59:395-397.

17. Zugaib M, Behle I. *Monitoração eletrônica Fetal*. Roca: São Paulo, 1981. p. 260.

18. Manning FA, Platt LD, Sipus L. Antepartum fetal evaluation: The development of a fetal biophysical profile score. *Am J Obstet Gynecol* 1980;136:787-789.

19. Timor-Tritsch IE, Dierker LJ, Hertz RH. Studies of antepartum behavioural state in the human fetus at term. *Am J Obstet Gynecol* 1978;132:424-528.

20. Manning FA, Hill LM, Platt LD. Qualitative amniotic fluid volume determination by ultrasound: antepartum detection of intrauterine growth retardation. *Am J Obstet Gynecol* 1981;139(3):254-259.

21. Phelan JP, Ahn MO, Smith CV. Amniotic fluid index measurements during pregnancy. *J Reprod Med* 1987;32:601-604.

22. Vintzileos AM, Fleming AD, Scorza WE. Relationship between fetal biophysical activities and umbilical cord blood gas values. *Am J Obstet Gynecol* 1991;165:707-710.

23. Behle I, Teixeira LP, Pontremoli M, Rynkowsky CB, Zielinsky P. Efeitos da estimulação vibro-acústica na velocidade do sangue da artéria cerebral média e na freqüência cardíaca fetal: 1. entre 35 e 41 semanas de gestação. *Rev Bras Giencol Obstetr* 1999;21(8):459-462.

24. Hobbins JC, Mahoney M, Goldstein LA. A new method for intrauterine visualization by the combined use of fetoscopy and ultrasound. *Am J Obstet Gynecol* 1974;188:1962-1072.

25. Daffos F, Capell-Pavlovsky M, Forestier F. A new procedure for fetal blood sampling in utero: preliminary report of 53 cases. *Am J Obstet Gynecol* 1983;146:985-987.

26. Ludomirsky A. *North American PUBS Registry*. Philadelphia: Pennsylvania Hospital, 1991.

27. Nicolini U, Santolaya J, Ojo OE, Fisk NM, Hubinont C, Tonge M, *et al*. The fetal intra-hepatic umbilical vein as an alternative to cord needling for prenatal diagnosis and therapy. *Prenat Diagn* 1988;8:665-671.

28. Soohtill PW, Nicolaides KH, Rodeck CH, Campbell S. Effect of gestational age on fetal and intervillous blood gas and acid-base values in human pregnancy. *Fetal Ther* 1986;1:168-175.

29. Nicolaides KH, Economides DL, Soothill PW. Blood gases, pH, and lactate in appropriate and small for gestational age fetuses. *Am J Obstet Gynecol* 1989;161:996-1001.

30. Sonek J, Nicolaides KH. The role of cordocentesis in the diagnosis of fetal well-being. *Clin Perinatol* 1974;21:743-764.

31. Snijders RJM, Adbas A, Melby O, Ireland RM, Nicolaides KH. Fetal plasma erythropoetin concentration in severe growth retardation. *Am J Obstet Gynecol* 1993;168:615-619.

32. VilleY, Proundler A, Kuhn P, Nicolaides KH. Aldosterone concentration in normal, growth-retarded, anemic and hydropic fetuses. *Obstet Gynecol* 1994;84:511-514.

33. Nava S, Bocconi L, Zuliani G, Kustermann A, Nicolini U. Aspects of fetal physiology from 18 to 37 weeks´ gestation as assessed by blood sampling. *Obstet Gynecol* 1996;87:975-980.

34. Vries JIP, Visser GHA, Pretchl HFR. The emergence of fetal behaviour. I. Qualitative aspects. *Early Hum Dev* 1982;7:301-322.

35. Visser GHA, Poelsmann-Weesjes G, Cohen TMN, Bekedam DJ. Fetal behaviour at 30 to 32 weeks of gestation. *Pediatrics Res* 1982;22:655-658.

36. Nijhuis JG, Pretchl HFR, Martin CB, Bots RSGM. Are there behavioural states in the human fetus? *Early Hum Dev* 1982;6:177-195.

37. Visser GHA, Dawes GS, Redman CWG. Numerical analysis of the normal human antenatal fetal heart rate. *Br J Obst Gyanecol* 1891;88:792-802.

38. Tmor-Trisch IE, Dierker LJ, Hertz RH, Deagen C, Rosen MG. Studies of antepartum behavioral states in the human fetus at term. *Am J Obst Gynecol* 1978;132:524-528.

39. Nijhuis JG, Prethcl HFR, Martin Jr CB, Bots RSGM. Are there behavioral states in the human fetus? *Early Hum Dev* 1982;6:177-95.

40. Pretchl HFR. The behavioural states of the newborn infant (a reviouw). *Brain Res* 1974;76:185-212.

41. Bots RSGM, Nijhuis JG, Martin Jr CB, Pretchl HFR. Human fetal eye movements: detection in utero by ultrasonography. *Early Hum Dev* 1981;5:87-94.

42. Pretchl HFR. Special Issue: New studies on movement assessment in fetuses and preterm infants. *Early Hum Dev* 1990;23:151-246.

43. Myers MM, Schulze KF, Fifer WP, Stark RI. Methods for quantifying state-specific patterns of EEG activity in fetal baboons and immature human infants. In: Lecanuet JP, Fifer WP, Krasnegor NA, Smotherman WP. (ed). *Fetal development. A pschycobiological pespective*. New Jersey:

Lawrence Erlbaum Associetes Publishers, Hillsdale, 1995. p. 35-49.

44. Woerden EE Van, Geijn HP Van, Caron FJM, Mantel R. Spectral analysis of fetal herat rhythm in relation to fetal regular mouthing. *Int J Biomed Comp* 1990;25:253-5.

45. Patrick J, Campbell K, Carmichael L, Natale R, Richardson B. Patterns of human fetal breathing during the last 10 weeks of pregnancy. *Obst & Gynaecol* 1980;56:24-30.

46. Arduini D, Rizzo G, Massacesi M, Romanini C, Mancuso S. Longitudinal assessment of behavioural transitions in healthy human fetuses during the last trimester of pregnancy. *J Perin Med* 1991:1:67-72.

47. Vilet MAT van, Martin CB Jr, Nijhuis JG, Prethcl HFR. The relationship between fetal activity and behavioural states and fetal breathing movements in normal and growth retarded fetuses. *Am J Obst Gynecol* 1985;153:582-588.

48. Behle I, Teixeira LP, Pontremoli M, Rynkowsky CB, Zielinsky P. Efeitos da estimulação vibro-acústica na velocidade do sangue da artéria cerebral média e na freqüência cardíaca fetal. 1: entre a 26ª e 34ª semana de gestação. *Anais do I Congresso Brasileiro sobre Maternidade Segura*. Brasília, DF, 2000.

49. Hadders-Algra M, Touwen BCL. Body measurements, neurological and behavioural development in six-year old children born preterm and/or small for gestational age. *Early Hum Dev* 1990;2:1-13.

50. Arias F, Retto H. The use of Doppler waveform analysis in the evaluation of the high risk fetus. *Obstetr Gynecol Clin North Am* 1988;15:265-81.

51. Selye H. Forty years of stress research: Principal remaining problems and misconceptions. *Can Med Assoc J* 1976;115:53-56.

52. Leader LR. The potential Value of the Habituation in the Prenate. In: Lecanuet JP, Fifer WP, Krasnegor NA, Smotherman WP. (ed.) *Fetal Development. A Pschycobiological Pespective*. New Jersey: Lawrence Erlbaum Associetes Publishers, Hillsdale, 1995. p. 383-404.

53. Ohel G, Birkenfeld A, Rabinowitz R, Sadowsky E. Fetal response to vibratory acoustic stimulation in periods of low heart rate reactivity and low activity. *Am J Obst Gynecol* 1986;154:619-21.

54. Thompson RF, Glansman DL. Neural and behavioural mechanisms of habituation and sensitization. In: Tighe TJ, Leaton RN (ed). *Habituation*. Hillsdal: Lawrence Erlbaum Associates, 1966. p. 49-93.

55. Buckwald JS, Humphrey GL. An analysis of habituation in specific sensory systems. In: Stellar E, Sprague J. (ed). *Progress in physiological psychology*. NY: New York Academic Press, 1973. p. 1-75.

56. Jeffrey WE, Cohen LB. Habituation in the human infant. In: Reese HW (ed). *Advances in child development and behavior*. NY: New York Academic Press, 1971. p. 63-97.

57. Peiper A. Sinnesesempfindungen des kindes von seiner Geburt (Sensory Perceptions of Children Before Birth). *Monatschrift fuer Kinderheilkunde* 1925;29:236-241.

58. Fleischer K. Untersuchungen zur Entwickling der Innenohrfunktion (interuterine Kindsbewegungen nag

Schallreizer). (Investigations into the development of inner ear function. Intrauterine fetal movements following sound stimuli). *Zeitschrift fuer Laryngologie, Rhionologic und Otologien* 1955;34:733-40.

59. Leader LR, Baillie P, Martin B, Vermeulen E. The assessment and significance of habituation to a repeated stimulus by the human fetus. *Early Hum Dev* 1981;7:211-9.

60. Birnholz JC, Benacerraf BR. The development of human fetal hearing. *Science* 1983;222:516-8.

61. Hepper P, Shahidullah S. Habituation in normal and Down´s syndrome fetuses. *Q J Exp Psychol* 1992;44B:305-17.

62. Singer JE, Westphal M, Niswander KR. Sex differences in the incidence of neonatal abnormalities and abnormal performance in early childhood. *Child Development* 1968;39:103-12.

63. Hepper P. An interface between psychology and medicine: The antenatal detection of handicap. In: Klimek R (ed). *Pre and Perinatal psycho-medicine*. Cracow: DWN Dream, 1992. p. 133-8.

64. Pietrantoni M, Angel J, Parsons MT, McClain L, Arango HA, Spellacy W. Human fetal response to vibro-acoustic stimulation as a function of stimulus duration. *Obstetr Gynecol* 1991;78:807-10.

65. Goldkrand JW, Litvack BL. Demonstration of fetal habituation and patterns of fetal heart rate response to vibroacoustic stimulation in normal and high-risk pregnancies. *J Perinatol* 1991;11:25-9.

66. Madison LS, Adubato SA, Madison JK, *et al*. Fetal response decrement: True habituation? *Development & Behavioural Pediatrics* 1986;87:14-20.

67. Leader LR, Baillie P, Martin B, Molteno C. Fetal response to vibrotactile stimuli: A possible predictor of fetal and neonatal outcome. *Australian & New Zealand Journal of Obstetrics & Gynaecology* 1984;24:251-6.

68. Fox H. The incidence and significance of nucleated erythrocytes in the foetal vessels of the mature human placenta. *J Obstet Gynaecol Br Commonw* 1967;74:40-3.

69. Soothill PW, Nicolaides KH, Campbell S. Prenatal asphyxia, hyperlactiacidemia and erythroblastosis in grow retarded fetuses. *Br Med J (Clin Res Ed)* 1987;294:1051-3.

70. Phelan JP, Ahn MO. Perinatal observations in forty-eight neurologically impaired term infants. *Am J Obstet Gynecol* 1994;171:424-31.

71. Behle I, Fernandes RC, Peres CCMC, *et al*. Valor da taxa de eritroblastos no sangue da veia umbilical de recém-nascidos como marcador hematológico da hipoxia perinatal. *RBGO* 2001;23(1):21-7.

72. Dawes GS, Fox HE, Leduc BM, Liggins GC, Richards RT. Respiratory movements and paradoxical sleep in fetal lamb. *J Physiol* 1970;210:47-8.

73. Rizzo G, Arduini D, Valensise H, Romanini C. Effects of behavioral states on cardiac output in the healthy human fetus at 36-38 weeks gestation. *Early Hum Dev* 1990;23:109-15.

74. Reid DL, Jensen A, Phernetton TM, Rankin JHG. Relationship between plasma catecholamine levels and electrocortical state in the mature fetal lamb. *J Dev Physiol* 1990;13:75-9.

Dopplervelocimetria na Avaliação Fetal

Lucas Teixeira

INTRODUÇÃO: UMA VISÃO GERAL SOBRE OS MÉTODOS DE AVALIAÇÃO DO BEM-ESTAR FETAL

A medicina fetal evoluiu da obstetrícia à medida que a tecnologia disponibilizou os meios para se avaliar o feto como paciente. A observação da movimentação fetal pela mãe ou por um examinador externo sempre esteve presente como método de se acessar o feto. A engenhosidade da tecnologia médica e os crescentes conhecimentos a respeito da fisiologia e da fisiopatologia ampliaram a capacidade de se obter informações acerca do feto. Diferentes técnicas, acessando os diferentes sistemas da unidade fetoplacentária e os diferentes momentos da resposta fetal aos insultos existentes, têm sido desenvolvidas nas últimas décadas e têm permitido ao clínico obter uma avaliação precisa das condições fetais e a tomar decisões corretas quanto ao seu manejo.

Inicialmente, dosagens bioquímicas sanguíneas maternas permitiram a avaliação indireta da função da placenta e do conseqüente estado fetal[1] A cardiotocografia[2,3] trouxe a capacidade de monitorar o comportamento da freqüência cardíaca fetal, informando sobre o estado de oxigenação fetal. O ultra-som modo-B foi revolucionário, ao trazer a capacidade de se visualizar diretamente o feto, permitindo medi-lo, observar o seu comportamento e a normalidade de seus órgãos. A adição da tecnologia da Dopplervelocimetria ao arsenal ultra-sonográfico ampliou ainda mais a compreensão do feto ao prover a capacidade de observar a sua circulação, permitindo avaliar diretamente as patologias circulatórias (cardíacas), assim como as não-circulatórias, pelo prisma da resposta cardiovascular fetal ao insulto existente.

A cardiologia fetal se destaca como especialidade diferenciada da medicina fetal.

Na cardiologia fetal, a Dopplervelocimetria tem uso extenso na avaliação da dinâmica circulatória central (cardíaca). Mais recentemente, os avanços na compreensão do Doppler na circulação venosa fetal[4] têm permitido se obter uma avaliação mais minuciosa da disfunção cardíaca fetal, ao demonstrar, pela presença e pelo grau de congestão venosa, o nível de deficiência da bomba cardíaca. E é aqui que a cardiologia fetal se reencontra com a medicina fetal não-cardiológica. Os estudos com Dopplervelocimetria da circulação periférica têm demonstrado que diversas situações patológicas fetais, como crescimento intra-uterino restrito (CIUR)/insuficiência placentária,[4] diabetes melito,[5] anemia fetal[6] de diferentes etiologias e malformações com conseqüências mecânicas ou volêmicas sobre a bomba cardíaca, quando em grau severo ou avançado, resultam em redução do débito cardíaco, produzindo sinais de congestão venosa periférica.[4] A disfunção cardíaca é para onde convergem diversas patologias fetais não primariamente cardíacas em suas fases avançadas.

O quadro apresentado adiante (Fig. 6-1) sumariza a disfunção cardíaca e o Doppler venoso alterado, como pontos de convergência de diversos processos fisiopatológicos fetais.

Os testes de uso corrente para a avaliação do bem-estar fetal são o perfil biofísico fetal (PBF), a cardiotocografia (CTG) e a Dopplervelocimetria arterial e venosa. Cada um deles fornece dados sobre o feto a partir de diferentes sistemas, órgãos e momentos da resposta fisiológica ou fisiopatológica fetal (Fig. 6-2). Assim, quando usados em conjunto, são em grande parte complementares entre si. Existe uma grande quantidade de conhecimento e experiência com o uso dessas tecnologias. No momento atual, o que se está buscando é o uso integrado e racional desses testes. Por exemplo, na insuficiência placentária crônica, o feto se ajusta à menor oferta de oxigênio ao longo de vá-

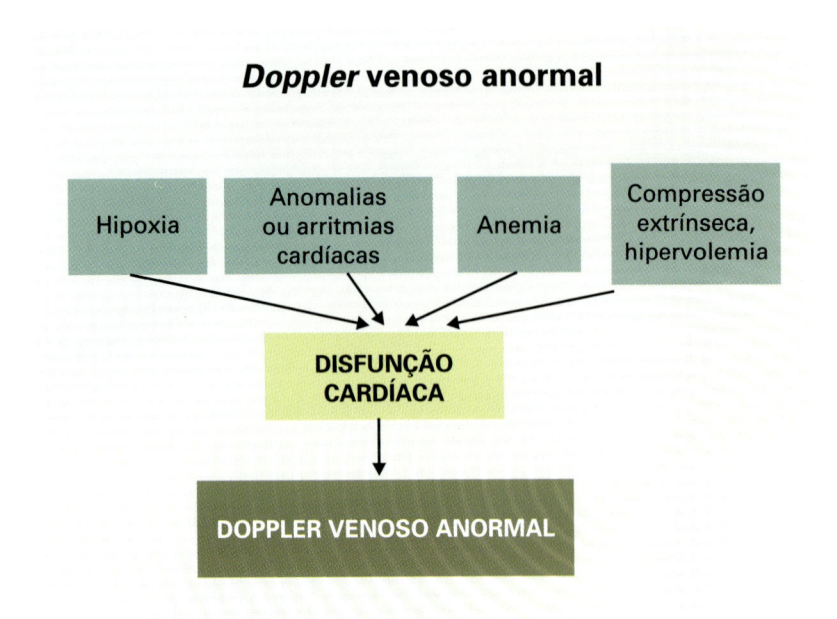

Fig. 6-1.
Disfunção cardíaca como ponto de convergência entre várias patologias que comprometem o bem-estar fetal.

rias semanas, favorecendo os órgãos prioritários (cérebro,[8] coração[9]). O Doppler arterial permite a identificação desse fenômeno de ajuste e a conclusão de que algum processo patológico subjacente está em andamento. A movimentação fetal (PBF) e a CTG são testes que refletem a integridade dos centros cerebrais de controle motor, respiratório e cardiovascular.[2,3,10] Estes só se alteram quando estes centros, e portanto o SNC, estão comprometidos, sinalizando a falha na adaptação que vinha ocorrendo ao longo de semanas e demonstrada pelo Doppler arterial (fluxo preferencial ao cérebro e coração). Os exemplos acima demonstram diferentes métodos de avaliação fetal informando sobre diferentes momentos e graus de comprometimento fetal. Almeja-se, em última análise, pela integração racional desses testes, proteger a integridade do feto, de forma a minimizar os riscos e as conseqüências da prematuridade, assim como da exposição a um ambiente intra-uterino hostil.

Do ponto de vista histórico, o desenvolvimento dos testes ocorreu de forma não coincidente com a cronologia dos eventos que ocorrem na progressão da resposta fisiopatológica fetal. A CTG, assim como o PBF, refletem parâmetros fetais terminais. A primeira foi desenvolvida nos anos de 1960, e o PBF nos anos 1980. A tecnologia do Doppler foi incorporada nos anos 1980, posteriormente ao PBF. Foram, na sua fase inicial, estudados os parâmetros arteriais, principalmente as artérias umbilical, carotídeas/cerebrais e uterinas. Inicialmente, o Doppler sofreu certa dificuldade de aceitação pelos obstetras, por informarem sobre o estado fetal pelo prisma circulatório, muitas vezes sem uma tradução imediata no estado clínico observável, isto é, sem alteração nos parâmetros de CTG,

PBF e movimentação fetal, com os quais eles já estavam habituados a utilizar no processo decisório. Quando alterado, praticamente não havia dúvida quanto à conduta de se retirar o feto do útero a fim de protegê-lo. As alterações arteriais antecedem em dias a semanas a deterioração final do feto[5] e são, quando comparadas à CTG e ao PBF, poder-se-ia dizer, subclínicas. Esta característica tornou e ainda torna psicologicamente difícil para o obstetra decidir por retirar um feto prematuro que parece clinicamente bem pelos parâmetros mais terminais de CTG, PBF e movimentação fetal. Assim, o Doppler arterial gerou, nos seus primeiros anos, situações extremas variando do uso entusiasta, gerando interrupções prematuras da gestação até a negação completa do método, sob o argumento de que não alteraria o processo de decisão. Com o tempo, ele foi incorporado, sendo compreendido e ganhando o valor adequado dentro do processo de decisão clínica. Contribuíram para isso os estudos com gasometria arterial,[5,11-13] demonstrando a presença de alterações nos gases arteriais fetais na presença de alterações de Doppler arterial, e os estudos de morbimortalidade perinatal,[14] que demonstraram que o uso do Doppler no processo de decisão clínica resultou em queda nos seus índices. Adicionalmente, a visão prevalente nos dias de hoje incorpora a noção de que há conseqüências à integridade fetal e ao prognóstico pós-natal em todas as fases de adaptação fetal ao insulto. Assim, por exemplo, no caso da insuficiência placentária, não mais se considera seguro ao feto aguardar a deterioração de parâmetros terminais para retirá-lo do útero, pois já haverá a possibilidade, nesta fase, de danos ao cérebro e/ou a outros sistemas terem sido instalados. Exceção a esse pensamento se faz quando a

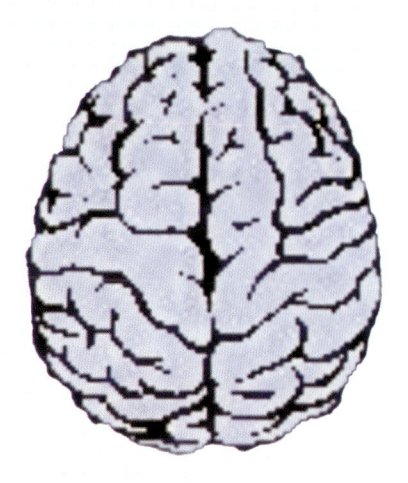

Fig. 6-2.

Os diferentes métodos de acesso ao feto e os sistemas sobre os quais informam: (**A**) Cardiotografia (CTG) e perfil biofísico fetal (PBF): oxigenação cerebral. (**B, C**) *Doppler* arterial: estado da placenta e adaptação fetal à hipóxia. (**D**) *Doppler* venoso: estado da bomba cardíaca (ventrículo direito); sobrecarga como conseqüência dos processos adaptativos fetais.

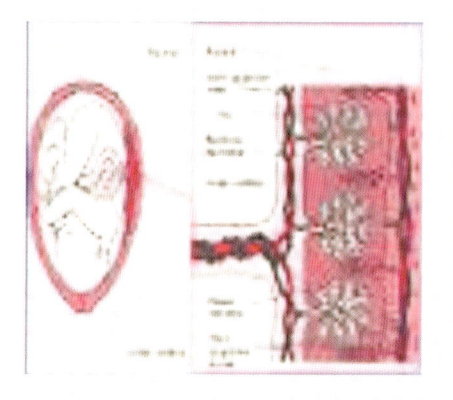

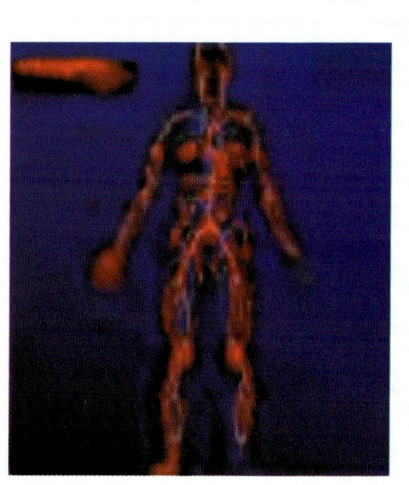

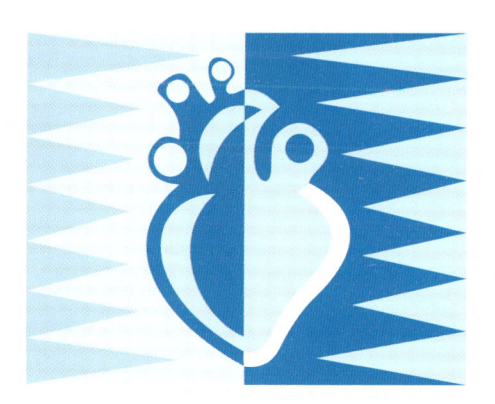

prematuridade é extrema e justifica a manutenção do feto no útero enquanto não ocorram os sinais de alteração dos parâmetros terminais.

Nos anos de 1990, um sistema anatomofisiológico que até então pouca atenção havia recebido passou a ser alvo de um grande número de estudos. Este foi o sistema venoso fetal. Logo ficou aparente que em várias patologias fetais que de alguma forma afetam o sistema cardio-vascular, conforme mencionado antes neste capítulo, o sistema venoso sofre alterações em seu funcionamento e que podem ser identificadas pelos parâmetros de Doppler. Estas alterações refletem prejuízo à função cardíaca e ocorrem em fases mais avançadas da agressão ao feto, estando, portanto, associadas a um pior prognóstico perinatal.[4-7,15] Os diversos estudos têm demonstrado que estas alterações venosas tendem a suceder às alterações arteriais, que são mais precoces e não terminais, e a refletir um estado terminal fetal, de falência cardíaca, e cronologicamente muito próximo (logo antes ou simultâneo) às alterações terminais que são a CTG e o PBF.[15-17]

Nos últimos anos, os estudos com *Doppler* abordaram também outros vasos arteriais, buscando expandir a compreensão das respostas fetais. Assim, no modelo mais estudado, que é do *stress* hipóxico da insuficiência placentária, foi observado que a adaptação circulatória fetal pode ser vista em outros sistemas. As artérias supra-renais,[18] coronárias[10] e esplênicas,[19,20] assim como as cerebrais,[8] recebem fluxo aumentado, fato este que expande o conceito de centralização de fluxos fetais para além do cérebro. Estudos com o fluxo no istmo aórtico sugerem a ocorrência de um gradiente de pressão retrógrado a partir do ducto arterioso em direção às carótidas, levando a uma perfusão cerebral com sangue pouco oxigenado, nos casos de resistência periférica muito aumentada na insuficiência placentária. Fouron sugere ser este o ponto de corte a partir do qual há risco neural fetal.[21] Estudos finlandeses[22] identificaram uma correlação positiva entre parâmetros *doppler*velocimétricos de insuficiência placentária, incluindo fluxo reverso no istmo aórtico, e marcadores bioquímicos de lesão miocárdica.

O que foi acima explanado permite demonstrar que há uma compreensão bastante desenvolvida do feto como paciente no estágio atual da medicina fetal, e a tecnologia de *Doppler*, a partir dos anos de 1980, teve um papel central ao impulsionar os estudos que geraram e têm gerado todo esse progresso.

CIRCULAÇÃO UTEROPLACENTÁRIA

As trocas gasosas entre as circulações fetal e materna são feitas no nível capilar nas vilosidades coriônicas (Fig. 6-3).

A circulação placentária é caracterizada, tanto no lado fetal como no lado materno, por ser de baixa resistência. Isto é decorrente do grande número de vasos arteriais sem camada média muscular (arteríolas) que a compõem. Resulta disso uma grande área de secção transversal de vasos de baixa resistência para qual se dirigem as artérias uterinas e umbilicais. No processo de estabelecimento da circulação uteroplacentária, as células trofoblásticas destroem a camada média muscular das arteríolas maternas, estabelecendo uma circulação de baixa resistência. Este processo está completo até 26 semanas, na situação normal.[23]

CIRCULAÇÃO FETOPLACENTÁRIA

A placenta desempenha o papel de pulmão fetal. A circulação fetal é adaptada de forma a direcionar o sangue de alta saturação de oxigênio proveniente da circulação vilosa aos sítios preferenciais na circulação fetal. Este direcionamento é chamado de "via do oxigênio (O_2)", que é descrita na seqüência abaixo.

A "VIA DO O_2"

VILOS PLACENTÁRIOS → VEIA UMBILICAL → DUCTO VENOSO → VEIA CAVA INFERIOR (PORÇÃO SUPERIOR) → ÁTRIO DIREITO → FORAME OVAL → ÁTRIO ESQUERDO → VENTRÍCULO ESQUERDO → AORTA ASCENDENTE → ARTÉRIAS CARÓTIDAS INTERNAS E CORONÁRIAS

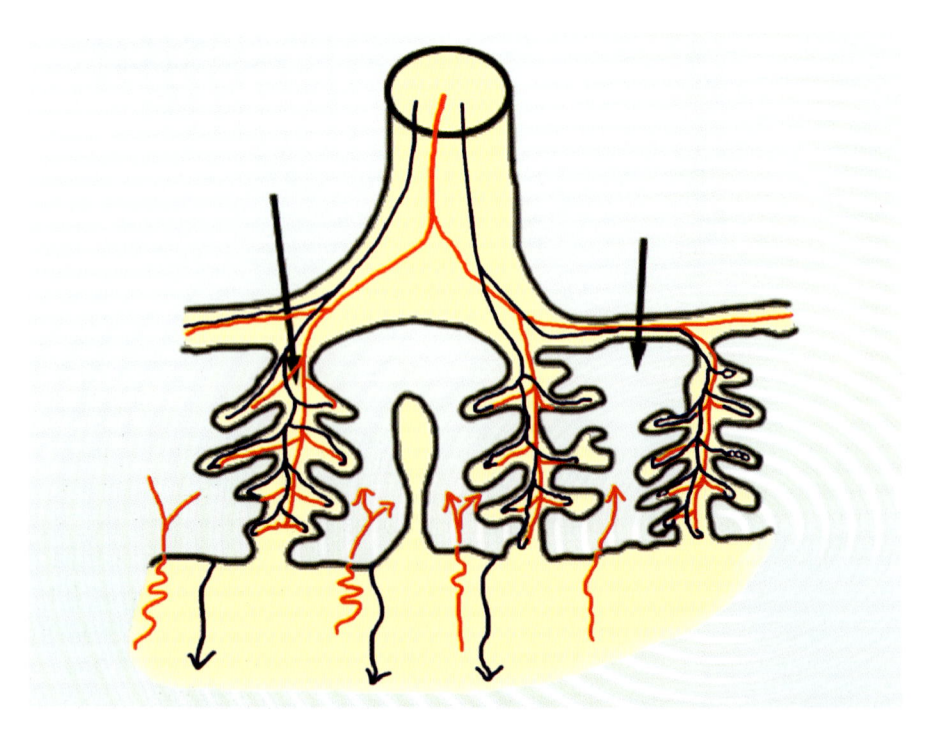

Fig. 6-3.

A unidade circulatória feto-materna. As vilosidades coriônicas (seta grande) encontram-se banhadas pelo sangue materno nos lagos intervilosos (seta menor). Neste local se dão as trocas gasosas feto-maternas.

O sangue venoso umbilical, ao entrar no fígado, é desviado da circulação hepática pelo ducto venoso. Este é um vaso adaptado para direcionar o sangue placentário em alta velocidade ao átrio direito, passando diretamente ao forame oval, sem se misturar com o retorno venoso na veia cava inferior e com o sangue de baixa saturação de O_2 intra-atrial direito. Isto porque o fluxo de alta velocidade impede a mistura com o sangue mais lento que ruma e chega ao átrio direito pelas veias cavas. O ducto venoso tem paredes espessas, de baixa complacência e pequeno calibre em comparação à veia umbilical intra-hepática, o que gera uma aceleração do fluxo em direção ao coração (Fig. 6-4). O sangue oxigenado, ao entrar no átrio esquerdo através do forame oval, passa ao ventrículo esquerdo e é direcionado às circulações carotídea e coronariana. O sangue de baixa saturação de O_2 do átrio direito é ejetado pelo ventrículo direito e atinge a aorta descendente pelo ducto arterioso, atingindo as artérias umbilicais.

As Figuras 6-5 e 6-6 demonstram a circulação fetal e a "via do O_2".

DOPPLERVELOCIMETRIA ARTERIAL

Abordaremos a seguir os principais vasos arteriais que têm sido objeto de estudo desde o início da utilização do Doppler e que têm se mostrado úteis na avaliação fetal. Na maioria das vezes, a informação que se quer obter é acerca de resistência nestes vasos. Para isso, empregam-se índices ângulo-independentes, diferentemente de quando se quer obter uma velocidade de pico sistólico. Assim, na maioria das situações, utiliza-se uma análise da relação entre a velocidade de sístole e a velocidade diastólica final como uma forma de se inferir a resistência ao fluxo. Quanto menor a velocidade do sangue no vaso ao final da diástole, maior é a resistência ao fluxo. Utilizam-se, para descrever o comportamento do fluxo dentro dos vasos, mais comumente os índices representados na Figura 6-7.

Apesar de diferirem na forma como são calculados, resultam, ao final no mesmo tipo de informação, isto é, a relação entre as velocidades sistólica e diastólica, e no caso do índice de pulsatilidade (IP), também a velocidade média do espectro, informando sobre o grau de resistência vascular existente no vaso sendo testado.

ARTÉRIAS

Uterinas

As artérias uterinas fornecem cerca de 80% da circulação uteroplacentária. Elas originam as artérias arcuadas, que geram as artérias radiais que, por sua vez, geram as artérias espiraladas, que geram os capilares intra-endometriais ou deciduais.

Com o desenvolvimento da placentação, duas ondas de invasão trofoblástica das arteríolas espiraladas ocorrem, e, em conseqüência, têm a sua camada média muscular substituída por tecido fibroso e material fibrinóide[24] e se convertem em vasos de baixa resistência. Este processo deve estar completo até as 26 semanas e corresponde à principal modificação fisiológica na circulação uteroplacentária no sentido de garantir a nutrição e a respiração fetal adequadas.[25] A modificação fisiológica des-

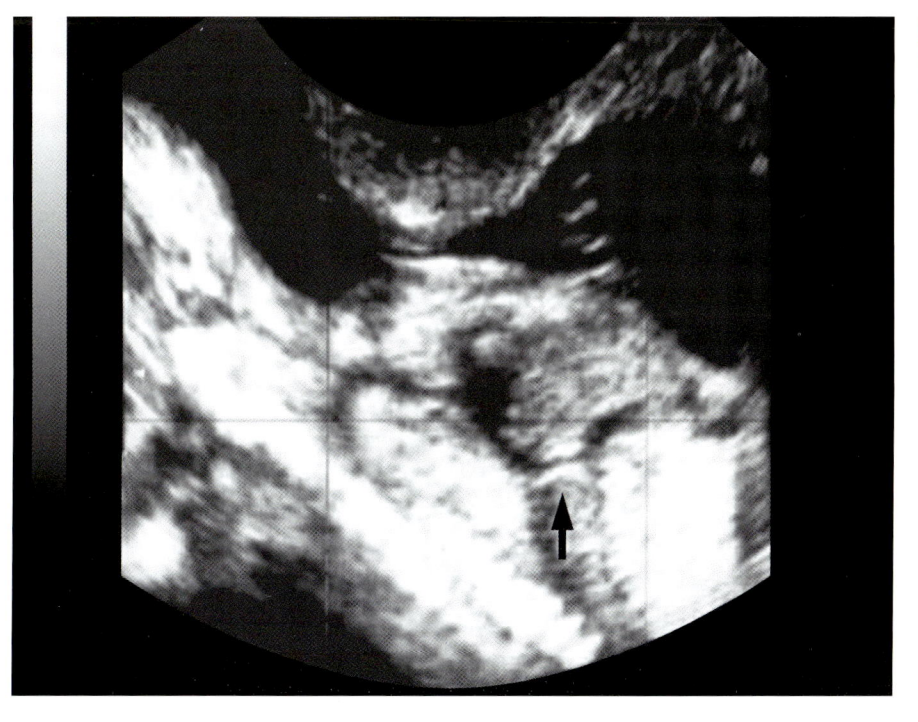

Fig. 6-4.

Ducto venoso (seta). Observa-se que ele tem um calibre menor em comparação à veia umbilical que origina, e suas paredes são hiperecogênicas, diferentemente das veias hepáticas.

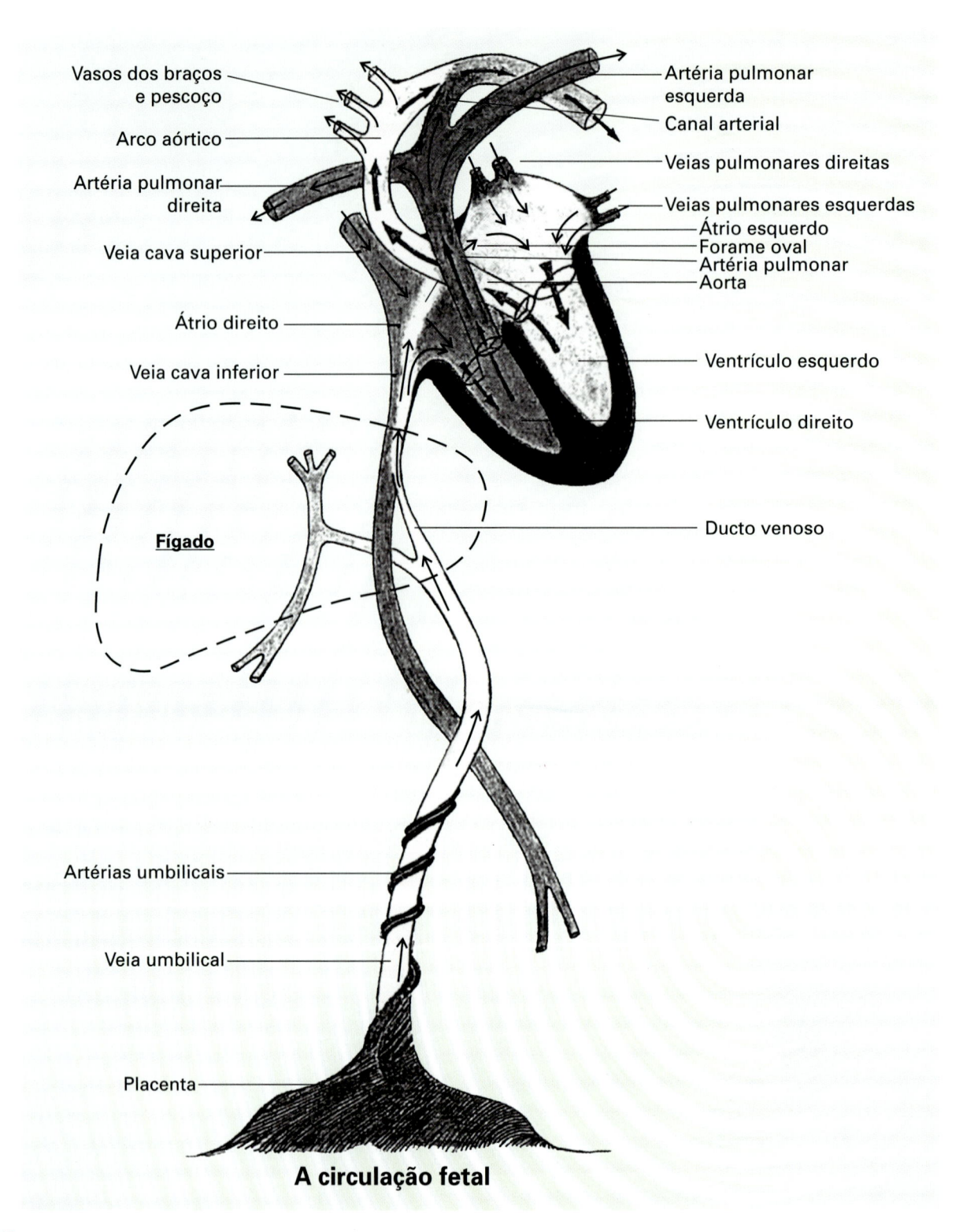

A circulação fetal

Fig. 6-5.

A veia umbilical penetra no fígado e dentro dele se conecta ao ducto venoso, "bypassando" a circulação hepática e enviando o sangue oxigenado em alta velocidade ao átrio direito e rumo ao forame oval, para atingir o átrio esquerdo. (Fonte: Zielinsky, P. O coração na vida pré-natal. Editora Coorpore, Porto Alegre, 2004).

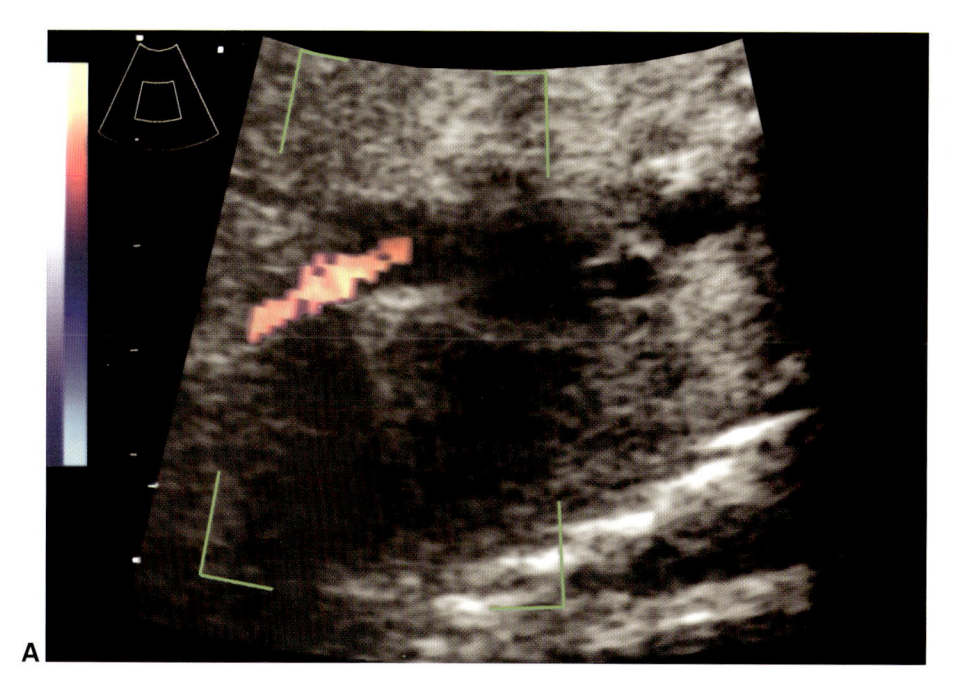

A

Fig. 6-6.

(**A, B**) O ducto venoso (seta) imprime alta velocidade ao sangue que o atinge pela veia umbilical, fazendo-o cruzar o átrio direito em direção forame oval, com mínima mistura com o sangue proveniente das veias cavas superior e inferior.

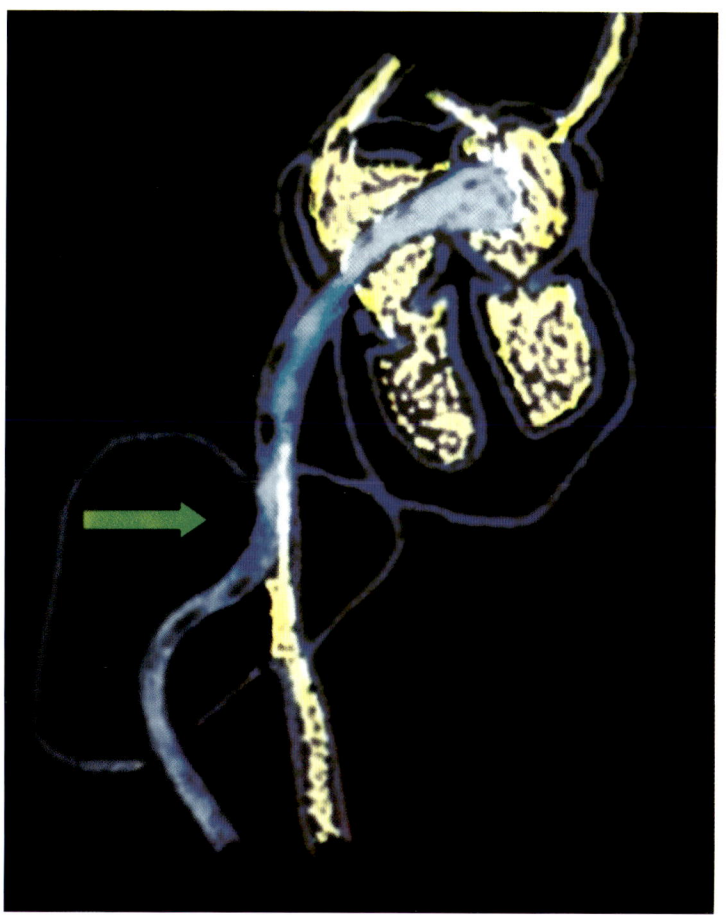

B

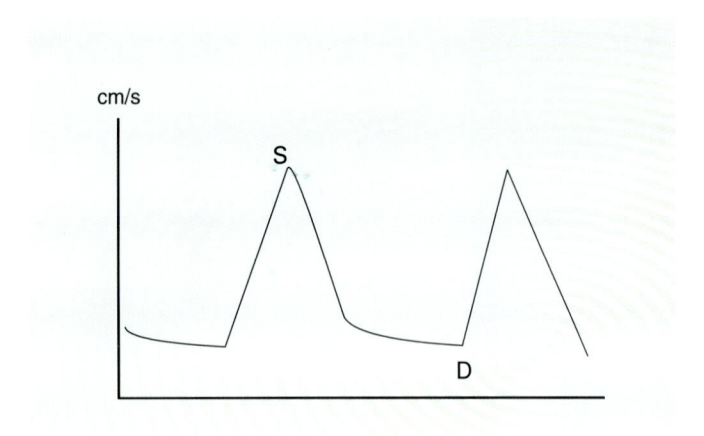

Fig. 6-7.

Representação esquemática da onda espectral de *Doppler*. S = pico de velocidade sistólica. D = velocidade diastólica final. A média é a integral de todas as velocidades descritas no espectro.

crita anteriormente tem um correspondente na modificação observada no aspecto da onda espectral do Doppler das artérias uterinas desde o início da gestação até ao redor de 26 semanas.

Na Figura 6-8, observa-se uma curva espectral de Doppler de uma artéria uterina em útero não grávido ou grávido antes de o processo de invasão trofoblástica estar completo e uma curva de uma artéria com o processo de invasão trofoblástica já completo. Vê-se, na primeira, que a velocidade diastólica final é baixa, resultando em alta pulsatilidade, e há uma incisura protodiastólica, que corresponde a uma breve redução da velocidade de fluxo, seguida de uma aceleração conseqüente à presença de arteríolas na circulação à jusante. Esta incisura é uma característica de todo o leito vascular que contiver arteríolas musculares pré-capilares. No caso da gestação, à medida que estas arteríolas vão sendo modificadas, a incisura vai sendo atenuada e a velocidade diastólica final vai aumentando, resultando em progressiva diminuição da pulsatilidade das artérias uterinas.[26]

Quando, após as 26 semanas, se observam os sinais de persistência da alta resistência, pode-se inferir que o processo de invasão trofoblástica das arteríolas não ocorreu de forma satisfatória. Aos achados de pulsatilidade aumentada e persistência da incisura protodiastólica nas artérias uterinas estão associados risco aumentado de doença hipertensiva da gestação (DHEG) e insuficiência placentária/CIUR.[23,24] Campbell *et al.*[24] demonstraram a existência de correlação entre a persistência da característica de alta resistência nas artérias uterinas e a ocorrência das complicações anteriores. Acharam uma sensibilidade de 68%, uma especificidade de 69%, um valor preditivo positivo de 42% e um valor preditivo negativo de 87% para

CIUR, DHEG e asfixia intraparto. Vários outros estudos corroboraram os achados descritos anteriormente.

No nosso serviço, utilizamos como normal a presença de uma relação S/D média entre as duas artérias uterinas de menos de 2,5 e a ausência de incisura protodiastólica após as 26 semanas de idade gestacional. A persistência da incisura e da alta resistência nos leva a orientar a gestante a instituir repouso e a fazer um controle mais próximo da pressão e do crescimento fetal.

Umbilical

As artérias umbilicais perfundem o leito vascular placentário no lado fetal. Não existem arteríolas de resistência neste segmento circulatório. Assim, a relação entre sístole e diástole reflete a resistência vascular determinada pelo número de vasos – ou área de secção transversal vascular – na circulação intraplacentária, cuja instância terminal são os capilares nos vilos terciários, onde se fazem as trocas entre as circulações materna e fetal.

Normalmente, observa-se um aumento progressivo ao longo da gestação na velocidade diastólica final e, por conseguinte uma redução na pulsatilidade da onda de Doppler espectral. Isto reflete o aumento progressivo no número de vasos à medida que a placenta amadurece.

Nas situações em que há uma redução na área de secção transversal no leito vascular placentário, seja por um menor número de vasos, seja por deposição de fibrina na luz dos mesmos, o que se observa é maior perda da velocidade de fluxo na artéria umbilical, resultando em menor velocidade diastólica final e em maior pulsatilidade. A este achado, se relacionam os quadros de insuficiência placentária. As situações mais extremas ocorrem quando a resistência ao fluxo é tal que resulta em uma velocidade diastólica final igual a zero ou reversa, isto é, há refluxo do sangue na artéria umbilical. Nestes casos, as correlações clínicas são bem mais graves, implicando piora significativa do prognóstico perinatal.[27-30]

A Figura 6-9 demonstra três diferentes exemplos do Doppler da artéria umbilical: normal, resistência aumentada, e com velocidade diastólica reversa.

Os Quadros 6-1 e 6-2 demonstram as complicações associadas às velocidades diastólicas finais zero ou reversa.

Cerebral média

A artéria cerebral média tem sido a mais estudada entre a circulação cerebral. Ela, assim como todas as demais artérias fetais, com exceção das umbilicais, distribui-se a um leito vascular que contém arteríolas. Como conseqüência, apresenta padrão de fluxo de alta pulsatilidade (alta resis-

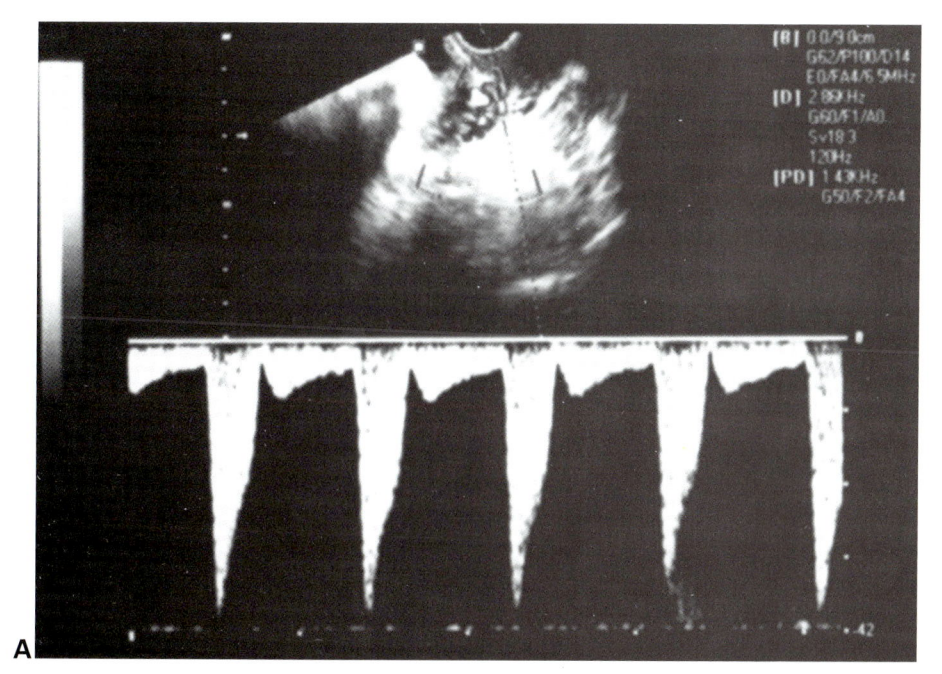

A

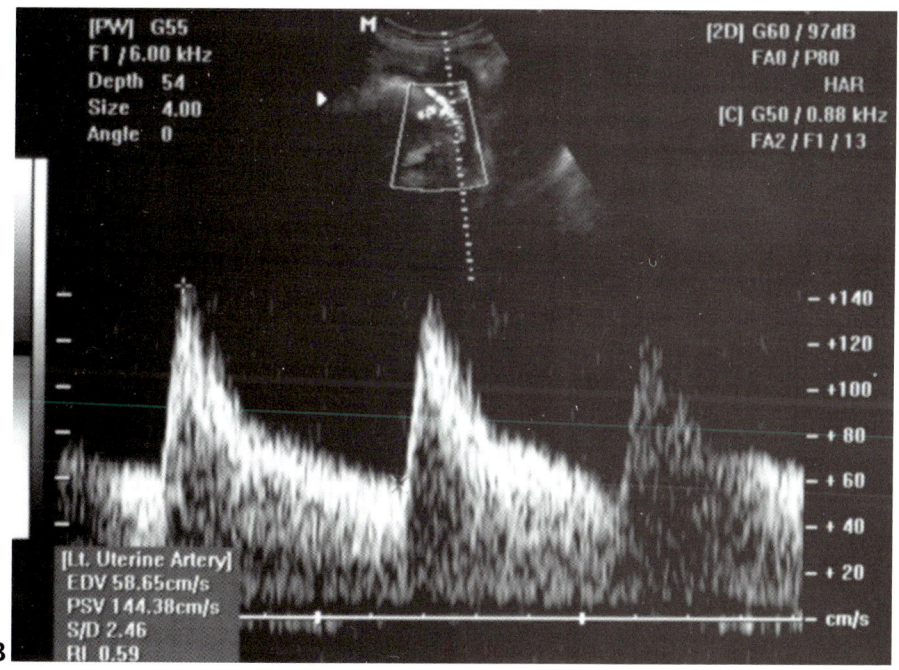

B

Fig. 6-8.

(**A**) Curva espectral de artéria uterina em início de gestação, demonstrando alta pulsatilidade e presença de incisura protodiastólica. (**B**) Observa-se a curva de uma artéria uterina após 26 semanas de gestação e plenamente dilatada. A persistência do aspecto de alta resistência no III trimestre se associa a complicações tipo CIUR e DHEG.

tência) ao Doppler. Na situação de deficiente aporte de oxigênio ao feto, como em uma insuficiência placentária severa, ajustes circulatórios são feitos de forma a priorizar a nutrição a tecidos nobres, sendo o cérebro um deles. A artéria cerebral média apresenta, neste contexto, dilatação com resultante aumento da velocidade diastólica final e redução da pulsatilidade.[31,32] A esta reação de priorização do fluxo aos órgãos nobres (cérebro, coração, suprarenais), com simultânea redução da perfusão dos rins, mesentério e pele, se denomina centralização de fluxos fetais. Assim, no feto em risco, por exemplo o de baixo peso, a identificação de um padrão de baixa pulsatilidade na arté-

ria cerebral média permite inferir que há um processo hipóxico em andamento e que o feto já está realizando alterações adaptativas (Figs. 6-10 e 6-11).

Como regra geral, uma relação S/D abaixo de 3,0 em gestações de 30 semanas ou mais é considerada anormal e é indicativa de centralização, com as suas respectivas correlações gasométricas e de complicações perinatais aumentadas.

A artéria cerebral média também tem sido alvo de estudos visando ao diagnóstico de anemia fetal. Sabe-se que fetos intensamente anêmicos apresentam circulação hiperdinâmica. Observou-se que a medida da velocidade

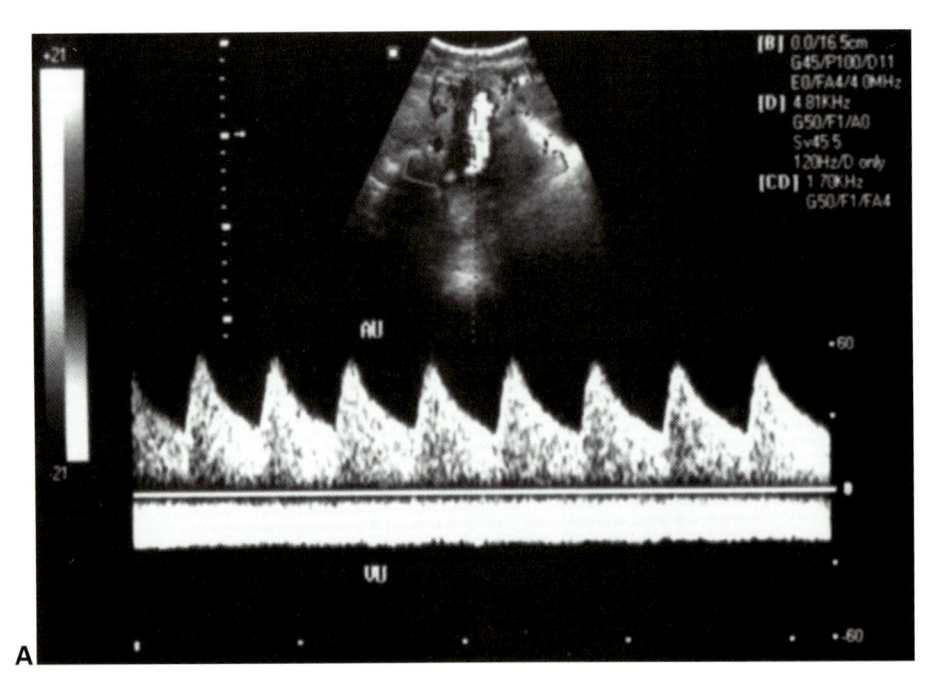

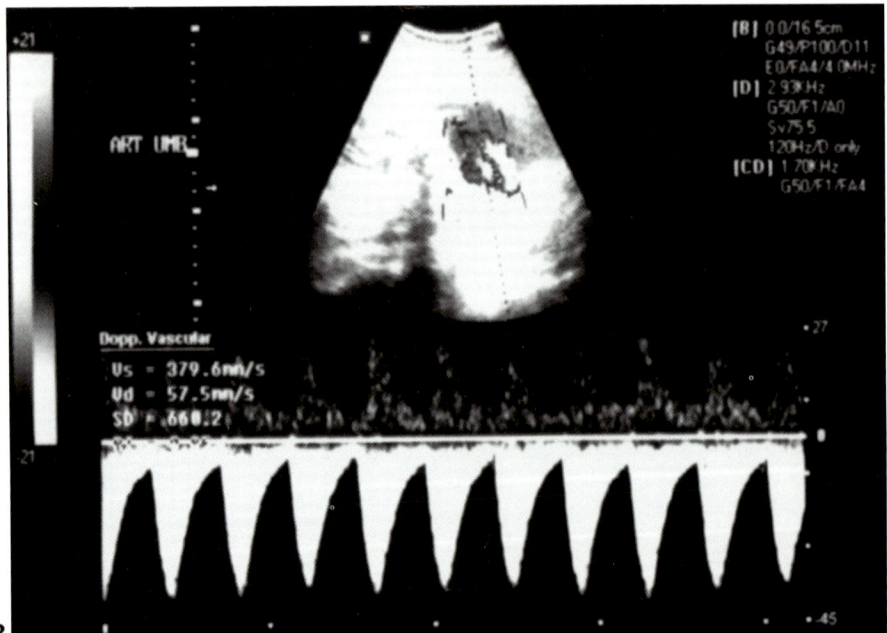

Fig. 6-9.
(**A-C**) Doppler da artéria umbilical.

Quadro 6-1 Artéria umbilical: velocidade diastólica final zero

- CIUR em 83% (a maioria dos pesos < percentil 2,5)
- Hipertensão em 57%
- Anomalias fetais em 11%
- Anomalias fetais cromossômicas em 6% (principalmente tri 18)
- Oligodrâmnio em 35-90%
- Mortalidade perinatal: 15-100%
- Gasometria anormal em 80%
- Tempo para a deterioração fetal: 0-19 dias (média – 7 dias) – fetos mais prematuros, mais tolerantes
- Sofrimento fetal intraparto → cesariana em 90%

Quadro 6-2 Artéria umbilical com velocidade diastólica final reversa

- Mortalidade perinatal: 50%
- A maioria acidótico
- Descompensação fetal em 1-30 dias
- Intervalo para a descompensação dependente da idade gestacional

de pico sistólico da ACM permite a correlação com o grau de anemia.[33,34] Graus leves a moderados de anemia não chegam a alterar este pico de velocidade. Quando há alteração acima do limite definido como normal, infere-se a

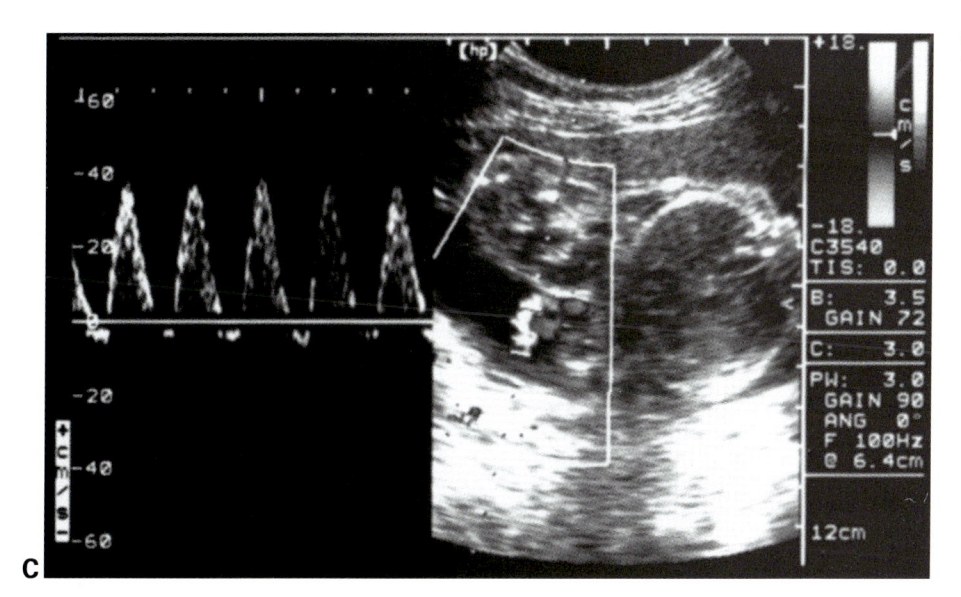

Fig. 6-9.

presença de grau severo de anemia, necessitando de transfusão intra-uterina.

Outras artérias

Coronárias

Em graus avançados de hipoxemia fetal, apresentam dilatação a tal ponto que se tornam facilmente visualizáveis ao Doppler colorido.[9]

Supra-renais

Apresentam redução da sua pulsatilidade correlacionada a CIUR e complicações perinatais ligadas à centralização.[18]

Esplênicas

Também apresentam redução da pulsatilidade ligadas à presença de CIUR e suas complicações perinatais.[19]

DOPPLER VENOSO

A circulação venosa sistêmica fetal ganhou atenção a partir da década de 1990. Existe, desde então, um grande número de estudos[4,35] abordando os seus comportamentos fisiológico e patológico. Está claro que as manifestações do sistema venoso observadas com Doppler refletem primariamente a função da bomba cardíaca,[35] sendo esta, no caso das veias sistêmicas, as câmaras direitas do coração fetal. Assim, nas situações de sobrecarga e falência da

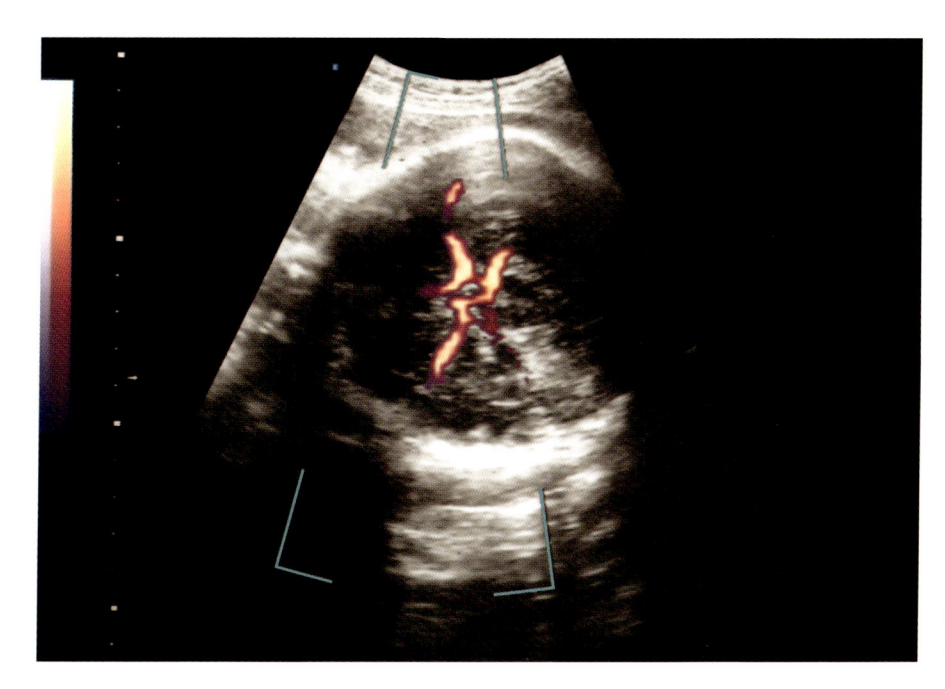

Fig. 6-10.

O polígono de Willis visto ao power Doppler.

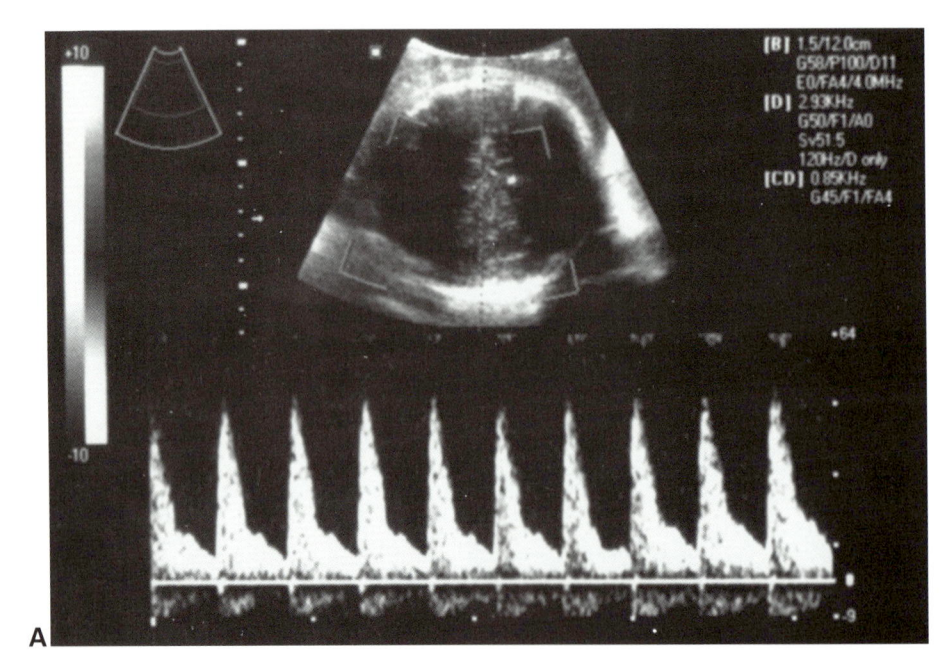

Fig. 6-11.

Artéria cerebral média: (**A**) seu aspecto normal, demonstrando alta resistência (alta pulsatilidade). (**B**) apresentando velocidade diastólica final elevada (baixa resistência), característica da vasodilatação da centralização.

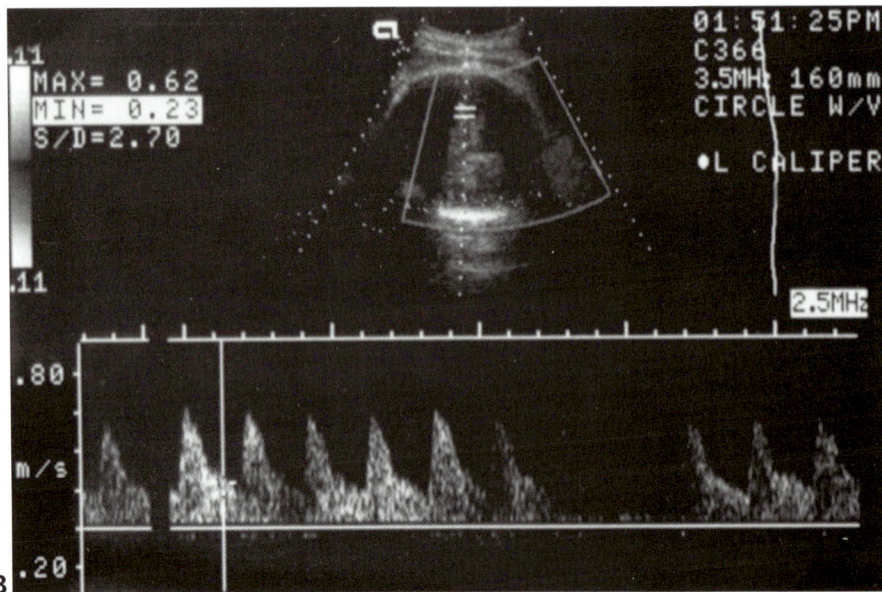

bomba cardíaca direita, que pode ter variadas causas, as pressões intracardíacas são diretamente transmitidas retrogradamente ao sistema venoso, o que será constatado por desvios do padrão normal das velocidades observáveis no Doppler espectral.

Baseando-se no princípio anterior, fica claro que a informação principal que o Doppler venoso fornece se refere à eficiência da função cardíaca fetal. Isto o coloca em um nível crítico dentro das possibilidades de análise da fisiopatologia fetal, porque é óbvio que a falência cardíaca é um ponto de convergência de diversas situações patológicas em seus estágios terminais. Assim, qualquer que seja a patologia subjacente, havendo alterações observáveis na circulação venosa fetal, deve o clínico automatica-

mente saber que está lidando com uma situação patológica avançada e que necessita de urgente resolução.

O fluxo de sangue dentro deste sistema fechado se comporta de maneira pulsátil, trifásica, refletindo o efeito das variações de pressão do ciclo cardíaco sobre a velocidade e a direção do fluxo. O único fluxo que não apresenta as características anteriores é o da veia umbilical, que, por sua situação anatômica distal e pelo efeito amortecedor da transmissão retrógrada das pressões intracardíacas exercido pelo ducto venoso, apresenta fluxo não pulsátil em condições normais.[35] Esta situação de isolamento hemodinâmico, por assim dizer, é, porém, relativa. Condições que resultem em grande aumento da transmissão retrógrada de pressão venosa são capazes de gerar fluxo pulsátil na veia umbilical. Podem-se identificar três situações principais, com significados diferentes:

1. **Falência cardíaca avançada:** situação extremamente grave. O pulso venoso é sincrônico com cada ciclo cardíaco e tem o nadir mais profundo.[35,36]

2. Transmissão direta da pulsação da artéria umbilical adjacente: o pulso venoso é sincrônico com o arterial, mas o nadir é mais superficial; ocorre de maneira transitória; não há alterações de Doppler arterial e contexto clínico-patológico associado. Não tem significado clínico.[36]

3. **Movimentos respiratórios fetais:** as mecânicas diafragmática e torácica afetam profundamente as pressões intravenosas. A pulsatilidade venosa acompanha a freqüência do movimento respiratório fetal, que ocorre em uma relação em torno de 1 para cada 2-4 pulsações arteriais. Não tem, também, significado patológico. Ao contrário, ajuda a identificar a presença de movimento respiratórios, que são parâmetros de bem-estar fetal (Fig. 6-12).[36]

A Figura 6-13 demonstra a relação das ondas venosas com o ciclo cardíaco.

Os elementos principais que compõem a onda trifásica são os que seguem abaixo:

- *Onda S:* corresponde ao aumento de velocidade anterógrada causado pela sístole ventricular.

- *Onda D:* corresponde ao aumento da velocidade anterógrada causado pela fase enchimento rápido na diástole ventricular.

- *Onda A:* corresponde à lentificação e reversão do fluxo (fluxo retrógrado) causado pela sístole atrial pré-sistólica.

Como foi antes mencionado, a veia umbilical não é pulsátil. O restante das veias fetais tem um padrão de onda pulsátil trifásico. O ducto venoso, porém, é uma veia diferenciada, com função e propósito únicos e, correspodentemente, apresenta um padrão de onda peculiar. Difere das demais veias por ter a onda A (atrial) com velocidade anterógrada. Ou seja, a sístole atrial pré-sistólica exerce o seu efeito de retropressão sobre o ducto venoso, assim como o faz para as demais veias. A diferença é que devido à sua característica hemodinâmica de exercer grande velocidade anterógrada (é a veia fetal de maior velocidade de fluxo), a retropressão da sístole atrial lentifica o fluxo anterógrado, mas não a ponto de revertê-lo e gerar uma onda A retrógrada (Figs. 6-14 e 6-16).

Há diversos índices propostos para a avaliação do espectro venoso.[4,35] De maneira geral, eles expressam a pulsatilidade venosa. No nosso serviço, utilizamos mais comumente o índice de pulsatilidade (menor que 1,0 considerado normal) e a avaliação visual.

Na situação de anormalidade, por exemplo na falência cardíaca, o que se observa são desvios nesta dinâmica normal, refletindo congestão e aumento da pressão venosa.[4,15,16,17] Os sinais mais comuns são:

- Redução do pico de velocidade das ondas S e D.
- Acentuação da tendência retrógrada da onda A.
- Aumento na pulsatilidade venosa.

Quanto à acentuação da onda A, observa-se, no ducto venoso, desde uma onda A com velocidade anterógrada muito baixa (aumento do índice de pulsatilidade), passando por velocidade zero, chegando à velocidade reversa. O ducto venoso, como foi mencionado, em condições normais, sempre tem a onda A anterógrada. As demais veias pulsáteis já apresentam normalmente uma onda A reversa (Fig. 6-15). O que se observa nelas é uma acentuação na velocidade reversa.[35] Já a veia umbilical, como foi mencionado, não apresenta pulsatilidade normalmente. Nos graus mais extremos de congestão venosa, apresentará pulsações patológicas, e a isto está associada mortalidade perinatal de em torno de 60%.[36,38,39]

Deve-se mencionar ainda dentro do sistema venoso as alterações observáveis no átrio direito. Manifestações de congestão e sobrecarga podem ser visíveis, apesar de que em menor freqüência do que as alterações nas veias. São elas a regurgitação tricúspide em grau moderado ou importante (regurgitação leve fisiológica é relativamente comum) e aumento das dimensões do átrio direito. Quando identificadas, porém, representam grau acentuado de disfunção cardíaca e congestão venosa.[40]

Deve-se ressaltar que as alterações descritas anteriormente não ocorrem de maneira uniforme e previsivelmente em todas as veias. Pode-se, às vezes, identificar a presença de alterações em uma veia enquanto não se identifica em outra. Isto ocorre principalmente em relação às veias pulsáteis. Vários estudos[5,6,8,15,16,41] abordam as veias cavas, as veias hepáticas e o ducto venoso. Eles demonstram de maneira variável, do ponto de vista cronológico, a presença de alterações nestes segmentos. Assim, podem haver situações em que alterações são identificadas simultaneamente em todos os sistemas e situações em que apenas uma veia está alterada e não as demais. Já a veia umbilical, quando se altera, representa um estágio avançado de comprometimento patológico, que normalmente sucede a alteração nas demais veias.[36,37] No estudo de Gramellini *et al.*,[42] ficou demonstrada a correlação da gravidade clínica com a veia envolvida, estabelecendo-se um certo padrão da progressão patológica. Quando a veia cava inferior e o ducto venoso estavam alterados em fetos

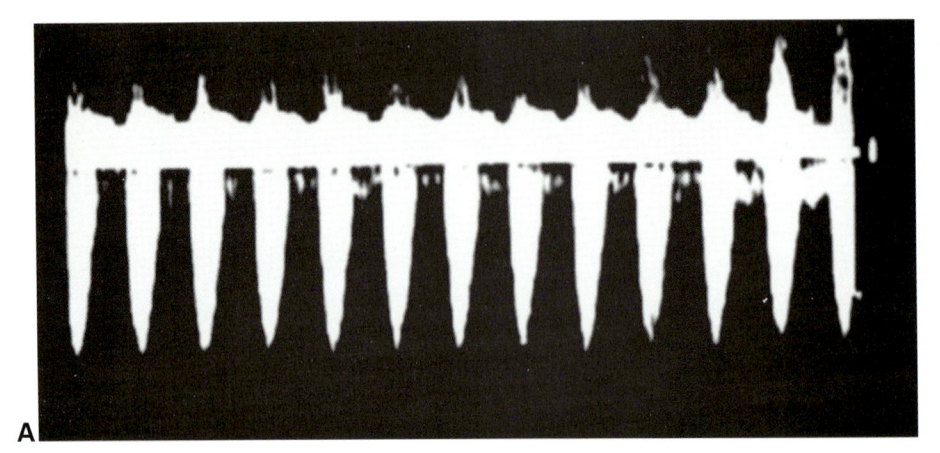

A

Fig. 6-12.

Em uma insuficiência placentária, observam-se pulsações venosas umbilicais sincrônicas. (**A**) Pulso arterial umbilical, que mostra velocidade diastólica final de zero. (**B**) Pulsação arterial umbilical normal (provável transmissão direta da artéria adjacente). (**C**) Cada pulsação da veia umbilical é sincrônica com 2-4 pulsações da artéria umbilical, as quais apresentam irregularidade nos seus espectros, refletindo as alterações hemodinâmicas que a mecânica respiratória impõe sobre os sistemas arterial e venoso.

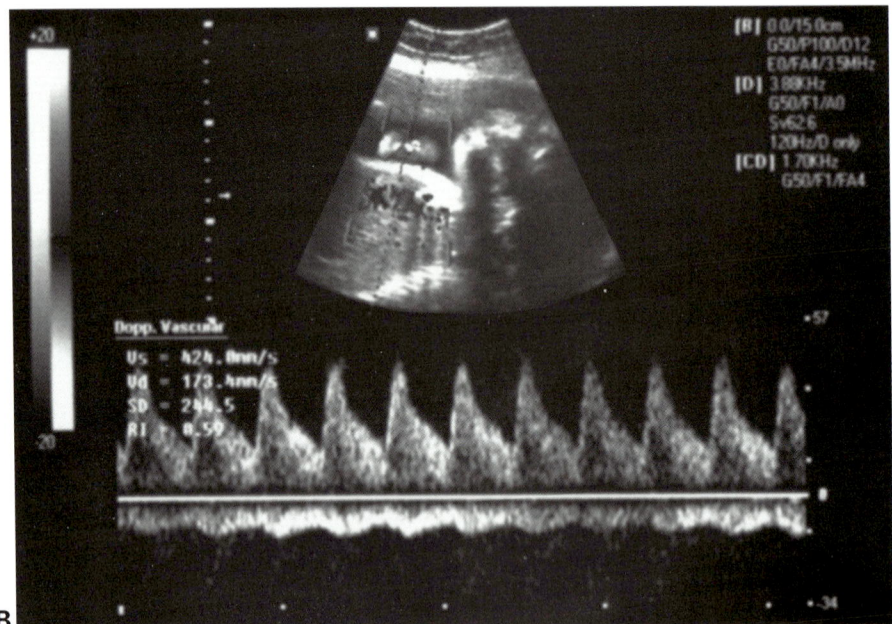

B

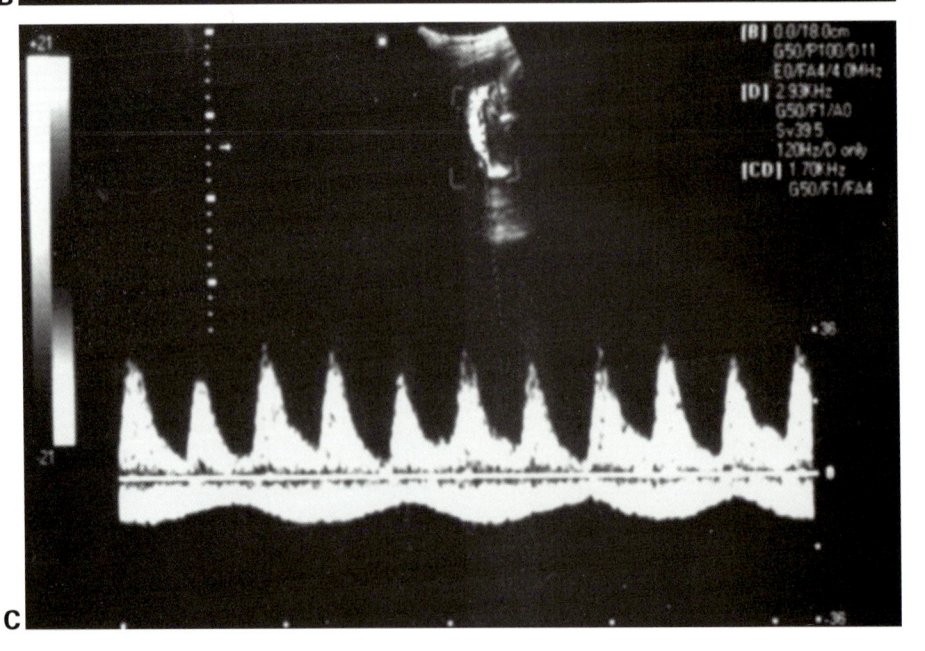

C

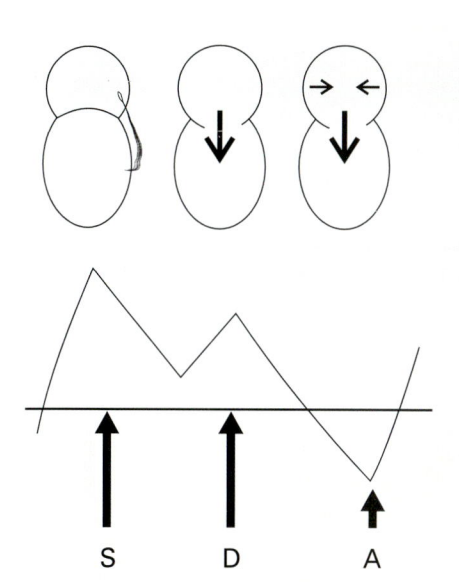

Fig. 6-13.

Espectro de onda venosa trifásica e sua relação com o ciclo cardíaco.

com crescimento intra-uterino restrito, o risco relativo de morte era de 5,0 e 8,2, respectivamente. Quando a veia umbilical apresentava pulsações, o risco relativo passava a ser de 18,0.

APLICAÇÕES PRÁTICAS

Insuficiência placentária

Uma grande parte do conhecimento acumulado sobre o Doppler na análise do bem-estar e das reações fetais foi obtida a partir do estudo da insuficiência placentária/ CIUR. O deficiente aporte de oxigênio ao feto gera uma série de alterações cardiovasculares que refletem as modificações adaptativas e, em um certo momento, descompensação da adaptação e progressiva deterioração do feto até

a sua morte, se não houver intervenção. O modelo descrito adiante representa um padrão de fato existente na maioria das situações e pode ser base para um raciocínio clínico. Porém, sabe-se que há variações significativas na resposta fetal, podendo variar a velocidade em que as alterações se sucedem, o vaso mais acometido e as diferentes tolerâncias fetais ao insulto existente. Por exemplo, fetos mais prematuros toleram por mais tempo o insulto hipóxico.[43] No estudo de Baschat *et al.*[44] em 2001, cerca de 70% dos fetos com restrição de crescimento fizeram a seqüência prevista de deterioração seqüencial partindo de uma artéria umbilical alterada, passando por centralização arterial, alteração de parâmetros venosos e culminando com a deterioração final dos parâmetros terminais do PBF. Cerca de 30% apresentaram variantes do padrão seqüen-

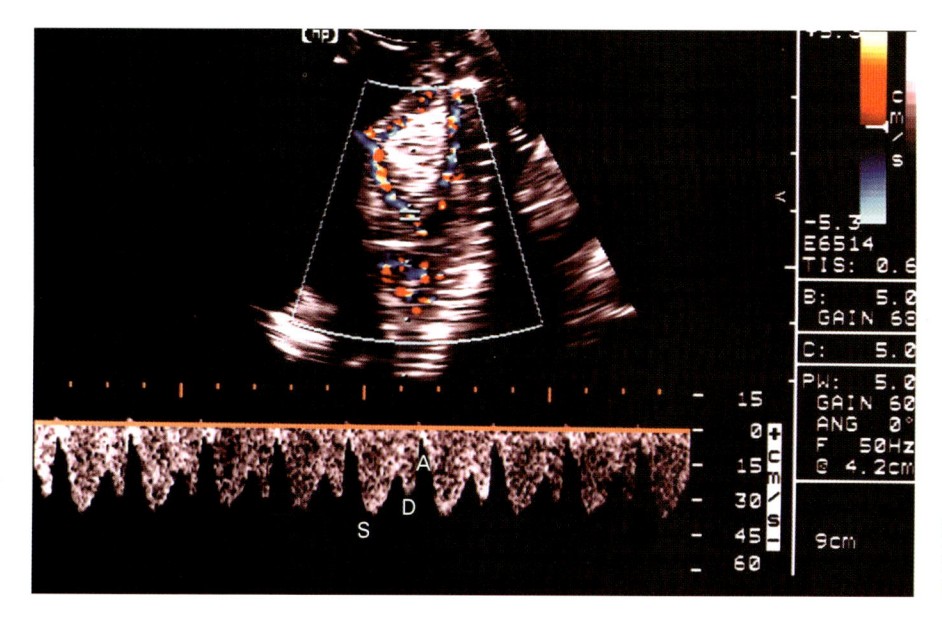

Fig. 6-14.

Espectro de onda normal do ducto venoso no II trimestre com as ondas S, D e A indicadas.

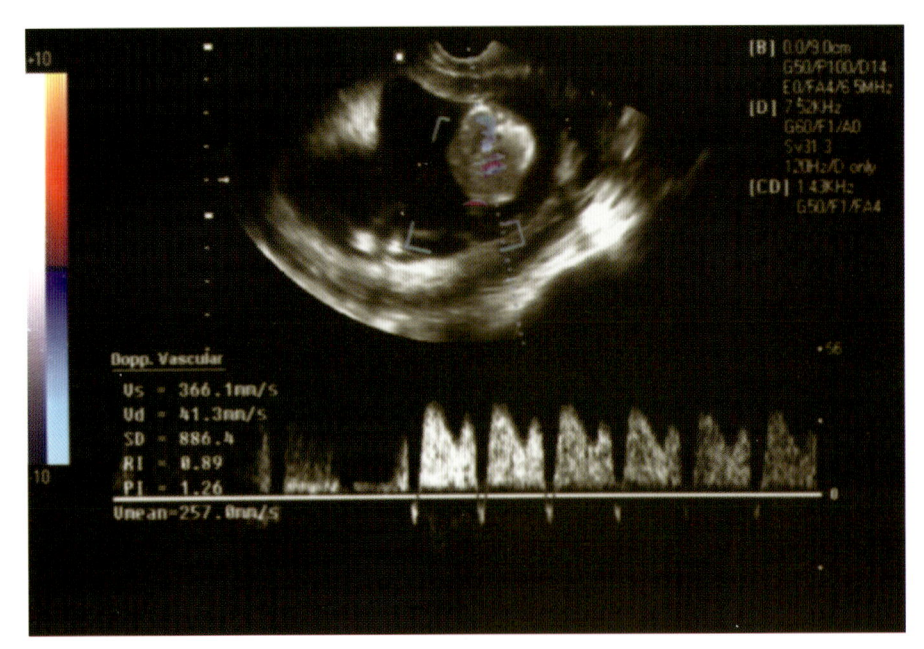

Fig. 6-15.

Espectro de onda trifásica da veia cava inferior. Notar que a onda A se encontra reversa, o que é normal para todas as veias, exceto para o ducto venoso e a veia umbilical.

cial de alterações, sendo que 11% deterioraram os achados de *Doppler* simultaneamente à deterioração do PBF. Além, disso, o tempo entre as alterações arteriais, venosas e terminais (PBF e CTG) também ocorre de maneira variável.[46] Quanto a esta questão do tempo, porém, pode-se usar como um padrão para raciocínio que as alterações arteriais são mais precoces e duradouras, e as venosas e a CTG e o PBF são terminais, não fornecendo muito tempo até haver a morte fetal. De acordo com isso, o correspondente gasométrico das alterações é, de forma geral, o de hipoxia para as alterações arteriais e de acidose para as alterações venosas e de PBF/CTG (Fig. 6-18).[43]

Assim, a **resposta seqüencial fetal** à insuficiência placentária é aceita como um bom eixo a ser seguido e que ocorre na maioria dos casos, com margem para algumas variações. Um sumário esquemático é apresentado a seguir.

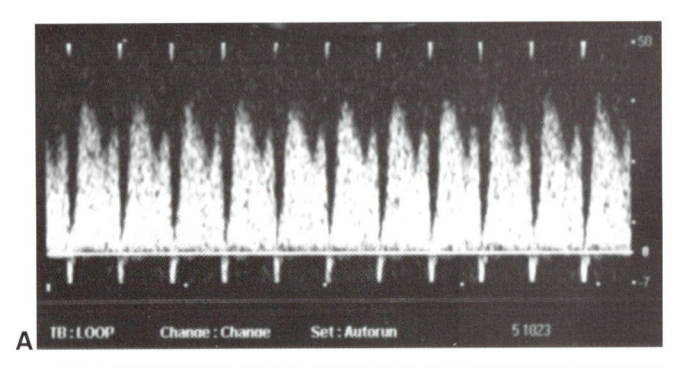

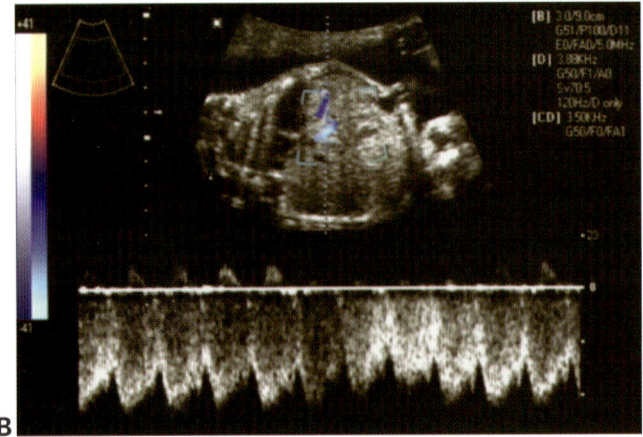

Fig. 6-16.

(**A**) Espectro de *Doppler* do ducto venoso com onda A reversa.
(**B**) Onda A anterógrada (normal).

RESPIRAÇÃO PLACENTÁRIA DEFICIENTE: HIPOXIA

Fase precoce: hipoxia: adaptação

ARTERIAL

- *Artéria umbilical:* resistência aumentada.
  - Reflete a causa: redução de leito vascular placentário.
- *Artéria aorta:* resistência aumentada.
  - Reflete a causa: redução do leito vascular placentário.
  - Adaptação: vasoconstrição mesentérica, renal etc.
- *Artéria uterina:* idem, pelo lado materno.
  - Artéria cerebral média: pulsatilidade diminuída.
  - Reação de centralização.
- Artéria supra-renal, esplênica, coronária: pulsatilidade diminuída.
  - Reação de centralização.

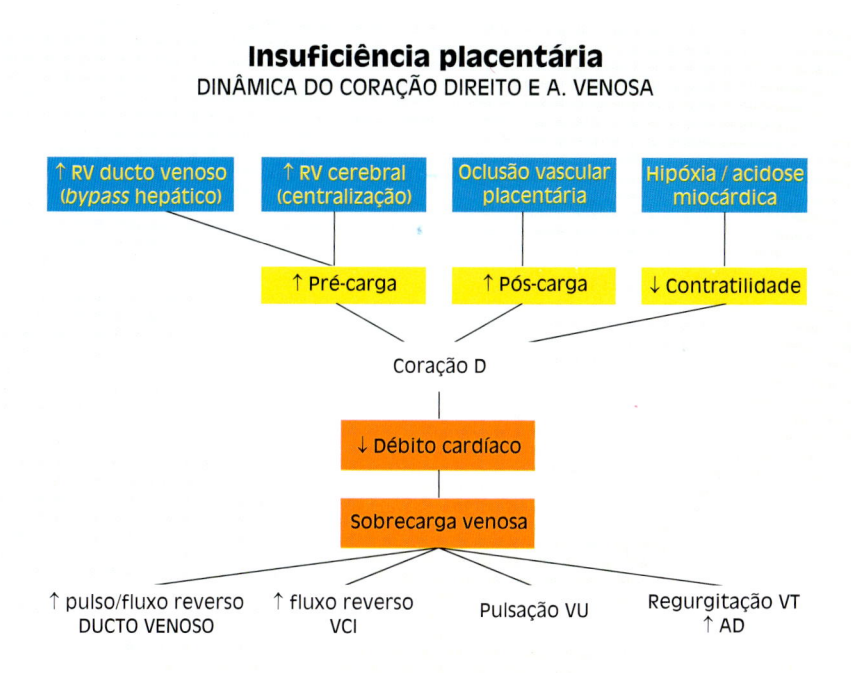

Insuficiência placentária
DINÂMICA DO CORAÇÃO DIREITO E A. VENOSA

Fig. 6-17.
Representação esquemática da dinâmica cardíaca e venosa na fase tardia da resposta fetal à hipoxia, culminando com sobrecarga cardíaca e congestão venosa.

- A fácil identificação das artérias coronárias pelo Doppler colorido é o sinal sugerido como de vasodilatação e é provavelmente tardio.
- *Istmo aórtico:* apresenta fluxo anterógrado normalmente. A reversão do fluxo com passagem do sangue mal oxigenado do ducto arterioso em sentido cranial é um efeito da reação adaptativa de centralização e tem provavelmente um significado negativo em termos de riscos neurológicos futuros e grau de sobrecarga cardíaca direita.[21]

FASE TARDIA: ACIDOSE: DESCOMPENSAÇÃO/DETERIORAÇÃO

Venosa (cardíaca) e cerebral (CTG/PBF)

Veias

- *Ducto venoso, veia cava inferior, veias hepáticas, veia umbilical:* aumento da pulsatilidade.
  - Refletem a falência da bomba cardíaca.
- *Átrio direito:* regurgitação tricúspide, aumento de volume.
  - Reflete sobrecarga cardíaca.
- *Centros cerebrais:* CTG, PBF alterados.
  - Refletem má perfusão encefálica.

A redução do débito cardíaco resulta da fase precoce descrita anteriormente. A maior resistência aórtica e umbílico-placentária geram um aumento da pós-carga ao ventrículo direito. Ao mesmo tempo, a centralização cerebral e o aumento do fluxo no ducto venoso geram um au-

mento da pré-carga ao ventrículo direito. O terceiro fator envolvido na determinação do débito cardíaco é a contratilidade miocárdica. E esta vai progressivamente perdendo a sua eficiência à medida que a sobrecarga se mantém e a perfusão coronariana vai perdendo a sua capacidade compensatória. Estudos finlandeses, por exemplo, demonstram a ocorrência de lesão miocárdica demonstrada por aumento nos níveis dos marcadores de lesão, ADP e troponina em função da gravidade da insuficiência placentária.[22]

As diferentes fases da resposta fetal têm suas respectivas associações com complicações clínicas e prognóstico perinatal. Pode-se, de forma geral, sumarizá-los como se segue.

- As alterações arteriais isoladas já têm associação aumentada com complicações do tipo:
  - Baixo Apgar.
  - Sofrimento fetal intraparto.
  - Incidência de cesarianas.
  - Alterações gasométricas, principalmente hipoxia.
  - Alterações metabólicas e hematológicas neonatais.
  - Hemorragia intraventricular.
  - Enterocolite necrotizante.
- As alterações arteriais podem anteceder em dias a semanas a ocorrência de sinais terminais de deterioração fetal. Há uma bem documentada experiência [46] com fetos prematuros com centralização de fluxos e velocidade diastólica zero ou reversa na artéria umbilical que persistiram com parâmetros terminais normais por vá-

rias semanas. Esta é também a experiência no nosso serviço.

- As alterações venosas normalmente sucedem as alterações arteriais e têm correlação significativa com complicações perinatais mais graves e mortalidade PN aumentada.
  - Nos fetos com alterações arteriais, os casos de morte fetal se restringem àqueles com alterações venosas também.
  - A mortalidade PN mais alta ocorre com a presença de pulsações da veia umbilical. Esta se constitui em uma absoluta emergência obstétrica, pelo risco iminente de morte fetal.
  - O intervalo entre a ocorrência de alterações venosas e a deterioração do CTG/PBF pode ser de dias a poucas horas.

Considerando as implicações clínicas descritas anteriormente, cabe ao clínico decidir se o ambiente intra-uterino é adequado ou não para o feto. Na vigência apenas de alterações arteriais, apesar de que já há complicações associadas, há margem para se fazer uma avaliação de risco/benefício comparando-se com os riscos da prematuridade. O feto centralizado relativamente maduro provavelmente se beneficiará mais se for retirado do ambiente intra-uterino hostil e receber cuidados de uma UTI neonatal capacitada. A idade gestacional para esta decisão depende de variáveis, como a capacidade de cuidados neonatais locais, o sexo do bebê e a prévia utilização de corticóides para amadurecimento pulmonar fetal. Deve esta idade variar entre 32 e 36 semanas. Um feto de 36 ou mais semanas não traz maiores dúvidas quanto a esta decisão. Os fetos muito prematuros, abaixo dessas idades gestacionais limítrofes, são os que impõem os maiores dilemas no manejo. A ocorrência de alterações terminais (de Doppler venosos e ou CTG/PBF) é indicação absoluta para interrupção da gestação, em qualquer idade, pelo risco de morte iminente ou complicações graves. Os fetos muito prematuros com alterações arteriais são os que provavelmente se beneficiam da utilização do Doppler venoso no processo de decisão. São fetos que estão sabidamente em ambiente hostil, fazendo adaptações arteriais e metabólicas que não são livres de complicações, mas correm um risco maior ainda pela prematuridade. O Doppler venoso e o PBF/CTG são, nesses casos, utilizados com muita freqüência para se identificar o início da descompensação e indicar a interrupção da gestação. E isto pode significar avaliações diárias ou até de mais de uma vez ao dia. Na experiência do nosso serviço (não publicada), já fomos capazes de prolongar uma gestação das 23 às 29 semanas antes da interrupção em um feto com crescimento intra-uterino restrito importante, oligodrâmnio, velocidade reversa na artéria umbili-

cal e centralização, empregando-se o Doppler venoso e o PBF como parâmetros. Assim, nos parece que, no caso da insuficiência placentária/CIUR, a grande indicação do uso do Doppler venoso é na monitoração dos fetos muito prematuros que já apresentam alterações de Doppler arterial.

CONCLUSÃO

A Dopplervelocimetria permite ao clínico acessar o feto através de sua dinâmica circulatória. Ela fornece uma riqueza de informações na dependência do vaso e do órgão estudados, da patologia em questão e da fase da doença. A Dopplervelocimetria é uma ferramenta indispensável para o manejo adequado de diversas situações que acometem ao feto. Estudos visando ao aperfeiçoamento da integração dos vários testes de avaliação fetal estão em andamento e espera-se que o resultado seja a redução não só na mortalidade, mas também na morbidade perinatal e nas complicações para a qualidade de vida futura.

REFERÊNCIAS BIBLIOGRÁFICAS

1. Frandsen VA, Stakemann G. The site of production of oestrogenic hormones in human pregnancy: hormone excretion in pregnancy with anecephalic foetus. *Acta Endocrinol* 1961;38:383.
2. Hammacher K, Hüter KA, *et al*. Foetal heart frequency and perinatal condition of the foetus and newborn. *Gynaecologia* 1968;166:349.
3. Behle I, Zugaib M. Cardiotocografia anteparto de repouso. 1. Considerações sobre conceito, metodologia e interpretação. Proposição de índice cardiotocométrico. *Rev Bras Ginecol Obstet* 1981;3(2):72-85.
4. DeVore GR. Assessment of venous flow in normal and high risk fetuses. Is the future now? *Prenat Neonat Med* 1996;1: 329-342.
5. Rizzo G, Arduini D, *et al*. Cardiac and venous blood flow in fetuses of insulin-dependent diabetic mothers: evidence of abnormal hemodynamics in early gestation. *Am J Obstet Gynecol* 1995;173(6):1775-81.
6. Hecher K, Snidjers R, *et al*. Fetal venous arterial and intracardiac blood flows in red blood alloimmunization. *Obstet Gynecol* 1995;85(1):122-128.
7. Van Splunder P, Stijnen T, *et al*. Fetal atrioventricular, venous, and arterial flow velocity waveforms in the small for gestational age fetus. *Pediatr Res* 1997;42(6):765-75.
8. Mari G, Deter R. Middle cerebral artery flow velocity waveform as measure of fetal well being in intrauterine growth retardadtion. *Am J Obstet Gynecol* 1992;166:1262-1270.
9. Baschat AA, Gembrusch U, *et al*. Demonstration of coronary blodd flow velocity waveform and perinatal outcome – "the heart sparing effect". *Ultrasound Obstet Gynecol* 1997;9(3):162-172.
10. Manning FA, Platt LD, *et al*. antepartum fetal evaluation: Development of a fetal byophisical profile. *Am J Obstet Gynecol* 1980;136:787.
11. Baschat AA, Gembruch U, *et al*. Coronary blood flow visualization signifies hemodynamic deterioration in growth-restricted fetuses. *Ultrasound Obstet Gynecol* 2000;16(5):425-431.

12. Baschat AA, Gembruch U. Triphasic umbilical venous blood flow with prolonged survival in severe IUGR: a case. *Ultrasound Obstet Gynecol* 1996;8(3):201-205.

13. Soothill PW, Nicolaides KH, *et al*. Ralation of fetal hypoxia in growth retardation to mean blood velocity in fetal aorta. *Lancet* 1986;1:118.

14. Neilson JP, Alfirevic Z. Doppler ultrasound assessment of high risk pregnancies. *Cocharne Database Syst Rev* 2000;(2):CD000073.

15. Rizzo G, Capponi A, *et al*. Doppler indices from inferior vena cava and ductus venosus in predicting pH and oxygen tension in umbilical blood at cordocentesis in growth retarded fetuses. *Ultrasound Obstet Gynecol* 1996;7(6):401-410.

16. Hofstaetter C, Gudmundsson S, *et al*. Venous Doppler velocimetry in the surveillance of severely compromised fetuses. *Ultrasound Obstet Gynecol* 2002;20(3):233-239.

17. Hecher K, Billardo CM, *et al*. Monitoring of fetuses with intrauterine growth restriction: a longitudinal study. *Ultrasound Obstet Gynecol* 2001;18:564-570.

18. Tekay A, Jouppila P, *et al*. Fetal adrenal artery velocimetry measurements in appropriate-for-gestational age and intrauterine growth restricted fetuses. *Ultrasound Obstet Gynecol* 2000;16(5):419-424.

19. Capponi A, Rizzo, *et al*. Splenic artery velocity waveforms in small for gestational age fetuses: relationship with pH and blood gases measured in umbilical blood at cordocentesis. *Am J Obstet Gynecol* 1997;9(6):370-374.

20. Oz U, Kovanci E, *et al*. Splenic artery Doppler in the prediction of the small for gestational age infant. *Ultrasound Obstet Gynecol* 2002;20(4):346-350.

21. Fouron JC, Gosselin J, *et al*. The relationship between an aortic isthmus blood flow velocity index and the postnatal neurodevelopment status of fetuses with placental circulatory insufficiency. *Am J Obstet Gynecol* 2005;192(2):497-503.

22. Makikallio K, Vuolteenaho O *et al* Ultrasonographic and biochemical markers of human fetal cardiac dysfunction in placental insufficiency. *Circulation* 2002;105(17):2058-2063.

23. Harrington KF, Campbell S, *et al*. Doppler velocimetry studies of the uterine artery in the early prediction of pre-eclampsia and intrauterine growth retardation. *Eur J Obstet Gynecol Reprod Biol* 1991;42 Suppl:S14-20.

24. Campbell S, Pearce JM, *et al*. Qualitative assessment of uteroplacental blood flow: early screening test for high-risk pregnancies. *Obstet Gynecol* 1986;68(5):649-653.

25. Robertson WB, Brosen J, *et al*. Uteroplacental vascular pathology. *Eur J Obstet Gynecol Reprod Biol* 1975;5:47-65.

26. Ramkin JHG. Interaction between the maternal and fetal placental blood flows. In: Rosenfeld Cr, editor. *The uterine circulation*. Ithaca NY: Perinatology Press, 1989;10:175-190.

27. Karsdop VH, Van Vugt JM, *et al*. Clinical significance of absent or reversed end diastolic velocity waveform in umbilical artery. *Lancet* 1994;344:1664.

28. Trudinger BJ, Cook CH, *et al*. Fetal umbilical artery velocity waveforms and subsequent neonatal outcome.*Br J Obstet Gynaecol* 1991;98:378.

29. Marsal K. Rational use of Doppler ultrasound in perinatal medicine. *J Perinat Med* 1994;22(6):463-474.

30. Gudmundsson S, Dubiel M. Doppler velocimetry in the evaluation of fetal hypoxia. *J Perinat Med* 2001;29(5):399-407.

31. Arbeille P, Roncin A, *et al*.l. Exploration of the fetal cerebral blood flow by duplex Doppler–linear array system in normal and pathological pregnancies. *Ultrasound Med Biol* 1987;13(6):329-337.

32. Vyas S, Nicolaides KH, *et al*. Middle cerebral artery flow velocity waveforms in fetal hypoxaemia. *Br J Obstet Gynaecol* 1990;97(9):797-803.

33. Mari G, Adrignolo A, *et al*. Diagnosis of fetal anemia with Doppler ultrasound in the pregnancy complicated by maternal blood group immunization. *Ultrasound Obstet Gynecol* 1995;5(6):400-405.

34. Scheier M, Hernandez-Andrade E, *et al*. Prediction of fetal anemia in rhesus disease by measurement of fetal middle cerebral artery peak systolic velocity. *Ultrasound Obstet Gynecol* 2004;23(5):432-436.

35. Kiserud T. Fetal venous circulation. *Fetal Maternal Medicine Review* 2003;14:157-195.

36. Mitra SC. Umbilical venous Doppler waveform without fetal breathing: its significance. *Am J Perinatol* 1995;12(3):217-9.

37. Kiserud T, Eik-Ness SH, *et al*. Ultrasonographic velocimetry of the ductus venosus. *Lancet* 1991;338(8780):1412-14.

38. Yaman C, Arzt W, *et al*. Pulsations of the umbilical vein:pathophysiologic aspects and fetal outcome. *Z Geburtshilfe Neonatol* 1998;202(6):235-239.

39. Yaman C, Tulzer G, *et al*. Doppler ultrasound of the umbiliocal vein in fetal 3rd degree atrioventricular block. *Ultraschall Med* 1998;19(3):142-145.

40. Gembruch U, Smrcek JM. The prevalence and clinical significance of tricuspid valve regurgitation in normally grown fetuses and in those with intrauterine growth retardation. *Ultrasound Obstet Gynecol* 1997;9(6):374-382.

41. Hecher K, Hackeloer BJ. Cardiotocogram compared to Doppler investigation of fetal circulation in the premature growth-retarded fetus: longitudinal observations. *Ultrasound Obstet Gynecol* 1997;9(3):152-161.

42. Gramellini D, Piantelli G, *et al*. Doppler velocimetry and the non stress test in severe fetal growth restriction. *Clin Exp Obstet Gynecol* 2001;28(1):33-39.

43. Harrington KF. Making best and appropriate use of feta byophisical and Doppler ultrasound data in the management of the growth restricted fetus. *Ultrasound Obstet Gynecol* 20004;11:399-401.

44. Baschat AA, Gembruch U, *et al*. The sequence of changes in Doppler and byophisical parameters as severe fetal growth restriction worsens. *Ultrasound Obstet Gynecol* 2001;18(6):571-577.

45. Bekedam DJ, Visser GHA, *et al*. Abnormal velocity waveform of the umbilical artery in growth restricted fetuses. Relationship to antepartum late heart rate decelerations and outcome. *Early Hum Dev* 1990;24:79-89.

46. Arduini D, Rizzo G, *et al*. The development of abnormal heart rate patterns after absent end-diastolic velocity in umbilical artery: analysis of risk factors. *Am J Obstet Gynecol* 1993;168 (1 Pt 1):43-50.

7

Arritmias Cardíacas Fetais

Paulo Zielinsky

Então existe o igual a si mesmo.
Então ele também é um em si mesmo.
Logo, a igualdade dessas coisas não é o
mesmo que o igual em si?
Sócrates (Platão): fragmento do diálogo de Fédon

INTRODUÇÃO

Uma das mais fascinantes utilizações da ecocardiografia fetal é a análise das arritmias cardíacas no período pré-natal. A observação simultânea cuidadosa dos eventos atriais e ventriculares, tanto através do traçado unidimensional como do sistema Doppler, com ou sem mapeamento de fluxos em cores, ou da combinação destas técnicas, permite a identificação da maior parte dos ritmos cardíacos normais e anormais no feto. Além disso, a inferência do mecanismo eletrofisiológico subjacente das arritmias fetais, possível com a ecocardiografia pré-natal, permite o adequado planejamento da terapêutica intra-uterina, quando indicada.[1]

DIAGNÓSTICO DA SEQÜÊNCIA ATRIOVENTRICULAR

O primeiro passo para a identificação ecocardiográfica do ritmo cardíaco fetal é a determinação da seqüência de eventos que caracteriza as relações das sístoles atriais com as ventriculares (Fig. 7-1).[2,3]

O método mais tradicional e usualmente de fácil execução é a análise do traçado ecocardiográfico unidimensional (modo M) dos movimentos da parede posterior do átrio esquerdo (onda "A", ou sístole atrial) e dos movimentos de abertura da valva aórtica (onda "V", ou sístole ventricular). Para a obtenção deste traçado, sobre a imagem bidimensional, o cursor do modo M atravessa, num corte longitudinal, o ventrículo direito, a valva aórtica e o átrio esquerdo. No ritmo sinusal normal, à cada ondula-

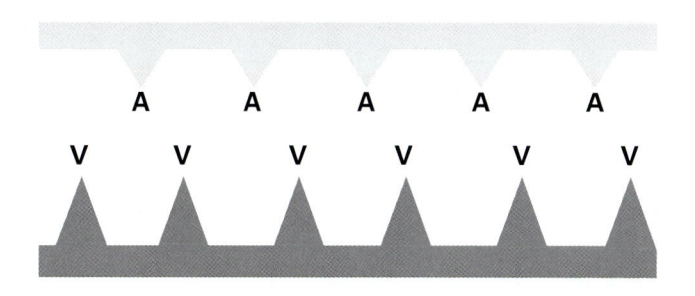

Ritmo sinusal normal
(condução A-V 1:1)

Fig. 7-1.

Diagrama da seqüência atrioventricular normal no ritmo sinusal. A atividade atrial (A) e a atividade ventricular (V) mostram condução 1:1.

ção da parede atrial esquerda (onda "A") segue-se um movimento sistólico aórtico (onda "V"), caracterizando condução atrioventricular (AV) 1:1. Também é possível obter a mesma informação com a comparação simultânea dos movimentos do átrio direito e das paredes ventriculares. Se a freqüência cardíaca estiver na faixa de 100-200 bpm, o ritmo é usualmente sinusal.[2,3]

Outros métodos de análise da seqüência AV podem ser também utilizados. Assim, a superposição do mapeamento a cores ao modo M ("M-color") facilita a identificação do fluxo aórtico nos movimentos de abertura sistólica da valva, e a observação do fluxo mitral pode representar uma expressão da atividade atrial esquerda. A utilização do *Doppler* pulsado, com a amostra-volume posicionada entre as vias de entrada e saída do ventrículo esquerdo e assim captando simultaneamente os fluxos mitral e aórtico, traduz também a relação entre as ondas "A" e "V" e a condução atrioventricular. Mais recentemente, o método preferencial para a determinação da seqüência atrioventricular através do *Doppler* pulsado é a observação simultânea do fluxo da veia cava superior (em que a onda "A" reversa corresponde à atividade atrial) e o da aorta (representando a atividade ventricular), no corte dos "três vasos" (Fig. 7-2).[4-6]

ARRITMIAS SINUSAIS

A taquicardia sinusal é reconhecida pela presença de um ritmo com condução AV 1:1, com freqüência cardíaca variável, acima de 160 bpm. Geralmente é conseqüência de estimulação adrenérgica e, isoladamente, não tem significado clínico.

A bradicardia sinusal, usualmente secundária a modificações do tono vagal por hipoxia ou compressão do cordão umbilical, manifesta-se por um ritmo com seqüência AV também 1:1 e freqüência cardíaca abaixo de 100 bpm. Se transitória, o curso é geralmente benigno e não inspira preocupações. Quando persistente, pode ser um sinal de alarme para a busca de outros sinais de gravidade do quadro.

EXTRA-SÍSTOLES

Embora possam ocorrer tanto extra-sístoles supraventriculares como ventriculares, as primeiras são extremamente mais freqüentes no período pré-natal.[7] Seu reconhecimento ecocardiográfico é simples, baseando-se na identificação de uma atividade atrial (onda "A") precoce, seguida por uma atividade ventricular (onda "V"), na situação mais comum de extra-sístole conduzida (Figs. 7-3 e 7-4). A presença de bi e trigeminismos, de pausas compensadoras ou de salvas também é reconhecida pelos mesmos critérios. Na situação mais rara de extra-sístoles atriais bloqueadas, o batimento atrial prematuro não é seguido por uma atividade ventricular (Figs. 7-5 e 7-6). Quando freqüentes, pode ocorrer bradicardia, que chama a atenção do obstetra durante a avaliação ultra-sônica ou cardiotocográfica. É importante a diferenciação ecocardiográfica desta entidade com o bloqueio atrioventricular, por óbvias razões prognósticas. A extra-sistolia ventricular fetal é reconhecida pela identificação de batimento ectópico ventricular sem atividade atrial a ele relacionada. As extra-sístoles podem ocorrer por estímulo simpático, medicamentoso ou mecânico. Gestantes fumantes, em uso de vasoconstritores nasais ou outros simpaticotônicos (inclusive drogas tocolíticas, como o salbutamol), são mais predispostas a apresentar fetos com extra-sístoles. A presença de cardiopatias estruturais, com sobrecarga volumétrica dos átrios, como por exemplo a anomalia de Ebstein, pode ser precursora de arritmias extra-sistólicas fetais. Já tivemos a opor-

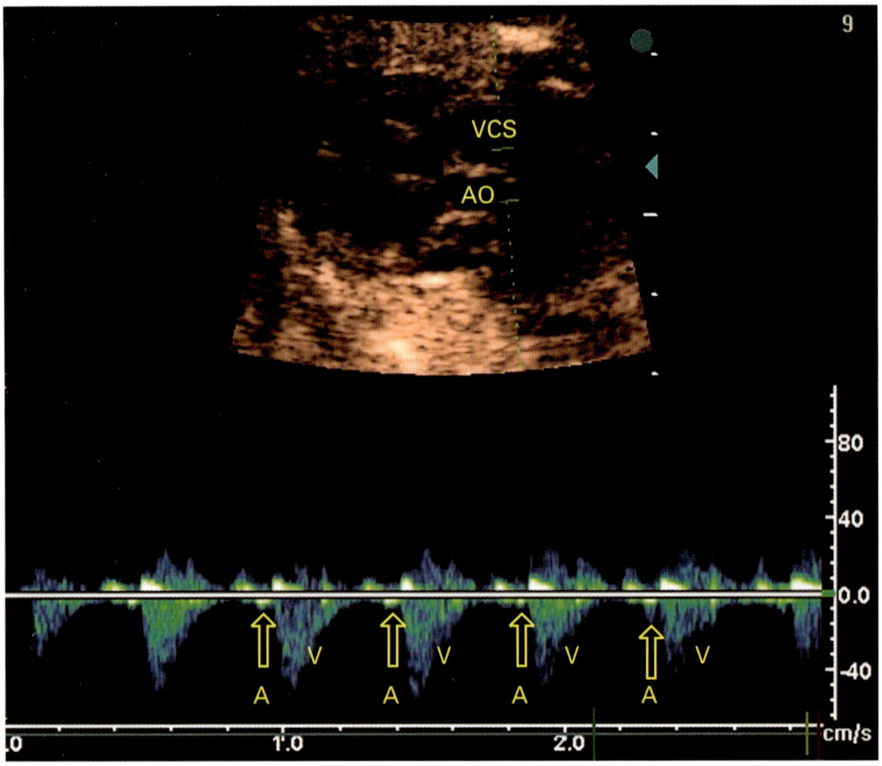

Fig. 7-2.

Feto de 33 semanas, sem cardiopatias estrutural ou funcional. Acima, imagem bidimensional da aorta e da veia cava superior (VCS), observando-se que a amostra-volume do *Doppler* analisa simultaneamente esses dois vasos. Abaixo, o *Doppler* pulsado mostra a atividade atrial (setas), representada pela onda pré-sistólica reversa do fluxo da veia cava superior, enquanto que a atividade ventricular é representada pelo fluxo na aorta.
A seqüência atrioventricular é, assim, claramente demonstrada.

Extra-sístole atrial conduzida

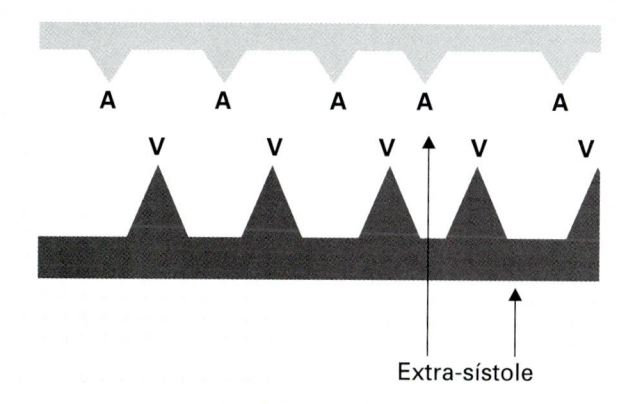

Fig. 7-3.

Diagrama mostrando como a atividade atrial precoce é seguida de uma atividade ventricular (extra-sístole conduzida).

tunidade de demonstrar a associação da presença de extra-sístoles atriais fetais com uma redundância aumentada do *septum primum* (valva do forame oval) para o interior do átrio esquerdo, possivelmente desencadeando a arritmia por estiramento do septo interatrial.[8] A habitual diminuição espontânea da freqüência das extra-sístoles fetais à medida que a gestação se aproxima do termo pode estar relacionada à também já demonstrada diminuição da redundância do *septum primum* ao longo do terceiro trimestre gestacional.[9]

A grande maioria dos casos de extra-sístoles durante a vida fetal não tem indicação de tratamento, devido ao curso autolimitado e à ausência de repercussão hemodinâmica. O desencadeamento de arritmias mais graves, como a taquicardia supraventricular, é raro, ocorrendo em cerca de 1% dos casos. Entretanto, quando se trata de extra-sístoles bloqueadas, este índice aumenta para aproximadamente 13%, o que implica na necessidade de uma monitoração mais atenta. As salvas de extra-sístoles atriais, embora raras, se longas (taquicardia atrial não sustentada) ou freqüentes constituem-se em risco de transformação em taquicardia supraventricular sustentada, razão pela qual devem ser tratadas. Usualmente a digitalização via materna é suficiente para seu controle.

TAQUIARRITMIAS SUPRAVENTRICULARES

Caracterizam-se por aumento da freqüência cardíaca fetal, que usualmente ultrapassa 200 bpm. Podem ocorrer em corações estruturalmente normais, o que é o caso na maioria das vezes, ou acompanhar cardiopatias congênitas com sobrecarga volumétrica dos átrios, sendo a anomalia de Ebstein da valva tricúspide o exemplo clássico. As características ecocardiográficas dependem do mecanismo eletrofisiológico subjacente.

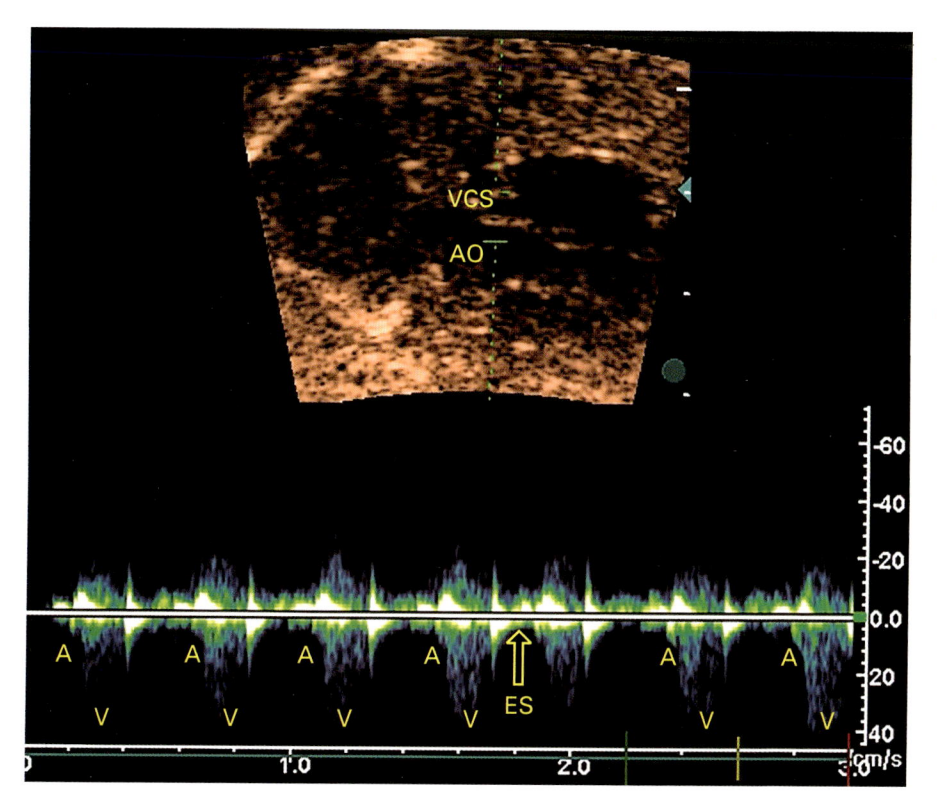

Fig. 7-4.

Extra-sístole conduzida em feto de 27 semanas, cuja mãe estava em uso de vasoconstritores nasais. A curva do Doppler é obtida simultaneamente na aorta e na veia cava superior. A extra-sístole atrial (seta indicando a onda A do fluxo na veia cava superior) é seguida da curva de fluxo aórtico (atividade ventricular). Observe-se a pausa compensadora no batimento pós-extra-sistólico.

Extra-sístole atrial não conduzida

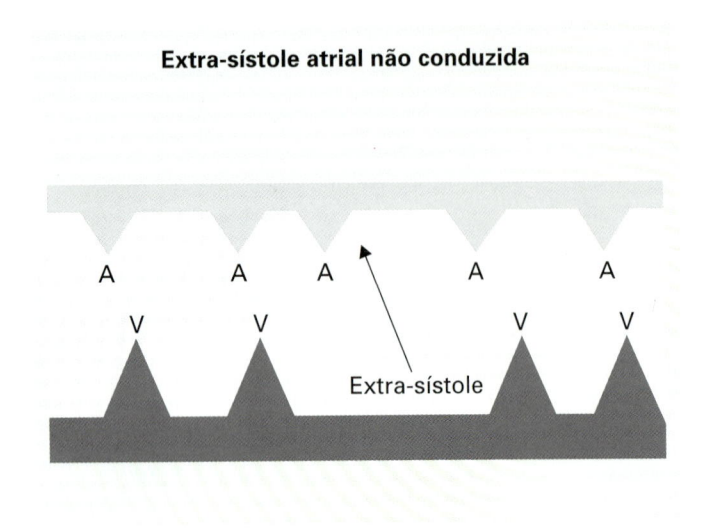

Fig. 7-5.

Diagrama de extra-sístole atrial não conduzida. A atividade atrial prematura não é seguida por atividade ventricular.

A taquicardia atrial sustentada decorre, em 95% das vezes, de reentrada ao nível da junção AV, e é reconhecida pela presença de condução AV 1:1 com uma freqüência geralmente ao redor de 240 bpm.[2,3] (Figs. 7-7 e 7-8). São freqüentes os sinais de hidropsia fetal associada, como edema de pele e couro cabeludo, ascite, derrame pleural e pericárdico, representando insuficiência cardíaca fetal. Em apenas 5% dos casos de taquicardia atrial sustentada o mecanismo é de foco automático atrial. Neste caso, a condução AV é variável, sendo o ritmo irregular. Há indícios recentes de que a taquicardia com origem no átrio esquerdo teria comportamento prognóstico diferente da originada no átrio direito. A identificação ecocardiográfica do foco automático é possível pela análise simultânea dos traçados da atividade dos dois átrios, com o cursor do modo M cruzando um plano em que os átrios estão sobrepostos, em um corte de 4-câmaras com o septo horizontalizado na imagem bidimensional. Tem sido proposta a medida dos intervalos "A-V" e "V-A" obtidos pela análise simultânea dos fluxos da veia cava superior e da aorta, como descrito previamente, para a identificação do mecanismo da arritmia.[4-6] O intervalo AV seria análogo e proporcional ao intervalo PR do eletrocardiograma, e o intervalo VA análogo e proporcional ao intervalo RP. Assim, a presença de um intervalo "V-A" menor do que o "A-V" seria um indicativo de que o mecanismo subjacente correspondesse a reentrada. As taquicardias com intervalo "V-A" longo seriam mais freqüentemente decorrentes de foco ectópico atrial ou do tipo juncional reciprocante e sua reversão intra-uterina muito mais difícil de ser obtida.[4-6,10]

O diagnóstico de taquicardia juncional ectópica foi também descrito na vida fetal, sendo observada através do Doppler da veia cava superior e da aorta uma atividade ventricular dissociada da atrial, com contrações simultâneas dos átrios e dos ventrículos e condução AV 1:1.[11]

No *flutter atrial* fetal ocorre um movimento circular nos átrios, sendo a arritmia caracterizada ecocardiograficamente por uma freqüência atrial em torno de 400-500 bpm, com condução AV variável, mais freqüentemente 2:1, sendo a freqüência ventricular, em conseqüência, da ordem de 200-250 bpm[3,10,12] (Figs. 7-9 e 7-10). Nos

Fig. 7-6.

Feto de 28 semanas com extra-sístoles supraventriculares (ESSV) não conduzidas. A atividade atrial prematura (representada pelo fluxo mitral, em vermelho [A]), não se segue atividade ventricular.

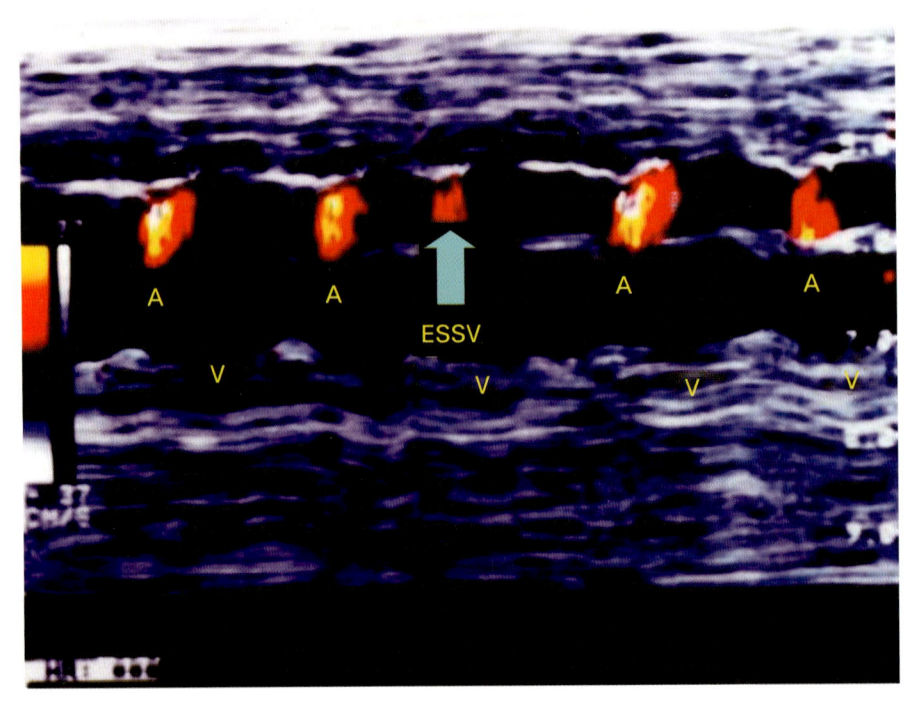

**Taquicardia atrial sustentada
(condução A-V 1:1)**

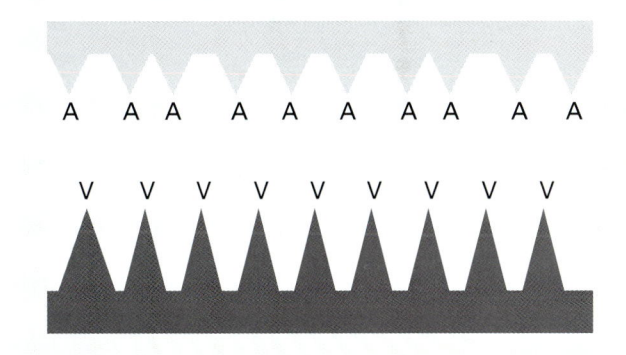

Fig. 7-7.

O diagrama simula uma taquicardia atrial sustentada, com condução atrioventricular 1:1.

raros casos de *flutter* com condução 1:1, a freqüência atrial (e, obviamente, a ventricular) costuma ser menor, e a única forma de diferenciação com a taquicardia atrial sustentada é o desencadeamento de um bloqueio AV pela administração de adenosina ao feto, que só ocorre no *flutter*.[13]

A terapêutica das taquiarritmias supraventriculares fetais é semelhante, e praticamente sempre inicia pela administração materna de digital. Como a passagem do digital pela barreira placentária é da ordem de 50-70%, são necessárias doses maiores do que as que habitualmente seriam dadas à mãe. Nossa rotina é de utilizar dose de digitalização de 2,0-2,5 mg em um período de 24-48 horas, divididos em intervalos de 8 horas, com monitoração eletrocardiográfica materna contínua e dosagem diária dos níveis de digoxina sérica. Após a reversão, a dose de manutenção pode ser ajustada em torno de 0,25-0,5 mg/dia. Deve ser lembrado o fato de que a passagem placentária está muito prejudicada na presença de hidropisia fetal.

Em caso de persistência da arritmia após a obtenção de níveis séricos adequados de digoxina (1-2 ng/ml) e na presença de insuficiência cardíaca, atualmente a droga de escolha para o tratamento tanto da taquicardia atrial sustentada como do *flutter* atrial é o sotalol, por via materna. A dose inicial é de 80-160 mg por dia, podendo ser aumentada em períodos de três dias até o máximo de 480 mg diários. O ideal é a administração em três tomadas com intervalo de 8 horas, devendo sempre ser realizada monitoração eletrocardiográfica materna diária para observar eventual aumento do intervalo QTc, o que indicaria suspensão da droga. A efetividade do sotalol tem sido bastante alta, com índices de reversão intra-uterina para ritmo sinusal superior a 80%. Deve ser enfatizado que, desde que passamos a utilizar o sotalol por via transplacentária, houve uma drástica diminuição da necessidade de terapêutica invasiva para taquiarritmias fetais.

Os casos de taquicardia atrial por foco ectópico ou aqueles caracterizados como taquicardia juncional recíprocante (com intervalo "V-A" longo) são os de pior resposta a qualquer combinação terapêutica.[10]

Se houver persistência ou piora dos sinais hidrópicos e puder ser constatada a maturidade pulmonar fetal, a interrupção da gestação para tratamento pós-natal é a solução óbvia. Caso não haja resposta satisfatória da arritmia ao tratamento e o feto for ainda imaturo, está indicada a

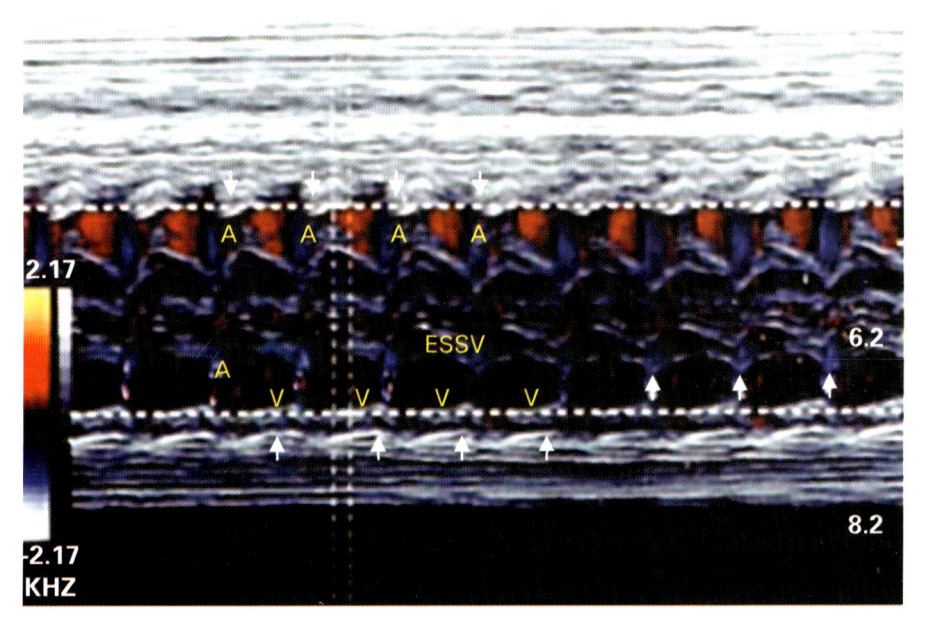

Fig. 7-8.

Taquicardia atrial sustentada em feto com 30 semanas. A condução atrioventricular é 1:1, e a freqüência cardíaca fetal de 245 bpm.

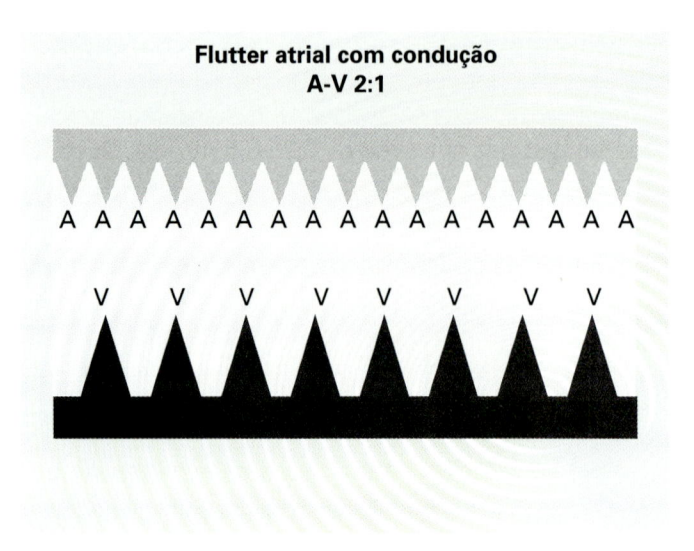

Fig. 7-9.

Diagrama mostrando que a atividade atrial, no *flutter*, apresenta bloqueio parcial dos estímulos para os ventrículos, resultando em uma freqüência atrial que é o dobro da ventricular, no caso da condução ser 2:1, que é a situação mais prevalente.

terapêutica fetal direta, através de cordocentese. Em um primeiro momento, é válida a tentativa de digitalização endovenosa fetal, por meio da administração de 0,03 mg/kg de peso estimado de digoxina, considerando que a ausência de resposta à terapêutica via materna possa ter ocorrido pela passagem placentária inadequada da droga. No caso de insucesso na reversão, deve ser introduzida na veia umbilical uma droga de terceira linha. Embora a flecainida seja uma opção da preferência de muitos autores, trata-se de uma droga não disponível no Brasil, e entre cujos parefeitos relatados na literatura encontra-se a morte súbita. A adenosina pode reverter transitoriamente a taquicardia atrial sustentada, mas não tem efeito no *flutter*. Já utilizamos com sucesso, tanto na taquicardia atrial sustentada como no *flutter* atrial, a amiodarona, na dose de 15 mg/kg de peso estimado. Em alguns casos, o retorno à arritmia após a reversão inicial pode ser evitado pela administração materna concomitante de amiodarona, em doses altas (800-1.200 mg/dia), por infusão contínua. Embora exista o risco potencial de hipotireoidismo neonatal, não temos tido este parefeito.

O *flutter* atrial é freqüentemente uma arritmia com difícil reversão intra-uterina e necessita de criatividade terapêutica para seu manejo.[12,14] Alguns autores têm sustentado que o tratamento inicial do *flutter* atrial fetal deva já ser com o sotalol, considerando a usual má resposta ao digital.[15] Outros relatos não mostram diferença entre a resposta ao digital no *flutter* e na taquicardia supraventricular fetais.[12] Temos preferido manter a conduta clássica, devido às propriedades do digital de aumentar o grau de bloqueio ao nível da junção atrioventricular e, assim, prevenir uma resposta ventricular muito rápida.

TAQUICARDIA VENTRICULAR

É uma arritmia fetal extremamente rara, sendo usualmente bem tolerada. O ecocardiograma mostra uma freqüência ventricular variável entre 100 e 400 bpm, com atividade atrial independente (dissociação AV), sendo a freqüência atrial menor que a ventricular.

Quando a freqüência ventricular é menor que 200 bpm, a arritmia é bem tolerada, não sendo necessárias medidas invasivas de tratamento. A digoxina deve ser evitada, sendo a terapêutica básica a utilização materna de mexiletine ou procainamida. Nos casos com freqüências ventriculares elevadas ou com insuficiência cardíaca fetal, a administração de lidocaína por cordocentese está indicada. Uma alternativa descrita é o propranolol.[10]

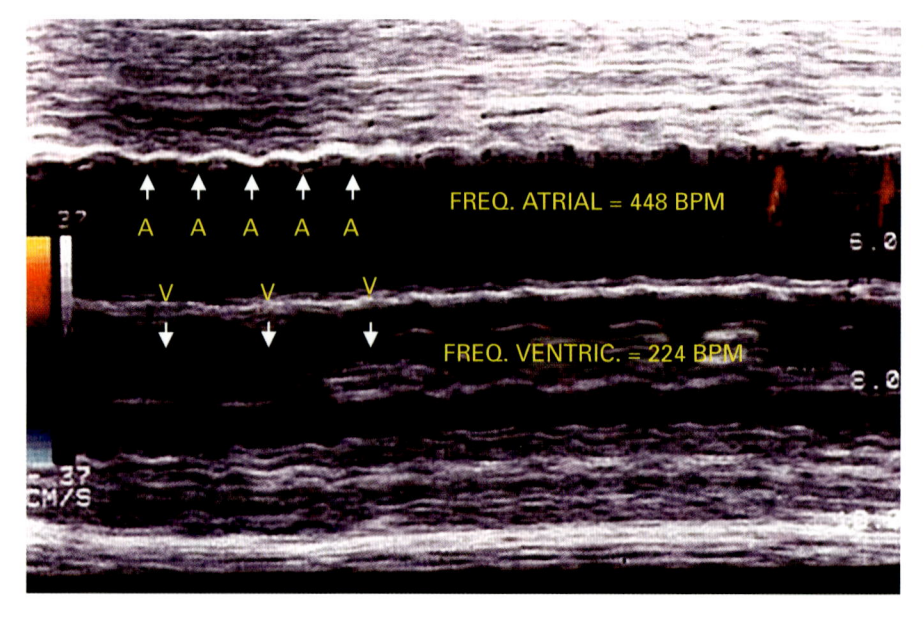

Fig. 7-10.

Feto de 29 semanas, apresentando *flutter* atrial com condução atrioventricular 2:1. A cada 2 estímulos atriais, 1 é conduzido aos ventrículos. A parede atrial "tremula", sendo sua freqüência de 448 bpm.

BLOQUEIO ATRIOVENTRICULAR TOTAL

Trata-se de uma das mais graves anormalidades cardíacas fetais, com elevado índice de letalidade nas formas severas. Pode ocorrer sem lesões estruturais associadas, sendo nestes casos usualmente secundário à presença de colagenose materna, com ou sem expressão clínica. Na imensa maioria das vezes, existe positividade para a presença de anticorpos anti-SSA ou anti-Ro. Não é raro que a primeira manifestação de lúpus, artrite reumatóide, síndrome de Sjögren ou esclerose múltipla na gestação seja o diagnóstico de um bloqueio atrioventricular total (BAVT) no feto. Existem relatos de casos de BAVT sem doenças estruturais e sem anticorpos maternos anti-Ro e anti-La, sendo a evolução usualmente benigna.[16]

A mortalidade fetal situa-se ao redor de 40%, mas quando o BAV total ocorre em fetos com lesões estruturais, especialmente isomerismo esquerdo e defeito septal atrioventricular, este índice é maior que 80%. A presença de hidropisia fetal é praticamente uma constante nas formas graves, sendo um marcador de mau prognóstico.[17-19]

O diagnóstico ecocardiográfico de bloqueio AV completo fetal é extremamente simples, bastando a detecção de dissociação completa entre a atividade atrial e a ventricular, sendo geralmente a freqüência ventricular menor que 60 bpm (Figs. 7-11 e 7-12).

As medidas terapêuticas, no bloqueio AV total no feto, dependem da presença de hidropisia e da maturidade pulmonar fetal. É indiscutível a indicação formal de interrupção da gestação, para implante neonatal de marcapasso, no feto hidrópico maduro. No feto com bloqueio AV bem tolerado, sem manifestações de insuficiência cardíaca, o acompanhamento atento é suficiente, com monitoração ecocardiográfica periódica e freqüente. A dificul-

**Bloqueio AV Total
(sem condução A-V)**

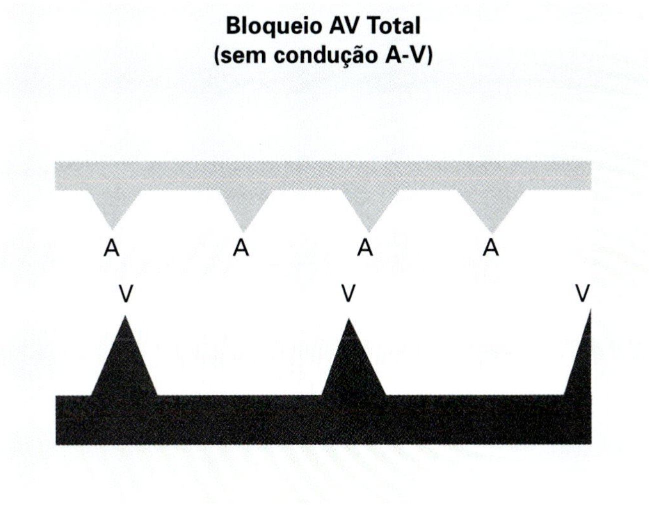

Fig. 7-11.

Diagrama do bloqueio atrioventricular total no feto. As atividades ventricular e atrial são completamente dissociadas e há importante bradicardia.

dade de manejo manifesta-se no feto hidrópico sem viabilidade por imaturidade pulmonar. Neste caso, podem ser utilizados simpaticomiméticos, como o salbutamol e o fenoterol, para tentar um aumento transitório da freqüência cardíaca, mas os efeitos são fugazes e desapontadores, mesmo quando a administração é realizada diretamente no feto. Os corticosteróides estão indicados na presença de colagenose materna, tanto em função da ação inflamatória dos anticorpos sobre o tecido de condução como sobre o próprio miocárdio. Entretanto, afora a ação imunossupressora e aceleradora da maturidade pulmonar fetal, esta última especialmente obtida com a dexametasona e a betametasona, não se observa mudança substancial no quadro, quando o feto se encontra em franca

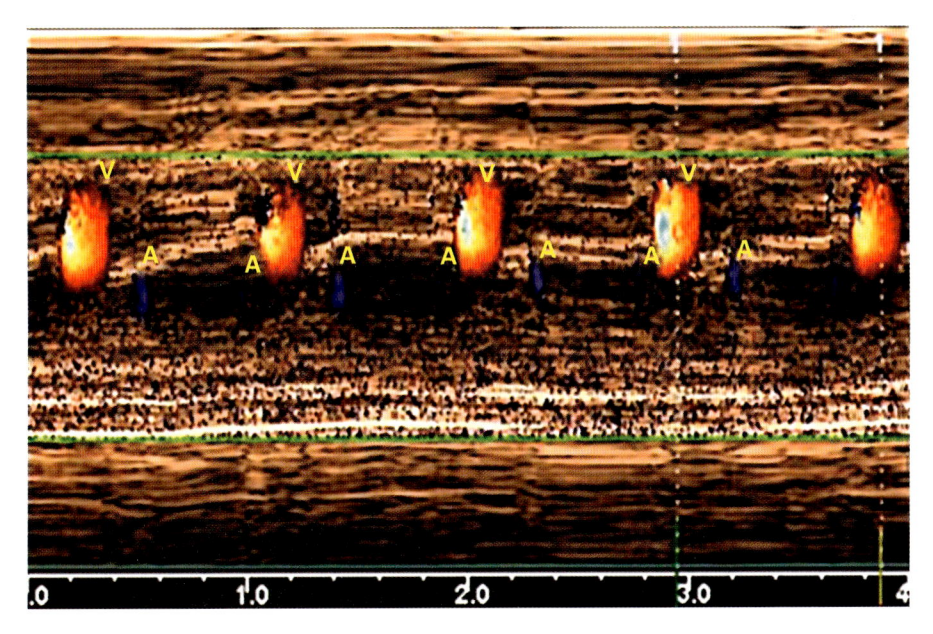

Fig. 7-12.

Feto de 31 semanas, cuja mãe era portadora de lúpus eritematoso sistêmico, com bloqueio atrioventricular completo. O ecocardiograma módulo M com mapeamento em cores mostra que os fluxos pela valva mitral (A, em azul) estão dissociados dos fluxos pela valva aórtica (V, em vermelho).

insuficiência cardíaca. Tem sido mais recentemente proposta a utilização de imunoglobulina endovenosa materna, nos casos secundários à presença de anticorpos anti-Ro, com resultados animadores.[20]

É extremamente importante a constatação recente[21] de que a utilização de dexametasona por via materna pode impedir a instalação de bloqueio atrioventricular total em fetos suscetíveis, de mães com anticorpos anti-Ro a anti-La. Foram relatados três casos de fetos de mães com anticorpos anti-Ro e anti-La, dois com distúrbios de condução evidentes (bloqueio AV tipo Wenckebach e bloqueio AV 2:1, detectados pelo método do Doppler da aorta-veia cava superior) e um com fibroelastose endocárdica, que mostraram regressão completa da fibroelastose endocárdica e dos distúrbios de condução após a administração materna de 4 mg/dia de dexametasona.

Outro estudo atual com indiscutível aplicabilidade clínica é o de Sonesson et al.,[22] que mostra que um terço dos fetos de mães com anticorpos anti SSA/Ro do subtipo 52-kd apresentam bloqueio atrioventricular detectável por Doppler-ecocardiografia, ao serem analisados os intervalos atrioventriculares, e que casos com condução alterada podem ser melhorados com a utilização de corticóides por via materna.

A estimulação elétrica artificial do coração fetal ainda não pode ser considerada uma realidade palpável para utilização rotineira, embora algumas tentativas já tenham sido realizadas em fetos humanos, inclusive no Brasil.[19,23] Até o momento, não foi possível a obtenção de um aumento duradouro da freqüência cardíaca fetal que justifique qualquer otimismo. Existe extensa experimentação animal em desenvolvimento, buscando métodos de implante intra-uterino de marca-passo fetal, tanto por via endocárdica como epicárdica, a "céu aberto".[24,25] A possibilidade de estimulação cardíaca fetal através de implante de eletrodo especial por via percutânea já foi demonstrada e pode corresponder a uma alternativa menos invasiva para o tratamento pré-natal desta grave situação.[26,27] Neste livro, são abordados em detalhe os passos para este procedimento e suas perspectivas, no capítulo assinado pelo Dr. Renato Assad. É possível que em um futuro próximo as questões pendentes da cirurgia fetal já tenham respostas mais palpáveis, especialmente relacionadas a tocólise, reutilização de líquido amniótico, sutura da bolsa amniótica, manutenção da temperatura corporal fetal e outras. Até então, o bloqueio AV total no feto hidrópico imaturo deverá ser considerado de mau prognóstico, estando justificadas tentativas "heróicas" de estimulação intra-uterina ou de interrupção precoce da gestação, com tentativa de manejo perinatal com surfactantes e marca-passo.

EXPERIÊNCIA DA UNIDADE DE CARDIOLOGIA FETAL

No período de 1986 a 2005, foram atendidos 93 fetos com arritmias cardíacas graves, em que havia risco funcional, sendo 58 com taquiarritmia supraventricular (39 com taquicardia atrial sustentada [67,2%] e 19 [32,8%] com *flutter* atrial) e 35 com bloqueio atrioventricular total. As idades gestacionais variaram de 21-40 semanas. Hidropisia ocorreu em 21 dos 58 fetos (36,2%). Nove fetos (15,5%) apresentavam cardiopatias estruturais, sendo três anomalias de Ebstein (5,2%). A terapêutica medicamentosa utilizou digital por via transplacentária em todos como primeira opção. Os casos sem resposta foram tratados com amiodarona, até 2001, ou sotalol, a partir de então. Reversão intra-uterina a ritmo sinusal ocorreu em 34 fetos com taquicardia atrial sustentada (87%) e em 9 com flutter atrial (47%). Óbito fetal ocorreu em três fetos (7,7%) com taquicardia atrial sustentada e em um (5,3%) com *flutter* atrial. Dos fetos com BAVT, em 10 (28,6%) casos obteve-se confirmação laboratorial da associação com colagenose materna – lúpus eritematoso sistêmico em nove e síndrome de Sjögren em um. Dos 35 fetos, a evolução foi avaliada em 28. Todos os fetos sem cardiopatia estrutural receberam dexametasona por via materna associada ou não a drogas simpaticomiméticas. Três fetos (11,5%) apresentaram hidropisia grave com óbito intra-útero. Três fetos foram submetidos a implante intra-uterino de marca-passo (MP), dois com cirurgia a céu aberto (um óbito transoperatório e outro no período pós-operatório imediato) e um através de técnica percutânea. Este último sobreviveu por 36 horas. MP cardíaco foi implantado no período neonatal em 13 (50%) casos. Destes, 8 (61,5%) apresentaram boa evolução e 5 (38,4%) foram ao óbito por prematuridade ou infecção. Não foi necessário implante de MP em quatro casos (15,4%).

REFERÊNCIAS BIBLIOGRÁFIAS

1. Kleinman CS, Nehgme RA.Cardiac arrhythmias in the human fetus. *Pediatr Cardiol* 2004;25(3):234-51.
2. Zielinsky P. Distúrbios do ritmo cardíaco fetal: detecção e conduta pré-natal. *Arq Bras Cardiol* 1996;66(2):83-6.
3. Zielinsky P, Dillenburg RF, de Lima GG, Zimmer LP. Taquiarritmias supraventriculares fetais. Experiência de um centro de referência em cardiologia fetal. *Arq Bras Cardiol* 1998;70(5):337-40.
4. Dancea A, Fouron JC, Miron J, Skoll A, Lessard M. Correlation between electrocardiographic and ultrasonographic time-interval measurements in fetal lamb heart. *Pediatr Res* 2000;47(3):324-8.
5. Fouron JC, Proulx F, Miro J, Gosselin J. Doppler and M-mode ultrasonography to time fetal atrial and ventricular contractions. *Obstet Gynecol* 2000;96(5 Pt 1):732-6.
6. Fouron JC, Fournier A, Proulx F, *et al.* Management of fetal tachyarrhythmia based on superior vena cava/aorta Doppler flow recordings. *Heart* 2003;89(10):1211-6.

7. Copel JA, Liang RI, Demasio K, Ozeren S, Kleinman CS. The clinical significance of the irregular fetal heart rhythm. *Am J Obstet Gynecol* 2000;182(4):813-7.
8. Zielinsky P, Firpo C, De Lima R, Martha V, Silva ES. Estudo ecocardiográfico pré-natal da redundância do septum primum e sua relação com a gênese de extra-sístoles atriais no feto. *Arq Bras Cardiol* 1995;65(2):153-7.
9. Firpo C, Zielinsky P. Mobility of the flap valve of the primary atrial septum in the developing human fetus. *Cardiol Young* 1998;8:67-70.
10. Fouron JC. Fetal arrhythmias: the Saint-Justine hospital experience. *Prenat Diagn* 2004 24(13):1068-80.
11. Villazon E, Foron Jc, Fournier A, Proulx F. Prenatal diagnosis of junctional ectopic tachycardia. *Pediatr Cardiol* 2001;22(2):160-2.
12. Krapp M, Kohl T, Simpson JM, Sharland GK, Katalinic, Gembruch U. Review of diagnosis, treatment, and outcome of fetal atrial flutter compared with supraventricular tachycardia. *Heart* 2003;89(8):913-7.
13. Leiria TL, Lima GG, Dillenburg RF, Zielinsky P. Taquiarritmia fetal com condução atrioventricular 1:1. Infusão de adenosina na veia umbilical como teste diagnóstico. *Arq Bras Cardiol* 2000;75(1):65-8.
14. Lisowski LA, Verheijen PM, Benatar AA, *et al.* Atrial flutter in the perinatal age group: diagnosis, management and outcome. *J Am Coll Cardiol* 2000;35(3):771-7.
15. Oudijk MA, Micjhon MM, Kleinman CS, *et al.* Sotalol in the treatment of fetal dysrhythmias.*Circulation* 2000;101(23):2721-6.
16. Breur JM, Oudijk MA, Stoutenbeek P, Visser GH, Meijboom EJ. Transient non-autoimmune fetal heart block. *Fetal Diagn Ther* 2005;20(2):81-5.
17. Machado MVL, Tynan MJ, Curry PVL, Allan LD. Fetal complete heart block. *Br Heart J* 1988;60:512-5.
18. Schmidt KG, Ulmer HE, Silverman NH, Kleinmann CS, Copel JA. Perinatal outcome of fetal complete atrioventricular block: a multicenter experience. *J Am Coll Cardiol* 1991; 91:1360-6.
19. Zimmer LP, Silva APD, Andrade A, Dillenburg RF, Mendonça E, Zielinsky P. Manejo intra-uterino e perinatal do bloqueio atrioventricular total no feto. *Arq Bras Cardiol* 1996; 67(1):11-5.
20. Jaeggi ET, Fouron JC, Silverman ED, Ryan G, Smallhorn J, Hornberger LK. Transplacental fetal treatment improves the outcome of prenatally diagnosed complete atrioventricular block without structural heart disease. *Circulation* 2004;110(12):1542-8.
21. Raboisson MJ, Fouron JC, Sonesson SE, Nyman M, Proulx F, Gamache S. Fetal Doppler echocardiographic diagnosis and successful steroid therapy of Luciani-Wenckebach phenomenon and endocardial fibroelastosis related to maternal anti-Ro and anti-La antibodies. *Am Soc Echocardiogr* 2005;18(4):375-80.
22. Sonesson SE, Salomonsson S, Jjacobsson LA, Bremme K, Wahren-Herlenius M. Signs of first-degree heart block occur in one-third of fetuses of pregnant women with anti-SSA/Ro 52-kd antibodies. *Arthritis Rheum* 2004;50(4):1253-61.
23. Carpenter RJ, Strasburger JF, Garson A, Smith RT, Russel L. Fetal ventricular pacing for hydrops secondary to complete atrioventricular block. *J Am Coll Cardiol* 1986;8(6):1434-6.
24. Scagliotti EI, Shimokocil DD, Pringle KG. Permanent cardiac pacemaker implant in the fetal lamb. *Pace* 1987;10:1253-6.
25. Assad RS, Jatene MB, Moreira LPP *et al.* Fetal heart block: a new experimental model to assess fetal pacing. *Pacing Clin Electrophysiol* 1994;17(7):1256-63.
26. Assad RS, Zielinsky P, Kalil RAK, *et al.* New Lead for in Utero Pacing for Fetal Congenital Heart Block. *J Thoracic Cardiovasc Surg* 2003;1:300-2.
27. Assad RS, Zielinsky P, Kalil R, *et al.* Novo eletrodo para implante de marcapasso em fetos com bloqueio atrioventricular total. *Rev Bras Cir Cardiovasc* 2003;18(1):40-4.

Doenças do Miocárdio, do Endocárdio e do Pericárdio na Vida Fetal

Paulo Zielinsky

...nada há no mundo de certo.
R. Descartes

INTRODUÇÃO

Um grupo importante de cardiopatias de apresentação fetal corresponde ao das anormalidades que envolvem o miocárdio, o endocárdio e o pericárdio. Embora haja grande heterogeneidade em suas formas de apresentação, eles são aqui apresentados conjuntamente. Essas anomalias cardíacas fetais podem ocorrer primariamente sem fatores etiológicos definidos, mas em sua maioria são conseqüência de outras anormalidades fetais sistêmicas ou de problemas maternos.

MIOCARDIOPATIA

Dilatada

A miocardiopatia dilatada no feto pode ser primária, por disfunção cardiomiocítica isolada ou secundária a alto débito cardíaco (anemia fetal, fístulas arteriovenosas), a lesões miocárdicas diretas, como infecções virais por Coxsackievírus, Parvovírus B19, Herpesvírus tipo I, HIV[1] ou parasitárias (Toxoplasma gondii), além de hipoxia e exposição a toxinas, a drogas e a outros agentes externos.[2,3] A miocardiopatia dilatada fetal secundária a distúrbios do ritmo é chamada de taquicardiomiopatia, mas também ocorre por bradicardia grave, como no bloqueio atrioventricular total.

Na presença de transfusão feto-fetal, o feto receptor pode apresentar sinais de miocardiopatia dilatada, com cardiomegalia importante, regurgitação mitral e tricúspide e déficit funcional contrátil (Fig. 8-1). Mais tardia-

mente, irão surgir os sinais de miocardiopatia hipertrófica, com importante hipertrofia parietal, e de miocardiopatia restritiva, com aumento atrial importante e disfunção diastólica.

Outro possível substrato para a miocardiopatia dilatada é o aneurisma congênito do ventrículo esquerdo, cuja etiologia permanece obscura, mas que já foi associado à fibrose miocárdica, isquemia miocárdica e fatores hereditários. Usualmente é uma lesão isolada, localizada no ápice, mas pode envolver os músculos papilares e a região subaórtica.[4,5]

A abordagem diagnóstica inicial da miocardiopatia dilatada no feto inclui a determinação da presença de cardiomegalia, através do índice cardiotorácico obtido pela razão entre o diâmetro transverso do coração e o do tórax (normal: 0,3-0,40), ou pela razão entre as circunferências cardíaca e torácica (normal: 0,5), ou ainda pela razão entre as áreas cardíaca e torácica obtidas por planimetria (normal; 0,33) (Fig. 8-2).[2] Outros aspectos ecocardiográficos incluem aumento das cavidades cardíacas, especialmente do átrio e do ventrículo esquerdo (Fig. 8-3), hipocontratilidade ventricular esquerda, aumento dos diâmetros sistólico e diastólico, regurgitação das valvas atrioventriculares, diminuição da fração de ejeção, relaxamento diastólico comprometido e fibroelastose endocárdica secundária. Uma diminuição da fração de encurtamento para menos de 0,25 é considerada anormal, assim como uma fração de ejeção menor que 0,57. A função diastólica alte-

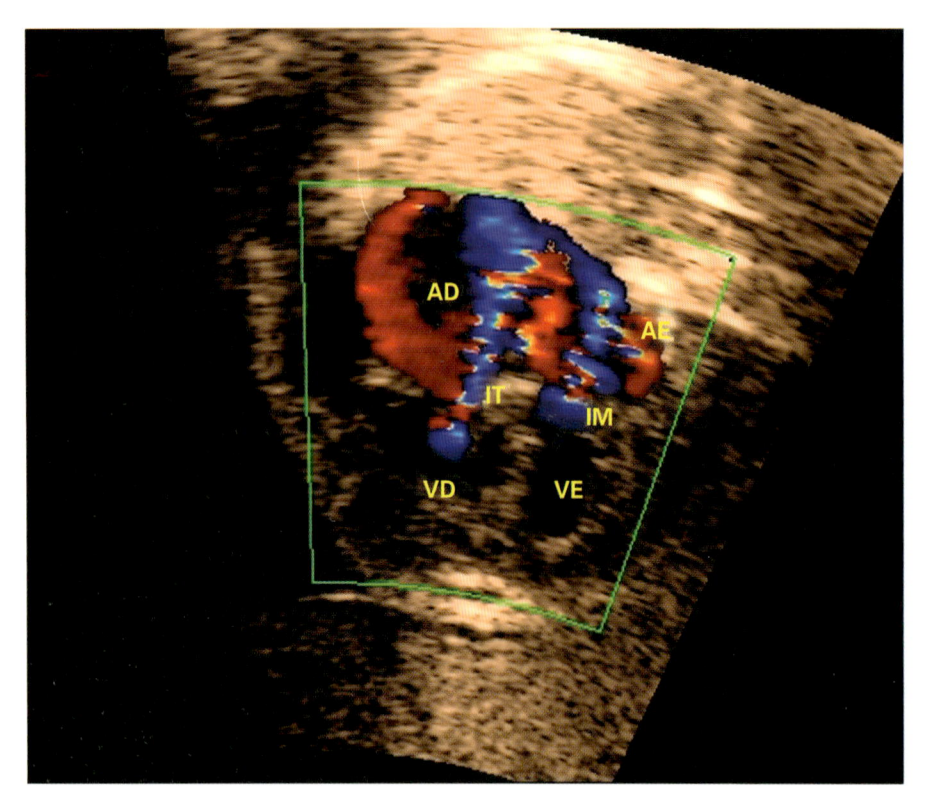

Fig. 8-1.

Feto "receptor" em gestação gemelar monocoriônica com transfusão feto-fetal. Observa-se a grande cardiomegalia, a hipertrofia concêntrica das paredes e a importante regurgitação mitral e tricúspide.

rada pode ser avaliada pelo aumento da relação E/A mitral, pelo encurtamento atrial esquerdo diminuído, pela redução da excursão do *septum primum* e pelo aumento dos índices de pulsatilidade na veia pulmonar, no forame oval e no ducto venoso.[6-8] Outras manifestações, dependentes da disfunção ventricular direita habitual na miocardiopatia dilatada, incluem alterações dos fluxos venosos, como aumento nos picos pré-sistólicos reversos nas veias hepáticas e na veia cava inferior, além de pulsações na veia umbilical intra-hepática.

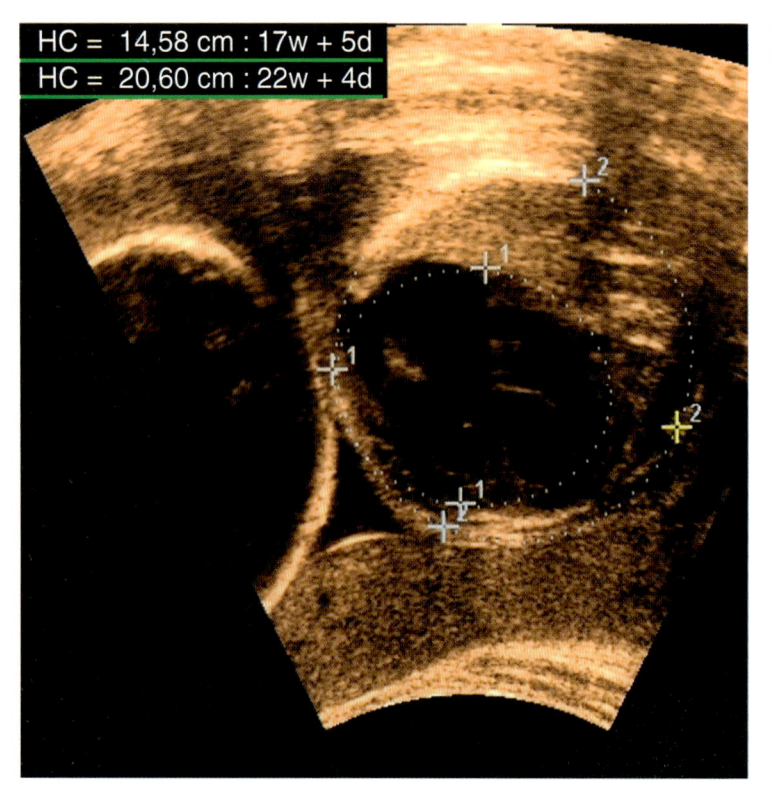

Fig. 8-2.

Feto com cardiomegalia importante por transfusão feto-fetal. O índice cardiotorácico obtido pela razão entre as circunferências cardíaca e torácica é de 0,70.

Fig. 8-3.

Diagrama esquemático de coração fetal com miocardiopatia dilatada.

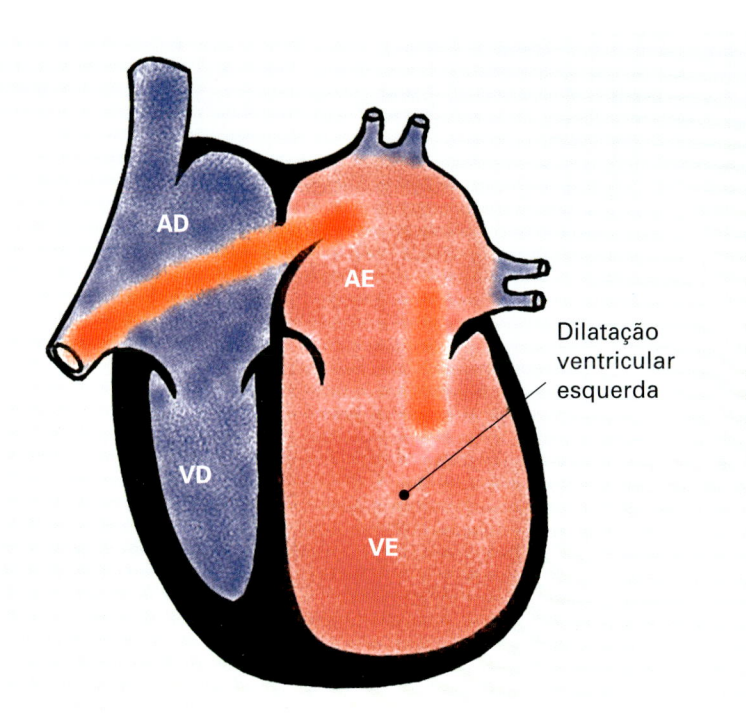

Recentemente, tem sido proposta a quantificação funcional e a avaliação do prognóstico da insuficiência cardíaca fetal utilizando o índice Tei ou índice de desempenho miocárdico (tempo isovolumétrico/tempo de ejeção) e um escore cardiovascular que considera a hidropsia fetal, o Doppler venoso, a função cardíaca, o Doppler arterial e o tamanho cardíaco.[9,10]

A administração de diuréticos e de digital por via materna está indicada para o tratamento da insuficiência cardíaca fetal, mas o prognóstico depende da etiologia. O esvaziamento de derrames serosos pode auxiliar na mais rápida compensação hemodinâmica e melhora dos sinais de insuficiência cardíaca fetal. O tratamento pós-natal é muitas vezes a opção preferencial, mesmo que haja necessidade de interromper a gestação ainda sem ser completamente afastado o risco de prematuridade.

Hipertrófica

Um aumento na espessura das paredes dos ventrículos esquerdo ou direito no feto não é raro. Embora este achado possa estar relacionado a um aumento da pós-carga de um ou ambos os ventrículos, é a forma primária de hipertrofia miocárdica que pode ser considerada como miocardiopatia hipertrófica.

A miocardiopatia hipertrófica pode ser uma das manifestações de doenças genéticas ou síndromes dismórficas.[2] Outras possíveis formas de apresentação da miocardiopatia hipertrófica fetal são as doenças familiares com dominância autossômica, de rara manifestação pré-natal,

com severo desarranjo miocárdico e hipertrofia septal assimétrica (Fig. 8-4), às vezes com obstrução subaórtica,[2] e a miocardiopatia hipertrófica observada no gêmeo receptor na síndrome da transfusão feto-fetal em gestações monozigóticas.[11]

A forma mais freqüente de hipertrofia miocárdica observada no período pré-natal é a que ocorre em fetos de mães diabéticas. A hipertrofia miocárdica fetal está presente como complicação do diabetes materno prévio ou gestacional em cerca de 25-30% dos casos.[12,13] O septo interventricular é preferencialmente afetado, mas as paredes livres dos ventrículos direito e especialmente do esquerdo podem também estar envolvidas (Fig. 8-5).[12,13]A hipertrofia é facilmente detectada pelo ecocardiograma fetal uni ou bidimensional, comparando a espessura septal com nomogramas já estabelecidos, considerando-se anormal uma espessura maior do que dois desvios-padrão para a idade gestacional (Fig. 8-6). Os achados histológicos incluem aumento na massa nuclear e do sarcolema, assim como vacuolização e hidropsia das células miocárdicas.[14] A etiologia da hipertrofia miocárdica em fetos de mães diabéticas tem sido estudada há longo tempo, mas só recentemente foi demonstrada sua associação com hiperinsulinismo fetal.[15,16] Embora a macrossomia seja um achado comum em filhos de mães diabéticas, não foi estabelecida associação com o desenvolvimento de hipertrofia miocárdica fetal.[13] Por outro lado, já foi demonstrado que o aumento da espessura septal durante a gestação está associado ao aumento dos níveis do fator de crescimento da insulina-1 (IGF-1).

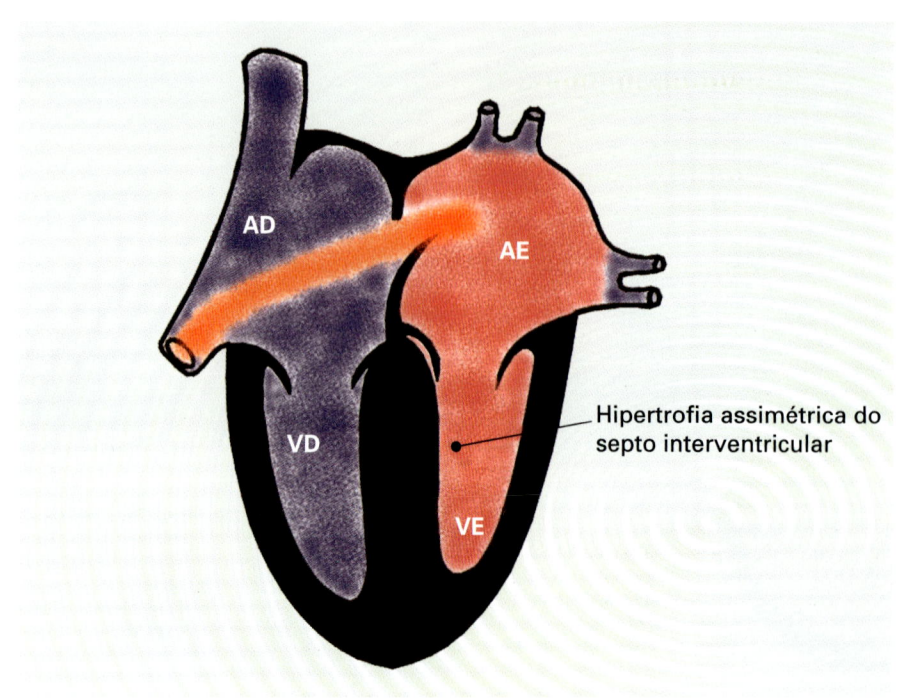

Fig. 8-4.

Desenho de coração fetal com miocardiopatia hipertrófica assimétrica.

Vários estudos confirmaram que a função diastólica do ventrículo esquerdo está comprometida em fetos com hipertrofia miocárdica. Nosso grupo tem-se dedicado ao estudo de parâmetros alternativos para a avaliação da função diastólica ventricular esquerda em fetos de mães diabéticas,[6-8] já tendo sido demonstrada a utilidade do índice de excursão do *septum primum*,[17,18] da fração de encurtamento global do átrio esquerdo,[19] da impedância venosa pulmonar,[20,21] do índice de pulsatilidade do ducto venoso[22] e do fluxo pelo forame oval.[23] Estão em investigação o comportamento do fluxo ístmico e o tempo de relaxamento isovolumétrico como elementos diagnósticos adicionais. Apesar de as manifestações clínicas da disfunção diastólica intra-uterina serem discretas, a hipertrofia miocárdica com hipocomplacência ventricular esquerda pode ser a responsável por cardiomegalia e disfunção respiratória no período neonatal imediato. A hipertrofia miocárdica em filhos de mães diabéticas é uma doença transi-

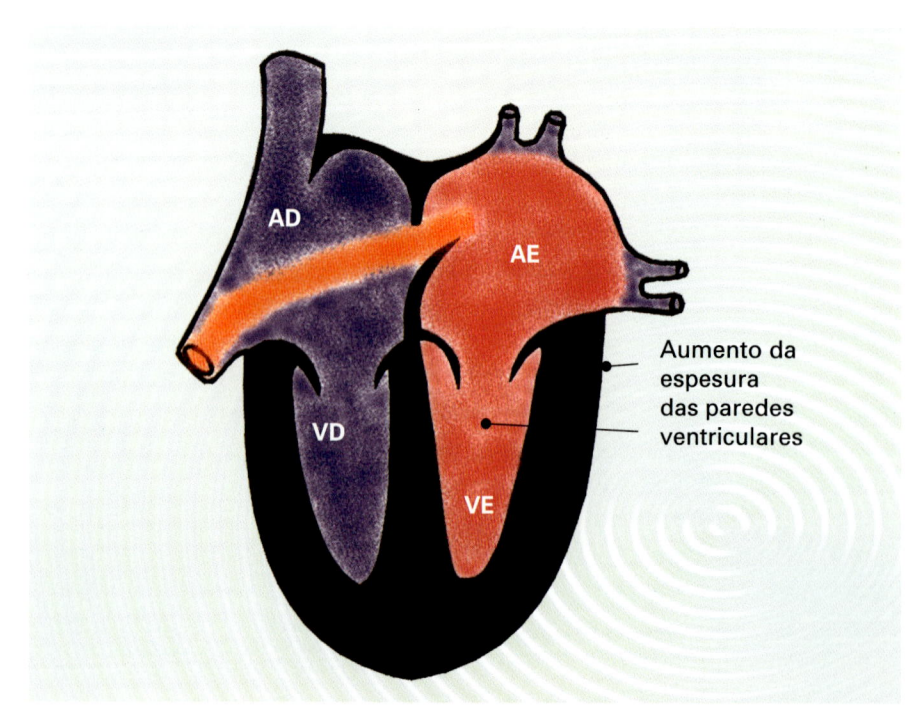

Fig. 8-5.

Diagrama de hipertrofia miocárdica em feto de mãe diabética.

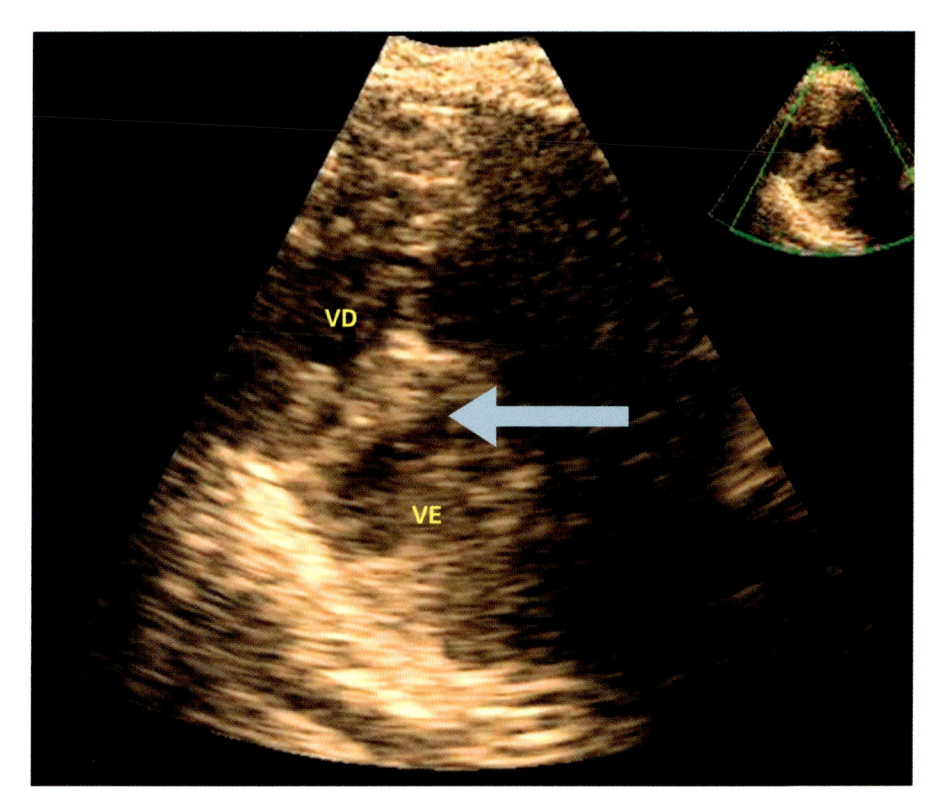

Fig. 8-6.

Hipertrofia miocárdica importante, especialmente à custa do septo interventricular, em feto de mãe diabética com 33 semanas de gestação.

tória, com regressão espontânea da espessura septal nos primeiros seis meses de vida pós-natal, relacionada à normalização dos níveis de insulina sérica.[16]

Restritiva

A miocardiopatia restritiva é a forma menos freqüente de doença miocárdica no feto.[2] Classicamente, está representada pela fibrose endomiocárdica e seus achados fisiopatológicos incluem um tamanho normal ou levemente alterado dos ventrículos, grande aumento das câmaras atriais, às vezes com diâmetros maiores que os dos ventrículos, contratilidade normal e função diastólica comprometida, com um enchimento ventricular rápido na diástole precoce e praticamente sem fluxo de enchimento no restante do período diastólico (Fig. 8-7). A apresentação clínica pré-natal é caracterizada, além dos achados ecocardiográficos descritos, por regurgitação mitral e tricúspide muitas vezes importante, por arritmias diversas e por sinais de insuficiência cardíaca fetal, com ascite, derrame pleural e pericárdico, edema de pele e tecidos moles e sinais de sofrimento fetal.

Uma forma de miocardiopatia com características restritivas que tem sido descrita também durante a vida fetal é a **miocardiopatia espongiforme**, ou **não-compactada**. Nesta, o miocárdio ventricular é espessado e muito trabeculado, e existe importante déficit contrátil. Embora em sua fase mais tardia a apresentação possa ser a de uma miocardiopatia dilatada, a fisiologia é tipicamente restritiva na maior parte da evolução.[24]

O prognóstico da miocardiopatia restritiva de apresentação fetal é pobre e o tratamento clínico geralmente surte pouco efeito. O ideal é a interrupção da gestação do feto hidrópico que apresente potencialidade de maturidade pulmonar fetal, para tratamento intensivo neonatal.

FOCOS ECOGÊNICOS ENDOCÁRDICOS

Os focos ecogênicos endocárdicos, também conhecidos como *golf balls*, são áreas ecogênicas brilhantes dentro do coração fetal. Sua etiologia parece relacionada a calcificação dentro dos músculos papilares,[25] que seria decorrente de um desenvolvimento anormal da microvasculatura, levando a alterações isquêmicas do músculo.[25] Além disso, uma fenestração incompleta dos músculos papilares e das cordas tendíneas devido a variações individuais poderiam ser as explicações para os focos ecogênicos endocárdicos.[26-28]

A prevalência relatada de *golf balls* tem sido descrita como de 0,5% a 20,%, dependendo da população e da metodologia. Em populações de baixo risco, os focos ecogênicos têm sido descritos em 3-5% dos casos.[27-34] Alguns autores mostraram que a prevalência pode cair ou ser a mesma em diferentes idades gestacionais. Em uma série de 13.493 gestações, 334 (2,5%) fetos haviam mostrado focos ecogênicos.[35]

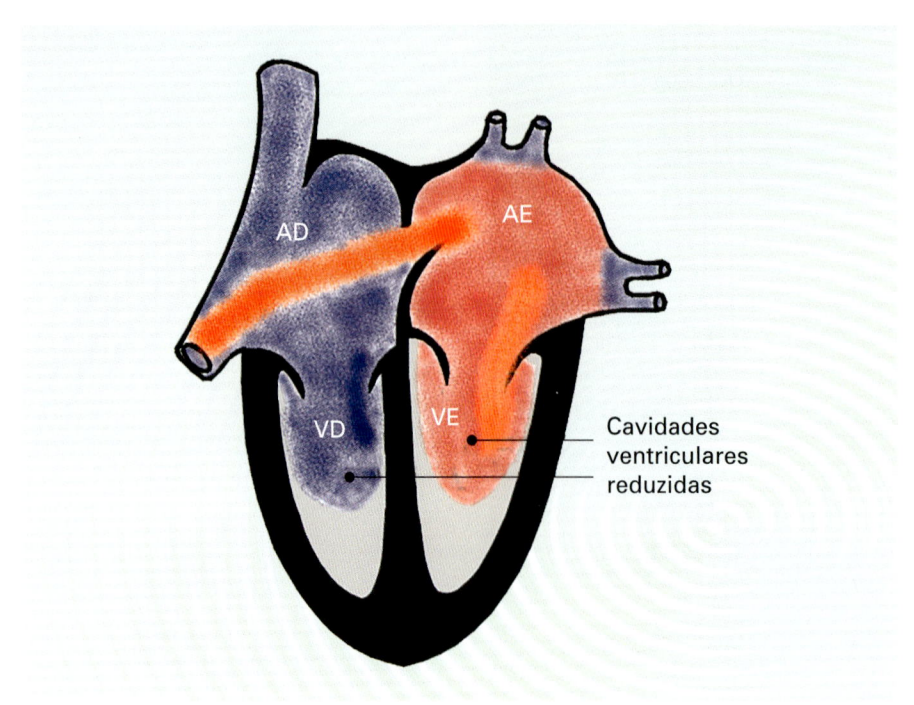

Ao ecocardiograma fetal, os focos ecogênicos endocárdicos aparecem como estruturas próximas aos músculos papilares e às cordas tendíneas, às vezes relacionados com cordoalhas ectópicas ou acessórias, que se movem com os folhetos valvares durante o ciclo cardíaco (Fig. 8-8). Medem de 1-6 mm de diâmetro, não têm sombra acústica e podem ser tão ecogênicos como o osso circundante.[36] Focos múltiplos ocorrem em 6-11%.[36,37] O ventrículo esquerdo é o local mais freqüente dos *golf balls*, com relatos de 0-25% da localização ventricular direita e de

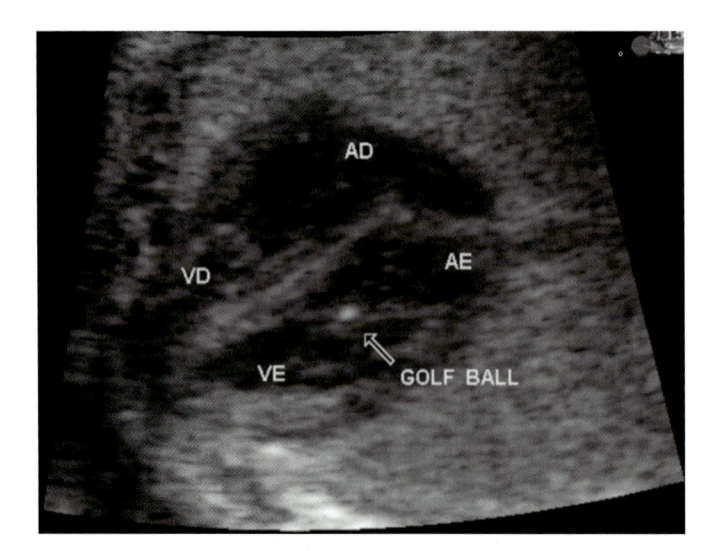

Fig. 8-8.

Imagem ecogênica relacionada ao aparelho subvalvar mitral *(golf ball)*. Observe-se que existe uma cordoalha acessória sobre a qual os depósitos de cálcio se localizam.

cerca de 7% biventricular.[38] Os focos ecogênicos intracardíacos podem permanecer sem modificação ou mostrar resolução completa antes do nascimento ou no ecocardiograma neonatal.

A esmagadora maioria dos fetos com focos ecogênicos é normal, sendo considerados como variante da normalidade. Chegou a haver alguma preocupação há alguns anos de que este achado pudesse representar um risco aumentado para cromossomopatias, especialmente se os focos fossem bilaterais.[39-42] Entretanto, em populações de baixo risco **não foi demonstrada associação de *golf balls* com trissomia 21**! O significado da presença de focos ecogênicos em casos de síndrome de Turner e de translocação não balanceada não é claro, pois essas anormalidades cromossômicas envolvem outros achados anormais.

Há poucas evidências que relacionem a presença de focos ecogênicos e cardiopatias estruturais.[37,42]

Os focos ecogênicos intracardíacos devem ser diferenciados de outras áreas ecogênicas dentro do coração fetal. Hiperecogenicidade difusa do endocárdio sugere uma ampla gama de processos patológicos endocárdicos, como infecções ou infestações maternas, tumores cardíacos e fibroelastose endocárdica. Nosso grupo encontrou uma alta prevalência de hiper-refringência endocárdica fetal na presença de toxoplasmose materna.[43]

Assim, a observação casual de um ou mais focos ecogênicos endocárdicos, sem outros defeitos associados ao ecocardiograma fetal, em uma gestação de baixo risco, não deve preocupar o médico, a gestante e sua família.

Na presença de outros marcadores para cromossomopatias, como translucência nucal aumentada, ausência ou encurtamento do osso nasal, hipoplasia da falange média do 5º dedo, intestino hiperecogênico ou cardiopatia estrutural, o achado de *golf ball* soma-se aos demais para sugerir a necessidade de investigação genética.

DERRAME PERICÁRDICO

A presença de pequenas quantidades de fluido pericárdico durante o ultra-som pré-natal de rotina não é raro, sendo observado em cerca de 45% dos fetos normais.[44] Quando existe excesso de líquido pericárdico (derrame pericárdico), este deve ser considerado um marcador de anormalidades sistêmicas que levem a hidropsia fetal, de infecções ou de anomalias cromossômicas.[44,45]

O derrame pericárdico é facilmente detectado pelo ecocardiograma fetal, quando é observada uma região anecóica maior que 3 mm separando as camadas pericárdicas Existem casos de derrame pericárdico sem anormalidades morfológicas ou funcionais e não associados a qualquer anormalidade sistêmica fetal ou materna. Em gestações de baixo risco e na ausência de outras anormalidades ao ultra-som, um derrame pericárdico de até 7 mm não tem sido associado a desfechos perinatais desfavoráveis.[46] Por essa razão, a monitoração atenta durante a gestação após um ultra-som morfológico completo e um ecocardiograma fetal detalhado para excluir anormalidades cardíacas e extracardíacas são suficientes. Por outro lado, a detecção de uma cardiopatia estrutural ou de outros derrames serosos (ascite, derrame pleural) é uma indicação formal para a avaliação cromossômica fetal.[44-46]

São raras as situações em que a pericardiocentese está indicada, sendo este procedimento reservado para as situações de risco de tamponamento cardíaco ou na presença de severa hidropsia, quando o esvaziamento de derrames serosos pode melhorar a resposta fetal aos diuréticos. Uma situação que tem sido descrita, em que a pericardiocentese é salvadora, é a ruptura de divertículos miocárdicos para dentro do saco pericárdico.[47,48]

REFERÊNCIAS BIBLIOGRÁFICAS

1. Rebolledo MA, Krogstad P, Chen F, Shannon KM, Klitzner TS. Infection of human fetal cardiac myocytes by a human immunodeficiency virus –1-derived vector. *Cir Res* 1998;83(7):738-42.
2. Zielinsky P. Diseases of the myocardium, endocardium and pericardium during fetal life. In: Yagel S, Silverman NH, Gembruch U, Cohen SM. (Org.). *Fetal Cardiology – Embryology, Genetics, Physiology, Echocardiographic Evaluation, Diagnosis and Perinatal Management of Cardiac Diseases.* London, UK and New York, 2003;I:281-9.
3. Pedra SR, Smallhorn JF, Ryan G, Chitayat D, Taylorr GP, Khan R, et al. Fetal cardiomyopathies: pathogenic mechanisms, hemodynamic findings, and clinical outcome. *Circulation* 200230;106(5):585-91.
4. Matias A, Fredouille C, Nesnamm C, Azancot A. Prenatal diagnosis of left ventricular aneurysm: a report of three cases and a review. *Cardiol Young* 1999;9:175-84.
5. Sherman SJ, Leenhouts KH, Utter GO, Litalcer M, Lawson P. Prenatal diagnosis of left ventricular aneurysm in the late second trimester: a case report. *Ultrasound Obstet Gynecol* 1996;7:456-7.
6. Zielinsky P. O feto e a hermenêutica da diástole. *Arq Bras Cardiol* 2002;79(6):640-3.
7. Zielinsky P, Firpo C. Abordagem Ecocardiográfica da Função Diastólica Fetal: Novos Conceitos. *Rev Bras Ecocardiogr* 2002;XV(3):52-9.
8. Zielinsky P, Nicoloso LH, Firpo C, *et al.* Alternative parameters for echocardiographic assessment of fetal diastolic function. *Braz J Med Biol Res* 2004;37(1):31-6.
9. Huhta JC. Guidelines for the evaluation of heart failure in the fetus with or without hydrops. *Pediatr Cardiol* 2004;25(3):274-86.
10. Falkensammer CB, Paul J, Huhta JC. Fetal congestive heart failure: correlation of Tei-index and Cardiovascular-score. *J Perinat Med* 2001;29(5):390-8.
11. Raboisson MJ, Fouron JC, Lamoureux J, Leduc L, Grignon A, Proulx F, *et al.* Early intertwin differences in myocardial performance during the twin-to-twin transfusion syndrome. *Circulation* 2004;110(19):3043-8.
12. Zielinsky P. Role of prenatal echocardiography in the study of hypertrophic cardiomyopathy in the fetus. *Echocardiography* 1991;8(6):661-8.
13. Zielinsky P, Hagemann LL, Daudt LE, Behle I. A pre and postnatal analysis of factors associated with fetal myocardial hypertrophy in diabetic pregnancies. *J Mat Fet Invest* 1992;2:163-7.
14. Menezes H, Barra M, Bello A, Martins C, Zielinsky P. Fetal myocardial hypertrophy in an experimental model of gestational diabetes. *Cardiol Young* 2001;11(6):609-13.
15. Hagemann L, Zielinsky P. Estudo pré-natal da miocardiopatia hipertrófica e sua associação com os níveis de insulina em fetos de mães diabéticas. *Arq Bras Cardiol* 1996;66(4):193-8.
16. Zielinsky P, Costa MHL, Oliveira LT, Bonow FP, Silva NB, Hagemann L. Estudo da história natural da hipertrofia miocárdica e sua relação com hiperinsulinismo em filhos de mães diabéticas. *Arq Bras Cardiol* 1997;69(06):389-94.
17. Firpo C, Zielinsky P. Behavior of Septum Primum Mobility in Third-Trimester Fetuses with Myocardial Hypertrophy. *Ultrasound Obst Gynecol* 2003;21(5):445-50.
18. Zielinsky P, Salum M, Satler F, Gus E, Nicoloso LH, Manica JL, *et al.* A Mobilidade do Septum Primum não Depende do Diâmetro do Forame Oval em Fetos Normais. *Arq Bras Cardiol* 2004;83(4):300-3.
19. Zielinsky P, Satler F, Luchese S, *et al.* Estudo do Encurtamento Global do Átrio Esquerdo em Fetos de Mães Diabéticas. *Arq Bras Cardiol* 2004;83(6):470-2.
20. Zielinsky P, Piccoli Jr AL, Teixeira L, *et al.* Pulsatilidade Venosa Pulmonar em Fetos de Mães Diabéticas. Estudo Doppler-Ecocardiográfico Pré-Natal. *Arq Bras Cardiol* 2003;81(6):600-3.
21. Zielinsky P, Piccoli A Jr, Gus E, *et al.* Dynamics of the pulmonary venous flow in the fetus and its association with vascular diameter. *Circulation* 2003;108(19):2377-80.
22. Zielinsky P, Marcantonio S, Nicoloso LH, *et al.* Fluxo no Ducto Venoso e Hipertrofia Miocárdica em Fetos de Mães Diabéticas. *Arq Bras Cardiol* 2004;83(1):45-50.

23. Zielinsky P, Nicoloso LH, Gus E, et al. Fluxo Pulsátil pelo Forame Oval: Correlações Morfológicas e Funcionais no Feto de Mãe Diabética. Arq Bras Cardiol 2004,83(Supl.III):138.

24. Guntheroth W, Komarniski C, Atkinson W, Fligner CL. Criterion for fetal primary spongiform cardiomyopathy: restrictive pathophysiology. Obstet Gynecol 2002;99 (5 Pt 2):882-5.

25. Roberts DJ, Genest D. Cardiac histologic pathology characteristic of trisomies and 21. Hum Pathol 1992;23:1130-40.

26. How HY, Villafane J, Parihus RR, Sinnato JA. Small hyperechoic foci of the fetal cardiac ventricle: a benign sonographic finding? Ultrasound Obstet Gynecol 1994;4:205-7.

27. Petrikowsky BM, Challenger M, Wyse LJ. Natural history of echogenic foci within ventricles of the fetal heart. Ultrasound Obstet Gynecol 1995;5:92-4.

28. Levy DW, Mintz MC. The left ventricular echogenic focus: a normal finding. Am J Roentgenol 1988;150:85-6.

29. Manning JE, Ragavendra N, Sayre J, et al. Significance of fetal intracardiac echogenic foci in relation to trisomy 21: a prospective sonographic study of high-risk pregnant women. Am J Roentgenol 1998;170:1083-4.

30. Achiron R, Lipitz S, Gabbay U, Yagel S. Prenatal ultrasonographic diagnosis of fetal heart echogenic foci: no correlation with Down syndrome. Obstet Gynecol 1997;89: 945-8.

31. Bromley B, Lieberman E, Laboda L, Benacerraf BR. Echogenic intracardiac focus: a sonographic sign for fetal Down syndrome. Obstet Gynecol 1995;86:998-1001.

32. Schechter AG, Fakhry J, Shapiro LR, Gewitz MH. In utero thickening of the chordae tendineae. A cause of intracardiac echogenic foci. J Ultrasound Med 1987;6:691-5.

33. Merati R Lovotti M, Norchi S, Teatini A, Tenore AC, Belloni C. Prevalence of fetal left ventricular hyperechogenic foci in a low risk population. Br J Obstet Gynaecol 1996;103:1102-4.

34. Dildy GA, Judd VE, Clark SL. Prospective evaluation of the antenatal incidence and postnatal significance of the fetal echogenic cardiac focus: a case-control study. Am J Obstet Gynecol 1996;175:1008-12.

35. Sepulveda W, Romero D. Significance of echogenic foci in the fetal heart. Ultrasound Obstet Gynecol 1998;12: 445-9.

36. Simpson JM, Cook A, Sharland G. The significance of echogenic foci in the fetal heart: a prospective study of 228 cases. Ultrasound Obstet Gynecol 1996;8:225-8.

37. Petrikowsky B, Challenger M, Gross B. Unusual appearances of echogenic foci within the fetal heart: are they benign? Ultrasound Obstet Gynecol 1996;8:229-31.

38. Bromley B, Lieberman E, Shipp TD, Richardson M, Benacerraf BR. Significance of an echogenic intracardiac focus in fetuses at high and low risk for aneuploidy. J Ultrasound Med 1998;17:127-31.

39. Wax Jr, Philput C. Fetal intracardiac echogenic foci: does it matter which ventricle? J Ultrasound Med 1998;17:141-4.

40. Lehman CD, Nyberg DA, Winter T, Kapur RP, Resta RG, Luthy DA. Trisomy 13 syndrome: prenatal US findings in a review of 33 cases. Radiology 1995;194:217-22.

41. Sepulveda W, Cullen S, Nicolaides P, Hollingsworth J, Fisk NM. Echogenic foci in the fetal heart: a marker of chromosomal abnormality. Br J Obstet Gynecol 1995;102:490-2.

42. Bronshtein M, Jakovi P, Ofir C. Multiple fetal intracardiac echogenic foci: not always a benign sonographic finding. Prenat Diagn 1996;16:131-5.

43. Nicoloso LH, Zincano T, Zielinsky P. Estudo Pré-Natal da Hiper-Refringência Endocárdica Fetal e sua Relação com Toxoplasmose Materna. Arq Bras Cardiol 2004;82(1):27-31.

44. Dizon-Townson D, Dildy GA, Clark SL. A prospective evaluation of fetal pericardial fluid in 506 second-trimester low-risk pregnancies. Obstet Gynecol 1997;90(6):958-961.

45. Wyllie JP, Hunter S. Outcome of isolated fetal pericardial effusion. Cardiol Young 1993;3:144-6.

46. Shenker L, Reed KL, Anderson CF, et al. Fetal pericardial effusion. Am J Obstet Gynecol 1989;160:1505-8.

47. Prefumo F, Bhide A, Thilaganathan B, Carvalho JS. Fetal congenital cardiac diverticulum with pericardial effusion: two cases with different presentations in the first trimester of pregnancy. Ultrasound Obstet Gynecol 2005;25(4):405-8.

48. Mcauliffe FM, Hornberger LK, Johnson J, Chitayat D, Ryan G.Cardiac diverticulum with pericardial effusion: report of two new cases treated by in-utero pericardiocentesis and a review of the literature. Ultrasound Obstet Gynecol 2005;25(4):401-4.

Tumores Intracardíacos Fetais

Luiz Henrique Nicoloso

INTRODUÇÃO

A primeira descrição de tumores intracardíacos (TIC) foi realizada em 1862 por Von Recklinghausen, que encontrou na necropsia de um recém-nascido rabdomiomas cardíacos.[1] Já em fetos, foi feita somente em 1982 por De Vore et al.[2]

Apesar de o primeiro relato ser antigo e dos vários que se seguiram, a prevalência e a história natural dos TIC permanecem incertas, com poucas descrições em crianças e em menor número ainda em fetos.[1,3] Entretanto, a partir do aprimoramento das técnicas de diagnóstico por imagem (ultra-sonografia, ecocardiografia bidimensional, tomografia computadorizada, ressonância magnética), houve um incremento significativo na detecção de lesões cardíacas, permitindo o diagnóstico da maioria dos tumores durante a vida, inclusive intra-útero.[4-8]

A prevalência dos TIC a partir de relatos de necropsias em pacientes de todas as idades varia de 0,0017-0,28%.[9,10-12] Tumores primários no coração e pericárdio são extremamente raros na infância e no feto.[1,6,9,13-17] Em crianças, dos tipos histológicos mais freqüentes, em aproximadamente 97%, estão os rabdomiomas (60%), os teratomas (25%) e os fibromas (12%). Hemangiomas, rabdomiossarcomas e mixomas também podem ocorrer.[1,8,9,12,18]

Simcha et al., em 1971, publicaram uma prevalência de 0,08% entre todos os pacientes pediátricos da sua instituição avaliados em um período de 20 anos.[10] Em fetos e neonatos, a prevalência é estimada em 0,1% nas unidades cardiológicas pediátricas, variando de 0,0017-0,25% quando avaliados dados post-mortem.[1,19]

Groves et al., em uma série de mais de 10.000 fetos avaliados de 1980 a 1992, detectaram rabdomiomas em 10 fetos e teratoma intrapericárdico em 1.[12]

Na série de Holley et al., foi demonstrado uma prevalência de 0,14% das gestantes encaminhadas para ecocardiografia fetal.[1] Keith et al. encontraram uma prevalên-cia de 0,0017% entre os pacientes hospitalizados no Hospital for Sick Children, Toronto, Canadá.[14]

Já na série de Beghetti et al., em uma revisão de 15 anos, foram avaliados 27.640 pacientes com doenças cardíacas e identificados 56 (0,2%) casos de tumores cardíacos primários. Foram diagnosticados intra-útero 12 (0,043%) casos, em 8 (0,028%), na primeira semana de vida e em 10 (0,036%), no primeiro mês de vida. Destes, rabdomiomas foram diagnosticados em 44 (78%) pacientes, fibroma em 6 (10,7%), teratoma pericárdico, lipoma epicárdico e hamartoma multicístico cada qual em 1 (1,78%).[5]

No estudo de Aguado et al., foram revisadas 700 ecocardiografias fetais referidas pela presença de massa à ultra-sonografia obstétrica de rotina e encontrados nove (1,28%) fetos com tumores cardíacos.[11]

Como a maioria destes estudos foi realizada em populações selecionadas encaminhadas para a ecocardiografia fetal, a verdadeira prevalência dos TIC no útero e na infância permanece desconhecida, sendo necessários estudos populacionais de rastreamento em um grande número de gestações para que se possa conhecer a real prevalência desta patologia no feto.[1,10]

APRESENTAÇÃO E DIAGNÓSTICO NO FETO

A ecocardiografia fetal é segura para o diagnóstico de TIC. Freqüentemente, a suspeita e a indicação para a sua realização é feita a partir de um exame ultra-sonográfico obstétrico anormal, seja pela presença de uma massa cardíaca, seja por arritmias, hidropsia e/ou derrame pericárdico no feto. Menos comumente, são encaminhadas gestantes com algum fator de risco para cardiopatia, especialmente com história familiar de esclerose tuberosa.[9-11,19-21]

As conseqüências clínicas dependem do tamanho, do número e da localização das lesões. Enquanto um tumor pequeno pode ser completamente assintomático, tumores grandes na cavidade ventricular podem interferir com o fluxo sanguíneo tanto da via de entrada quanto da via de saída, simulando estenose ou atresia valvar e conseqüente insuficiência cardíaca. Além disso, podem infiltrar o sistema de condução e determinar arritmias, algumas vezes levando à sua descoberta clínica e, em situações extremas, até mesmo à morte.[4,13,16,17]

A hidropisia fetal não imune pode ser secundária a várias anormalidades congênitas, podendo também ser uma manifestação dos TIC. Qualquer massa mediastinal ou intrapericárdica que comprima o coração e os grandes vasos pode reduzir o débito cardíaco e levar à morte fetal, assim como obstruções no retorno venoso sistêmico e no ducto torácico podem interferir na drenagem linfática, levando ao desenvolvimento de derrames pleural, peritoneal e pericárdico.[22]

Por vezes, a apresentação dos TIC pode simular certas formas de doença cardíaca congênita. Ocasionalmente, no entanto, pode estar associado a elas, confundindo sua apresentação clínica, como nos quatro casos de tumores cardíacos primários associados a cardiopatias congênitas descritos por Russel *et al.*, um rabdomioma com anomalia de Ebstein e esclerose tuberosa, um rabdomioma com alterações da valva tricúspide, um mixoma com dupla câmara de VD e um fibroma com atresia pulmonar.[4,13] Ou, como no relato da presença de rabdomiomas associados a transposição dos grandes vasos, atresia pulmonar e múltiplas comunicações interventriculares.[23] Além disso, foi descrito por Watanabe *et al.* um feto de 32 semanas com tumor cardíaco e síndrome de hipoplasia do ventrículo esquerdo, demonstrada por necropsia aos 11 dias de vida. Estes autores sugeriram que a hipoplasia desta cavidade tenha sido resultante da interferência pelo tumor ao fluxo sanguíneo de entrada ou de saída.[14]

Além disso, tumores cardíacos podem ser a manifestação inicial de distúrbios genéticos, tais como esclerose tuberosa, síndrome mixomatosa familiar (lesões membranosas na pele e mucosas, mixoma cardíaco, mixofibroadenomas mamários e lesões endócrinas das glândulas pituitária, adrenal e testículos), síndrome neurofibromatosa de Gorlin-Goltz (síndrome carcinoma basocelular nevóide) e síndrome de Beckwith-Wiedemann (macrossomia, macroglossia e onfalocele).[4]

O diagnóstico é feito a partir de um exame ecocardiográfico bidimensional com Doppler e mapeamento em cores, seguindo-se a abordagem seqüencial segmentar[24] e avaliando-se a localização, o tamanho, o número, a ecogenicidade e as margens da massa tumoral. Além disso, é importante a avaliação da função cardíaca e das repercussões hemodinâmicas do tumor, bem como do ritmo cardíaco.[8,10,25,26] Tem sido descrito a superioridade do uso de imagens de harmônica tecidual em fetos com tumores cardíacos quando comparadas àquelas bidimensionais sem este dispositivo, determinando uma melhor detecção do comprometimento do tumor cardíaco e da avaliação do fluxo cardíaco.[27]

TIPOS, MANIFESTAÇÕES E CONDUTA

No feto, os TIC mais freqüentes são os rabdomiomas, sendo menos prevalentes os teratomas, fibromas e hemangiomas.

Rabdomiomas

Rabdomiomas, apesar de raros, como todos os TIC, são os mais comuns em fetos e em cerca de 51-86% dos casos têm uma forte associação com esclerose tuberosa, que é uma doença genética autossômica dominante com penetrância variável.[1,8,10,13,19,21,25,28-38]

Histologicamente, são tumores considerados benignos por não serem invasivos nem terem comportamento metastático e suas lesões são descritas como fibras miocárdicas formando o tumor como nódulos distendidos com glicogênio.[1,3,4,19,37] Freqüentemente, têm sua origem no septo interventricular, podendo ser oriundos da parede livre dos ventrículos ou, menos comumente, dos átrios, na junção cavo-atrial e na superfície epicárdica.[1,10,11,19,25,28,39]

Normalmente, os rabdomiomas são detectados entre 20 e 30 semanas de gestação, aumentam de tamanho na vida fetal e têm uma tendência de regredir durante a infância, tendo, no geral, um bom prognóstico.[9,19,33,40,41] Devem ser considerados no diagnóstico diferencial de hidropsia e polidrâmnio à ultra-sonografia, pré-eclâmpsia ou diminuição súbita na atividade do feto. Além disso, devem ser rastreados em fetos com história familiar de esclerose tuberosa.[10,28]

Permanecem desconhecidos os mecanismos exatos que levam à morte fetos e lactentes, estando associados a obstruções ao fluxo ventricular, resultando em hidropsia fetal, arritmias, compressão e obstrução extrínseca de artérias coronárias, determinando infarto miocárdico intra-uterino, ao envolvimento miocárdico maciço da massa tumoral, com perda da função miocárdica e contribuindo para baixo débito cardíaco e insuficiência cardíaca.[3,9,25,27]

Assim, de fato sua apresentação clínica varia de acordo com o número, o tamanho e a localização da massa, podendo cursar desde uma forma assintomática até com um comprometimento hemodinâmico manifestado por insuficiência cardíaca fetal grave, como já previamente descrito.[8,21,28,42] Esses tumores têm uma associação já estabelecida com arritmias, como: *flutter* e fibrilação, taquicardia supraventricular, síndrome de Wolf-Parkinson-White, bloqueio atrioventricular completo e taquiarritmias ventriculares.[8,33,34,41,43-45]

Caracteristicamente, a ecocardiografia demonstra tumores múltiplos, sólidos e com ecogenicidade homogênea, podendo raramente ser únicos. Geralmente são sésseis, com tamanho variado e em 50% pode existir um componente intracavitário (Figs. 9-1 a 9-3).[8,14,20,22,28,40,41]

O manejo conservador parece ser preconizado como uma alternativa à cirurgia, uma vez que sua regressão espontânea pode ocorrer, mesmo quando há envolvimento miocárdico extenso, exceto naqueles casos com comprometimento hemodinâmico grave.[3,10,47]

Com base no conhecimento atual, a predição de que um paciente com múltiplos rabdomiomas vai desenvolver esclerose tuberosa permanece difícil. Entretanto, já foi descrito que quando rabdomiomas são detectados intra-útero ou precocemente na infância, já existe base suficiente para estabelecer o diagnóstico de esclerose tube-

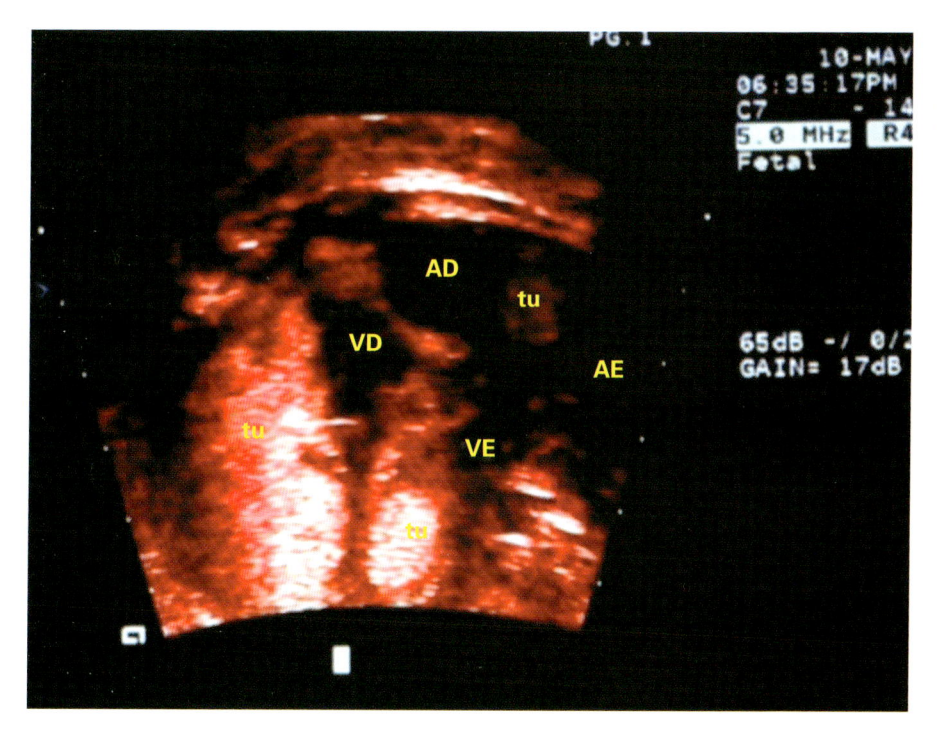

Fig. 9-1.

Feto de 33 semanas com múltiplos rabdomiomas em diversas localizações nos ventrículos esquerdo e direito.

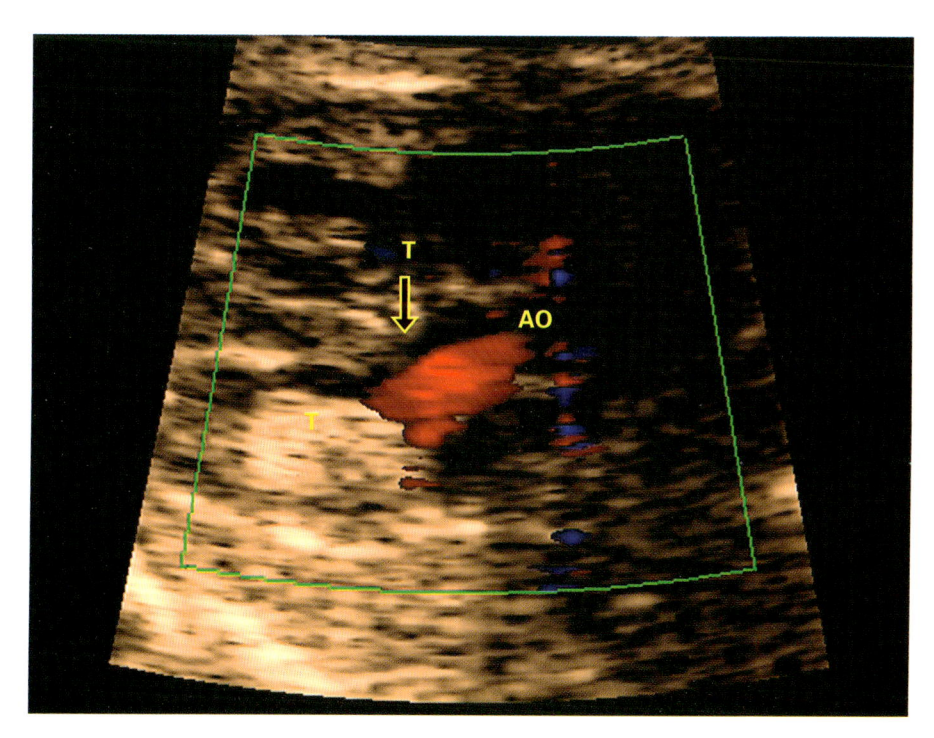

Fig. 9-2.

Feto de 32 semanas com massa tumoral junto à parede livre e na via de saída do ventrículo esquerdo, não havendo alteração do fluxo pela aorta.

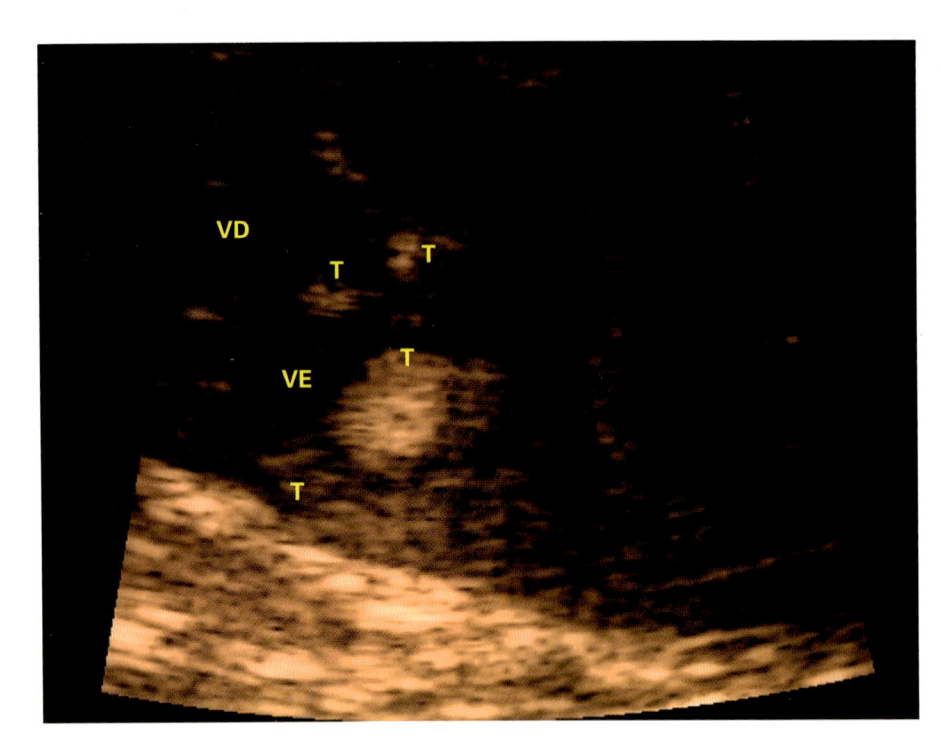

Fig. 9-3.

Massas tumorais de variados diâmetros nos ventrículos em feto de 34 semanas. A imagem é típica de rabdomiomas.

rosa, podendo ser considerados como um marcador precoce desta doença. Algumas referências afirmam que esclerose tuberosa é encontrada em 100% dos casos de tumores múltiplos, apesar de não haver uma associação clara entre estes tumores e outras manifestações de esclerose tuberosa.[1,8,9,16,30,34,37,39,46,48-51]

Teratomas

Os teratomas são a segunda forma de TIC mais freqüente no feto.[4] São originados de células totipotentes, que contêm três camadas embrionárias – ectoderma, mesoderma e endoderma –, podendo ser sólidos ou císticos.[1,10,19,22,52]

Geralmente são extracardíacos e apresentam um comprometimento na origem das artérias aorta e pulmonar, já tendo sido descritos no septo interventricular.[53] Ao contrário dos rabdomiomas, a maioria causa hidropsia não-imune no feto ou desconforto respiratório no período neonatal.[9,52]

Teratomas intrapericárdicos são raros e são identificados como uma massa cística e pedunculada com origem na superfície cardíaca anterior. Em geral, estão associados a derrame pericárdico, podendo causar hidropisia, tamponamento cardíaco e morte fetal, como em alguns casos relatados na literatura.[22,52,54-58]

O diagnóstico ecocardiográfico é realizado pela identificação de uma massa com ecogenicidade mista, multicística com cistos de vários tamanhos e derrame pericárdico.[1,4,9,10,22]

No tratamento intra-útero, deve-se considerar a necessidade de pericardiocentese, o que pode prevenir a morte fetal.[55,59] Já no pós-natal, a ressecção cirúrgica desses tumores tem sido indicada de uma forma geral, devido às graves repercussões hemodinâmicas e por ser curativa na maioria dos casos.[1,9,10,52,54]

Fibromas

Os fibromas cardíacos são a segunda forma mais comum de tumores na infância, mas no feto são bem menos freqüentes, correspondendo a 5% de todos os TIC diagnosticados intra-útero em um estudo multicêntrico.[9,10,13,19]

No geral são tumores únicos, tipicamente localizados no miocárdio ventricular esquerdo ou no septo interventricular, embora possam ocorrer em outras cavidades. Quando se originam no septo interventricular podem comprimir o sistema de condução. Apresentam áreas de calcificação e degeneração cística geralmente na porção central do tumor, o que os diferencia de um rabdomioma único.[1,4,8,10,13,25]

A sintomatologia se deve principalmente aos distúrbios hemodinâmicos e várias arritmias secundárias a eles,[60] sendo que as arritmias ventriculares não são incomuns e podem levar à morte, como relatado previamente por Holley *et al.*[1]

A ecocardiografia demonstra um tumor único com ecogenicidade uniforme e muitas vezes indistinguível de um rabdomioma, exceto quando se identificam áreas de calcificação (Figs. 9-4 e 9-5).

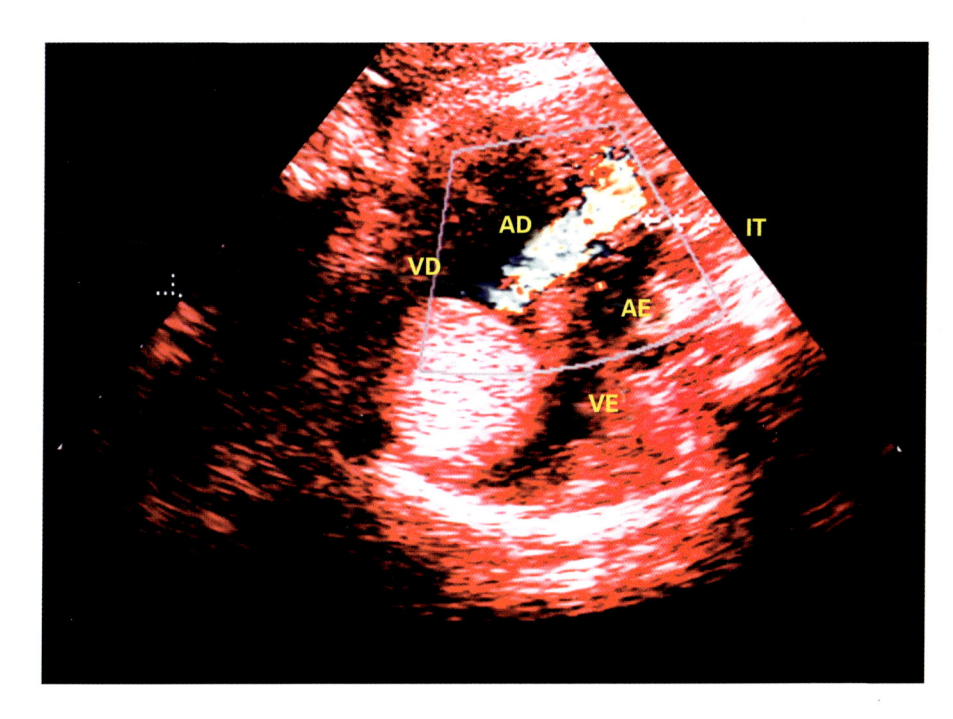

Fig. 9-4.

Feto de 35 semanas com massa tumoral única no ventrículo direito, característica de fibroma. Observa-se jato de regurgitação tricúspide

A ressecção completa freqüentemente não é possível, mas como não regride espontaneamente, sua indicação pode ser necessária.[1,10,19,61]

Hemangiomas

Hemangiomas são benignos e da mesma forma incomuns, representando cerca de 5% das massas cardíacas no feto.[1,9,62,63]

São tumores com uma natureza vascular, que de forma mais característica se originam da base do coração, adjacente ao átrio direito. Com freqüência têm um com-ponente intracavitário ou derrame pericárdico associa-do.[1,10] Podem se apresentar como uma massa torácica pré-natal e derrame pleural, como já descrito.[62]

A ecocardiografia fetal possibilita a visibilização de massas com ecogenicidade mista, secundário a trombose, com vários graus de organização celular.[10,63]

Thorp *et al.* descreveram um caso de hemangioma capilar congênito do pericárdico manifestado com derrame pericárdico e evolução em 18 horas para hidropisia fetal severa e tamponamento cardíaco, com necessidade de pericardiocentese intra-útero e ressecção pós-natal.[64] Ou-

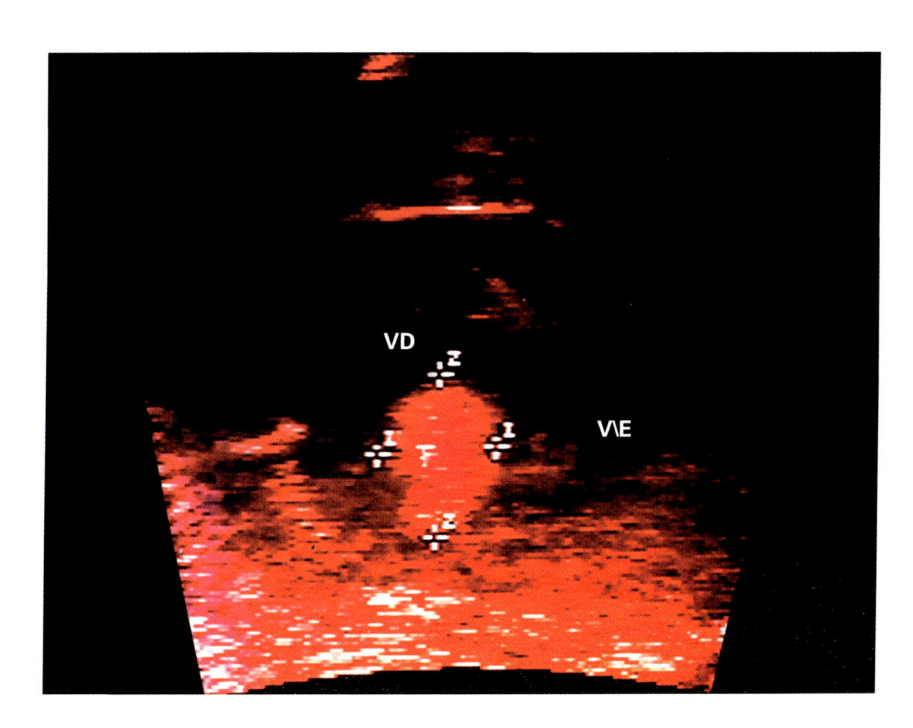

Fig. 9-5.

Fibroma no ventrículo direito. Feto de 28 semanas com tumor ecogênico uniforme único.

tro caso semelhante foi descrito por Norihiko *et al.*, também ressecado no período neonatal devido a broncoestenose.[65]

O tratamento destes tumores varia desde ressecção cirúrgica, uso de esteróides, interferon e radioterapia até conservador na expectativa de que a massa regrida.[65]

EXPERIÊNCIA DA UNIDADE DE CARDIOLOGIA FETAL: FORMAS DE APRESENTAÇÃO

Foram avaliados retrospectivamente 16.600 ecocardiogramas fetais realizados na Unidade de Cardiologia Fetal do Instituto de Cardiologia do RS/FUC, no período de janeiro de 1990 a maio de 2005, tendo sido encontrados 15 fetos com diagnóstico de TIC, determinando uma prevalência de 0,09%. Doze (80%) destes fetos não tinham fatores de risco para cardiopatias e eram participantes do programa de rastreamento de cardiopatias congênitas da Unidade de Cardiologia Fetal. Somente três fetos (20%) haviam sido encaminhados por alguma alteração à ultra-sonografia obstétrica. Onze (73,3%) fetos tinham múltiplas massas tumorais (rabdomiomas) e quatro (26,7%) uma massa única (3 fibromas e 1 mixoma). Em 11 (73,3%) não havia repercussão hemodinâmica. Dos quatro restantes, foi identificado em um (6,7%) feto extra-sístoles supraventriculares isoladas, em um (6,7%) obstrução na via de saída do ventrículo esquerdo e insuficiência tricúspide grave, em um (6,7%) derrame pericárdico leve e insuficiência tricúspide e mitral, e em um (6,7%) aorta pequena com fluxo anterógrado e insuficiência mitral e tricúspide moderadas.

PROGNÓSTICO

O prognóstico dos TIC depende do tamanho, da localização e do seu tipo histológico.[13] De forma geral é bom, sendo considerado ruim quando estão presentes alterações hemodinâmicas severas secundárias ao tumor.[3,27]

A partir do conhecimento pré-natal das conseqüências hemodinâmicas destes tumores é possível identificar aqueles casos que poderão requerer tratamento neonatal e com isto modificar a história natural daquelas situações mais graves.[4,14,20] No entanto, ainda há muito o que aprender antes de se fornecer às famílias informações definitivas sobre intervenção.[20]

REFERÊNCIAS BIBLIOGRÁFICAS

1. Holley DG, Martin GR, Brenner JI, *et al.* Diagnosis and management of fetal cardiac tumors: a multicenter experience and review of published reports. *J Am Coll Cardiol* 1995;26(2):516-20.
2. De Vore GR, Hakim S, Kleinman CS, Hobbins JC. The in utero diagnosis of an interventricular septal cardiac rabdomyoma by means of real-time-directed M mode echocardiography. *Am J Obstet Gynecol* 1982;143:967-9.
3. Geva T, Santini F, Pear W, Driscoll SG, Van Praagh R. Cardiac rabdomyoma: rare cause of fetal death. *Chest* 1991; 99:139-43.
4. Isaacs HJ. Fetal and neonatal cardiac tumors. *Pediatr Cardiol* 2004,25:252-73.
5. Beghetti M Gow RM, Haney I, Mawson J, Williams WG, Freedom RM. Pediatric primary benign cardiac tumors: a 15-year rewiew. *Am Heart J* 1997;134:1107-14.
6. Hwa J, Nunn G, Cooper S, Lau KC, Sholler G. Primary intraventricular cardiac tumors in children: contemporary diagnostic and management options. *Pediatr Cardiol* 1994;15:233-7.
7. Sbragia L, Paek BW, Feldstein VA, Farrell JA, Harrison MR, Albanese CT, et al. Outcome of prenatally diagnosed solid fetal tumors. *J Pediatr Surg* 2001;36:1244-7.
8. Dennis MA, Appareti K, Manco-Johnson ML, Clewell W, Wiggins J. The echocardiographic diagnosis of multiple fetal cardiac tumors. *J Ultrasound Med* 1985;4:327-9.
9. Allan L. Fetal cardiac tumors. In: Allan L, Hornberger L, Sharland G. *Textbook of fetal cardiology*. Londres: Greenwich Medical Media, 2000. p. 358-365.
10. Schratz ML, Martín GR. Fetal cardiac tumors. In: Yagel S, Silverman NH, Gembruch U. *Fetal cardiology: embryology, genetics, physiology, echocardiographic evaluation, diagnosis and perinatal management of cardiac diseases*. London, UK: Martin Dunitz, 2003. p. 313-320.
11. Aguado FGL, Izquierdo AG, Llodio JIO, *et al.* Tumores cardíacos fetales. *Rev Esp Cardiol* 1997;50:187-91.
12. Grooves AMM, Fagg NLK, Cook AC, Allan LD. Cardiac tumors in intrauterine life. *Arch Dis Child* 1992;67:1189-92.
13. Russel GA, Dhasmana JP, Berry PJ, Gilebert-Barness RF. Coexistent cardiac tumors and malformations of the heart. *Int J Cardiol* 1989;22:89-98.
14. Watanabe T, Hojo Y, Kozaki T, Nagashima M, Ando M. Hypoplatic left heart syndrome with rhabdomyoma of the left ventricle. *Pediatr Cardiol* 1991;12:121-2.
15. Kim TH, Kim YM, Han MY, Kim WH, Oh MH, HanKS. Perinatal sonographic diagnosis of cardiac fibroma with MR imaging correlation. *AJR* 2002;178: 727-9.
16. Gresser CD, Shime J, Rakowisk H, Smallhorn JF, Hui A, Berg JJ. Fetal cardiac tumor: a prenatal echocardiographic marker for tuberous sclerosis. *Am J Obstet Gynecol* 1987;156:689-90.
17. Geipel A, Krapp M, Germer U, Becker R, Gembruch U. Perinatal diagnosis of cardiac tumors. *Ultrasound Obstet Gynecol* 2001;17(1):17-21.
18. Paladini,D, Tartaglione A, Vassalo M, Martinelli P. Prenatal ultrasonografic findings of a cardiac myxoma. *Obstet Gynecol* 2003;102(5Pt2):1174-1176.
19. Czechowski J, Langille EL, Varady E. Intracardiac tumor and brain lesions in tuberous sclerosis. A case report of antenatal diagnosis by ultrasonography. *Acta Radiol* 2000;41(4):371-4.
20. Corno A. Fetal echocardiography for neonatal cardiac tumors. *J Am Coll Cardiol* 1995;26(2):516-20.
21. Fesslova V, Villa L, Rizzuti T, Mastrangelo M, Mosca F. Natural history and long-term outcome of cardiac rhabdomyomas detected prenatally. *Prenat Diagn* 2004;24(4):241-8.
22. Rheuban KS, McDaniel NL, Feldman PS, Mayes DC, Rodgers BM. Intrapericardial teratomas causing nonimmune hydrops fetalis and pericardial tamponade: a case report. *Pediatr Cardiol* 1991;12:54-56.
23. Jiang ZY, Pircova A, Sekarski N, Hack I, Laurini R, Janzer R, Payot M. Transposition of the great arteries, pulmonary atresia and multiple ventricular septal defects associated with

multiple cardiac rhabdomyomas in a case of tuberous sclerosis. *Pediatr Cardiol* 2000;21(2):165-9.

24. Zielinsky P. Abordagem diagnóstica e terapêutica pré-natal das anormalidades cardíacas fetais. *Revista Brasileira de Ecocardiografia* 1992;17:10-25.

25. Eirich C, Longo S, Palmegren M, Finnan JH, Ross-Ascuitto N. Unusual sonographic appearance of a large fetal cardiac rhabdomyoma: antenatal diagnosis and treatment. *J Ultrasound Med* 2002;21:681-5.

26. Zhou QC, Fan P, Peng QH, Zhang M, FU Z, Wang CH. Prenatal echocardiographic differential diagnosis of fetal cardiac tumors. *Ultrasound Obstet Gynecol* 2004;23(2):165-71.

27. Hosono T, Chiba Y, Kanai H, KanagawaT. Initial experiences of tissue harmonic imaging in the diagnosis of fetal cardiac tumors. *Ultrasound Obstet Gynecol* 2002;19:400-2.

28. Guereta LG, Burgueros M, Elorza MD, Alix AG, Benito F, Gamallo C. Cardiac rhabdomyoma presenting as fetal hydrops. *Pediatr Cardiol* 1986;7:171-4.

29. Aggoun Y, Hunkeler N, Destephen M, Vial Y, Gudinchet F, Calame A, et al. Rhabdomyomatose cardiaque et sclérose tubéreuse de Bourneville chez le foetus: a propôs de 2 cas. *Arch Mal Coeur* 1992;85:609-13.

30. Tworetzky W, McElhinney DB, Margossian R, et al. Association between cardiac tumors and tuberous sclerosis in the fetus and neonate. *Am J Cardiol* 2003,92:487-489.

31. Allan L. Diagnosis and management of fetal cardiac tumors. *J Am Coll Cardiol* 1996;27(6):1549-50.

32. Uzun O, McGawley G, Wharton GA. Multiple cardiac rhabdomyomas: tuberous sclerosis or not? *Heart* 1997;77:388.

33. Alkalay AL, Ferry DA, Lin B, Fink BW, Pomerance JJ. Spontaneous regression of cardiac rhabdomyoma in tuberous sclerosis. *Clin Pediatr (Phila)* 1987;26(10):532-5.

34. Green K, Bors-Hoefoed R, Pollack P, Weinbaum PJ. Antepartum diagnosis and management of multiple fetal cardiac tumors. *J Ultrasound Med* 1991;10:697-9.

35. Tehranı M, Vellraino IM, Chang CH. Localized nodular hypertrophy mimicking rhabdomyoma in the fetal heart. prenatal sonogrphic and pathology findings. *Pediatr Dev Pathol* 2004;7(2):192-7.

36. Krapp M, Baschat AA, Gembruch U, Gloeckner K, Schwinger E, Reusche E. Tuberous sclerosis with intracardiac rhabdomyoma in a fetus with trisomy 21: case report and review of literature. *Prenat Diagn* 1999;19(7):610-3.

37. Bader RS, Chitayat D, Kelly E, Ryan G, Smallhorn JF, Toi A, et al. Fetal rhabdomyoma: prenatal diagnosis, clinical outcome, and incidence of associated tuberous sclerosis complex. *J Pediatr* 2003;143(5):620-4.

38. Casso JS, Bartolome BF, Fernandez-Bernal CS. Cardiacrhabdomyomas in tuberous sclerosis: clinical symptoms and course in 18 cases diagnosed in childhood. *An Esp Pediatr* 2000;52(1):36-40.

39. D'Addario V, Pinto V, Di Naro E, Del Bianco A, Di Cagno L, Volpe P. Prebatal diagnosis and postnatal outcome of cardiac rhabdomyomas. *J Perinat Med* 2002;30(2):170-5.

40. Satge D, de Geeter B. Rhabdomyomes cardiaques et apoptose: les régressions sont-elles contrôlées par l'organisme? *Arch Mal Coeur* 1992;85:603-8.

41. Cha'ban FK, Cohen-overbeek TE, Frohn-Mulder IM, Wladimiroff JW. Multiple intracardiac tumors: spontaneous prenatal recovery of fetal bradyarrhythmia. *Ultrasound Obstet Gynecol* 1996;8(2):120-2.

42. Chavez IM, Munoz LC, Hernandez AB, Faustro AA, Orellana JE, Marroquin RS. Giant intracardiac rhabdomyoma in neonatal stage. Report of one case. *Arch Cardiol Mex* 2004;74(1):49-52.

43. Birnbaum SE, McGahan J, Janos GG, Meyers M. Fetal tachycardia and intramyocardial tumors. *J Am Coll Cardiol* 1985;6:1358-61.

44. Mas C, Penny DJ, Menahem S. Pre-excitation syndrome secondary to cardiac rhabdomyomas in tuberous sclerosis. *J Paediatr Child Health* 2000;36(1):84-6.

45. Scurry J, Watkins A, Acton C, Drew J. Tachyarrhythmia, cardiac rhabdoyomata and fetal hydrops in a premature infant with tuberous sclerosis. *J Paedaitr Child Health* 1992;28(30):260-2.

46. Rashid NF, Sharma J. Picture of the month: cardiac rhabdomyoma in tuberous sclerosis. *Arch Pediatr Adolesc Med* 2001;155(8):961-2.

47. Geva T, Santini F, Pear W, Driscoll SG, Van Praagh R. Cardiac rhabdomyoma. Rare cause of fetal death. *Chest* 1991;99(1):139-42.

48. Gamzu R, Achiron R, Hegesh J, et al. Evaluating the risk of tuberous sclerosis in cases with prenatal diagnosis of cardiac rhabdomyoma. *Prenat Diagn* 2002;22(11):1044-1047.

49. Giacoia GP. Fetal rhabdomyoma: a prenatal echocardiographic marker of tuberous sclerosis. *Am J Perinatal* 1992;9(2):111-114.

50. Wallace G, Smith HC, Watson GH, Rimmer S, D'Souza SW. Tuberous sclerosis presenting with fetal and neonatal cardiac tumors. *Arch Dis Child* 1990;65(4):377-9.

51. Harding CO, Pagon RA. Incidence of tuberous sclerosis in patients with cardiac rhabdomyoma. *Am J Med Genet* 1990;37(4):443-6.

52. Ragupathy R, Nemeth L, Kumaran V, Rajamani G, Krishnamoothy. Successful surgical management of prenatally diagnosed intrapericardial teratoma. *Pediatr Surg Int* 2003;19:737-9.

53. Campagne G, Quereda F, Merino G, Garcia A, Herranz Y, Frutos A, Acien P. Benign intracardiac teratoma detected prenatally. Case report and review of the literature. *Eur J Obstet Gynecol Reprod Biol* 1998;80(1):105-8.

54. Tollens T, Casselman F, Devlieger H, Gewillig MH, Vandenberghe K, Lerut TE, Daenen WI. Fetal cardiac tamponade due to an intrapericardial teratoma. *Ann Thoracic Surg* 1998;66:559-60.

55. Sklansky M, Greenberg M, Lucas V, Gruslin-Giroux A. Intrapericardial teratoma in a twin fetus: diagnosis and management. *Obestet Gynecol* 1997;89:807-9.

56. Catanzarine V, Mehalek K, Maida C, Mendoza A. Early sonographic diagnosis of intrapericardial teratoma. *Ultrasound Obstet Gynecol* 1994;4(6):505-7.

57. Tollens M, Grab D, Lang D, Hess J, Oberhoffer R. Pericardial teratoma: prenatal diagnosis and course. *Fetal Diagn Ther* 2003;18(6):432-6.

58. Perez-Aytes A, Sanchis N, Barbal A, Artes MJ, Domene J, Chirivella M, Baamonde A. Non-immunological hydrops fetalis and intrapericardial teratoma: case report and review. *Prenat Diagn* 1995;15(9):859-63.

59. Benatar A, Vaughan J, Nicolini U, Trotter S, Corrin B, Lincoln C. Prenatal pericardiocentesis: its role in the management of intrapericardial teratoma. *Obstet Gynecol* 1992;79 (5 Pt2):856-9.

60. Gonen R, Degani S, Samberg I, Sharf M, Grishkan A, Abend M. Congenital cardiac fibroma associated with fetal arrhythmia. *Int J Gynaecol Obstet* 1983;21(1):39-43.

61. Munoz H, Sherer DM, Romero R, Sanchez J, Hernandez I, Diaz C. Prenatal sonographic findings of a large fetal cardiac fibroma. *J Ultrasound Med* 1995;14(6):479-81.

62. Puligandla PS, Kay S, Morin L, *et al.* Pericardial hemangioma presenting as thoracic mass in utero. *Fetal Diagn Ther* 2004;19(2):178-81.

63. Tseng JJ, Chou MM, Lee YH, Ho ES. In utero diagnosis of cardiac hemangioma. *Ultrasound Obstet Gynecol* 1999;13(5):363-365.

64. Thorp JA, Geidt A, Gelatt M, Gowdamarajan R. Decompression of fetal cardiac tamponade caused by congenital capillary hemangioma oh the pericardium. *Obstet Gynecol* 2000;96:816-817.

65. Kitagawa N, Ohhama Y, FukuzatoY, *et al.* Pericardial hemangioma presenting fetal cardiac tamponade and postnatal bronchostenosis. *Pediatr Surg Int* 2004;20:376-7.

10

Cirurgia Cardíaca Fetal

Renato Abdala Karam Kalil

INTRODUÇÃO

Os avanços na ecocardiografia fetal, tornando possível o diagnóstico morfológico e funcional de malformações e afecções cardíacas na vida intra-uterina, abriram o caminho para a possibilidade de intervenções diretas sobre o feto como forma de tratamento.[1-3]

A cirurgia cardíaca alcançou grandes avanços nos últimos 40 anos, desde o advento da circulação extracorpórea. As primeiras lesões tratadas foram as congênitas, porém em crianças maiores. A melhora dos equipamentos e o maior conhecimento da fisiopatologia cardiovascular no período perioperatório permitiram a intervenção cardíaca corretiva na primeira infância e, na última década, as intervenções rotineiras no recém-nascido, com circulação extracorpórea, para correção definitiva de defeitos complexos.

Resta a última fronteira, ou seja, a intervenção fetal. Esta encontra-se em desenvolvimento. Estudos experimentais têm demonstrado a viabilidade de instalar circulação extracorpórea no feto;[4,5] portanto, abrindo a possibilidade de correção de defeitos intracardíacos, porém com grandes dificuldades e barreiras a serem superadas. Face ao conhecimento da lesão pelo diagnóstico intra-uterino, é necessário estabelecer a conduta, avaliando a relação custo/benefício: fazer a intervenção fetal ou a programação para intervir no neonato logo após o nascimento. Neste caso, antecipando o parto cesáreo, se indicado, pela gravidade da situação.

FUNDAMENTO DA CIRURGIA CARDÍACA FETAL

A morfologia cardiovascular é, em parte, determinada pelo desenvolvimento dos tecidos e pelos fluxos e pressões intracavitárias, de maneira que lesões anatômicas inicialmente simples levam a alterações hemodinâmicas, modificando os fluxos e as pressões, que, por sua vez, causam defeitos complexos. Por exemplo, uma lesão obstrutiva simples em via de entrada ou de saída de um ventrículo pode levar à hipoplasia das estruturas em desenvolvimento, resultando em síndromes complexas, como hipoplasia de ventrículo esquerdo, atresia pulmonar e outras. Portanto, uma anomalia congênita afetaria a organogênese, caso permanecesse inalterada, e sua modificação por intervenção intra-uterina poderia influir favoravelmente no desenvolvimento do órgão, evitando alterações mais graves que resultariam em cardiopatias complexas, impossíveis de correção anatômica definitiva.[6]

Por outro lado, lesões já estabelecidas poderiam sofrer tratamento paliativo temporário, programando-se a intervenção definitiva para após o nascimento. Neste caso, temos o exemplo do bloqueio atrioventricular total no feto ainda imaturo, que poderia ser tratado por implante de eletrodos temporários de marca-passo, para manter a freqüência cardíaca até o nascimento programado, quando se faria o implante definitivo. De maneira semelhante, estenoses valvulares poderiam ser aliviadas por valvoplastia com cateter balão por via percutânea, melhorando as condições hemodinâmicas do feto.

Há, ainda, a possibilidade de terapia gênica intra-uterina, onde genes específicos para o desenvolvimento de determinada estrutura, como por exemplo o *ductus arteriosus*, poderiam ser levados por via percutânea e inseridos diretamente no local a ser tratado, modificando seu desenvolvimento de acordo com a finalidade desejada de tratar ou aliviar lesões em formação.

Cirurgia cardíaca fetal experimental

Diversos modelos de cardiopatias congênitas têm sido criados para experimentação. Entre eles, destacamos a bandagem da artéria pulmonar em fetos de ovelhas aos 80 dias de gestação e a reoperação aos 125 dias para correção da estenose. Estes estudos demonstraram o retorno ao normal da hipertrofia ventricular direita causada pela estenose pulmonar, sugerindo que o coração fetal responde ao aumento da pós-carga com uma resposta adaptativa esperada e que pode ser viável a reversão das alterações morfológicas pela intervenção fetal.[6]

A crioablação do nó atrioventricular de fetos de ovelhas para produzir bloqueio atrioventricular experimental ou ainda a injeção de formalina nessa região possibilitaram os estudos de estimulação cardíaca artificial. Esta estimulação foi realizada por alguns por via transvenosa, punção ou exposição da região cervical do feto, e por outros por via percutânea, transuterina e transtorácica.

O maior desafio, entretanto, está na circulação extracorpórea fetal, que possibilitaria correção de defeitos cardíacos fetais em definitivo e a céu aberto. Há modelos experimentais e pesquisas intensas nessa área, porém ainda não temos um modelo seguro e estável de circulação extracorpórea fetal.[7-10] A fisiopatologia do modelo com fetos de ovelhas é a mais bem conhecida e alguns fenômenos na resposta fetal à circulação extracorpórea foram observados, como: o feto é sensível à hipotermia, ocorrendo arritmias ventriculares e fibrilação ventricular, devendo-se, pois, evitá-la; durante a circulação extracorpórea ocorre redução do fluxo sanguíneo placentário e morte fetal relacionada à liberação de prostaglandinas, que pode ser bloqueada pela indometacina ou pelos corticóides; há acidose metabólica progressiva pela liberação de catecolaminas devido ao estresse, que pode ser atenuada por anestesia medular e evitando-se o anestésico halotano nos experimentos; são necessários altos fluxos de perfusão, maiores que os da cirurgia neonatal. A manutenção da circulação e da função placentária é o ponto crítico, sendo este o alvo dos estudos atuais. É citada a possível necessidade de desenvolvimento de algum tipo de placenta artificial para obtenção de sobrevida.[11] Recentemente foi demonstrada a viabilidade de instalar circulação extracorpórea em fetos de primatas.[5] Entretanto, a função placentária deteriorou após cerca de 60 min de encerrado o procedimento, resultando em óbito fetal em todos os casos. Estudo sobre a proteção miocárdica durante a parada isquêmica do coração, necessária para correção de defeitos intracardíacos, demonstrou que tanto a fibrilação induzida como a cardioplegia cristalóide são efetivas.[8]

Indicações cirúrgicas

A avaliação rigorosa da relação risco/benefício e dos princípios éticos é a base da indicação cirúrgica para intervenção cardíaca fetal. Face a uma afecção diagnosticada, deve-se ponderar sobre a interrupção da gravidez, a intervenção ou a simples observação. O desenvolvimento científico-tecnológico do meio local e princípios culturais ou religiosos influem decisivamente na conduta.[12-14]

Objetivamente, de acordo com os critérios de Vlahakes e Verrier,[15] a intervenção estaria indicada nas seguintes situações:

- Em lesões com alta morbimortalidade perinatal.
- Se o risco da intervenção fetal for menor que o do pós-natal.
- Se houver risco mínimo para a gestação.
- Se houver risco cirúrgico mínimo para a mãe.
- Se for preservada a futura fertilidade materna.

Como se depreende, enquadram-se nessas indicações aquelas situações de gravíssimo acometimento fetal com prognóstico ruim quanto à sobrevida caso algum procedimento não seja realizado.

Procedimentos cirúrgicos fetais cardíacos

A correção de defeitos cardíacos fetais, na prática, é ainda inicial, em fase de investigação clínica. Como perspectivas, pode-se antever que o emprego de células tronco embrionárias no feto poderia induzir tolerância imunológica intra-uterina, facilitando a aceitação de transplante cardíaco pós-natal imediato. Ainda nessa área, se poderia induzir tolerância suficiente para realizar xenotransplante, ampliando-se muito a capacidade dessa terapêutica. A terapia gênica intra-uterina, diretamente no feto ou por via intra-placentária, tem múltiplas aplicações potenciais em cardiopatias congênitas, como poderosa ferramenta de estudo e, talvez, alteração do desenvolvimento cardíaco. Em futuro mais próximo, a padronização de abordagem fetal segura poderá facilitar correções intracardíacas, podendo esta abordagem ser realizada por circulação extracorpórea ou por fetoscopia associada a procedimentos percutâneos transuterinos endovasculares.

Na realidade atual, a intervenção cirúrgica fetal resume-se a duas situações clínicas: a valvoplastia percutânea e a estimulação elétrica cardíaca. A dilatação de valvas aórticas estenóticas do feto foi realizada por punção direta do coração fetal sob acompanhamento ecocardiográfico. Embora algum sucesso tenha sido obtido na dilatação da valva estenótica, a técnica tem significativo índice de complicações relacionadas a laceração cardíaca fetal, hemopericárdio, hemotórax, bradicardia e óbito. Acessos alternativos ao sistema cardiovascular podem tornar mais seguro este procedimento.

Estimulação cardíaca fetal

O bloqueio AV total diagnosticado em fase pré-natal pode estar associado a cardiopatias congênitas ou ocorrer em corações estruturalmente normais nas doenças auto-imunes e do colágeno. Tratamento materno com esteróides nem sempre é efetivo em aliviar essa condição. A freqüência ventricular pode cair a menos de 50 bpm, não ser bem tolerada e haver desenvolvimento de hidropisia com prognóstico fetal muito pobre. As opções terapêuticas são: interromper a gravidez e implantar marca-passo cardíaco no recém-nato ou tentar implante de eletrodos cardíacos para estimulação temporária intra-uterina, o que é preferido no feto imaturo. A viabilidade técnica da estimulação cardíaca fetal temporária percutânea transuterina transtorácica tem sido demonstrada. Há casos relatados de sobrevida fetal por 4h (via transtorácica) e por 8h (via transvenosa fetal). A maior sobrevida, até o momento, foi obtida no Instituto de Cardiologia do RS, por 36h, utilizando-se eletrodo desenvolvido por Assad et al.[16] A estimulação foi eficaz, com limiar baixo, ocorrendo óbito por derrame pericárdico e tamponamento cardíaco. Maior refinamento técnico poderá evitar essas complicações e trazer sucesso definitivo a essa terapêutica.

A experiência da Unidade de Cardiologia Fetal associada ao Serviço de Cirurgia Cardiovascular do IC/FUC, com procedimentos cirúrgicos fetais está sumarizada no Quadro 10-1.

Por outro lado, o diagnóstico pré-natal da cardiopatia permite planejar a correção cirúrgica logo após o nascimento. Há evidências de que a coarctação da aorta diagnosticada antes do nascimento está associada a melhor prognóstico imediato e tardio. Na síndrome do coração esquerdo hipoplásico, L. Allan et al.[1] relatam sobrevida de seis casos, entre 18 operados, dentre 30 casos diagnosticados na vida intra-uterina. Entretanto, o prognóstico permanece grave para a maior parte das anomalias: entre 24 neonatos relatados por Boldt et al.,[12] a mortalidade imediata pós-operatória geral foi 25%, sendo 87% para hipoplasia de coração esquerdo, 64% para comunicação interventricular e 50% para corações univentriculares.

CONCLUSÃO

Os avanços no conhecimento da fisiopatologia intra-uterina e o progresso da tecnologia poderão resultar na criação de procedimentos seguros, tornando a cirurgia cardíaca fetal uma opção terapêutica lógica.

No presente momento apenas casos excepcionais são tratados, com sucesso parcial e temporário. O diagnóstico intra-uterino tem auxiliado decisivamente na programação de correção cirúrgica de defeitos complexos logo após o nascimento.

Ao revisar a evolução da cirurgia cardíaca nos últimos 40 anos, vemos que procedimentos não imaginados foram desenvolvidos. No campo das cardiopatias congênitas, tratavam-se apenas crianças maiores nos anos de 1970. Resultados adequados em pacientes menores de um ano foram obtidos ao longo da década de 1980 e o tratamento cirúrgico neonatal para correção definitiva foi rotinizado nos anos de 1990. Resta esta última fronteira de cirurgia intra- uterina que se apresenta extremamente desafiadora à engenhosidade e ao avanço da tecnologia.

Quadro 10-1 Procedimentos cirúrgicos fetais. Experiência da Unidade de Cardiologia Fetal do IC/FUC

Cirurgia	n	Evolução
A céu aberto (com histerotomia)	3	
• Hérnia diafragmática	1	Óbito 6 horas PO
• Bloqueio AV Total (implante de marca-passo epicárdico)	2	1 óbito no transoperatório
		1 óbito 3 horas PO
A céu fechado (sem histerotomia)	3	
• Valvoplastia aórtica com balão	2	1 óbito no transoperatório de cirurgia pós-natal imediata (interrupção do procedimento por derrame pericárdico)
		1 óbito 3 horas PO
• Implante percutâneo de marca-passo (eletrodo de Assad)	1	Sobrevida por 36 horas (óbito por derrame pericárdico e tamponamento). Funcionando com limiar baixo (maior sobrevida da literatura)

REFERÊNCIAS BIBLIOGRÁFICAS

1. Allan LD, Apfel HD, Printz BF. Outcome after prenatal diagnosis of the hypoplastic left heart syndrome. *Heart* 1998;79(4):371-3.
2. Kohl T, Strumper D, Witteler R, *et al.* Fetoscopic direct fetal cardiac access in sheep: na important experimental milestone along the route to human fetal cardiac intervention. *Circulation* 2000;102(14):1602-4.
3. Tworetzky W, McElhinney DB, Reddy VM, *et al.* Improved surgical outcome after fetal diagnosis of hypoplastic left heart syndrome. *Circulation* 2001;103(9):1269-73.
4. Grigioni M, Carotti A, Daniele C, *et al.* Extracorporeal circulation in ewe's foetus: towards a reliable foetal cardiac surgery protocol. A comparison of two cases. *Int J Artif Organs* 2000;23(3):189-98.
5. Ikai A, Riemer RK, Ramamoorthy C, *et al.* Preliminary results of fetal cardiac bypass in nonhuman primates. *J Thorac Cardiovasc Surg* 2005;129(1):175-81.
6. Rebeyka IM. Fetal cardiac surgery. In: Allan L, Hornberger L, Sharland G. *Textbook of fetal cardiology*. London: Greenwich Mecal Media Ltda; 2000;22:523-33.
7. Assad RS, Lee FY, Hanley FL. Placental compliance during fetal extracorporeal circulation. *J Appl Physiol* 2001;90(5):1882-6.
8. Malhotra SP, Thelitz S, Riemer RK, *et al.* Induced fibrillation is equally effective as crystalloid cardioplegia in the protection of fetal myocardial function. *J Thorac Cardiovasc Surg* 2003;125(6):1276-82.
9. Reddy VM, Liddicoat JR, McElhinney DB, Wampler RK, Hanley FL. Fetal cardiac bypass using an in-line axial flow pump to minimize extracorporeal surface and avoid priming volume. *Ann Thorac Surg* 1996;62(2):393-400.
10. Sistino JJ. Foetal bypass: concepts and controversies. Perfusion 1998;13(2):111-7.
11. Assad RS, Hanley FL. Artificial placenta–a need for fetal surgery? [Editorial]. *J Thorac Cardiovasc Surg* 1998;115:1021-5.
12. Boldt T, Andersson S, Eronen M. Outcome of structural heart disease diagnosed in utero. *Scand Cardiovasc J* 2002;36(2):73-9.
13. Franklin O, Burch M, Manning N, *et al.* Prenatal diagnosis of coarctation of the aorta improves survival and reduces morbidity. *Heart* 2002;87:67-9.
14. Paladini D, Volpe P, Russo MG, *et al.* Aortic coarctation: prognostic indicators of survival in the fetus. *Heart* 2004;90:1348-9.
15. Vlahakes GJ, Verrier ED. Fetal cardiac surgery. *Cardiac Surg St. Art Rev* 1990;4(3):539-50.
16. Assad RS, Zielinsky P, Kalil R, *et al.* New lead for in utero pacing for fetal congenital heart block. *J Thorac Cardiovasc Surg* 2003;126:300-2.

11

Cardiologia Fetal Experimental

Honório Sampaio Menezes

HISTÓRICO DA PESQUISA COM ANIMAIS

A humanidade usa modelos animais para pesquisa desde a Antigüidade, conhecendo-se citações sobre o tema feitas por Pitágoras (582-500 a.C.), Alcmaeon (500 a.C.), Hipócrates (450 a.C.), Herophilus (330-250 a.C.) e Erasistratus (305-240 a.C.), incluindo registros de vivissecções animais com o objetivo de estudar órgãos e formular hipóteses sobre seu funcionamento. Em Roma, Galeno (129-210 d.C.) também realizou vivissecção com objetivos experimentais.

Mais tarde (1638), William Harvey publicou *Exercitatio anatomica de motu cordis et sanguinis in animalibus*, onde descreveu a circulação sanguínea em dezenas de espécies animais. Foi com Jeremy Benthan, em 1789, que a idéia de proteção aos animais, existente na Grécia antiga, voltou a ser discutida, com especulação sobre o sofrimento animal, que Renné Descartes não admitia.

Foi Charles Darwin, em 1859, com *A Origem das Espécies*, que estabeleceu o possível vínculo evolutivo entre as espécies animais, possibilitando a extrapolação dos dados obtidos em pesquisas com modelos animais para seres humanos.

Claude Bernard, em seu livro *An Introduction to the Study of Experimental Medicine*, publicado em 1865, justificava a utilização de animais em pesquisas.

A primeira lei a regulamentar o uso de animais em pesquisa foi proposta no Reino Unido, em 1876, através do *British Cruelty to Animal Act*, o que 100 anos mais tarde viria ser feito no Brasil.

Cinqüenta anos mais tarde (1959) William M. S. Russell e Rex L. Burch publicaram um livro estabelecendo o princípio dos "Rs" (*Replace*, *Reduce* e *Refine*) para a pesquisa utilizando animais, racionalizando recursos e humanizando cuidados. Preconizavam a substituição dos animais (*replace*) por outros métodos alternativos, tais como testes *in vitro*, modelos matemáticos, simulações por computador. A redução (*reduce*) do número de animais utilizados, acompanhada pelo aumento da qualidade do tratamento estatístico dado para pequenas amostras, pode ser uma importante alternativa. As justificativas empregadas por vários autores para a redução de pesquisas científicas em animais envolvem questões éticas e morais; de compaixão; de conservação ambiental; de natureza científica, econômica, religiosa, política e legais. O refinamento das técnicas utilizadas (*refine*) tem por objetivo diminuir a dor e o sofrimento durante pesquisas com animais, incluindo cuidados com analgesia e assepsia no pré, trans e pós-operatório. Pode-se incluir também alternativas estatísticas e metodológicas que permitem analisar dados obtidos em amostras pequenas.

O ressurgimento do debate sobre a utilização de animais em pesquisas e em atividades industriais foi causado pelo livro *Animal Liberation* (Singer, 1975), motivando uma grande discussão mundial ao relatar as condições que os animais de pesquisa eram tratados pela indústria de cosméticos e na produção de alimentos.

Atualmente as nações desenvolvidas discutem e regulamentam suas atividades científicas envolvendo animais.[1,2,3]

A PESQUISA COM ANIMAIS E SEUS PRINCÍPIOS

Na atualidade temos princípios estabelecidos para nortear a atividade de pesquisa científica utilizando animais. Tais princípios levam em consideração a importância das pesquisas para os seres humanos, a justificativa para utilização de animais, a valorização e as diferenças entre as espécies. É consenso, no meio científico, que projetos de pesquisa inadequados, do ponto de vista ético, moral ou metodológico, não devam ser realizados.[2,4]

São critérios mínimos para pesquisa utilizando animais, segundo Goldim:[2]

- Definir objetivos legítimos para a pesquisa em animais.
- Impor limites à dor e ao sofrimento.

- Garantir tratamento humanitário.
- Avaliar previamente o projeto por um Comitê independente.
- Fiscalizar instalações e procedimentos.
- Garantir a responsabilização pública.

Diretrizes para utilização de animais em pesquisas científicas e atividades didáticas

Os profissionais envolvidos no manejo de animais de experimentação devem ter consciência de que os animais são seres senscientes e que possuem sensibilidade similar à humana no que se refere a dor, memória, angústia e instinto de sobrevivência. Devem ser manejados com respeito e de forma adequada à espécie, tendo suas necessidades de transporte, alojamento, condições ambientais, nutrição e cuidados veterinários atendidas. Segundo o COBEA,[5] para que a pesquisa em modelos animais seja realizada dentro de padrões éticos aceitáveis, existem princípios (resumidos) que devem ser adotados.

DIREITOS DOS ANIMAIS NO BRASIL

No Brasil, a Lei 6.638/79,[6] ainda não regulamentada, estabeleceu as normas para a prática didático-científica da vivissecção de animais. Esta Lei determina que somente estabelecimentos de ensino de terceiro grau podem realizar atividades didáticas com animais, desde que não causem sofrimento aos mesmos.

As penas para maus-tratos de animais são previstas na Lei 9605/98,[7] que define os crimes ambientais e no seu artigo 32 estabelece penalidades para experiências dolorosas ou cruéis, mesmo com fins didático-científicos.

Desde 1996 existem projetos de lei no Congresso Nacional estabelecendo novas normas para as pesquisas com animais, mas até o momento continuam em tramitação.

As normas técnicas, no Brasil, para a lide com animais de laboratório estão expressas no Manual para Técnicos em Bioterismo, editado pelo Colégio Brasileiro de Experimentação Animal.[8]

ORIENTAÇÕES INTERNACIONAIS

A Declaração Universal dos Direitos dos Animais foi estabelecida pela UNESCO, em 1978, onde os principais temas sobre este assunto são abordados.[9]

Diversas normativas de outros países têm sido utilizadas como guia em nossas instituições de pesquisa, principalmente quando algumas situações não estão previstas em nossas regulamentações. Entre estas normas temos: *Guide for the Care and Use for Laboratory Animals –* NIH/OLAW/EUA, *Animal* (*Scientific Procedures*) Act 1986 – Reino Unido, *Guide to the Care and Use of Experimental Animals* (CCAC/Canadá), *European Directive* 86/609/EEC – *Convention for the Protection of Vertebrate Animals Used for Experimental and other Scientific Purposes* (1986) – *Council of Europe, Report of the AVMA Panel on Euthanasia* (EUA).[2,10,11,12]

MODELOS EXPERIMENTAIS EM CARDIOLOGIA FETAL

O Instituto de Cardiologia do Rio Grande do Sul, em Porto Alegre, desenvolve uma linha de pesquisa em medicina fetal, em especial cardiologia fetal, desde 1997. Diversos modelos animais para estudos fetais são usados, dependendo dos propósitos da pesquisa. Veremos a seguir os mais utilizados em nosso serviço.

Modelo animal para pesquisa com fetos de ratas diabéticas

Desenvolvimento do miocárdio

Os aspectos gerais do desenvolvimento cardíaco foram bem demonstrados desde o final do século passado e início do século XX.[13-15] Contudo, o desenvolvimento de algumas estruturas cardíacas, o sistema de condução cardíaco, a relação hiperplasia/hipertrofia fisiológica, o desenvolvimento miocitário sob o ponto de vista ultra-estrutural, e outras, ainda são motivo de algumas controvérsias.[16,17]

Nos estádios 18-19 do desenvolvimento somático e subseqüentes estádios, o miocárdio ventricular torna-se progressivamente mais compacto e espesso. Em embriões humanos existe um proeminente aumento da espessura da parede miocárdica do estádio 19 até o final do período embrionário.[18,19] Em ratos, observamos este mesmo fenômeno de proeminente aumento da espessura da parede miocárdica em, aproximadamente, os mesmos estádios de desenvolvimento.[20]

O trabalho requerido pelos ventrículos direito e esquerdo na vida fetal é igual porque eles bombeiam o sangue em paralelo.[21]

O período embrionário no rato é bastante grande proporcionalmente ao período fetal, já que, nesta espécie, o período embrionário perfaz 17,5 dias, enquanto que o fetal é bastante reduzido e se situa entre três a quatro dias.[22] O estádio 23, nos ratos, ocorre aos 17,5 dias de desenvolvimento com um comprimento vértice-cóccix de cerca 16 mm.[22]

A porcentagem de binucleação nos miócitos ventriculares em ambos os ventrículos é, nos ratos, de menos de 3% no dia do nascimento. No cachorro esta taxa é de 60-80% e, no porco, os miócitos cardíacos podem possuir de 4-16 núcleos.[23]

O esforço para estabelecer parâmetros quantitativos no desenvolvimento do coração é reconhecidamente de importância médica e biológica.[24-26]

Modelos experimentais

Vários são os métodos utilizados para a indução do diabetes experimental.[27] Entretanto, dois são os agentes citotóxicos pancreáticos que mais contribuíram para a maioria das informações pertinentes ao diabetes humano, a estreptozotocina e a aloxana. Em nosso laboratório preferimos a primeira.

A estreptozotocina é um antibiótico com ação citotóxica direta sobre as células beta-pancreáticas, a qual foi isolada a partir do *Streptomyces achromogenes*, e sintetizada em laboratório desde 1960.[28] A estreptozotocina injetada intravenosa para provocar diabetes experimental já foi bem estudada quanto ao efeito diabetogênico durante a gestação, sua segurança farmacológica e especificidade.[29,30]

Combinações genéticas e o uso de ciclofosfamida também têm sido utilizadas em alguns modelos experimentais.[31]

Em trabalhos experimentais com objetivo de estudar o feto é necessário que o modelo animal reproduza as principais alterações decorrentes do binômio diabetes e gravidez,[32] o que, com o uso da estreptozotocina, tem sido possível.

Tamanho da amostra

O planejamento de um estudo morfométrico e estereológico requer o cálculo de cima para baixo, ou seja, o número de animais por grupo, o número de blocos por animal e finalmente o número de campos por corte. Se usado o método de contagem de pontos raramente será necessário mais de 200 pontos por animal, já que a contagem de um número maior não afeta, na prática, a média do grupo.[33]

Se a variação entre animais (soma da real variação biológica entre os animais multiplicada pelo erro de variação estereológica) é menor do que o grau de precisão pretendido, um número proibitivo de animais seria necessário para detectar diferença estatisticamente significativa entre dois grupos. Se a variação biológica é ignorada, cinco animais seria um bom número para começar. O motivo para escolher cinco é que, se algo é encontrado, crescendo ou diminuindo nos cinco casos, então a probabilidade de que isto seja devido a chance é $P = (1/2)^5 < 0,05$, e o experimento pode ser conclusivo, o que não seria verdadeiro para quatro ou menos animais por grupo. Até cinco cortes por animal é, em geral, suficiente.[34] Seguindo este raciocínio, pode-se estabelecer uma amostra principal (mães diabéticas) em cinco e, considerando gestações múltiplas, espera-se grupos de fetos com número de animais adequado para o propósito de um trabalho que lide com morfologia ou morfometria celular.

Os fetos devem ser obtidos provenientes de ratas com acasalamento não consanguíneo, criadas em ambiente controlado. A idade dos fetos pode ser determinada pelo controle de acasalamento (deixa-se um dia o macho junto com fêmea para cobertura) ou de inspeção física das fêmeas[35] (método mais trabalhoso). De preferência as fêmeas devem ser nulíparas e com 3 meses de idade, pesando de 200-300 g.

Os animais devem ser tratados de acordo com a Lei 6.638 de 08 de maio de 1979 e com o Manual para técnicos de biotério, que regulamenta e indica cuidados mínimos e dignos para animais de experimentação, bem como com orientações preconizadas pelo Colégio Brasileiro de Experimentação Animal (COBEA). O protocolo precisa ser aprovado pelo Comitê de Ética em Pesquisa da Instituição.

Durante a prenhez, as ratas devem ser mantidas em gaiolas individuais com observação diária da evolução neste período (morte, abortamento e prenhez a termo).

Procedimentos

O diabetes pode ser induzido por injeção intraperitoneal ou intravenosa na cauda, única de estreptozotocina, 50 mg/kg (Sigma Chemical Co.), dissolvida em citrato tamponado (pH = 4,5) e injetado dentro de cinco minutos após a preparação, no oitavo dia após a cobertura (temos bons resultados com injeção no décimo primeiro dia). O citrato tamponado é elaborado com uma mistura de 4,2 g de ácido cítrico dissolvido em 200 ml de água destilada e 5,9 g de citrato de sódio dissolvido em 200 ml de água destilada, sendo as duas soluções misturadas na proporção de 1:1.[36] As ratas ficam em jejum durante a noite que antecede a injeção.

Os fetos são retirados através de operação cesariana no 19° ou 20° dia de gestação, sob anestesia. Uma vez separada a placenta, os fetos são decapitados e o sangue coletado. Logo a seguir, procede-se à abertura do tórax e à retirada do coração com as devidas medidas e preparações de acordo com cada protocolo.

Histologia

Logo depois de retirados, os corações são fixados em formol tamponado e depois desidratados, clarificados e incluídos inteiros em blocos de parafina individuais. Os blocos, cada um contendo um coração, são seccionados próximo à linha das válvulas, três cortes com 2 μm de espessura em seqüência, separados por uma distância de 4 μm entre eles, e corados pela hematoxilina-eosina.

Com o microscópio computador-assistido LEICA Q500MC é possível fazer uma série de medidas, incluindo planimetria, distância, área, frações de área, frações de volume, densitometria, análise de formas e tamanhos. O LEICA Q500MC é controlado por um sistema chamado Qwin, uma ferramenta de Análise de Imagem do Laboratório LEICA que roda em ambiente Microsoft Windows®. O sistema pode ser calibrado para que a representação de um *pixel* seja convertida em uma unidade de medida desejada, no caso mícron. O aparelho é equipado com um controle automático de luminosidade, que compensa as variações de incidência da luz na amostra a ser analisada.

Para preparação de análise por microscopia eletrônica o tempo de retirada da peça e colocação no glutaraldeído (solução Milonic) é fundamental, deve ser em torno de 30 segundos. Quanto mais tempo demora maior a probabilidade de a célula sofrer lise pelos microssomos. Em nossa experiência, até um minuto de demora não tivemos problemas. A equipe deve ser treinada, os cortes do material devem ser menores do que um milímetro e feito com lâmina muito fina (gilete). Após a fixação com glutaraldeído, o material é colocado em bloco de resina epóxi e processado.

Modelo utilizando coelhas

Modelo experimental de estudo com fetos coelhas hipercolesterolêmicas

Estudos desenhados para examinar individualmente os efeitos dos ácidos graxos nos humanos e animais são criticados, dependendo dos indivíduos ou da espécie animal, das dietas experimentais e do modelo experimental usado. Em estudos animais, as espécies adequadas devem ser selecionadas porque algumas são modelos inaceitáveis. Teste de dieta deve ser bem controlado e as substâncias específicas devem ser analisadas e verificadas quimicamente. Somente ácidos graxos de interesse devem variar entre os testes de dieta. O período de alimentação deve ter duração adequada para estabilização do estado basal. Atenção para estes pontos é necessária para conclusões significativas.

Escolha do modelo apropriado

A taxa absoluta da síntese de colesterol varia inversamente ao tamanho do animal.[37] Pequenos animais, como o rato, podem sintetizar 150 mg de colesterol/kg/dia enquanto primatas, incluindo humanos, sintetizam 9-10 mg de colesterol/kg/dia. Há dois pontos críticos na escolha do modelo animal: primeiramente, a taxa de síntese de colesterol hepático deve ser relativamente pequena, comparada com a da totalidade do animal. Segundo, animais não devem ser capazes de ativar a síntese de ácidos biliares (isto é, colesterol-7-alfa hidroxilase) em resposta ao teste da dieta de colesterol. Quando alimentados com colesterol, os animais não começam a expandir seu *pool* de esterol intra-hepático havendo regulação por retroalimentação da atividade do receptor LDL até a síntese do colesterol hepático ser aproximadamente zero.[38] Deste modo, se uma espécie em particular tem uma alta razão da síntese em colesterol hepático ou se esta espécie pode aumentar marcadamente esta razão de síntese de ácidos biliares, este animal não poderá elevar sua concentração plasmática de lipoproteínas quando testado com a dieta de colesterol e de ácidos graxos. Ratos e camundongos são os principais exemplos deste tipo de animal. Estas espécies respondem ao teste da dieta do colesterol regulando por *feedback* a síntese hepática (diminuindo) e regulando a produção hepática de ácidos biliares aumentando a produção, desta maneira a concentração de lipoproteína plasmática permanece relativamente inalterada. Este tipo de resposta é completamente diferente das outras espécies, particularmente primatas. Deste modo, considerando as experiências iniciais, os experimentos com os ratos e camundongos devem ser excluídos e não serem considerados relevantes para humanos. Os outros modelos animais, entretanto, têm comportamento similares aos humanos. Estes modelos animais incluem *hamsters*, porcos-da-índia, macacos e porcos. Existem outros modelos animais aceitáveis, entre os quais o coelho.

O coelho é usado como modelo favorito nos estudos da aterosclerose porque a doença pode ser iniciada relativamente rápido através de uma alimentação rica em colesterol ou baseada em caseína sem gordura.

Dietas experimentais

Em geral, as dietas comerciais contêm vários complexos de carboidratos, proteínas e fibras solúveis e insolúveis. Dietas altamente purificadas contêm primeiramente açúcar e proteínas hidrolisadas. Estas dietas caracteristicamente alteram alguns aspectos da bioquímica hepática e do metabolismo lipoprotéico e a resposta da concentração do colesterol plasmático sob alimentação lipídica. Muitos estudos têm sido conduzidos com dieta com alta taxa de concentração de colesterol de 1-3 g/100 g. Esta porcentagem excede em muito o nível de colesterol da dieta da maior parte dos primatas. Na média, humanos ingerem aproximadamente 3-5 mg de colesterol/kg de peso corporal. Esta é a quantidade de aproximadamente 50% do colesterol sintetizado cada dia desta espécie. A dose comparável de colesterol na dieta para *hamsters* deve ser de 20 mg/kg e nos macacos 5-6 mg de colesterol/kg. Um rigoroso teste de colesterol em qualquer destas espécies deve vir de uma dieta formulada para dar a eles um colesterol de 5-10 vezes a síntese diária. Em pequenos animais, como os *hamsters*, por exemplo, tal carga é atingida com uma dieta de colesterol em uma concentração de somente 0,1-0,3%. O tempo de uso das várias dietas experimentais nos vários estudos varia enormemente. A partir de condições teóricas pré-formadas, é importante manter uma dieta experimental o tempo suficiente para estudar todas as variáveis até que o processo de regulação do estado padrão fique estável. Isto inclui a concentração relativa entre os ácidos graxos no *pool* lipídico hepático, a distribuição do colesterol esterificado e não esterificado dentro do fígado, o nível do receptor de atividade do LDL hepático, a produção e a concentração de LDL-c plasmático. Em algumas espécies se tem demonstrado que uma nova condição de estado estável é alcançada em todas as variáveis, quando dietas são administradas por períodos longos o suficiente para metabolizar 100 *pools* LDL-c. Este período é igual a três semanas em camundongos, 4-5 semanas em *hamsters*, três meses em macacos e, provavelmente, mais de três meses em humanos.

Medidas experimentais

Idealmente, os estudos experimentais devem apresentar dados, tais como a concentração de colesterol e os ésteres colesteril no fígado, o padrão de ácidos graxos nos lipídios totais, fosfolipídios, ésteres de colesteril hepáticos, receptor de atividade de LDL hepático, taxa de produção do LDL-100, e a constante de afinidade para partículas de lipoproteínas após alimentação com várias dietas. Em estudos da regulação da concentração de HDL-c é importante se fazer medidas de apolipoproteína-A-1, concentração da proteína de transferência de éster colesteril e do fluxo absoluto de colesterol na cadeia HDL. Poucos estudos apresentam tais medidas, alguns medem a concentração de LDL e outros a atividade dos receptores de LDL.

Metabolismo do colesterol em coelhos

Anistschkow demonstrou que o colesterol induz mudanças diferentes em diferentes espécies. Em experiências com ratos, o colesterol não foi aterogênico, provavelmente por causa da diferença no metabolismo.[39] A concentração natural do colesterol plasmático nos coelhos brancos é baixa (1,3 mmol/l), mas cresce, dependendo da dosagem, de 2-8 vezes sob dieta enriquecida com colesterol em 0,1-2%. O conteúdo de colesterol no fígado também está relacionado à ingesta de colesterol.[40] Um coelho normal leva aproximadamente 6 semanas de alimentação com colesterol até atingir um nível de colesterol de aproximadamente 13-18 mmol com produção de infiltração gordurosa.[41]

Em coelhos recebendo pelo menos 0,5% de colesterol suplementar, é causada uma lesão rica em macrófagos na camada íntima das artérias,[40] a qual é comparável à lesão inicial em artérias humanas.[41] Hiperlipidemia intermitente durante mais de oito meses causa efeitos similares.[41]

Grande aumento de tecido fibroso, como o observado em placas de aterosclerose humana, se desenvolve em coelhos hipercolesterolêmicos após lesão arterial experimental.[42] Beta VLDL-c de animais alimentados com colesterol possuem a propriedade de estimular a síntese e acúmulo de éster colesteril em macrófagos. A distribuição das lesões de aterosclerose inicia, tipicamente, em pequenas artérias.[43] Além disso, lesões de arteriosclerose espontânea têm sido documentadas no arco aórtico em até 10% macroscopicamente e 90% microscopicamente, com uma tendência a diminuição nas porções inferiores da aorta.[44]

Reação dos coelhos ao colesterol

A correlação entre hipercolesterolemia e o início e progressão da aterosclerose em coelhos está bem estabelecida.[45] É sabido que a resposta dos coelhos a uma dieta com colesterol é variada, alguns animais comportam-se como hiper-reatores (grande aumento no colesterol plasmático) e outros como hiporreatores. Conseqüentemente, os coelhos devem ser cuidadosamente separados de tal forma que uma distribuição igual de hipo e hiperreatores seja incluída em cada grupo experimental. Os coelhos brancos Nova Zelândia devem ser separados pela medida de suas respostas a uma dieta rica em colesterol. O sangue deve ser retirado dos animais para determinar a concentração basal do colesterol plasmático, em seguida todos os animais devem ser alimentados com dieta enriquecida em colesterol (0,5%) por uma semana. O nível de colesterol no plasma deve ser monitorado semanalmente até que retorne ao basal. Os animais devem ser separados pela intensidade de aumento em seus níveis de colesterol plasmático, assim como pelo tempo que os níveis retornam ao normal. Hiper e hiporreatores são separados em dois grupos e alimentados tanto com ração quanto com dieta enriquecida em colesterol por quatro semanas. Durante este período os níveis plasmáticos de lipídios são monitorados quinzenalmente. Ao final de um mês com dieta rica em colesterol os animais são acasalados.

Cuidados com os animais

Os animais são tratados de acordo com a Lei 6.638 de 08 de maio de 1979 e com o Manual para técnicos de biotério, que regulamenta e indica cuidados mínimos e dignos para animais de experimentação, bem como com orientações preconizadas pelo Colégio Brasileiro de Experimentação Animal (COBEA).[46]

Durante o experimento, os animais ficam em gaiolas individuais, exceto nos dias de acasalamento, em temperatura entre 18 e 21°C, com oferta de água e comida à vontade. O grupo Colesterol recebe ração especialmente formulada, recomenda-se um grupo-controle sem receber colesterol. No período de acasalamento, três coelhas são colocadas, à noite, com um macho em gaiola comunitária. Os procedimentos de coleta de sangue e operação cesariana são precedidos de anestesia com tiletamina e solazepam, mantendo-se Estágio III, plano anestésico 1 e 3 respectivamente.[47]

Durante a prenhez, as coelhas são mantidas em gaiolas individuais com observação diária da evolução neste período (morte, abortamento e prenhez a termo).

Procedimento

As coelhas devem ser mantidas em jejum durante a noite que anteceder a coleta de sangue para controle do colesterol. A coleta de sangue se dá por punção das veias marginais das orelhas. Os fetos, em número de 8-13, são retirados através de operação cesariana no 27º ou 28º dia de gestação (a gestação da coelha dura de 28-35 dias, média de 31 dias), sob anestesia. Uma vez separada a placenta, os fetos, ainda sob efeito anestésico, são decapitados e o sangue coletado formando um *pool* da ninhada inteira. Logo a seguir, se procede à abertura do tórax e à retirada do coração, carótidas, da aorta e outras estruturas que se deseje estudar.

A preparação das peças se faz de acordo com o objetivo do estudo: microscopia, microscopia eletrônica, imuno-histoquímica.

A CIÊNCIA E A SOCIEDADE

O uso de animais para testes e pesquisas decresceu substancialmente nas últimas duas décadas, porém, está aumentando novamente, principalmente pelo uso de animais em pesquisas genéticas. No momento, 10-12 milhões de animais vertebrados são usados anualmente pelos países da Comunidade Econômica Européia (CEE). Os cientistas que usam animais em suas experiências são criticados por grupos de proteção aos animais por não respeitarem a integridade da vida animal, e em certos círculos científicos acreditarem que ciência nada tem a ver com valores morais, com ética, com política e com religião. Recentemente a CEE, após discutir esta preocupação da sociedade, adotou normas para uso de animais em pesquisa. O documento estabelece que os animais têm um valor intrínseco,

que deve ser respeitado, e inclui forte posição favorável aos princípios *replace*, *reduce* e *refine*. Os protocolos devem ser submetidos a comitês de revisão independentes para avaliação, inclusive do benefício provável *versus* sofrimento animal. Recomendam organização de cursos sobre animais de laboratório, alternativas para o uso de animais, bem-estar e ética com os animais. Em muitos aspectos, as organizações científicas européias possuem melhor regulamentação que a legislação de seus países, o que irá requerer esforço e liderança científica para que as normas de cuidados com animais de laboratório sejam implementadas.[5,11,12,48] No Brasil, ainda estamos aguardando a regulamentação legal ou uma lei disciplinadora proposta e em avaliação no Congresso Nacional.

CONCLUSÃO

O uso de animais em pesquisa e desenvolvimento se mantém objeto de debate público há mais de um século. Nas últimas décadas se tem debatido as vantagens e desvantagens do uso de animais em pesquisa, bem como a adequação ética dos procedimentos. O conflito da utilização de animais para pesquisa e a importância dos conhecimentos gerados têm sido publicamente discutidos. Instituições de pesquisa e órgãos governamentais estabeleceram regras, tanto para os que criam, quanto para aqueles que utilizam animais de laboratório em experiências científicas. Princípios éticos, códigos e legislações sobre o tema têm sido criados em diferentes países, inclusive no Brasil. Existe a necessidade de desenvolver uma nova atitude frente aos animais, fundamentada em respeito, conhecimento e responsabilidade. O desenvolvimento de modelos experimentais, tais como os desenvolvidos no laboratório de experimento animal do Instituto de Cardiologia do Rio Grande do Sul,[49-51] para estudo de condições humanas, tem se mostrado de grande valor científico, permitindo avanços extraordinários na ciência. As pesquisas experimentais em medicina fetal, em especial a cardiologia, têm amplo território a ser explorado, com reais contribuições a dar para a manutenção da saúde fetal.

REFERÊNCIAS BIBLIOGRÁFICAS

1. Coelho, RF. Experimentação com animais: ética e legislação. *Revista Hospital Universitário* 2000;10(2):3-15.
2. Goldim JR, Raymundo MM. *Pesquisa em saúde e os direitos dos animais*. 2 ed. Porto Alegre: HCPA, 1997.
3. Singer P. *Ética prática*. 2ª ed São Paulo: Martins Fontes, 1998.
4. Sánchez G, Miguel A. La ética del uso de animales con fines científicos. Cuad. *Programa Reg. Bioética* 1996 Nov;3:67-87.
5. Goldenberg S. Aspectos éticos da pesquisa com animais. *Acta Cir Bras* 2000;15(4):editorial.
6. Brasil. Lei-006638 de 08/05/1979 (Lei Ordinária), estabelece normas para a prática didático-científica da vivissecção de

animais e determina outras providências. *Diário Oficial da União*, 10/05/1979, col 2: 006537.

7. Brasil. Lei-009605 de 12/02/1998 (lei ordinária), dispõe sobre as sansões penais e administrativas lesivas ao meio ambiente, e dá outras providências. *Diário Oficial da União*, 13/02/1998 col 1: 000001.

8. De Luca, RR (org.). *Manual para Técnicos em Bioterismo*. 2ª ed. São Paulo: USP/COBEA, 1996.

9. UNESCO. *Declaração Universal dos direitos dos animais*. Bruxelas 1978; 27/01.

10. NAS/ILAR. Office of laboratory animal welfare. 1996 Guide for the care and use of laboratory animals. Disponível em: *http://www.nap.edu/readingroom/books/labrats/* Acessado em 27/08/2002.

11. Van Zutphen LF. Use of animal in research: a science–society controversy? *The European perspective*. ALTEX 2002;19(3):140-44.

12. Matfield M. Animal experimentation: the continuing debate. *Nat Rev Drug Discov* 2002;1(2):149-52.

13. His W. Anatomie Menschlicher Embryonen. III. Zur Geschichte der Organe. Leipzig: *Vogel*, 1885;129-67.

14. Tandler J. Die entwicklungsgeschichte des herzens. In: Keibel F, Mall FP, eds. *Hanbduch der Entwicklungsgeschichte des Menschen*. Leipzig: Hirzel, 1911;2:517-51.

15. Mall FP. On the development of the human heart. *Am J Anat* 1912;13:249-98.

16. Gittenberger-de-Groot AC. Elucidating coronary arterial anatomy or simplifying coronary arterial nomenclature. *Int J Cardiol* 1986;12:305-7.

17. Mandarim-de-Lacerda CA, Boasquevisque EM. Sonographic quantitative analysis of the heart in the third trimester of gestation. *Surg Radiol Anat* 1993;15:139-43.

18. Mandarim-de-Lacerda CA. A multivariate analysis of cardiac growth in human embryos: Endocardial cushions and ventricular myocardium. *Cardiov Res* 1991b;25:855-60.

19. Mandarim-de-Lacerda CA. Growth allometry of the myocardium in human embryos (from stages 15 to 23). *Acta Anat* 1991a;141:251-6.

20. Xavier-Vidal R, Pimentel-de-Souza RM, Mandarin-de-Lacerda CA. Development of the coronary arteries in staged embryos of rat. *Quad Anat Pr* 1991;S47:35-41.

21. Heymann MA, Rudolph AM. Effects of congenital heart disease on fetal and neonatal circulations. In: Friedmann WF, Lesh M, Sonnenblick EH. *Neonatal heart disease*. New York: Grune & Stratton Inc, 1973;51-79.

22. Butler H, Juurlink BHJ. *An Atlas for Standing Mammalians and Chick Embryos*. Florida: CRC Press Inc, 1987.

23. Bishop SP. The myocardial cell: normal growth, cardiac hypertrophy and response to injury. *Toxicol Pathol* 1990;18:438-53.

24. Mandarim-de-Lacerda CA, Santos MB, Pessanha MG. Quantitative study of the myocardium in human embryos. *Ann Anat* 1995;117:179-84.

25. Zak R. Cell proliferation during cardiac growth. *Am J Cardiol* 1973;31:211-19.

26. Austim A, Fagan DG, Mayhew TM. A Stereological method for estimating the total number of ventricular myocyte nuclei in fetal and postnatal hearts. *Exp Physiol* 1995;187:641-7.

27. Mordes JP, Rossini AA. Animal model of diabetes mellitus In: Marble A, Krall LP, Bradley RF, Christlieb AR, Soeldner JS, eds. *Joslin's diabetes mellitus*. Philadelphia: Lea & Febiger, 1985:110-37.

28. Herr RR, Eble TE, Bergy ME, Jahnke HK. Isolation and characterization of streptozotocin. *Antibiot Annu* 1960;7:236-8.

29. Pitkin RM, Van Orden DE. Fetal effects of maternal streptozotocin-diabetes. *Endocrinology* 1974;94:1247-53.

30. Junod A, Lambert AE, Orci L, Pectet R, Gonet AE. Studies of the diabetogenic action of streptozotocin. *Proc Soc Exp Biol* (N.Y.) 1967;126:210-5.

31. Kagi D, Odermatt B, Seiler P, Zinkernagel RM, Mak TW, Hengartner H. Reduced incidence and delayed onset of diabetes in perforin-deficient nonobese diabetic mice. *J Exp Med* 1997;186(7):989-97.

32. Hellerstrom C, Swennw I, Erikson UJ. Is there an animal model for gestational diabetes? Diabetes 1985;34:28-31.

33. Gundersen H, Jensen EB. The efficiency of systematic sampling in stereology and its prediction. *J Microsc* 1987;147:229-63.

34. Gundersen HJG, Bagger P, Bendtsen TF, *et al.* The new stereological tools: Dissector, fractionator, nucleator and point sampled intercepts and their use in pathological research and diagnosis. *APMIS* 1988b;96:857-81.

35. Jost A, Picon L. Hormonal control of fetal development and metabolism. *Adv Metab Dis* 1970;4:1123-84.

36. Maeda CY, Fernandes TG, Timm HB, Irigoyen MC. Autonomic dysfunction in short-term experimental diabetes. *Hypertention* 1995;26(6):1100-104.

37. Willumsen M, Hexeberg S, Skorve J, Lundquist M, Berge RK. Docosahexaenoic acid shows no triglyceride – lowering effects but increases the peroxisomal fatty acid oxidation in liver of rats. *J Lipid Res* 1993;34:13-22.

38. Adelstein R, Ferguson LD, Rogers KA. Effects of dietary n-3 fatty acid suplementation on lipoproteins and intimal from cell acumulation in the casein fed rabbit. *Clin Invest Med* 1992;15:71-81.

39. Anitschkow N. Chalatow S. Uebr experimentelli cholesterinstatose und ihre bedentun für die entstehung einiger pathologischer prozesse. *Zentralbl Allg Pathol Anat* 1913;24:1-9.

40. Bocan TN, Mueller SB, Mazur MJ, Uhlendorf PD, Brown EQ – Kieftka. The relationship between the degree of dietary-induced hipercolesterolemia in the rabbit and atherosclerotic lesion formation. *Atherosclerosis* 1993;102:9-22.

41. Constantinides P. The role of arterial wall injury in atherogenesis and arterial trombogenesis. *Zentralbl Phatol Anat* 1989;135:517-30.

42. Constanides P, Gutmann AN, Hospes D. Acceleration of intimal atherogenesis through prior medial injury. *Arch Pathol* 1958;66:247-54.

43. Wissler RW, Vesselinovitch D. Differences Between Human and Animal Atherosclerosis.In: Schettleer G, Weizel A. editor. *Atherosclerosis*. New York: Springer, 1974. p. 319-325.

44. Garbarsch C, Matthiesen ME, Helin P, Lorenzen I. Spontaneous aortic arteriosclerosis in rabbits of the Danish Country strain. *Atherosclerosis* 1970;12:291-300.

45. Wendi V, Rodrigueza SK, Klimuk P, Haydn P, Michael JH. Cholesterol mobilization and regression of atheroma in cholesterol-fed rabbits induced by large unilamellar vesicles. *Bioquimica et Biophysica Acta* 1998;1368:306-320.

46. Valero VB. *Manual para técnicas de Bitério*. EPM: São Paulo, 1990.

47. Massone F. *Anestesiologia veterinária, farmacologia e técnicas*. Rio de Jeneiro: Guanabara, 1988.

48. Lutzemberger JG. *O planeta vivo (por um caminho suave)*. Porto Alegre: L&PM; 1990.

49. Menezes HS, Barra M, Belló AR, Martins CB, Zielinsky P. Fetal myocardial hypertrophy in an experimental model of gestational diabetes. *Cardiol Young* 2001;11:609-613.

50. Giglio LMF, Menezes HS. Dimensão céfalo-nádega de fetos de ratas diabéticas e normais como parâmetro para avaliação de idade gestacional. [*Monografia – Trabalho de Conclusão*]. Canoas: Curso de Medicina, ULBRA, 2003.

51. Calone A, Menezes HS. Regressão da miocardiopatia hipertrófica em filhotes de ratas diabéticas. [*Monografia – Trabalho de Conclusão*]. Canoas: Medicina, ULBRA, 2004.

12

Fundamentos e Fisiopatologia da Intervenção Cirúrgica Pré-Natal

Renato Samir Assad

INTRODUÇÃO

A primeira intervenção fetal foi descrita por Liley em 1963 para tratar a eritroblastose fetal associada à hidropsia fetal.[1] Nos anos subseqüentes, pesquisas nas áreas de fisiologia, genética, endocrinologia e bioquímica fetal permitiram grandes progressos no campo da medicina fetal. Com este conhecimento acumulado, ao lado do desenvolvimento de métodos diagnósticos não-invasivos e de novas técnicas cirúrgicas, o potencial para cirurgia fetal aumentou consideravelmente.

Atualmente, a aplicação do ultra-som para se detectar malformações fetais potencialmente corrigíveis é acompanhada de enorme entusiasmo pela possibilidade de se alterar o manuseio pré-natal do feto por meio de novas técnicas de intervenção fetal.

A possibilidade de se realizar a cirurgia fetal a céu aberto pode representar a alternativa mais lógica para algumas afecções fetais. As alterações anatômicas consideráveis para a intervenção intra-uterina são aquelas que interferem com o desenvolvimento de órgãos fetais, sendo que, se forem aliviadas precocemente, permitiriam o prosseguimento normal de seu desenvolvimento no restante da gestação. Atualmente, poucas malformações se encaixam nestes parâmetros.

Determinadas cardiopatias congênitas complexas têm apresentado um progresso importante por meio de uma abordagem mais precoce e intervencionista. Durante a década de 1980, o maior domínio da proteção do miocárdio imaturo, da hipotermia profunda e da parada circulatória viabilizou o tratamento cirúrgico definitivo nos primeiros dias de vida, permitindo desenvolvimento cardíaco pós-natal adequado e evitando-se, assim, as seqüelas da cianose crônica e do hiperfluxo pulmonar, com o restabelecimento da fisiologia e da anatomia cardiovascular normal no período neonatal. Entretanto, apesar dessa abordagem precoce, ainda existem pacientes portadores de lesões cardíacas complexas que perdem a oportunidade do tratamento cirúrgico no momento adequado ou são submetidos a inúmeras tentativas de cirurgias paliativas, evoluindo com prognóstico incerto a longo prazo. Neste sentido, a cirurgia cardíaca fetal pode suprir esta importante lacuna. Uma abordagem mais precoce ainda, isto é, intra-uterina, dessas lesões complexas durante seu estágio inicial de desenvolvimento, pode representar maior chance de sobrevida para estes pacientes. Muitas destas lesões complexas, como a síndrome da hipoplasia de câmaras esquerdas ou dos grandes vasos, são seqüelas de lesões primárias relativamente simples, que ocorrem precocemente no desenvolvimento fetal. Caso estas lesões sejam abordadas e corrigidas ainda na vida intra-uterina, complicações secundárias poderiam ser evitadas, com melhora significante do prognóstico da criança após o nascimento.

PATOGÊNESE DAS CARDIOPATIAS CONGÊNITAS

Ao se considerar a intervenção intra-uterina, é importante citar os possíveis mecanismos envolvidos na patogênese das cardiopatias congênitas, fisiologia cardiovascular fetal normal e as alterações hemodinâmicas que podem ocorrer com as anomalias cardíacas congênitas. A alteração da hemodinâmica cardíaca intra-uterina representa o melhor prognóstico para correção cirúrgica intra-uterina. De acordo com esta hipótese, existe uma relação entre a forma e a função do coração fetal em crescimento, principalmente nos últimos estágios do desenvolvimento fetal. O desenvolvimento intra-uterino normal do sistema cardiovascular está intimamente relacionado com o estímulo pressórico e volumétrico da corrente sanguínea através do coração fetal, contribuindo para o tamanho e posição dos grandes vasos, dimensões das câmaras cardíacas, e até mesmo para o tamanho do orifício valvar.[2] Portanto, qualquer obstrução intracardíaca, seja no nível do forame oval, do *ductus arteriosus*, ou das valvas cardíacas ou até mesmo uma complacência ventricular esquerda diminuída, pode alterar dramaticamente o volume de sangue através das câmaras cardíacas. As malformações obstrutivas, por exemplo, estabelecem-se cerca de dois meses após a fecundação, quando a morfogênese cardíaca encontra-se potencialmente completa, permanecendo intactas durante os sete meses subseqüentes à introdução da lesão original. Estas alterações do fluxo intracardíaco normal durante a vida fetal geram uma lesão secundária gradual e progressiva que se manifesta tardiamente, alterando significativamente a anatomia pós-natal. O grau de hipoplasia da câmara afetada representa o principal fator determinante do insucesso após a intervenção neonatal convencional. Hahr e Lev mostraram que a hipoplasia de câmaras esquerdas pode estar associada à restrição do fluxo sanguíneo destas câmaras em crescimento, como ocorre na obstrução parcial ou total do forame oval durante a vida fetal, na estenose mitral congênita, na complacência ventricular esquerda diminuída ou na estenose aórtica crítica.[3,4] Fishman demonstrou em fetos de ovelhas que a variação da pré e da pós-carga em ambos os ventrículos do feto pode ocasionar várias formas de cardiopatias congênitas.[5] Da mesma forma, a hipoplasia do ventrículo direito pode ser conseqüência de um forame oval amplo, uma obstrução na via de entrada do ventrículo (atresia tricúspide) ou na sua via de saída (estenose severa ou atresia pulmonar), complacência do ventrículo alterada, ou canal arterial restritivo. Uma intervenção precoce relativamente simples, isto é, pré-natal, teria a vantagem de aliviar a obstrução primária e corrigir a hemodinâmica fetal, rompendo-se assim o ciclo e evitando-se as alterações secundárias deletérias. Este procedimento proporcionaria um tempo para a câmara cardíaca afetada se desenvolver e recuperar sua função durante a vida fetal.

No Capítulo 4, são comentados alguns procedimentos intervencionistas pré-natais percutâneos dirigidos ao tratamento de lesões obstrutivas do coração direito, do esquerdo e do septo interatrial.

FISIOLOGIA CARDIOVASCULAR FETAL

Para postularmos uma relação entre fluxo sanguíneo e forma do coração fetal em desenvolvimento, devemos primeiramente entender o comportamento do fluxo sanguíneo fetal que determina a anatomia cardíaca fetal normal. Estudos da fisiologia cardiovascular em fetos no estado de repouso foram desenvolvidos por Rudolph e Heymannn.[6] A ovelha foi utilizada pelos autores como modelo experimental devido à semelhança com fetos humanos em peso,

pressões sanguíneas, tensões de oxigênio, fração de ejeção dos ventrículos, e distribuição do fluxo sanguíneo em estágios correspondentes de gestação.

Hemodinâmica da circulação fetal

Existem alguns aspectos que diferem a circulação fetal da circulação neonatal ou do adulto. Os ventrículos direito e esquerdo trabalham em paralelo, devido à existência de dois *shunts*, um intracardíaco, o forame oval, e outro extracardíaco, o *ductus arteriosus*, o que confere ao feto um elevado débito cardíaco (aproximadamente 400 ml/kg/min). O fluxo sanguíneo para os pulmões é mínimo, devido à elevada resistência de seu leito vascular. Os pulmões extraem oxigênio da corrente sanguínea ao invés de fornecê-lo ao sangue. Por outro lado, a placenta proporciona ao feto um circuito de baixa resistência vascular. É a principal via de trocas gasosas, excreção de produtos metabólicos finais, e aquisição de fontes de energia, tais como a glicose, aminoácidos, ácidos graxos e eletrólitos. As trocas gasosas fetais ocorrem na placa corial com os lagos venosos maternos, sendo que o sangue oxigenado que retorna para o feto pela veia umbilical apresenta saturação de oxigênio em torno de 75-80%. Conseqüentemente, o sangue da veia cava inferior apresenta saturação de oxigênio mais elevada que o da veia cava superior. Aproximadamente metade do retorno sanguíneo placentário perfunde inicialmente o parênquima hepático e então prossegue para a veia cava inferior através das veias hepáticas. A outra metade ultrapassa o fígado através do *ductus venosus* e drena diretamente na veia cava inferior. Aproximadamente dois terços do sangue procedente da veia cava inferior passam através do forame oval para o átrio esquerdo, ventrículo esquerdo e aorta ascendente. A separação do fluxo sanguíneo da veia cava inferior em duas partes é decorrente da relação anatômica entre esta veia, os átrios e o forame oval, com fluxo preferencial para o lado esquerdo do coração fetal e para a porção superior do feto (cabeça e membros superiores). O restante do fluxo da veia cava inferior, juntamente com o fluxo sanguíneo da veia cava superior e do seio coronário seguem para o ventrículo direito e o tronco pulmonar para suprir a metade inferior do feto (tronco e membros inferiores), além da pequena fração do fluxo que vai para os pulmões (7-8%).

Durante a maior parte da gestação, as pressões da aorta e do tronco pulmonar estão equalizadas devido ao grande *ductus arteriosus*. Entretanto, a pressão sistólica do ventrículo direito e do tronco pulmonar pode ser de 5-8 mmHg maior que a pressão sistólica do ventrículo esquerdo e da aorta ao final da gestação, devido à "relativa" constrição do canal arterial. O fluxo sanguíneo para cada órgão é regido essencialmente pela sua resistência vascular local, uma vez que as pressões de perfusão são iguais através da circulação fetal.

Miocárdio fetal

Alguns aspectos do seu desenvolvimento devem ser levados em consideração quando se pensar em intervenção intra-uterina. Embora o desenvolvimento primário do coração se complete em torno de oito semanas de gestação, muitos componentes celulares e moleculares do coração permanecem imaturos até após o nascimento. Os elementos contráteis do miocárdio fetal diferem qualitativa e quantitativamente do miocárdio adulto. Os miócitos fetais apresentam diâmetro reduzido e o número total de sarcômeros por grama de miocárdio fetal é consideravelmente menor que o do adulto. Conseqüentemente, o miocárdio fetal desenvolve maior tensão quando distendido durante a diástole, sendo por isso menos complacente.[7] Isto pode contribuir para o hipodesenvolvimento ventricular quando o volume sanguíneo intracavitário estiver reduzido.

Inervação cardíaca fetal

O desenvolvimento completo da inervação simpática do coração fetal ocorre apenas após o nascimento, enquanto que o sistema parassimpático está bem desenvolvido até o final da gestação.[8] Assim, o aumento da contratilidade ventricular como resposta do miocárdio fetal à descarga de catecolaminas fica prejudicado durante estados de estresse. Portanto, mais uma vez, a circulação fetal parece ser regida principalmente por fatores mecânicos que atuam sobre o miocárdio fetal. O mecanismo de Frank-Starling fetal é muito limitado na adaptação do aumento do débito cardíaco. Observa-se pequena resposta da fração de ejeção ventricular associada às grandes variações da pré e pós-cargas. Estudos da avaliação da pós-carga no coração fetal demonstram que ocorre uma redução do débito cardíaco em 25% quando há discreta elevação da pós-carga, indicando uma limitada reserva de contratilidade. Por isso, o ventrículo fetal é extremamente dependente da freqüência cardíaca para manter débito cardíaco adequado. Estas respostas têm importantes implicações na cirurgia cardíaca fetal, onde as perdas sanguíneas, a reposição volêmica e o trauma cardíaco afetam a função cardíaca globalmente, sendo o feto muito vulnerável ao estresse cardiovascular.

CRITÉRIOS PARA CIRURGIA CARDÍACA INTRA-UTERINA

Para a realização da cirurgia cardíaca fetal, alguns critérios devem ser considerados.

Diagnóstico pré-natal

Atualmente, várias cardiopatias congênitas podem ser precisamente diagnosticadas pelo ecocardiograma em torno da 18ª semana de gestação através da parede abdominal ou até mesmo em torno de 11-13 semanas de gestação pela via transvaginal. Estes métodos permitem distinguir aquelas cardiopatias que poderiam eventualmente ser abordadas através da intervenção intra-uterina, auxiliando não apenas no manuseio clínico do feto, como também na decisão da via do parto e no planejamento do mesmo em centro de cardiologia infantil para tratamento especializado.

Vantagem terapêutica

Durante a fase embrionária, o grau de divisão celular do miocárdio é elevado. Entretanto, ocorre uma diminuição progressiva deste índice durante o restante da gestação, com rápido declínio logo após o nascimento, quando a maior parte do crescimento ventricular ocorre por hipertrofia celular. Estes achados experimentais de Manasek e Zak sugerem que a maior capacidade mitótica das células cardíacas fetais, isto é, maior potencial de hiperplasia celular, proporcionaria melhor crescimento de câmaras ventriculares hipoplásicas após intervenção intra-uterina.[9,10] Após o restabelecimento do fluxo intracardíaco normal durante a vida fetal, haveria uma possibilidade maior de se recuperar a anatomia da câmara afetada devido a este potencial hiperplásico. Da mesma forma, estudos da circulação coronariana fetal mostram que, quando o ventrículo direito fetal é submetido a sobrecarga pressórica, ocorre maior desenvolvimento do leito vascular coronariano em resposta a este estímulo.[11] Quando esta mesma sobrecarga é aplicada no ventrículo do neonato, a possibilidade de aumento da vascularização coronariana é menor que aquela observada na vida fetal.[12] Portanto, existem motivos anatômicos e fisiológicos para se considerar a intervenção intra-uterina em relação à terapêutica neonatal convencional, principalmente em lesões associadas a hipoplasia ventricular, devido ao potencial de crescimento e desenvolvimento das estruturas fetais.

Técnica cirúrgica

Esta é a área de enfoque das pesquisas atuais, com a principal finalidade de desenvolver técnicas cirúrgicas e anestésicas eficazes, permitindo o tratamento cirúrgico intra-uterino de cardiopatias congênitas de maneira segura. Não há relatos de estudos experimentais de modelos de cardiopatias congênitas com cirurgia a céu aberto, pois as técnicas atuais não permitem ainda exposição intracardíaca segura e posterior recuperação do feto. Isto demandaria um suporte circulatório extracorpóreo (CEC). Os primeiros estudos de suporte circulatório fetal foram realizados na década de 1980. Inicialmente, foi tentada a parada circulatória total sob hipotermia profunda do feto pelo resfriamento de superfície.[13] Entretanto, a ressuscitação fetal após o reaquecimento esbarrava em uma série de dificuldades. Estudos pioneiros de circulação extracorpórea propriamente dita no feto foram realizados por Slate et al. em 1984.[14] Os fetos foram colocados em CEC através da canulação da artéria carótida e do átrio direito, utilizando-se a placenta como único oxigenador. A mortalidade era elevada, da mesma forma como na parada circulatória total com hipotermia profunda. Uma vez que os conhecimentos da fisiopatologia induzida pela cirurgia fetal eram escassos, a aplicação clínica desta abordagem terapêutica não seria possível até que análises mais profundas destas alterações fossem avaliadas. A fisiopatologia induzida pela CEC fetal foi avaliada por Bradley et al. em 1988.[15] Esses autores demonstraram significante alteração na distribuição do débito cardíaco durante a CEC fetal. O fluxo sanguíneo placentário era muito reduzido durante e após a CEC, decorrente do aumento da resistência vascular placentária. As trocas gasosas deterioravam-se, acarretando acidose respiratória progressiva e óbito fetal. Por outro lado, o leito vascular pulmonar, que normalmente recebe apenas 7% do débito cardíaco, apresentava vasodilatação acentuada durante a CEC. Estas alterações provavelmente estão associadas à má perfusão tecidual e acidose metabólica fetal importante, secundárias ao fenômeno de "roubo de fluxo pulmonar". O aumento da resistência vascular placentária tratava-se de um fenômeno vasoativo e o uso de um vasodilatador durante a CEC restabelecia a troca de gases placentária por redução de sua resistência vascular e aumento do fluxo sanguíneo. Diante de tais fatos, a maior barreira para a aplicação clínica da cirurgia cardíaca intra-uterina não seria relacionada à técnica cirúrgica em si, mas sim às respostas fisiopatológicas do feto às várias formas de intervenção. Hawkins et al. compararam os efeitos da CEC em normotermia e hipotermia, demonstrando que as trocas gasosas placentárias eram deficitárias quando a CEC era realizada em condições de baixo fluxo e normotermia, e durante todos os níveis de fluxo de CEC hipotérmica.[16] Como a placenta representa o principal fator de morbimortalidade durante a CEC fetal, o comportamento hemodinâmico do leito vascular placentário foi analisado em condições de CEC fetal, utilizando-se modelo experimental de isolamento do órgão in situ.[17,18] Como o leito vascular placentário normalmente apresenta-se totalmente dilatado no seu estado basal, o baixo fluxo e/ou a baixa pressão de perfusão umbilical durante a CEC não pulsátil determinam um aumento da resistência vascular placentária. Uma vez que a circulação placentária não exibe mecanismo auto-regulatório, o aumento da resistência vascular provavelmente está relacionado com o colapso passivo do leito vascular. A hipotermia causa um efeito negativo adicional ao fluxo sanguíneo placentário durante a CEC fetal, pelo fato de aumentar ainda mais a resistência vascular placentária. Conseqüentemente, menor quantidade de sangue é oxigenada, conduzindo assim ao estado de acidose respiratória. A CEC, por sua vez, libera quantidades significativas de prostaglandinas vasoativas.[19] Como as prostaglandinas são importantes moduladores do tônus vascular placentário, formulou-se a hipótese de que a liberação de prostaglandinas vasoativas, tromboxane e prostaglandina E_2, sintetizadas durante e após a CEC fetal, teria papel importante na gênese da disfunção placentária observada após a intervenção fetal. Com o objetivo de bloquear a síntese de prostaglandinas vasoativas durante a CEC fetal, foram utilizados corticóides e indometacina no perfusato da CEC.[20,21] Quando estas drogas foram utilizadas, não houve aumento da resistência vascular placentária, e, tanto o fluxo placentário, como os gases sanguíneos fetais permaneceram relativamente constantes durante e após a CEC fetal, abrindo o primeiro grande passo para a sua aplicação clínica. Entretanto, o método ideal para a CEC fetal não está ainda determinado; um dos grandes obstáculos é a necessidade de se manter alto fluxo (400 ml/kg) quando a placenta é incluída no circuito, uma vez que a mesma demanda cerca de 40% do débito cardíaco. A dificuldade de se obter alto fluxo está relacionada à limitação do tamanho das cânulas. Caso um oxigenador seja incluído no circuito da CEC, a perfusão da placenta durante a mesma pode não ser necessária. Em modelo de isolamento placentário in situ, foi demonstrado que a função placentária fica preservada até mesmo 30 minutos de parada normotérmica da circulação umbilical.[22,23] Foi então desenvolvida a hipótese de que a exclusão da circulação umbilico-placentária do circuito da CEC fetal, além de permitir fluxo sistêmico mais adequado, protegeria este leito vascular dos prováveis fatores etiológicos da disfunção placentária e, conseqüentemente, da acidose respiratória pós CEC fetal. Posteriormente, Fenton et al. compararam dois grupos de fetos submetidos à preparação de CEC total, um incluindo e outro excluindo o leito vascular placentário do circuito da CEC.[24] Este estudo revelou melhor fluxo placentário pós-CEC no grupo com o clampeamento do cordão umbilical (exclusão da placenta), além da preservação da função placentária, corroborando os achados demonstrados no modelo de isolamento placentário. Qualquer que seja o método empregado de CEC fetal, grandes variações da volemia fetal ocorrem durante e após a CEC fetal. O volume de sangue contido na circulação placentária representa uma variável relevante, não somente pelas trocas realizadas entre mãe e feto, como também durante o desmame da CEC fetal, que geralmente demanda grandes reposições volêmicas. Como a placenta recebe aproximadamente metade do débito cardíaco e contém grande parte da volemia fetal, chegando até a 65% da volemia total do feto, a vasculatura placentária pode atuar como grande reservatório de volume da circulação fetal. Esta informação é clinicamente importante, pois demonstra a tolerância do feto à reposição volêmica durante o desmame da circulação extracorpórea.[25]

Anestesia fetal e resposta endócrino-metabólica fetal ao estresse cirúrgico

A avaliação da resposta endócrino-metabólica ao estresse cirúrgico fetal revela aumento significativo dos hormônios do estresse (epinefrina, norepinefrina, vasopressina, corticosteróides e o sistema renina-angiotensina) de aproximadamente 10 vezes em relação aos níveis séricos basais.[26] Estes níveis elevados determinam aumento da freqüência cardíaca, da resistência vascular sistêmica e da pós-carga do miocárdio fetal. Como o aparelho contrátil do miocárdio imaturo fetal não tolera o aumento da pós-carga, esta situação gera queda e redistribuição regional do débito cardíaco, que compromete significativamente o metabolismo fetal. Ocorre então aumento do consumo de oxigênio e diminuição da perfusão tecidual que agrava a acidose metabólica fetal. Atualmente, estão sendo realizados estudos comparativos entre diferentes técnicas e drogas anestésicas que permitam maior supressão do estímulo fetal ao estresse cirúrgico. A anestesia geral oferece várias vantagens em relação à anestesia regional para a realização da cirurgia fetal, como, por exemplo, o relaxamento materno e uterino satisfatório. Como grande parte dos agentes voláteis atravessa a barreira placentária, a imobilização e a anestesia fetal são obtidas. Quando cuidadosamente conduzida, ela é bem tolerada pelo feto, uma vez mantida a perfusão útero-placentária normal. Embora o halotano seja o anestésico de escolha em cirurgias de fetos humanos, tanto este quanto a quetamina não bloqueiam completamente a resposta endócrino-metabólica do feto ao estresse cirúrgico. Por outro lado, existem alguns aspectos positivos da anestesia com halotano: este agente atravessa a barreira placentária após a administração materna, evitando-se assim a necessidade de uma anestesia fetal complementar. Além do mais, o halotano é potente relaxante da musculatura uterina, o que permite melhor exposição do feto. Entretanto, estes anestésicos apresentam alguns inconvenientes, tais como bloqueio inadequado da resposta endócrino-metabólica do feto ao estresse cirúrgico e ao inotropismo negativo. Estudos experimentais demonstraram que o halotano, quando comparado à quetamina, determina um aumento global da pós-carga e também

certo grau de depressão miocárdica, evidenciado pela diminuição do débito cardíaco fetal.[27] Além do mais, o fluxo sanguíneo placentário também é reduzido devido ao aumento da resistência vascular placentária associado à diminuição da resistência vascular periférica. Assim, o fluxo sanguíneo da placenta é desviado para o organismo fetal pelo desequilíbrio das duas resistências. Estudos mais recentes têm utilizado a técnica de bloqueio espinhal total através da injeção de anestésicos locais na cisterna magna.[28] Este método comprovadamente bloqueia a resposta aos estímulos dolorosos sem causar depressão miocárdica importante. Estes estudos demonstraram que o débito cardíaco fetal e o fluxo sanguíneo placentário com este método são superiores quando comparados a outras técnicas anestésicas. A combinação desta técnica anestésica para bloquear a resposta ao estresse cirúrgico e preservar a função miocárdica juntamente com a indometacina para bloquear a vasoconstrição placentária durante a circulação extracorpórea fetal tem permitido a continuidade da gestação de fetos de ovelhas após a circulação extracorpórea (sobrevida de 80% em gestações com fetos únicos), com o nascimento de cordeiros normais a termo.[29] Esta técnica pode ser aplicável em fetos humanos como método eficaz de bloqueio da resposta ao estresse cirúrgico sem causar depressão miocárdica e/ou alteração na resistência vascular periférica. Tendo em vista o fato de que as ovelhas não possuem receptores opiáceos responsáveis pela anestesia, este tipo de animal não é apropriado para a avaliação da anestesia com opiáceos em fetos. Estudos futuros utilizando-se altas doses de opiáceos como principal anestésico em primatas submetidos à cirurgia fetal poderão revelar grandes informações a este respeito. Em resumo, a anestesia fetal ideal deve respeitar algumas premissas básicas:

1. Fácil administração.
2. Bloquear a resposta fetal ao estresse cirúrgico.
3. Não promover depressão miocárdica.
4. Não desequilibrar as resistências dos leitos vasculares sistêmico e placentário.

Risco cirúrgico

Como o tratamento cirúrgico expõe a mãe e o feto, uma avaliação criteriosa da relação de risco-benefício entre a cirurgia fetal e a cirurgia neonatal deve ser estabelecida antes de se submeter a mãe e o feto ao risco de novas abordagens terapêuticas. Segundo Vlahakes e Verrier,[30] alguns critérios devem ser considerados:

- A lesão a ser corrigida deve apresentar alta morbimortalidade, apesar do tratamento intensivo pós-natal.

• O risco da intervenção fetal deve ser menor que o da intervenção pós-natal convencional, em termos de evolução imediata e tardia.

• Risco cirúrgico mínimo para a gestação (perda fetal e/ou parto prematuro).

• Risco cirúrgico mínimo para a mãe.

• Preservar a futura fertilidade materna.

O trabalho de parto prematuro, freqüente complicação da cirurgia fetal, representa uma constante ameaça durante o pós-operatório. A irritabilidade uterina induzida pela histerotomia pode ser controlada por halotano, durante a cirurgia, e com agentes tocolíticos, por via oral ou intravenosa, no pós-operatório. A monitoração intensiva é fundamental, porém nem sempre eficaz. A morbidade associada ao controle do parto prematuro deverá ser reduzida com a experiência clínica acumulada.

INDICAÇÕES CIRÚRGICAS

Baseado na teoria do desenvolvimento de cardiopatias congênitas fluxo-dependentes, a correção intra-uterina de lesões específicas pode ter uma vantagem significante em relação à terapia pós-natal. Exemplos incluem a síndrome da hipoplasia de câmaras esquerdas, obstruções da via de saída dos ventrículos, como a atresia pulmonar com septo interventricular íntegro ou estenose aórtica crítica (Quadro 12-1). Como o método ideal de suporte circulatório extracorpóreo do feto ainda não foi atingido, as cirurgias cardíacas a céu aberto não podem ser realizadas com total segurança.

Por outro lado, o implante de marca-passo em fetos representa a cirurgia intra-uterina mais factível no futuro próximo, por ser relativamente simples e por não necessitar de suporte circulatório extracorpóreo fetal.

Quadro 12-1 Cardiopatias congênitas associadas a distúrbios da corrente sanguínea no coração fetal, com indicação de tratamento cirúrgico pré-natal

Atresia ou estenose tricúspide	Atresia ou estenose mitral
Atresia ou estenose pulmonar severa com SIV íntegro	Atresia ou estenose aórtica severa
	Forame oval restritivo ou ocluído
	Coarctação da aorta
Hipofluxo direito	Hipofluxo esquerdo

SIV = septo interventricular.

Tratamento cirúrgico do BAVT fetal

O bloqueio atrioventricular total (BAVT) congênito continua sendo uma afecção problemática, principalmente quando associado à freqüências cardíacas muito baixas (< 50 bpm) e hidropsia fetal, com mortalidade fetal e neonatal elevadas (Quadro 12-2).[31] Os recém-nascidos sobreviventes são submetidos ao implante temporário do marca-passo durante a ressuscitação neonatal. Entretanto, a mortalidade para esta associação mórbida, isto é, BAVT fetal e hidropsia, com a abordagem terapêutica neonatal ainda é muito elevada, em torno de 80%.[32] Quando houver evidências ecocardiográficas de deterioração dos parâmetros hemodinâmicos, desenvolvimento ou aumento da hidropsia, apesar da administração de dexametasona e/ou salbutamol, o próximo passo lógico deve ser o implante de marca-passo pré-natal.[33] Esta alternativa terapêutica oferece algumas vantagens. Em primeiro lugar, o tratamento definitivo poderia ser instituído logo ao primeiro sinal de hidropsia fetal. Isto permitiria o prosseguimento normal da gestação, com recuperação da insuficiência cardíaca e desenvolvimento fetal normal até atingir sua maturidade, com as funções respiratória e cardiovascular estáveis durante o parto a termo.

Quadro 12-2 Evolução perinatal de 55 fetos com bloqueio atrioventricular total congênito[59]

	Cardiopatia congênita			
	Presente		**Ausente**	
	N	**Mortalidade**	**N**	**Mortalidade**
Hidropsia fetal	18 (62%)	100%	4 (15%)	100%
FC > 55 bpm	8 (35%)	62%	20 (77%)	0%
FC < 55 bpm	15 (65%)	93%	6 (23%)	67%
Total	29 (53%)	86%	26 (47%)	15%

Notar a mortalidade em todos os casos que apresentam hidropsia fetal, independente da presença de cardiopatias congênitas associadas. O prognóstico se agrava quando os fetos apresentam freqüência cardíaca (FC) menor que 55 batimentos por minuto (bpm).

Até há pouco tempo, nossa capacidade de tratar o BAVT cirurgicamente em fetos era muito limitada. Atualmente, uma nova proposta desenvolvida no Instituto do Coração da Universidade de São Paulo poderá proporcionar uma alternativa terapêutica interessante para o BAVT fetal, sem necessidade de se realizar toracotomia fetal ou histerotomia. O sistema permite um implante de marca-passo fetal menos invasivo e uma fixação miocárdica estável, evitando-se o deslocamento do eletrodo após a recuperação da atividade fetal. Entretanto, antes de sua aplicação clínica, é importante avaliarmos, em modelo experimental do BAVT, o eletrodo sob o ponto de vista eletrofisiológico para validarmos sua aplicação clínica. A avaliação hemodinâmica da freqüência ideal de início de estimulação ventricular durante o implante é também necessária para melhor adaptação do feto à nova condição de estimulação artificial.

Avaliação experimental dos eletrodos de marca-passo fetal

Como o tratamento cirúrgico pré-natal expõe a mãe e o feto, uma avaliação criteriosa da relação de risco-benefício entre o implante de marca-passo no feto ou no neonato deve ser estabelecida antes de se submeter mãe e feto ao risco de novas abordagens terapêuticas. Com o objetivo de desenvolver novas técnicas cirúrgicas, é necessária uma base experimental que permita o tratamento intra-uterino de maneira segura e eficaz.

A avaliação eletrofisiológica durante o implante é fundamental para assegurar o comando do marca-passo durante a gestação, devendo ser profundamente analisado em modelo experimental. A sensibilidade e o estímulo representam funções distintas de um gerador de marca-passo de demanda e devem ser testados separadamente.

Os primeiros estudos experimentais de implante de marca-passo intra-uterino surgiram no final da década de 80, demonstrando a possibilidade da utilização de eletrodos epicárdicos em fetos de ovelhas.[34]

Como a avaliação do marca-passo fetal é mais difícil com o sistema de condução atrioventricular fetal intacto, é importante tentar se reproduzir em modelos experimentais a doença a ser tratada em humanos. Embora a avaliação do desempenho dos eletrodos fosse possível com o uso do modo VOO em fetos com o sistema de condução intacto, o BAVT fetal experimental permite determinar os limiares de modo mais confortável.

Pesquisadores têm utilizado diversas técnicas para se obter o BAVT fetal experimental, seja cirurgicamente,[35] seja através de injeção de substâncias necrotizantes, como a formalina[36,37] ou o álcool.[38] Estas substâncias podem promover, além do BAVT, lesão do miocárdio em grau variável e, conseqüentemente, alterar o débito cardíaco.

No início da década de 1990, foi desenvolvido em nosso laboratório um novo modelo experimental de BAVT em fetos de ovelhas,[39,40] obtido pela crioablação do nó AV, sem auxílio de circulação extracorpórea. Trata-se de método simples e reprodutível de se avaliar eletrodos de marca-passo fetal, já assimilado por outros centros de pesquisa do Japão[41,42] e Estados Unidos[43] para estudos de fisiopatologia da estimulação cardíaca fetal artificial. Nossos estudos demonstraram que a criolesão promovida sobre o sistema de condução atrioventricular não ocasionava infarto do miocárdio septal.[44] A manutenção do equilíbrio hemodinâmico após o BAVT pode estar relacionada à ausência de infarto do miocárdio septal e ao padrão focal da lesão de crioablação sobre o nó AV.

Foram comparados em nosso laboratório dois eletrodos epicárdicos, um convencional e outro de rosqueamento com baixo perfil, ambos para implante a céu aberto. Foi demonstrado um resultado mais favorável para o eletrodo de rosqueamento, pois apresentava melhor conservação de energia. Na época, sugeriu-se que o implante do marca-passo epicárdico fetal via toracotomia poderia ser um procedimento potencialmente mais seguro e eficaz.

No entanto, este procedimento esbarrava no maior obstáculo à cirurgia fetal a céu aberto em humanos: a irritabilidade uterina e o conseqüente trabalho de parto prematuro pós-operatório, freqüentemente observados na experiência clínica inicial de cirurgia fetal da Universidade de Califórnia, São Francisco.[45,46] Até o presente momento, não é possível controlar farmacologicamente o trabalho de parto prematuro após a cirurgia fetal a céu aberto de modo eficaz, o que poderia acarretar o nascimento de um recém-nascido prematuro e suas graves conseqüências.

Implante de marca-passo em feto humano

Os grupos de Harrison, da Universidade de Califórnia, São Francisco,[47] e o de Zielinsky (comunicação pessoal), do Instituto de Cardiologia de Porto Alegre, tentaram o implante de marca-passo a céu aberto em fetos humanos, através de cesárea, ambos com êxito letal intra-operatório.

Provavelmente, a punção do miocárdio fetal para implante de um eletrodo de marca-passo, com recursos apropriados e guiada por ultra-som, poderia ser realizada com baixo risco de perda fetal. Atualmente, a punção da cavidade amniótica depara com um pequeno risco e perda fetal, estimado em aproximadamente 0,5%.[48]

Existem relatos na literatura de duas tentativas de implante de marca-passo fetal por punção via transtorácica[49] ou através da veia cava inferior,[50] porém os fetos também evoluíram para óbito horas após o procedimento. Embora os autores tenham demonstrado que os eletrodos possam ser posicionados adequadamente dentro do coração, a falta de fixação miocárdica e o conseqüente deslocamento do eletrodo percutâneo após a recuperação da atividade fetal representam a maior limitação técnica da via percutânea.

Desenvolvimento do novo eletrodo de marca-passo fetal

Com o objetivo de minimizar o trauma cirúrgico materno-fetal e evitar a necessidade de cesárea para o implante de marca-passo e o conseqüente trabalho de parto prematuro pós-operatório, foi desenvolvido no Instituto do Coração de São Paulo um protótipo de eletrodo para implante percutâneo de marca-passo fetal.

O eletrodo consiste na modificação do fio temporário de marca-passo, comumente utilizado no pós-operatório de cirurgia cardíaca. O fio é de aço multifilamentar torcido e flexível, revestido por uma camada de polietileno azul, com 60 cm de comprimento. A diferença está na extremidade cardíaca, cortada junto ao revestimento de polietileno para conexão a uma barra metálica condutora do estímulo elétrico ao coração fetal. Esta barra, com dimensões de 5,0 × 0,5 mm, apresenta-se no formato de "T", para facilitar sua inserção e fixação junto ao miocárdio fetal. Assim, o novo eletrodo permanece firmemente ancorado no miocárdio fetal, evitando-se seu deslocamento após a recuperação da atividade fetal. A outra extremidade do eletrodo permaneceu intacta, com a agulha original longa e reta para conexão ao gerador de pulsos. O implante deste eletrodo é veiculado pela ponta de uma agulha 18-G de anestesia epidural, com 15 cm de extensão, modificada na extremidade distal. Foi feito um chanfrado com extensão de 7,0 mm, o qual permite apenas a introdução da barra metálica do eletrodo no interior da agulha. O fio é então conduzido paralelamente à agulha. Após atingir-se o coração fetal, o eletrodo é liberado da agulha, por intermédio de um mandril introduzido na agulha. Assim, o eletrodo permanece alojado no miocárdio, enquanto a agulha é removida juntamente com o mandril. Esta apresentação impede seu deslocamento durante os movimentos fetais, mantendo uma estimulação estável, sem perdas de comando do gerador. A Figura 12-1 mostra o protótipo do eletrodo, ilustrando, em detalhe ampliado, a extremidade com a barra em "T" a ser inserida junto ao miocárdio fetal. A extremidade chanfrada da agulha também está demonstrada em detalhe ampliado.

Implante do novo eletrodo em feto humano

No início da década atual, tivemos a oportunidade de implantar nosso eletrodo em feto humano com 25 semanas de gestação, portador de BAVT (FC = 47 bpm), e quadro de hidropsia importante, associados à cardiopatia congê-

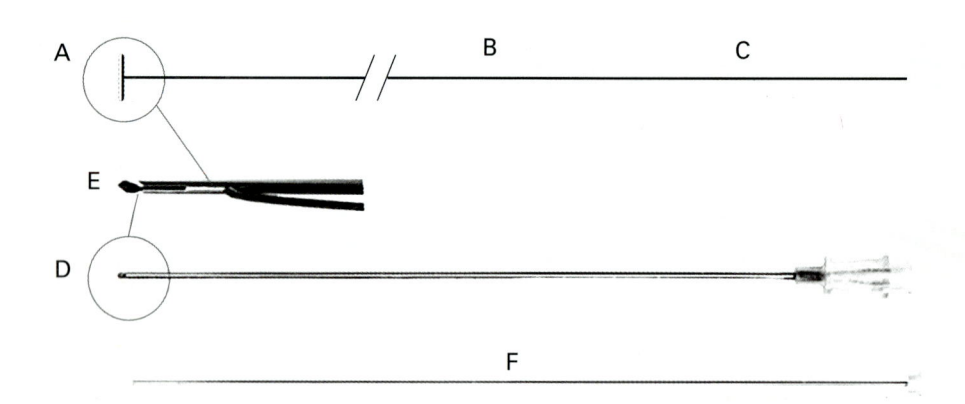

Fig. 12-1.

Protótipo da agulha com o eletrodo de barra em "T": (**A**) barra metálica com 5,0 × 0,5 mm. (**B**) Fio de aço multifilamentar torcido e revestido por polipropileno azul. (**C**) Extremidade metálica para conexão ao gerador de pulsos. (**D**) Agulha 18-G de anestesia epidural, modificada na extremidade distal, através de um chanfrado de 25° e extensão de 7,0 mm (**E**) o qual permite apenas a introdução da barra metálica do eletrodo no interior da agulha. (**F**) Mandril para liberação do eletrodo.

nita complexa (isomerismo atrial esquerdo e defeito completo do septo atrioventricular).[51,52]

A gestante de 36 anos de idade foi encaminhada ao Instituto de Cardiologia do Rio Grande do Sul, em Porto Alegre, na 18ª semana de gestação. O tratamento clínico materno com medicação cronotrópica positiva e corticóides não foi eficiente em aumentar a freqüência cardíaca e reverter o quadro de insuficiência cardíaca congestiva fetal. Na 24ª semana de gestação, o acompanhamento ultra-sonográfico do feto revelava contratilidade muito deprimida do ventrículo direito e derrames nas cavidades abdominal e pleural.

Diante do prognóstico reservado, com grande chance de óbito fetal, o implante de marca-passo pré-natal foi considerado. Após ampla discussão e explanação aos pais da relação risco/benefício, a gestante consentiu com o procedimento de implante transtorácico de marca-passo no feto com o novo eletrodo percutâneo. O procedimento foi realizado de acordo com protocolo de cooperação aprovado pelas Comissões de Ética em Pesquisa do Instituto do Coração da Universidade de São Paulo e do Instituto de Cardiologia do Rio Grande do Sul.

Foram implantados dois eletrodos, um no miocárdio fetal e outro na parede torácica fetal para se realizar o comando bipolar do estímulo elétrico limitado ao organismo fetal. Durante o procedimento, o feto evoluiu com tamponamento cardíaco, controlado com pericardiocentese.

Ambas as extremidades externas (proximais) dos eletrodos foram conectadas ao analisador de pulsos (Biotronik ERA 300, Berlin, Alemanha) para medir os limiares de sensibilidade e estimulação. Os limiares de estimulação do miocárdio fetal foram consistentemente baixos, sem perdas de comando com o novo eletrodo. A Figura 12-2 demonstra as curvas de estimulação obtidas durante o procedimento (implante) e no primeiro dia de pós-operatório. Acreditamos que esta seja a primeira documentação das curvas de limiares agudos de estimulação do miocárdio de um feto humano sobrevivente por 36 horas ao implante de marca-passo intra-uterino.

A curva permaneceu relativamente constante para larguras de pulso maiores que 0,6 mseg, com aumento inversamente proporcional para valores inferiores de largura de pulso. Após tomar as medidas, os eletrodos foram conectados ao gerador de pulsos Biotronik Actros SR single-chamber (Biotronik, Berlin, Alemanha), o qual foi implantado no subcutâneo do abdome materno, programado para 140 pulsações por minuto.

No primeiro dia pós-operatório, o ecocardiograma revelou melhora da função ventricular, com o ritmo cardíaco estável em 140 bpm e discreto derrame pericárdico (Fig. 12-3). Não foram observadas contrações uterinas durante o período pós-operatório, nem falhas de comando ventricular. Os limiares de estimulação permaneceram baixos.

Após 36 horas de pós-operatório, o ultra-som revelou assistolia e derrame pericárdico importante. A gestação foi interrompida através de cesárea, com extração de feto hidrópico pesando 800 g.

Neste caso, o marca-passo elevou subitamente a freqüência cardíaca fetal de 47 para 140 bpm. Entretanto, a bradicardia fetal, com freqüência cardíaca em torno de 50% da freqüência cardíaca fetal normal, é bem tolerada na ausência de complicações sistêmicas ou insuficiência placentária. Por isso, parece que um aumento gradual na freqüência cardíaca seria mais adaptativo e poderia aumentar adequadamente o débito cardíaco fetal. Permanece obscuro se o aumento na freqüência cardíaca fetal

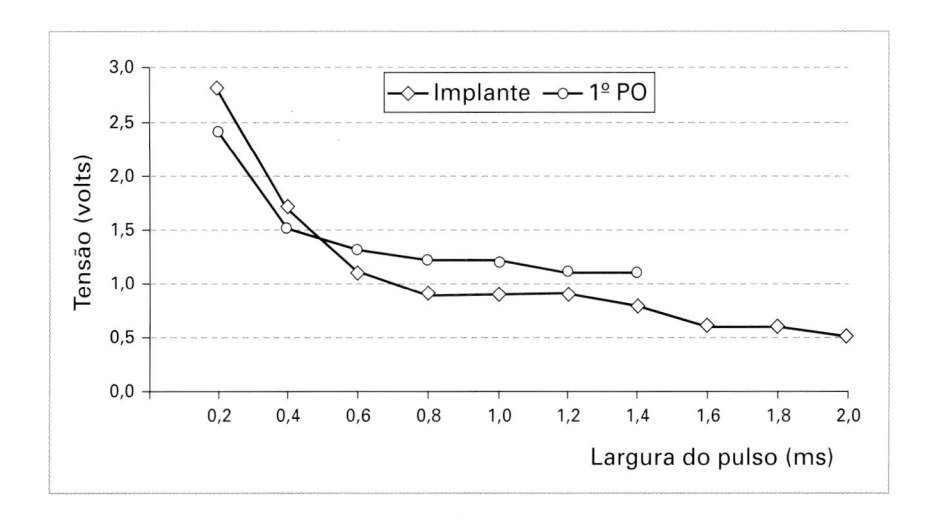

Fig. 12-2.

Curvas de estimulação obtidas durante o procedimento (implante) e no primeiro dia pós-operatório. Os limiares de estimulação do miocárdio fetal foram consistentemente baixos, sem perdas de comando com o novo eletrodo. As curvas permaneceram relativamente constantes para larguras de pulso maiores que 0,6 ms, com aumento inversamente proporcional para valores inferiores de largura de pulso.

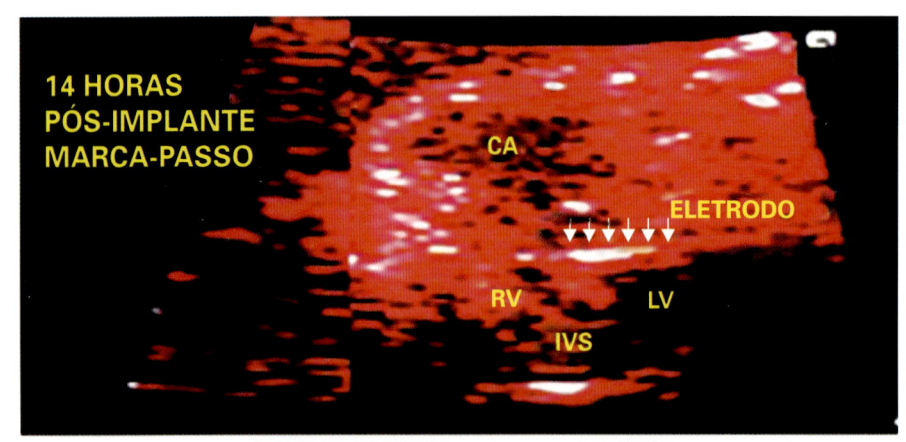

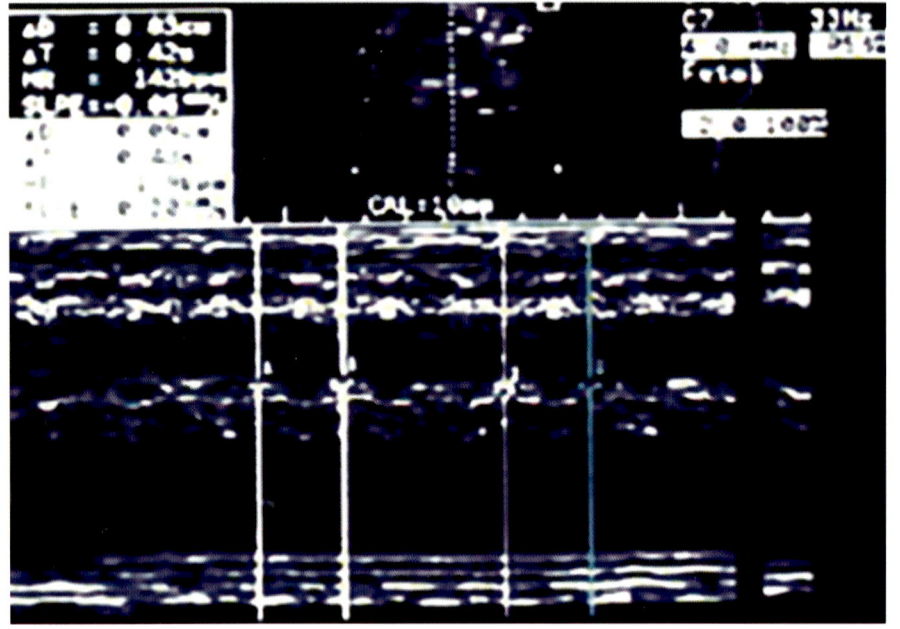

Fig. 12-3.
Ecocardiograma (1° pós-operatório) revelou melhora da função ventricular, com o ritmo cardíaco estável em 140 bpm e discreto derrame pericárdico.

poderia resultar em desequilíbrio metabólico devido ao aumento abrupto no consumo de oxigênio miocárdico e débito cardíaco.

O novo eletrodo proposto para implante percutâneo de marca-passo em fetos pode oferecer vantagens técnicas significantes em relação aos eletrodos utilizados nos procedimentos anteriores. Durante a evolução pós-operatória do implante do marca-passo neste feto, o eletrodo em "T" proporcionou fixação estável com desempenho satisfatório, demonstrado pelos baixos limiares de estimulação. A abordagem percutânea proposta parece ser menos invasiva e mais convincente. Além disso, deve ser uma alternativa relativamente menos dispendiosa, simples e rápida, comparada ao implante de eletrodos epicárdicos a céu aberto, de forma convencional.

Aprimoramentos do novo eletrodo de marca-passo fetal

O tamponamento cardíaco observado no caso descrito pode ter sido causado pelas três tentativas de implante sem sucesso durante o procedimento. Acreditamos que o uso de uma agulha mais fina (20-G) e um fio único bipolar poderia tornar a punção do miocárdio menos traumática, e, conseqüentemente, diminuir as chances desta complicação. Estas propostas foram incorporadas ao novo protótipo, que é constituído por um fio paralelo bipolar multifilamentar de aço torcido e flexível (242 cm), sendo cada um dos fios, de pólos diferentes, revestidos com polietileno de cores distintas (azul e branca). Uma das extremidades do fio de pólo negativo (azul) apresenta uma pequena barra metálica (4,0 × 0,4 mm) no mesmo formato de "T", para veicular sua inserção e fixação junto ao miocárdio fetal. A extremidade do fio de pólo positivo (branco), ligeiramente mais curto que o de pólo negativo, termina em um trecho metálico de 4,0 mm de extensão, e distante 5,0 mm da barra metálica em "T" do pólo negativo.

O implante deste eletrodo é veiculado pela ponta de uma agulha 20 G com 14,84 cm de extensão, cuja extremidade distal apresenta o mesmo desenho do protótipo anterior (Fig. 12-4).

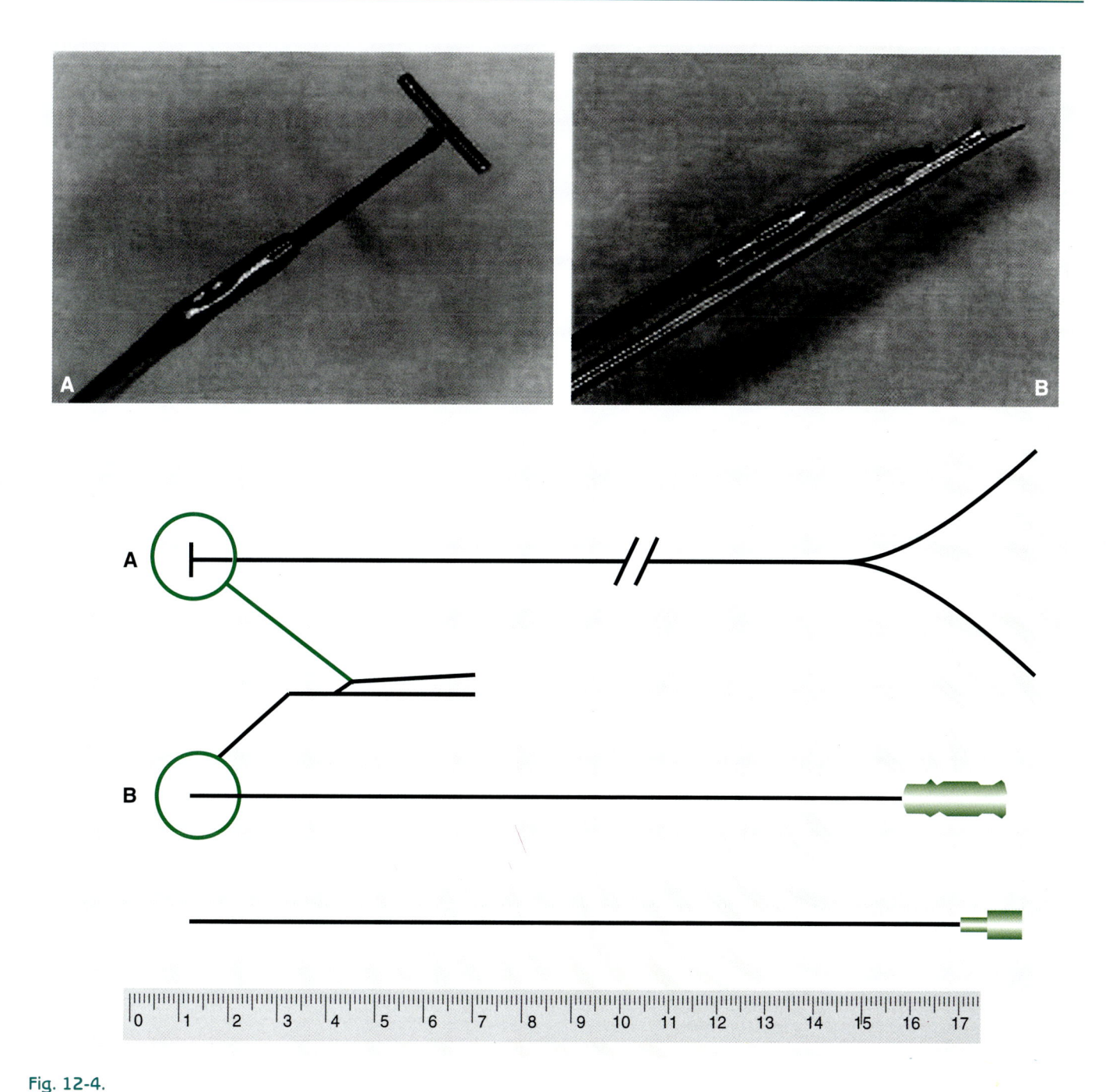

Fig. 12-4.

Aprimoramentos do protótipo do novo eletrodo. A agulha é mais fina (20G), com o mesmo formato de eletrodo de barra em "T": e o fio paralelo bipolar. (**A**) Detalhe da extremidade do eletrodo. (**B**) Detalhe do alojamento do eletrodo na ponta da agulha 20G.

Análise do novo eletrodo de marca-passo fetal

O novo protótipo foi analisado em modelo experimental de BAVT congênito de fetos de cabras. O novo eletrodo foi implantado no ventrículo direito dos fetos. O modo de estimulação ventricular (VVI) foi eleito pela simplicidade de implante do eletrodo no pequeno coração fetal e pelos riscos inerentes à punção da fina parede atrial.

Foram avaliados os parâmetros eletrofisiológicos e o comportamento hemodinâmico do feto sob diversas freqüências cardíacas.

Quanto aos parâmetros de sensibilidade, a onda R obtida foi de $8,64 \pm 5,61$ mV, enquanto que o "*slew rate*" foi de $1,64 \pm 2,07$ V/s. A resistência da estimulação foi de $1050,40 \pm 76,60$ ohms.

Os limiares agudos de estimulação do novo eletrodo foram constantemente baixos, sem falhas no comando do estímulo (Quadro 12-3). Houve um aumento dos limiares de estimulação agudos inversamente proporcional aos valores de largura de pulso inferiores a 0,6 ms.

Os baixos limiares de estimulação fetal e de resistência, demonstrados neste estudo experimental, são similares aos valores esperados de um sistema pediátrico convencional. Estão plenamente compatíveis com uma estimulação crônica segura, até que o parto do feto com maturidade pulmonar seja possível. A captura foi atingida em todos os experimentos, de modo estável. Para os sistemas de estimulação artificial de crianças e adultos, é desejável uma captura crônica consistente. O sistema fetal prevê uma duração suficiente para algumas semanas ou até meses de gestação, tempo suficiente para se atingir a maturidade pulmonar fetal e, eventualmente, para a resolução da hidropsia. Dell'Orfano et al. sugerem que a estimulação artificial do miocárdio fetal deva durar pelo menos de duas a quatro semanas antes da cesárea para resolução efetiva da anasarca e do edema pulmonar.[53] Após o nascimento, o sistema seria substituído por um sistema epicárdico convencional.

Outra característica interessante do novo sistema de marca-passo fetal trata-se da estimulação bipolar diretamente no miocárdio fetal, evitando-se, assim, que a passagem da corrente elétrica do eletrodo estimule também a musculatura uterina. Os estímulos de marca-passos da musculatura uterina poderiam contribuir para desencadear o trabalho de parto prematuro.

Quanto ao comportamento hemodinâmico, antes do BAVT, o débito cardíaco fetal inicial foi de 444,84 ml/min/ kg ± 228,76 ml/min/kg, para uma freqüência de 149,20 ± 18,07 bpm. A Figura 9-5 mostra o débito cardíaco fetal durante as diversas freqüências cardíacas. Houve diferença significativa entre os momentos avaliados, para o débito cardíaco fetal (p = 0,0004). Na comparação dos momentos dois a dois, foi observada diferença significativa entre os momentos basal e freqüências cardíacas de 40, 50 e 60 bpm (p < 0,05). Os demais momentos não tiveram diferenças significativas.

A proporção da queda do débito cardíaco fetal está representada na Figura 12-6 através da variação porcentual em relação à medida tomada antes do BAVT. Uma queda no débito cardíaco fetal superior a 40% foi observada com freqüências de estimulação inferiores a 60 bpm. Por outro lado, as freqüências de 120 e 140 bpm determinaram uma queda do débito cardíaco inferior a 20% com o estímulo ventricular. Entretanto, não houve recuperação plena do débito cardíaco em relação ao basal com a freqüência mais elevada (140 bpm) (Fig. 12-6).

A aplicação do modelo de BAVT para medir o débito cardíaco fetal sob diversas freqüências cardíacas proporcionou a oportunidade de examinar respostas hemodinâmicas instantâneas do feto. Este estudo demonstra a queda do débito cardíaco diretamente proporcional à diminuição da freqüência cardíaca. Esta queda, significante para freqüências inferiores a 60 bpm, está associada à queda da pressão arterial sistêmica e, conseqüentemente, da saturação de oxigênio sanguíneo. Mesmo na freqüência cardíaca mais elevada com o estímulo ventricular artificial (140 bpm), observamos uma queda de 16,06% ± 7,84% do débito cardíaco fetal, em concordância com os achados de Kikuchi et al.[54] Nossos achados também são

Quadro 12-3　Parâmetros de estimulação

Largura de pulso (ms)	Tensão (V)
0,1	1,7 ± 0,9
0,2	1,0 ± 0,4
0,3	0,8 ± 0,3
0,4	0,8 ± 0,3
0,5	0,7 ± 0,2
0,6	0,7 ± 0,2
0,7	0,6 ± 0,2
0,8	0,6 ± 0,2
0,9	0,6 ± 0,2
1,0	0,6 ± 0,2
1,5	0,6 ± 0,2
2,0	0,5 ± 0,2

n = 5, valores = média ± desvio-padrão.

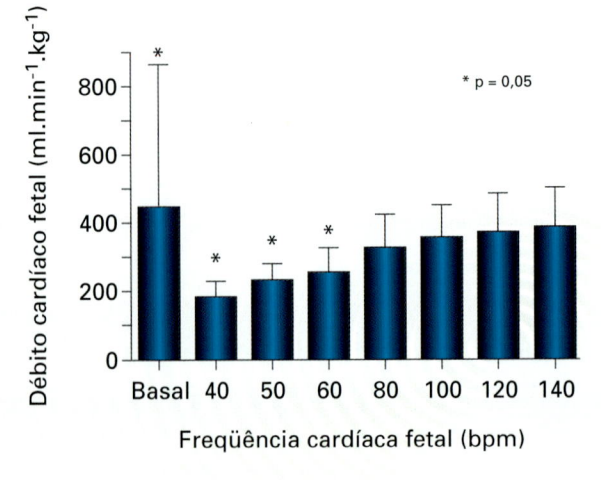

Fig. 12-5.

Relação do débito cardíaco fetal com a freqüência cardíaca fetal. Teste de Friedman: p = 0,0004; n = 5, Valores = média ± desvio-padrão.

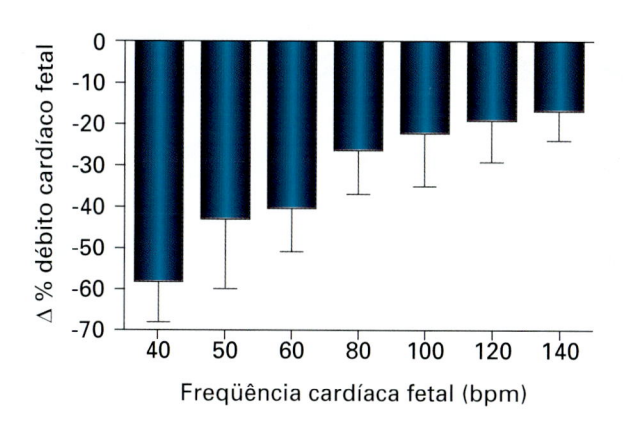

Fig. 12-6.

Relação da variação porcentual do débito cardíaco fetal com a frequência cardíaca fetal. n = 5, Valores = média ± desvio padrão

corroborados pelos estudos crônicos de Liddicoat et al., que demonstraram uma queda de 12% no débito cardíaco associada ao estímulo ventricular, quando comparado ao estímulo atrial de ovelhas submetidas ao implante de marca-passo intra-uterino.[43] Provavelmente, o enchimento diastólico ventricular fica prejudicado pela assincronia atrioventricular e pela perda de parte do débito atrial na diástole ventricular, fato mais relevante no feto que no neonato.[55,56]

Por outro lado, embora o mecanismo de Frank-Starling esteja presente no feto, alterações da frequência cardíaca determinam maior alteração da fração de ejeção fetal quando comparadas às alterações da pré e da pós-carga fetal.[57] O baixo débito cardíaco fetal associado a frequências abaixo de 60 bpm reflete a limitada capacidade do coração fetal de aumentar a fração de ejeção durante a bradicardia extrema. Portanto, a restrição da resposta da fração de ejeção do coração fetal à bradicardia extrema pode estar relacionada à imaturidade do desenvolvimento do miocárdio fetal.

No animal adulto, ao contrário, a fração de ejeção se ajusta a amplas variações da frequência cardíaca, mantendo um débito cardíaco relativamente constante. Por isso, o ventrículo fetal é extremamente dependente da frequência cardíaca para manter débito cardíaco adequado.[58]

No momento do implante de marca-passo fetal, qual seria a frequência de estimulação inicial do coração fetal? Segundo Schmidt et al., a frequência cardíaca acima de 55 bpm é bem tolerada pelo feto.[59] No presente estudo, as frequências cardíacas abaixo de 60 bpm determinaram uma queda importante do débito cardíaco (> 40%), enquanto que frequências cardíacas superiores a 80 bpm pro-

porcionaram uma menor redução no débito cardíaco fetal (< 26%). Parece que um aumento gradual na frequência cardíaca, após o implante do marca-passo em fetos, seria mais adaptativo e poderia aumentar, adequadamente, o débito cardíaco fetal. Talvez o aumento súbito na frequência cardíaca fetal possa resultar em desequilíbrio metabólico, devido ao aumento abrupto no consumo de oxigênio tecidual e miocárdico, o que pode desfavorecer a evolução pós-operatória. Embora os estudos de Ayustawati et al.[41] tenham demonstrado, por meio do nosso modelo experimental de BAVT, melhor desempenho hemodinâmico com frequência de estimulação de 150 bpm, o presente estudo sugere que a frequência de estimulação do coração fetal com BAVT, no momento do implante, seja iniciada em 80 bpm e gradualmente aumentada no decorrer da gestação, para permitir uma situação mais adaptativa.

Em relação ao aspecto técnico do implante do novo eletrodo, acreditamos que o uso de fetoscópio associado ao ultra-som poderia permitir um procedimento mais controlado, facilitando o implante do novo eletrodo.[60] Além do mais, o desenvolvimento e aprimoramento do material, através de uma agulha mais fina (20-G) e um fio único bipolar propostos neste trabalho, poderia facilitar a punção do miocárdio, e, consequentemente, diminuir as chances de complicações. Certamente, elas tendem a diminuir com o crescimento da experiência.

CONCLUSÕES

Como o método ideal de suporte circulatório extracorpóreo do feto ainda não foi atingido, as cirurgias cardíacas a céu aberto ainda não podem ser realizadas com segurança. Em relação às bradiarritmias fetais, o implante de marca-passo em fetos representa a cirurgia intra-uterina mais factível no futuro próximo, por ser relativamente simples e por não necessitar de suporte circulatório extracorpóreo. A possibilidade de continuidade da gravidez e a prevenção do parto prematuro e suas consequências com o uso do novo eletrodo podem contribuir para melhores resultados do tratamento do BAVT congênito de importante repercussão hemodinâmica. Existe extensa experimentação animal em desenvolvimento, buscando métodos de implante intra-uterino de marca-passo fetal, tanto por via endocárdica como epicárdica, a "céu aberto". A possibilidade de estimulação cardíaca fetal através de implante de eletrodo especial por via percutânea já foi demonstrada e pode corresponder a uma alternativa menos invasiva para o tratamento pré-natal desta grave situação.

Como a cirurgia cardíaca fetal está ainda nos seus primeiros passos, existem ainda muitas áreas a serem exploradas, que abrangem técnicas de histerotomia e histerorrafia sem induzir ao aborto espontâneo, técnicas de circulação extracorpórea fetal, o domínio da resposta da unidade materno-fetoplacentária ao suporte circulatório extracorpóreo e o desenvolvimento de novas técnicas cirúrgicas que permitam o manuseio dos frágeis tecidos fetais. É possível que em um futuro próximo as questões pendentes da cirurgia fetal já tenham respostas mais palpáveis, especialmente relacionadas a tocólise, reutilização de líquido amniótico, sutura da bolsa amniótica, manutenção da temperatura corporal fetal e outras. Até então, o bloqueio AV total no feto hidrópico imaturo deverá ser considerado de mau prognóstico, estando justificadas tentativas "heróicas" de estimulação intra-uterina ou de interrupção precoce da gestação, com tentativa de manejo perinatal com surfactantes e marca-passo.

Pesquisas contínuas destas áreas estão cada vez mais aproximando a cirurgia cardíaca fetal da realidade de hoje.

REFERÊNCIAS BIBLIOGRÁFICAS

1. Liley AW. Intrauterine transfusion of foetus in haemolytic disease. *Brit Med J* 1963;2:1107-9.
2. Terracio L, Tingström A, Peters WH III, Borg TK. A potential role for mechanical stimulation in cardiac development. *Ann NY Acad Sci* 1990;588:48-60.
3. Hahr JY, Paul MH, Gallen WJ, *et al.* Experimental production of hypoplastic left heart syndrome in the chick embrio. *Am J Cardiol* 1973;31:51-56.
4. Lev M, Arcilla R, Rimold HJA, *et al.* Premature narrowing or closure of the foramen ovale. *Am Heart J* 1963;65:638-647.
5. Fishman NH, Hof RB, Rudolph AM, Heymann MA: Models of congenital heart disease in fetal lambs. *Circulation* 1978;58:354-64.
6. Rudolph AM, Heymann MA. Circulation of the fetus in utero. Methods for studying distribution of blood flow, cardiac output and organ blood flow. *Circ Res* 1967;21:163-84.
7. Friedman WF. The intrinsic physiologic properties of the developing heart. In: Friedman WF, Lesh M, Sonnenblick EH. (eds). *Neonatal heart disease.* New York: Grune 7 Stratton, 1973:21-9.
8. Barrett CT, Heymann MA, Rudolph AM. Alpha and beta adrenergic function in fetal sheep. *Am J Obstet Gyn* 1972;112:1114-21.
9. Manasek FJ. Mitosis in developing cardiac muscle. *J Cell Biol* 1968;37:191-6.
10. Zak R. Cell proliferation during cardiac growth. *Am J Cardiol* 1973;31:211-9.
11. Vlahakes GJ, Turley K, Uhlig P, *et al.* An experimental model of congenital right ventricular hypertrophy created by pulmonary artery banding in utero. *Surg Forum* 1981;32:233-6.
12. Vlahakes GJ, Turley K, Hoffman JIE. Increased myocardial vascularity in conscious lambs with right ventricular hypertrophy acquired in early life. *Surg Forum* 1983;34:276-9.
13. Adzick NS, Harrison MR, Slate RK, Glick PL, Villa RL. Surface cooling and rewarming the fetus: a technique for experimental fetal cardiac operation. *Surg. Forum* 1984;35:313-6.
14. Slate RK, Richter RC, Rudolph AM, Turley K. Cardiopulmonary bypass in fetal lambs: a technique for intrauterine cardiac surgery. *Circulation* 1984;70(Suppl II): II 285.

15. Bradley SM, Hanley FL, Duncan BW. Fetal cardiac bypass alters regional blood flows, arterial blood gases and hemodynamics in sheep. *Am J Physiol* 1992;263:H919-H928.
16. Hawkins JA, Paape KL, Adkins TP, Shaddy RE, Gay WA. Extracorporeal circulation in the fetal lamb. Effects of hypothermia and perfusion rate. *J Cardiovasc Surg* 1991;32:295-300.
17. Assad RS, Lee FY, Berger K, Hanley FL. Cirurgia cardíaca fetal: características hemodinâmicas da placenta durante a circulação extracorpórea. *Rev Bras Cir Cardiovasc* 1991;6(1):38-44.
18. Assad RS, Lee FY, Berger K, Hanley FL. Extracorporeal circulation in the isolated in situ lamb placenta: hemodynamic characteristics. *J Appl Physiol* 1982;72:2176-80.
19. Greeley WJ, Bushman GA, Kong DL, Oldham HN, Peterson MB. Effects of cardiopulmonary bypass on eicosanoid metabolism during pediatric cardiovascular surgery. *J Thorac Cardiovasc Surg* 1988;95:842-9.
20. Sabik JF, Assad RS, Hanley FL. Prostaglandin synthesis inhibition prevents placental dysfunction after fetal cardiac bypass. *J Thorac Cardiovasc Surg* 1992;103:733-42.
21. Sabik JF, Heinneman M, Assad RS, Hanley FL. High dose steroids prevent placental dysfunction after fetal cardiac bypass. *J Thorac Cardiovasc Surg* 1994;107:116-25.
22. Assad RS, Lee FY, Sabik J, Mackenzie S, Hanley FL. Tolerância da placenta à parada circulatória umbilical normotérmica. *Rev Bras Cir Cardiovasc* 1994;7:157-64.
23. Assad RS, Lee FY, Sabik J, Mackenzie S, Hanley FL. Tolerance of placenta to normothermic umbilical circulatory arrest. *J Maternal-Fetal Invest* 1992;2(3):145-50.
24. Fenton KN, Heinemann MK, Hanley FL. Exclusion of the placenta during fetal cardiac bypass augments systemic flow and provides important information about the mechanism of placental injury. *J Thorac Cardiovasc Surg* 1993;105:502-12.
25. Assad RS, Lee FY, Hanley FL. Placental compliance during fetal extracorporeal circulation. *J Appl Physiol* 2001;90(5):1882-6.
26. Assad RS, Auler Jr. JOC. Cirurgia cardíaca fetal. In: Auler Jr. JOC, Vane LA, ed. *Atualização em anestesiologia I – SAESP 1993/1994.* São Paulo: Atheneu, 1994:12.1-12.8.
27. Sabik JF, Assad RS, Hanley FL. Halothane as an anesthetic for fetal surgery. *J Pediatr Surg* 1993;28(4):542-7.
28. Fenton KM, Heinemann MK, Hickey PR, Klautz RJM, Liddicoat JR, Hanley FL. Inhibition of the stress response improves cardiac output and gas exchange after fetal cardiac bypass. *J Thorac Cardiovasc Surg* 1994;107:1416-2.
29. Fenton KM, Zinn HE, Heinemann MK, Liddicoat JR, Hanley FL. Long-term survivors of fetal cardiac bypass in lambs. *J Thorac Cardiovasc Surg* 1994;107:1423-7.
30. Vlahakes GJ, Verrier ED. Fetal cardiac surgery. *Cardiac Surg St. Art Rev* 1990;4(3):539-50.
31. Donofrio MT, Gullquist SD, Mehta ID, Moskowitz WB. Congenital complete heart block: fetal management protocol, review of the literature, and report of the smallest successful pacemaker implantation. *J Perinatol* 2004;24(2):112-7.
32. Holsgreve W, Curry CJR, Golbus MS, Callen PW, Filly RA, Smith JC. Investigation of nonimmune hydrops fetalis. *Am J Obstet Gynecol* 1984;150:805-12.
33. Bierman FZ, Baxi L, Jaffe I, Dricoll J. Fetal hydrops and congenital complete heart block: response to maternal steroid therapy. *J Pediatr* 1988;112:646-8.
34. Scagliotti D, Shimokochi DD, Pringle KC. Permanent cardiac pacemaker implant in the fetal lamb. *Pacing Clin Eletrophysiol* 1987;10:1253-61.

35. Shiang HH, Kupersmith J, Wiemann GF, Rhee CY, Litwak RS. Creating permanent complete heart block by indirect cauterization without atriotomy. *Am J Physiol* 1977;233(6):H723-6.

36. Crombleholme TM, Harrison MR, Longaker MT, *et al.* Complete Heart Block in Fetal Lambs, I. Technique and Acute Physiological Response. *J Pediatr Surg* 1990;25:587-93.

37. Murotsuki J, Okamura K, Watanabe T, Kimura Y, Yajima A. Production of complete heart block and utero cardiac pacing in fetal lambs. *J Obstet Gynaecol* 1995;21(3):233-9.

38. Lee RJ, Sievers RE, Gallinghouse GJ, Ursell PC. Development of a model of complete heart block in rats. *J Appl Physiol* 1998;85(2):758-63.

39. Assad RS, Jatene MB, Moreira LFP, *et al.* Bloqueio A-V total congênito: novo modelo experimental para avaliação do marcapasso fetal. *Rev Bras Cir Cardiovasc* 1994;9:133-40.

40. Assad RS, Jatene MB, Moreira LFP, *et al.* Fetal heart block: a new experimental model to access fetal pacing. *Pacing Clin Eletrophysiol* 1994;17:1256-63.

41. Ayustawati, Shiraishi H, Kikuchi Y, Hoshina M, Momoi MY, Sato I. Optimal ventricular pacing rate in fetal lambs with complete atrioventricular block. *Am J Obstet Gynecol* 2002;186(5):1052-5.

42. Shiraishi H, Kikuchi Y, Hoshina M, Ohki T, Ayustawati, Momoi MY. Hemodynamic effect of the ventricular pacing site in fetal lambs with complete atrioventricular block. *Pacing Clin Electrophysiol* 2002;25(12):1731-6.

43. Liddicoat JR, Klein JR, Reddy VM, Klautz RJM, Teitel DF, Hanley FL. Hemodynamic effects of chronic prenatal pacing for the treatment of complete atrioventricular block. *Circulation* 1997;96:1025-30.

44. Assad RS, Aiello VD, Jatene MB, Costa R, Hanley FL, Jatene AD. Cryosurgical ablation of fetal AV node: a new model to treat fetal malignant tachyarrhythmias. *Ann Thorac Surg* 1995;60:S629-32.

45. Longaker MT, Golbus MS, Filly RA, Rosen MA, Chang SW, Harrison MR. Maternal outcome after open fetal surgery. A review of the first 17 human cases. *J Am Med Assoc* 1991;265:737-41.

46. VanderWall KJ, Meuli M, Szabo Z, *et al.* Percutaneous access to the uterus for fetal surgery. *J Laparoendosc Surg* 1996;6:S65-7.

47. Silverman NH, Kohl T, Harrison MR, Hanley FL. Experimental Fetal Surgery in the Animal Model and in the Human Fetus. In: Imai Y, Momma K (eds): *Proceedings of the Second World Congress of Pediatric Cardiology and Cardiac Surgery.* Armonk: Futura Publishing Co., 1998:622-3.

48. Golbus MS, Loughman WD, Epstein CJ, Halbasch G, Stephens JD, Hall BD. Prenatal genetic diagnosis in 3000 amniocentesis. *N Engl J Med* 1979;300:157.

49. Carpenter RJ Jr, Strasburger JF, Garson A Jr, Smith RT, Deter RL, Engelhardt HT Jr. Fetal ventricular pacing for hydrops secondary to complete atrioventricular block. *J Am Coll Cardiol* 1986;8:1434-6.

50. Walkinshaw SA, Welch CR, McCormack J, Walsh K. In utero Pacing for Fetal Congenital Heart Block. *Fetal Diagn Ther* 1994;9:183-5.

51. Assad RS, Zielinsky P, Kalil R, *et al.* Novo eletrodo para implante de marcapasso em fetos com bloqueio atrioventricular total. *Rev Bras Cir Cardiovasc* 2003;18(1):40-4.

52. Assad RS, Zielinsky P, Kalil R *et al.* New lead for in utero pacing for fetal congenital heart block. *J Thorac Cardiovasc Surg* 2003;126(1):300-2.

53. Dell'Orfano J, Chou HA, Park D, *et al.* The monolithic fetal pacemaker: prototype lead design for closed thorax deployment. *Pacing Clin Electrophysiol* 2003;26(4):805-11.

54. Kikuchi Y, Shiraishi H, Igarashi H, Chunfeng L, Yanagisawa M. Cardiac pacing in fetal lambs: intrauterine transvenous cardiac pacing for fetal complete heart block. *Pacing Clin Electrophysiol* 1995;18(3):417-23.

55. Reed KL, Sahn DJ, Scagnelli S, Anderson CF, Shenker L. Doppler echocardiographic studies of diastolic function in the human fetal heart: changes during gestation. *J Am Coll Cardiol* 1986;8:391-5.

56. Crombleholme TM, Longaker MT, Langer JC, *et al.* Complete heart block and AV-sequential pacing in fetal lambs: the atrial contribution to combined ventricular output in the fetus. *Surg Forum* 1989;40:268-71.

57. Anderson PA, Killam AP, Mainwaring RD, Oakeley AE. In utero right ventricular output in the fetal lamb: the effect of heart rate. *J Physiol* 1987;387:297-316.

58. Anderson PA, Glick KL, Killam AP, Mainwaring RD. The effect of heart rate on in utero left ventricular output in the fetal sheep. *J Physiol* 1986;372:557-73.

59. Schimidt KG, Ulmer HE, Silverman NH, Kleinman CS, Copel JA. Perinatal outcome of fetal complete atrioventricular block: a multicenter experience. *J Am Coll Cardiol* 1991;17:1360-6.

60. Kohl T, Strumper D, Witteler R, *et al.* Fetoscopic direct fetal cardiac access in sheep: An important experimental milestone along the route to human fetal cardiac intervention. *Circulation* 2000;102(14):1602.

13

Anomalias Fetais Extracardíacas

Anna Marcela Aramayo

INTRODUÇÃO

A capacidade de detecção de uma ou mais malformações fetais é um dos objetivos do atendimento pré-natal. Isto implica no conhecimento de áreas diferenciadas, como diagnóstico por imagem, obstetrícia, medicina fetal, genética, neonatologia, embriologia e teratologia.[1]

Quando um diagnóstico de malformação é feito, habitualmente os pais querem saber o prognóstico, a associação a outras anomalias, a necessidade de exames complementares e o risco de recorrência em uma próxima gestação.[2]

Garantir o máximo de informação e apresentar possibilidades diagnósticas e terapêuticas frente a situações de risco para este concepto implica em um atendimento multidisciplinar e sempre voltado para o princípio da beneficência.

O propósito deste capítulo é dar uma visão ampla ao leitor da definição à magnitude do problema e aos mecanismos patogênicos de algumas malformações congênitas.

Por tratar-se de um livro de Cardiologia Fetal os achados serão relacionados às patologias cardíacas mais freqüentemente encontradas no diagnóstico pré-natal.

DEFINIÇÕES

Uma **malformação** congênita consiste no desvio da arquitetura anatômica normal de um órgão ou sistema. Pode ser o resultado de um primórdio intrinsecamente anormal, uma alteração de um órgão ou um primórdio normal que vai sendo afetado por forças extrínsecas.[2,3] As alterações individuais da forma ou da estrutura podem ser classificadas como malformações, deformações e rupturas.

Malformação é um defeito morfológico de um órgão, de parte dele ou de uma área maior do organismo produzido por um processo de desenvolvimento intrinsecamente anormal – a anomalia ocorre no primórdio do órgão (Fig. 13-1).

As malformações podem ser o resultado de uma morfogênese incompleta, uma morfogênese redundante ou uma morfogênese aberrante (Quadro 13-1). As malformações ocorrem com mais freqüência no período embrionário (até a 9ª semana de vida), porém às vezes podem ser de estágios mais tardios do desenvolvimento. Um princípio geral é de que quanto mais precoce a malformação mais complexa será a anomalia.[4]

A **deformação** refere-se a uma forma, contorno ou posição anormal de parte do corpo produzida por forças mecânicas extrínsecas ou intrínsecas. O primórdio do órgão é normal. Um bom exemplo é o pé torto (Fig. 13-2), que pode sofrer alteração devido ao oligoâmnio (força extrínseca) ou à falta de movimento causada pela presença de *spina bifida* (força intrínseca).

As deformações tendem a surgir tardiamente na gestação porque nestes momentos ocorre um crescimento fetal rápido em um ambiente potencialmente constritor.[5-7] A eliminação desta força mecânica produz a resolução ou melhoria da anomalia, ocorrendo até 90% da resolução espontânea após o nascimento.[8]

A **ruptura** é um defeito morfológico de um órgão, parte dele ou uma região mais ampla do organismo, devido a uma interrupção ou interferência com um processo de desenvolvimento inicialmente normal. São processos, felizmente, esporádicos. Um exemplo deste tipo de anomalia seriam as amputações associadas à síndrome da banda amniótica.[9,10]

O uso do termo **displasia**, neste segmento, refere-se a qualquer tipo de desorganização tissular. A osteogênese imperfeita é um exemplo, pois trata-se de uma displasia onde o transtorno primário afeta o colágeno e todas as estruturas que contenham quantidades significativas do mesmo.

ANOMALIAS FETAIS MÚLTIPLAS

Podem ser classificadas aqui as síndromes, seqüências e associações.

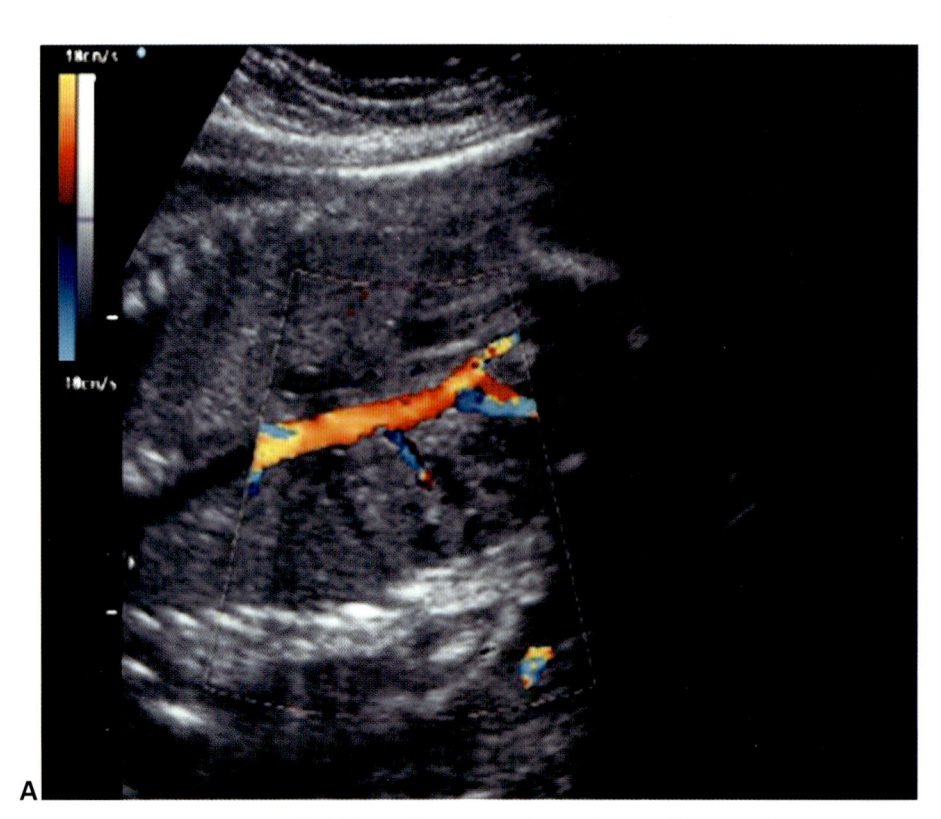

A

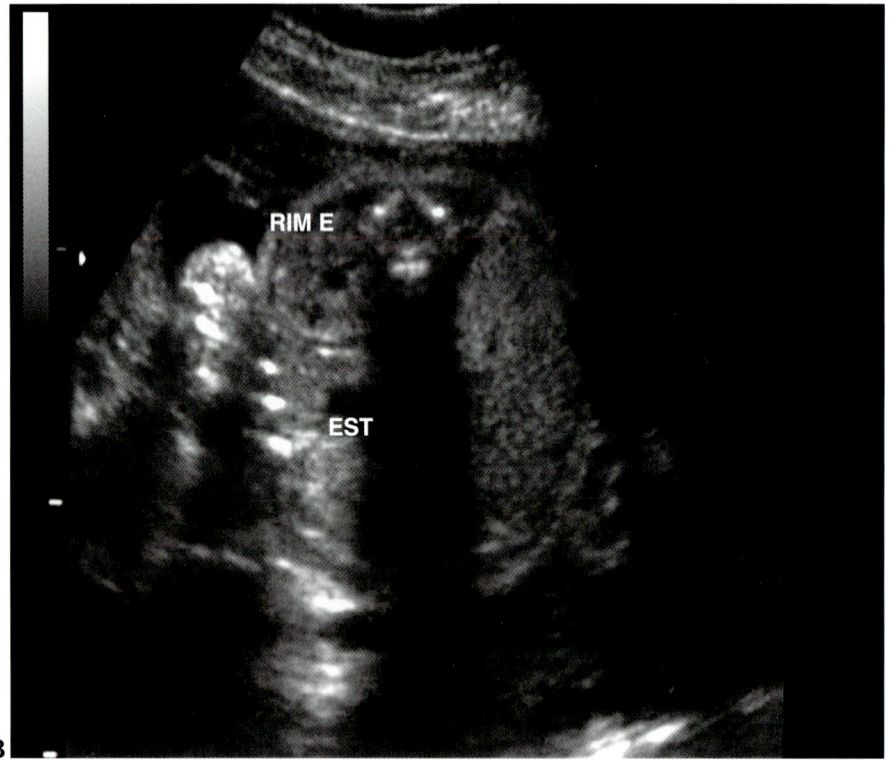

B

Fig. 13-1.

(**A**, **B**) Agenesia renal: exemplo de malformação proveniente de morfogênese incompleta. Na imagem com colorDoppler observa-se a ausência da artéria renal direita.

Quadro 13-1 Malformações congênitas selecionadas em recém-nascidos e em fetos mortos na área metropolitana de Atlanta (para todas as raças, de 1982 a 1985)[72]

Tipo de malformação	Incidência por 10.000 nascidos vivos	Porcentagem de anomalias (%)
Sistema nervoso central		16,8%
Anencefalia	6,0	3,3
Spina bífida	8,4	4,6
Hidrocefalia sem SB	9,3	5,1
Encefalocele	2,0	1,1
Microcefalia	4,9	2,7
Bucofacial		12,8%
Anoftalmia/Microftalmia	3,5	1,9
Catarata congênita	2,1	1,2
Coloboma	0,8	0,4
Outras anomalias da íris	0,5	0,3
Fenda palatina	5,5	3,0
Lábio leporino com e sem fenda palatina	11,0	6,0
Cardiovascular*		34,4%
Tronco arterial comum	0,9	0,5
Transposição GV	4,1	2,3
Tetralogia de Fallot	2,9	1,6
CIV	17,8	9,8
CIA	10,5	5,8
DSAV	2,5	1,4
Estenose/Atresia pulmonar	2,6	1,4
Estenose/Atresia tricúspide	1,6	0,9
Estenose/Atresia aórtica	2,4	1,3
S. Hipoplasia do ventrículo esquerdo	3,0	1,6
Coarctação aórtica	3,5	1,9
Anomalias das artérias pulmonares	3,1	1,7
Conus arteriosus	7,7	4,2
Gastrointestinal		3,6%
Anomalias traquesofágicas	2,3	1,3
Atresias retal e intestinal	4,1	2,3
Genitourinária		1,8%
Agenesia renal	3,3	1,8
Defeitos de parede abdominal		2,8%
Distrofia de bexiga	0,4	0,2
Onfalocele	3,5	1,9
Gastrosquise	1,4	0,7
Musculoesquelética		25,2%
Pé torto sem anomalia de SNC	36,6	20,0
Deformidade por redução de MsSs	4,9	2,7
Deformidade por redução de MsIs	2,2	1,2
Artrogripose congênita	2,3	1,3
Pulmonar		2,5%
Agenesia e hipoplasia pulmonar	4,6	2,5

*Exceto Canal Arterial Patente.

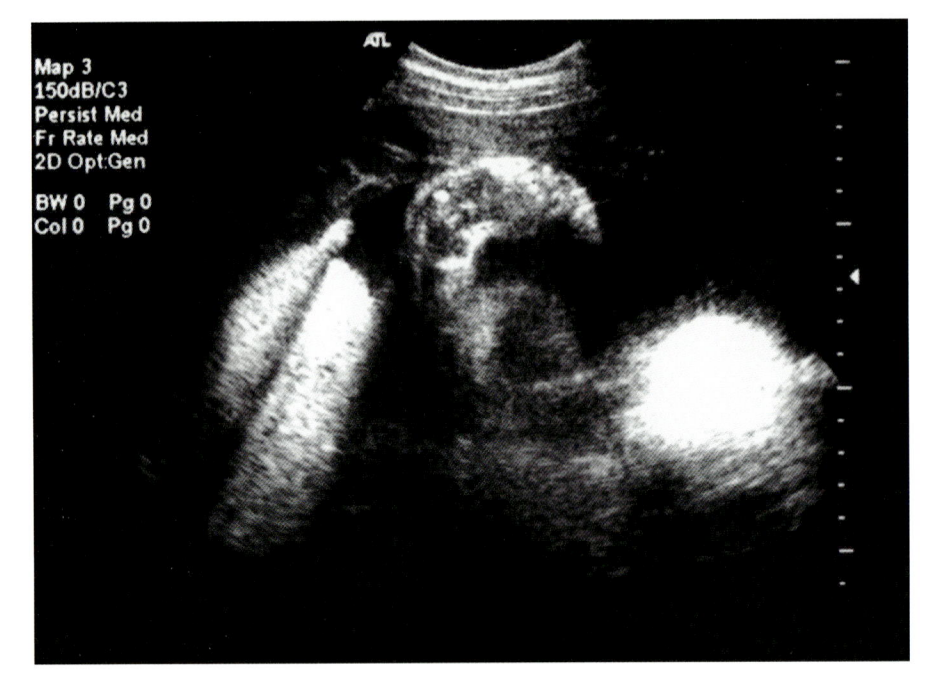

Fig. 13-2.
Pé torto: exemplo de deformação.

Uma **seqüência** é um padrão de múltiplas malformações derivadas de uma única malformação ou fator mecânico prévio. Existem seqüências de malformações, deformações e rupturas.

Síndrome é um padrão de múltiplas malformações que, acredita-se, não estão patogenicamente relacionadas e não podem representar uma seqüência única. O termo síndrome implica na existência de uma causa única.

Associação refere-se ao surgimento, não aleatório, em dois ou mais indivíduos, de múltiplas anomalias que não representam uma seqüência ou uma síndrome.

A classificação correta de uma anomalia tem implicações para o diagnóstico clínico, o tratamento e o aconselhamento genético (Quadro 13-1).[2-11]

ETIOLOGIA

São cinco as principais causas de malformações (Quadro 13-2):[12]

1. Anomalias cromossômicas.
2. Doença monogênica.
3. Doença multifatorial.

Quadro 13-2 Incidência estimada das causas de anomalias congênitas mais importantes[73]

Causas	Incidência
Anormalidades cromossômicas	6
Defeitos de gen único ou monogênico	8
Multifatorial	25
Teratogênico	7
Desconhecido	54

4. Teratogenia.
5. Desconhecida.

Muitas vezes a etiologia não é conhecida no momento do diagnóstico ultra-sonográfico, porém esta classificação pode ser útil no sentido de direcionar a investigação que se deverá seguir.

CLASSIFICAÇÃO

Independentemente de outras classificações, as malformações congênitas são habitualmente consideradas como únicas ou múltiplas e, em relação à significância funcional, em graves e leves.[13-16]

As malformações consideradas graves são aquelas que produzem comprometimento a longo prazo e/ou morte. Estão presentes em 2-5% dos recém-nascidos e são responsáveis por, aproximadamente, 20-30% dos óbitos perinatais.[17-19]

A importância das malformações leves é que podem servir de alerta para a existência de malformações graves. Cerca de 90% das crianças com três ou mais malformações leves terão uma malformação grave. Esta constatação requer a procura cuidadosa de anomalias, especialmente, renais, cardíacas e vertebrais.

Algumas malformações leves também podem estar relacionadas à doenças cromossômicas. Estas alterações habitualmente são denominadas marcadores, podendo ter uma relação muito estreita com anomalias genéticas como, por exemplo, o aumento da translucência nucal. Nestes casos, pode-se proceder a exames invasivos para cariótipo fetal. Outros, quando encontrados isoladamente, como o lábio leporino e cisto de plexo coróide, não determinam essa necessidade, porém levam a uma inspeção detalhada da anatomia fetal para excluir a presença de outras alterações.[11,20,21]

INCIDÊNCIA

Chung e Myriantopoulos, em 1987, publicaram a incidência de anomalias em uma população de 52.332 recém-nascidos. Quando foram consideradas todas as anomalias, a incidência foi de 15% entre os recém-nascidos vivos, com uma predominância para os meninos, à custa das malformações graves.[22]

RECORRÊNCIA

A recorrência de uma malformação depende da sua etiologia. Pode-se identificar a causa em cerca da metade dos casos de malformações, sendo quatro as categorias mais comuns: doenças monogênicas, alterações cromossômicas, doenças multifatoriais e fatores ambientais.

As doenças monogênicas respondem por cerca de 7,5% das malformações congênitas. Podem ser classificadas em autossômicas dominantes ou recessivas, sendo que o risco de recorrência é de 50% na primeira e 25% na segunda. Alguns exemplos são acondroplasia e síndrome de Meckel-Gruber, respectivamente. A doença ligada ao cromossoma X também faz parte deste grupo e caracteriza-se por apresentar o comprometimento dos fetos masculinos, sendo os femininos portadores assintomáticos. Como exemplo, podemos citar a síndrome do cromossoma X frágil.

As alterações cromossômicas respondem por cerca de 6% das malformações congênitas graves, sendo que as trissomias são as de maior significado clínico, respondendo por 98% dos recém-nascidos vivos portadores de cromossomopatias. As trissomias mais freqüentes são as dos cromossomas 13, 18 e 21. Outras alterações deste grupo são as monossomias (45 XO) e as triploidias (69 XXX, 69 XXY, 69 XYY).

Os indivíduos portadores de translocações balanceadas terão maior chance de produzir descendência anormal.[23]

As doenças multifatoriais são responsáveis por 20% das malformações presentes nos recém-nascidos vivos. Em 1994 foi publicado um trabalho de Lie et al.[24] realizado na Noruega com 371.933 mulheres. Foram avaliadas as duas primeiras gestações para estimar o risco de recorrência das malformações no segundo filho quando o primeiro havia sido afetado. O risco foi de, pelo menos, 2,4 vezes, sendo que as mães cujos filhos haviam apresentado lábio leporino, cardiopatias congênitas e pé torto tinham um risco maior. A permanência na mesma cidade também determinou um aumento significativo no risco de recorrência em 11,6 vezes maior.

DIAGNÓSTICO ECOGRÁFICO DAS MALFORMAÇÕES CONGÊNITAS

Os primeiros relatos na literatura de identificação ecográfica de malformações congênitas foram feitos por Donald e Brown em 1961.[25]

Sunden[26] em 1964 relatou três casos de acrania e em 1972 Campbell et al.[27] fez o relato de diagnóstico ecográfico pré-natal de uma malformação congênita.

O diagnóstico ecográfico das malformações congênitas é diretamente relacionado à experiência do operador e aos conhecimentos de embriologia, anatomia fetal e história natural da patologia em questão. A melhora da resolução e dos recursos dos equipamentos ecográficos tem contribuído, de forma significativa, para um melhor desempenho neste setor. Aqui, podemos destacar a tecnologia "color" Doppler e a ecografia 3D/4D, embora o uso da via transvaginal mereça especial atenção para os diagnósticos de primeiro trimestre.

O diagnóstico de anomalias fetais passa pela identificação de uma alteração de aspecto, forma, tamanho, como a polidactilia, ou pela dificuldade de visualização de estruturas normais, como, por exemplo, a ausência da calota craniana.

A biometria fetal também é importante para identificar discrepâncias entre as medidas deste concepto, podendo sugerir a presença de anomalias, como microcefalia, ou alterações musculoesqueléticas.

Alguns fatores podem dificultar a realização de um exame ultra-sonográfico satisfatório. Entre estes, pode-se destacar a posição fetal desfavorável, obesidade materna e menor experiência do operador. De qualquer forma, estes fatores deveriam causar dificuldade em graus variados, porém apenas para a identificação de malformações consideradas leves.

A precisão da ultra-sonografia na detecção das malformações congênitas varia de instituição para instituição. Já foi comentado neste capítulo que o potencial de diagnóstico é operador dependente, portanto uma paciente que deseja orientação a respeito de uma anomalia estrutural e/ou cromossômica deve ser encaminhada a centros de referência.

Os estudos publicados nos últimos anos têm demonstrado uma sensibilidade entre 60-80% para detecção de malformações graves. Nestes mesmos estudos, observa-se que a especificidade foi invariavelmente alta, independentemente do tipo de população, de baixo ou alto risco, e da experiência dos médicos.

As anomalias cardíacas, o lábio leporino e as hipospádias são as alterações que com mais freqüência passam inadvertidas ao diagnóstico ecográfico.[22]

RASTREAMENTO DE DOENÇAS CROMOSSÔMICAS

Os programas de rastreamento vêm sendo utilizados há algum tempo, no intuito de diagnosticar as malformações de maneira cada vez mais precoce.

Já na década de 1970, havia uma preocupação com a realização de um rastreamento para as anomalias cromossômicas, em especial a trissomia 21. Este baseava-se no maior risco nas gestações em mulheres acima dos 35 anos de idade e permitia detectar 30% deste tipo de alteração.

Nos anos de 1980, surgiram as dosagens séricas em sangue materno de alfa-fetoproteína (AFP), gonadotrofina coriônica (HCG) e estriol. Estas substâncias, juntamente com a idade materna, já permitiam um aumento da sensibilidade para a detecção da trissomia 21, chegando a 60%.

A pesquisa de AFP no líquido amniótico permitiu, também, a possibilidade de diagnóstico de defeitos de fechamento de tubo neural.

Ainda nesta década, surgiram alguns marcadores ecográficos que sinalizariam a chance de diagnósticos mais precoces das anomalias fetais estruturais e/ou cromossômicas como, por exemplo, a medida da prega nucal (Fig. 13-3), realizada no início do 2º trimestre,[28] entre 15 e 20 semanas. Quando maior ou igual a 6 mm, ocorre em cerca de 40-70% dos fetos portadores de trissomia 21, com um índice de falso-positivo menor que 1%.

Outros dois marcadores que também se associam à trissomia 21 são a hipoplasia da falange média do 5º quirodáctilo e o afastamento do hálux.

A hipoplasia da falange média do 5º dedo da mão (Figs. 13-4 e 13-5) pode ser visualizada a partir do início do segundo trimestre da gestação, estando presente em 68% dos fetos portadores de trissomia 21.[29] A observação é feita com base na comparação com a falange média do 4º dedo, sendo que se a primeira for menor que 70% da segunda ter-se-á uma probabilidade de 70% de estar frente a um feto com trissomia.[21]

O afastamento do hálux do 2º dedo (Fig. 13-6), conhecido com "sinal da sandália", está presente em 45% dos fetos que apresentam trissomia 21.[30]

Da mesma forma, a pielectasia leve (Fig. 13-7), presente no segundo trimestre, apresenta relação com trissomia 21 e a forma mais severa com trissomias 13 e 18.

Cistos de plexo coróide (Fig. 13-8) podem ser uni ou bilaterais e são encontrados em 1-2% dos fetos euplóides. Estão presentes em um terço dos fetos com trissomia 18 e regridem espontaneamente. Quando é um achado isolado, não determina necessidade de cariótipo.[31]

No início da década de 1990, foi introduzida a medida da translucência nucal que, somada à idade materna, permite a identificação de 80% das trissomias 21 com uma taxa de 5% de falso-positivo. A associação das dosagens séricas maternas de BHCG e PAPP-A (proteína plasmática específica de gestação), no mesmo momento da medida da translucência nucal, entre 11 e 13 semanas e 6 dias, pode elevar a detecção de defeitos cromossômicos para 90%.[32-34]

A identificação e a medida da translucência nucal no primeiro trimestre da gestação tem demonstrado exercer um papel de extrema importância quanto ao rastreamento de malformações e cromossomopatias.

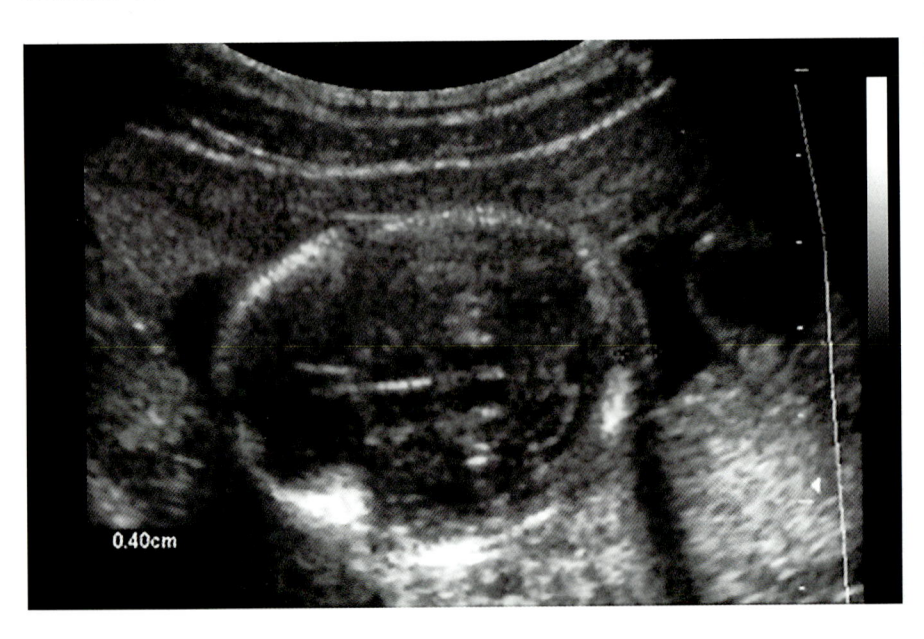

Fig. 13-3.

Medida normal da prega nucal em feto de 19 semanas.

0.40cm

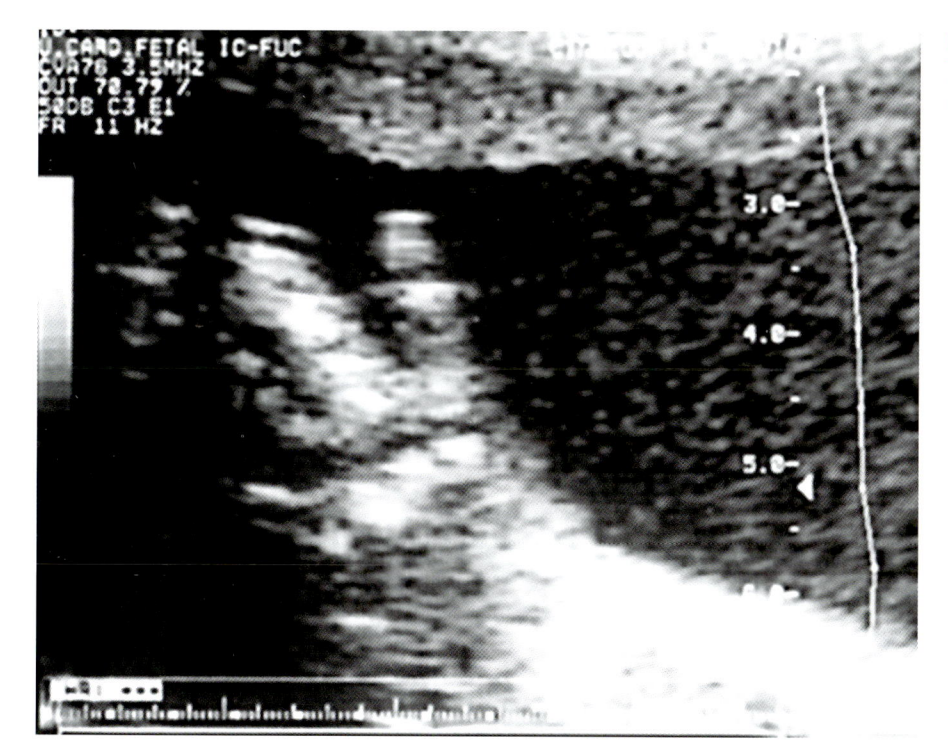

Fig. 13-4.

Hipoplasia da falange média do 5º dedo da mão em feto portador de trissomia 21.

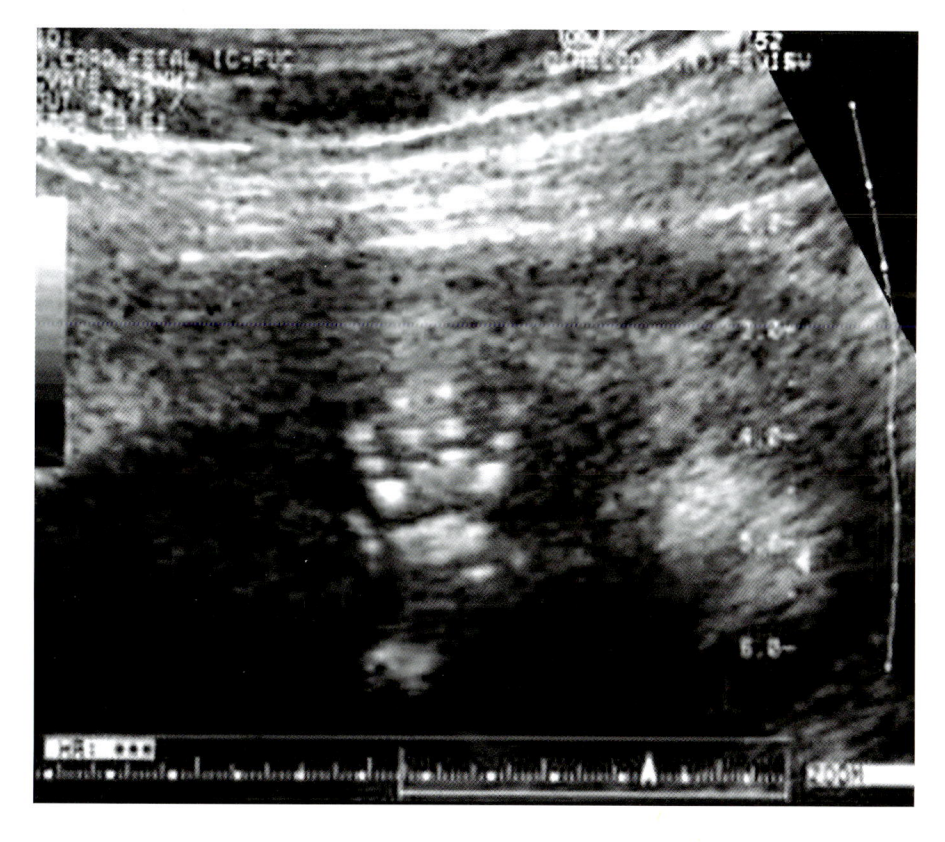

Fig. 13-5.

Mão em feto de 15 semanas. Observa-se a simetria das estruturas ósseas.

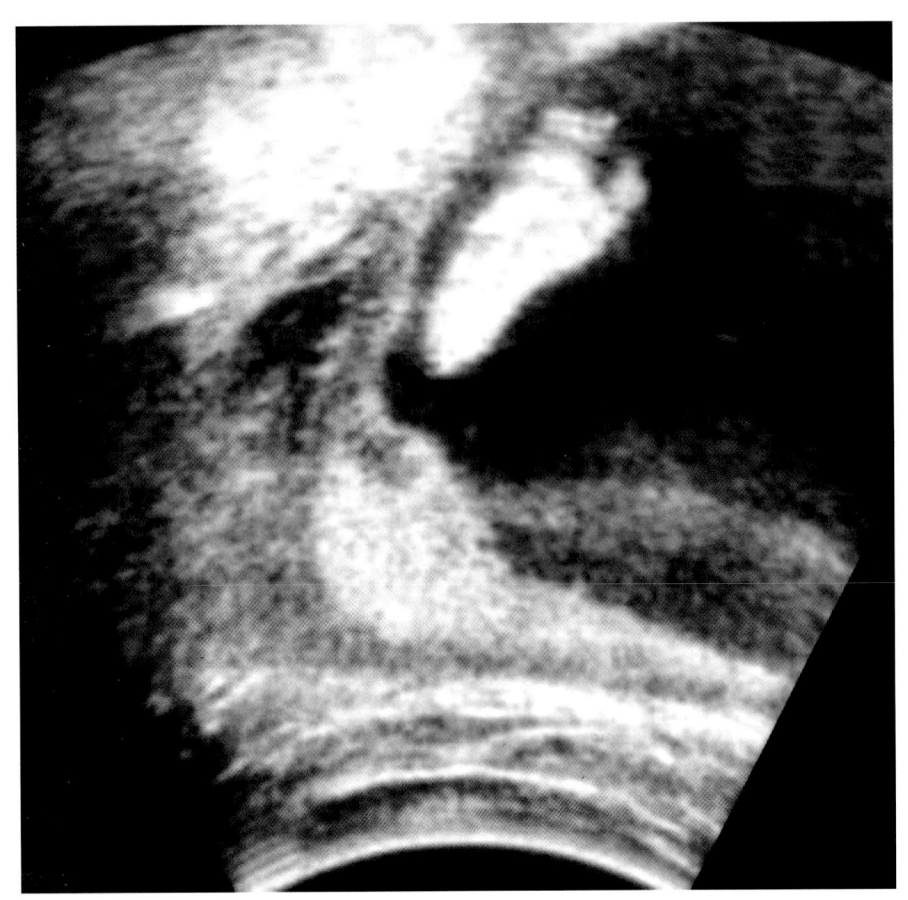

Fig. 13-6.

Afastamento do hálux do segundo dedo – sinal da sandália. Este achado é considerado um marcador ecográfico para trissomia 21.

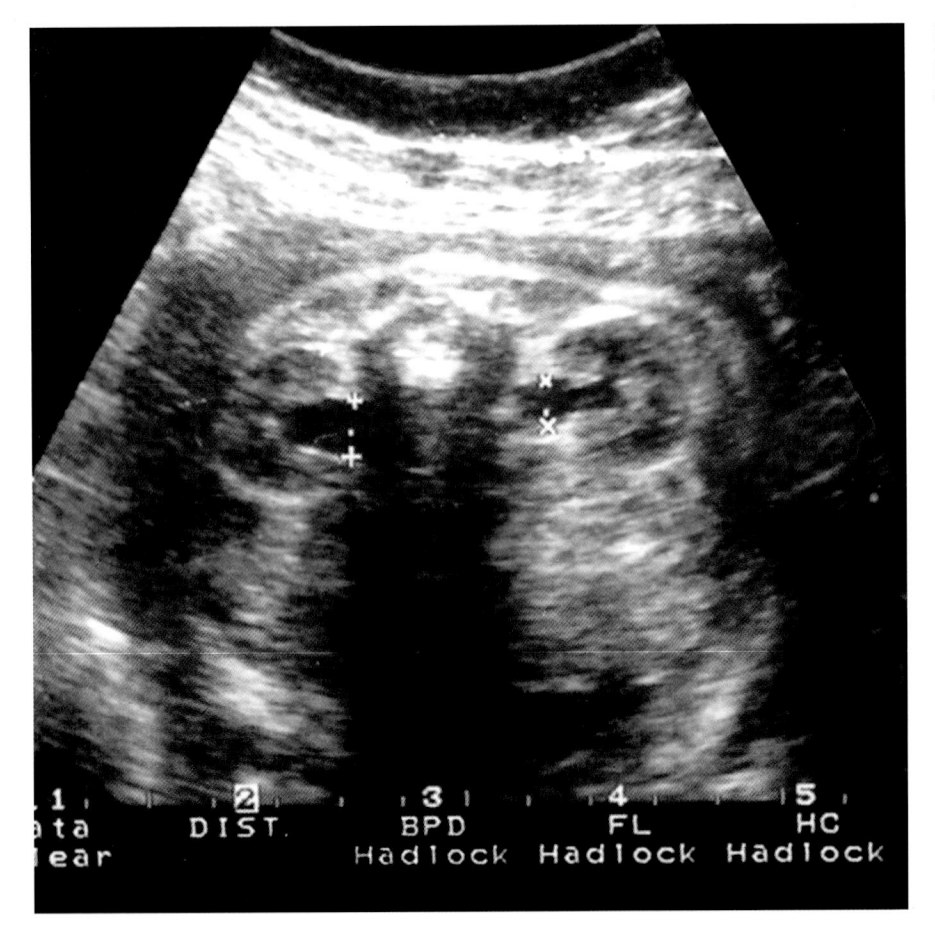

Fig. 13-7.

Dilatação de ambas as pelves renais em feto de 2º trimestre.

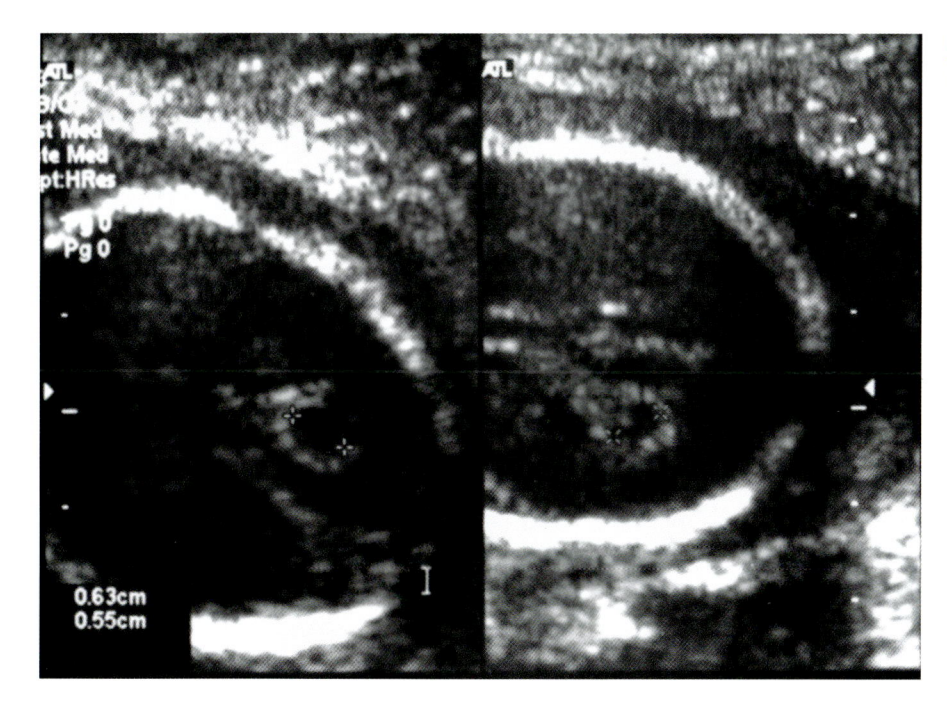

Fig. 13-8.
Presença de cistos de plexo coróide bilaterais.

A translucência nucal é uma coleção de líquido localizada na região cervical, entre o osso occipital e a pele (Fig. 13-9), presente no primeiro trimestre da gestação.

Os fetos com aumento da espessura da translucência nucal têm um risco mais elevado de apresentar anomalias cromossômicas, especialmente a trissomia 21 e as trissomias 18 e 13.

Os fetos com translucência nucal espessada e cariótipo normal apresentam risco maior para cardiopatia, hérnia diafragmática, onfalocele, displasias esqueléticas e seqüências de deformações por acinesia (Fig. 13-10).[35]

Em um trabalho publicado pela Fetal Medicine Foundation, em 1998,[36] os autores avaliaram a medida da translucência nucal em 96.127 mulheres com gestações únicas. Destas gestações, 326 tinham trissomia 21 e 325 outras anomalias cromossômicas. A medida de translucência nucal estava acima do percentil 95 para o comprimento cabeça-nádega correspondente em 4,4% das ges-

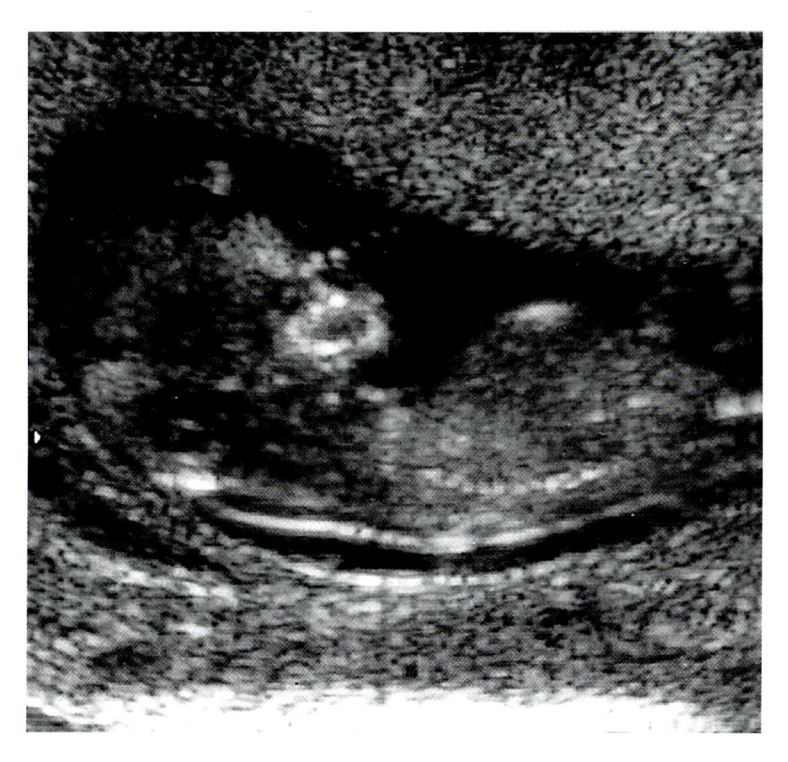

Fig. 13-9.
Translucência nucal: acúmulo de líquido na região cervical, presente no período entre 10 e 14 semanas.

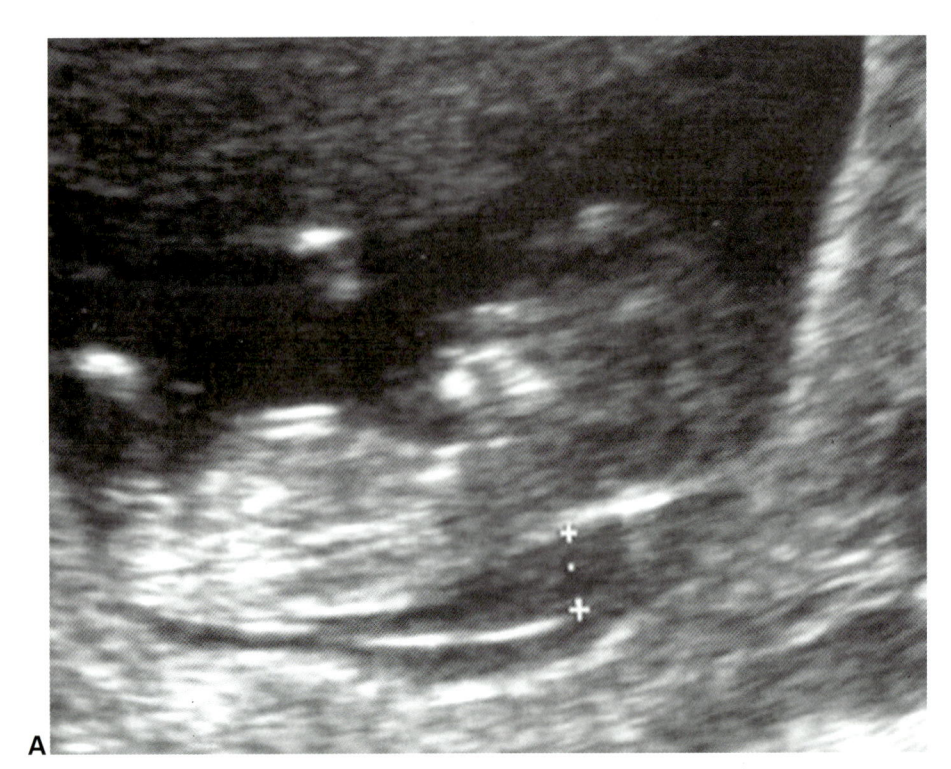

Fig. 13-10.

(**A**, **B**) Translucência nucal aumentada com onda "a" reversa no ducto venoso determina maior risco para cardiopatia.

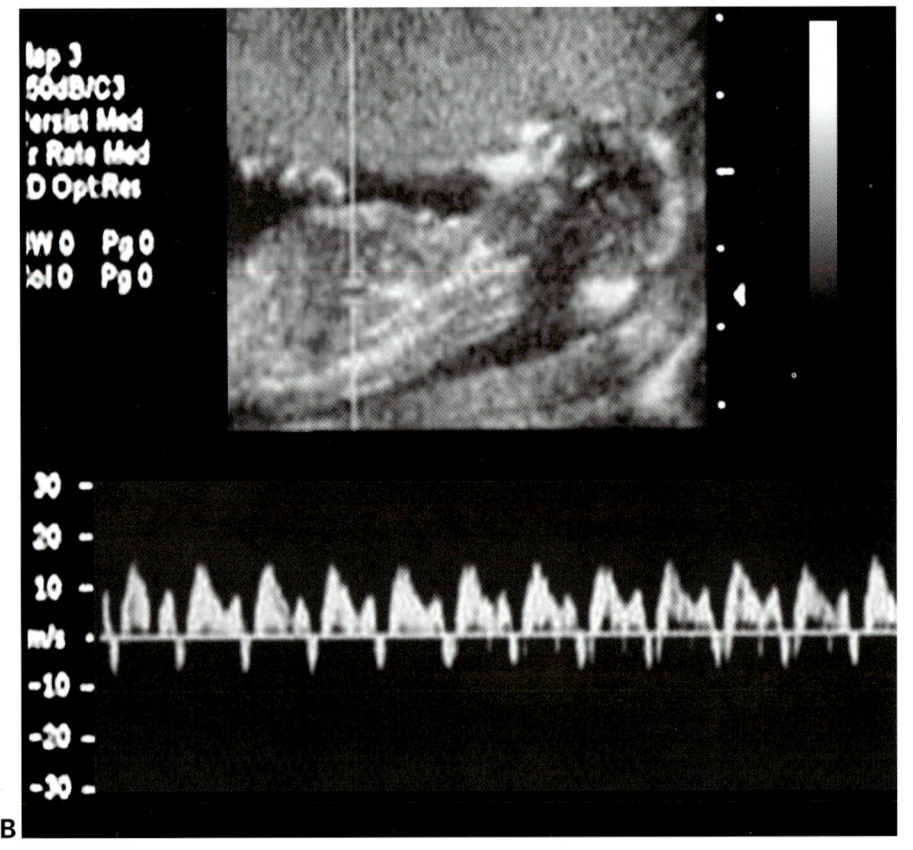

tações normais, em 71,8% das gestações com trissomia 21 e 70% das gestações com outras anomalias cromossômicas. A partir deste trabalho estimou-se que a medida da translucência nucal, como único parâmetro para trissomia 21, poderia detectar 77% destes fetos com intervalo de confiança de 95%.

Um estudo publicado em 1999[37]demonstrou uma associação entre a medida da translucência nucal acima do percentil 95 e a presença de cardiopatia congênita grave, em uma relação de 55%. A implicação clínica deste estudo é de que um aumento na medida da translucência nucal seria um indicativo formal para a realização de ecocardiografia fetal.

Mais recentemente, foram adicionados ao Programa de Rastreamento para Cromossomopatias da Fetal Medicine Foundation outros marcadores que também apresentam estreita relação com aneuploidias. Entre estes, destacam-se o osso nasal e a megabexiga.

Langdon Down,[38] em 1866, descreveu como característica dos indivíduos portadores da trissomia 21 o nariz pequeno. Estudos ecográficos com fetos portadores de trissomia 21, entre 15 e 24 semanas, demonstraram a ausência ou encurtamento significativo do osso próprio do nariz. O osso nasal (Fig. 13-11) pode ser visualizado entre 11 e 13 semanas e 6 dias, conforme demonstraram Cícero *et al.*,[39] em trabalho publicado em 2001. Vários estudos

realizados neste período da gestação demonstraram sucesso na visualização do osso nasal em 97,4% dos casos, de um total de 15.822 fetos, sendo que o osso do nariz esteve ausente em 1,4% dos fetos euplóides e em 69% do fetos portadores de trissomia 21 (Fig. 13-12).

É importante observar que a incidência da ausência do osso nasal diminui com o aumento do comprimento cabeça-nádega, aumenta com uma maior espessura da translucência nucal e é significativamente maior na população afro-caribenha do que na caucasiana.[40]

A bexiga é possível de ser visualizada em 100% dos fetos com 13 semanas e não mede mais de 6 mm de comprimento. A megabexiga de primeiro trimestre é definida por um diâmetro longitudinal igual ou maior que 7 mm. Quando esta medida está entre 7-15 mm, a incidência de cromossomopatias, especialmente trissomias 13 e 18, é de 20%. Nos fetos cromossomicamente normais, observa-se uma resolução deste quadro em 90% das vezes e naqueles com diâmetro maior que 15 mm identifica-se uma relação de até 10% com anomalias cromossômicas e, nos fetos euplóides, há forte associação a uropatias obstrutivas.[41]

De forma geral, a identificação das estruturas fetais no primeiro trimestre pode ser realizada de maneira satisfatória no período de 11-14 semanas. A capacidade de visualização da anatomia é de 75%, 96%, 98% e 98%, res-

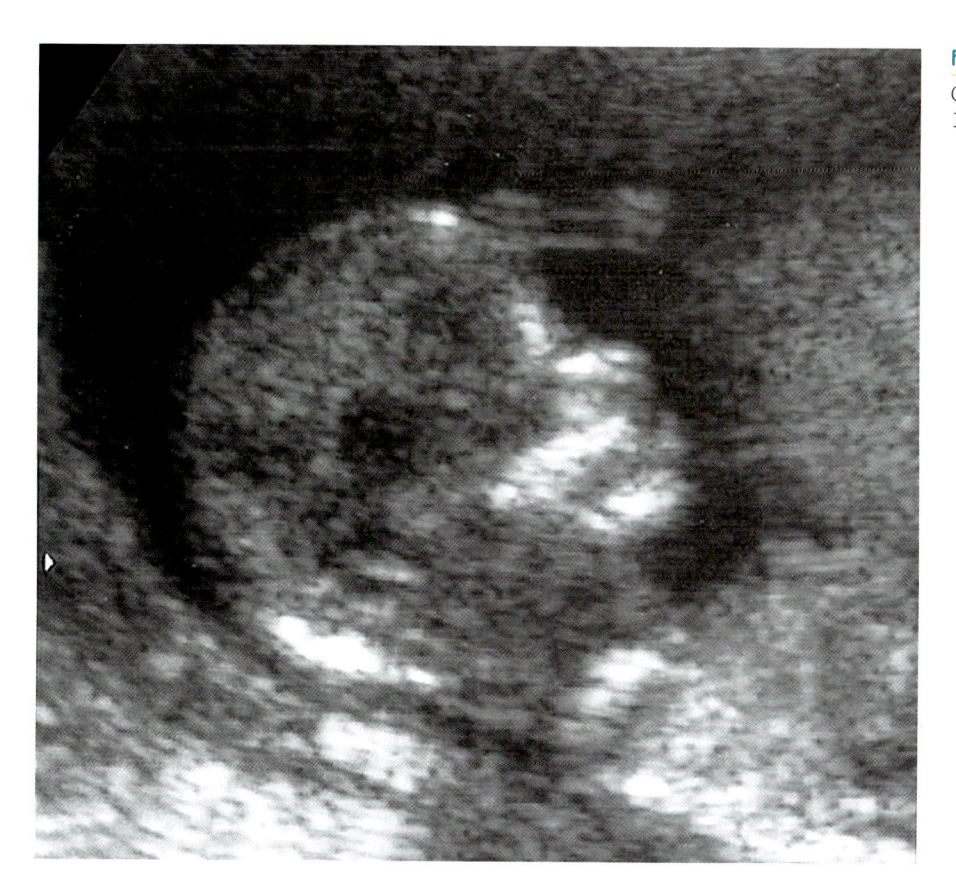

Fig. 13-11.

Observação de osso nasal presente no final do 1º trimestre.

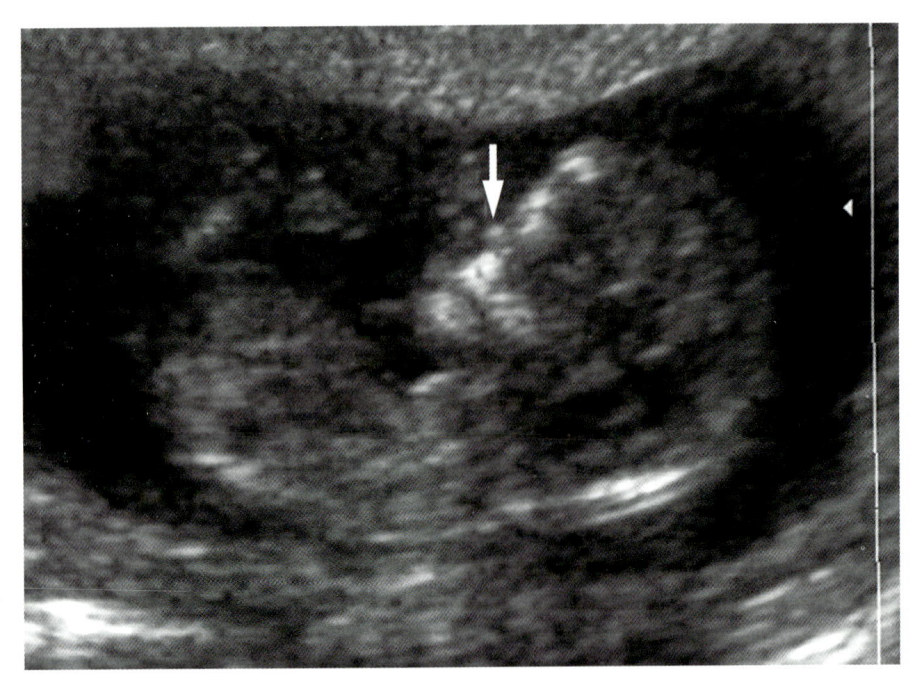

pectivamente, o que levou à conclusão de que a 13ª semana seria o momento ideal para a avaliação da anatomia fetal do primeiro trimestre.[41]

MALFORMAÇÕES EXTRACARDÍACAS MAIS FREQÜENTES

A seguir serão descritas algumas malformações estruturais que apresentam uma relação mais estreita com cardiopatias. Não se pretende esgotar o assunto, constituindo-se este tópico em exemplificação do que foi discutido até este momento.

Malformações do trato genitourinário

Hidronefrose

Trata-se da distensão do sistema coletor do rim, mais comumente causada por obstrução da junção ureteropélvica. Tem uma incidência de 1-5:1.000 recém-nascidos, com predominância do sexo masculino (4:1) sobre o feminino. Cerca de 40% dos casos apresenta resolução espontânea e em 30% existe associação com outras alterações do trato genitourinário. Em 20% dos fetos com hidronefrose, este achado faz parte de uma síndrome.

Quando observada uma pielectasia no 2º trimestre, essa alteração pode ser considerada como um marcador para trissomia 21.[30]

A ecocardiografia fetal deve ser sempre realizada, pois as cardiopatias congênitas são as anomalias mais freqüentemente associadas.

O prognóstico costuma ser bom, com exceção dos casos onde há oligodramnia (Fig. 13-13).[42]

Rim multicístico

No rim multicístico, ocorre uma displasia dos rins, caracterizada por dilatações não homogêneas dos túbulos coletores. Pode ser uni ou bilateral. A incidência é de 1:1.000 – 5.000 recém-nascidos, com predominância do sexo masculino.

Pode-se observar associações com obstruções urinárias em 90% dos casos e com anomalias do sistema nervoso central e do trato gastrointestinal. É prudente a realização de ecocardiografia fetal para descartar a presença de cardiopatia.

O prognóstico pode ser bom se for unilateral, mas é letal quando bilateral (Fig. 13-14).[42,43]

Válvula de uretra posterior

Ocorre a obstrução da uretra posterior em fetos masculinos e, conseqüentemente, uma dilatação de todo o trato urinário. Associa-se com freqüência a oligodramnia e, em 20% dos casos, com cromossomopatias.

O prognóstico depende da presença ou não de hipoplasia pulmonar e da função renal. Aproximadamente 40% dos sobreviventes apresentam insuficiência renal crônica (Fig. 13-15).[44-46]

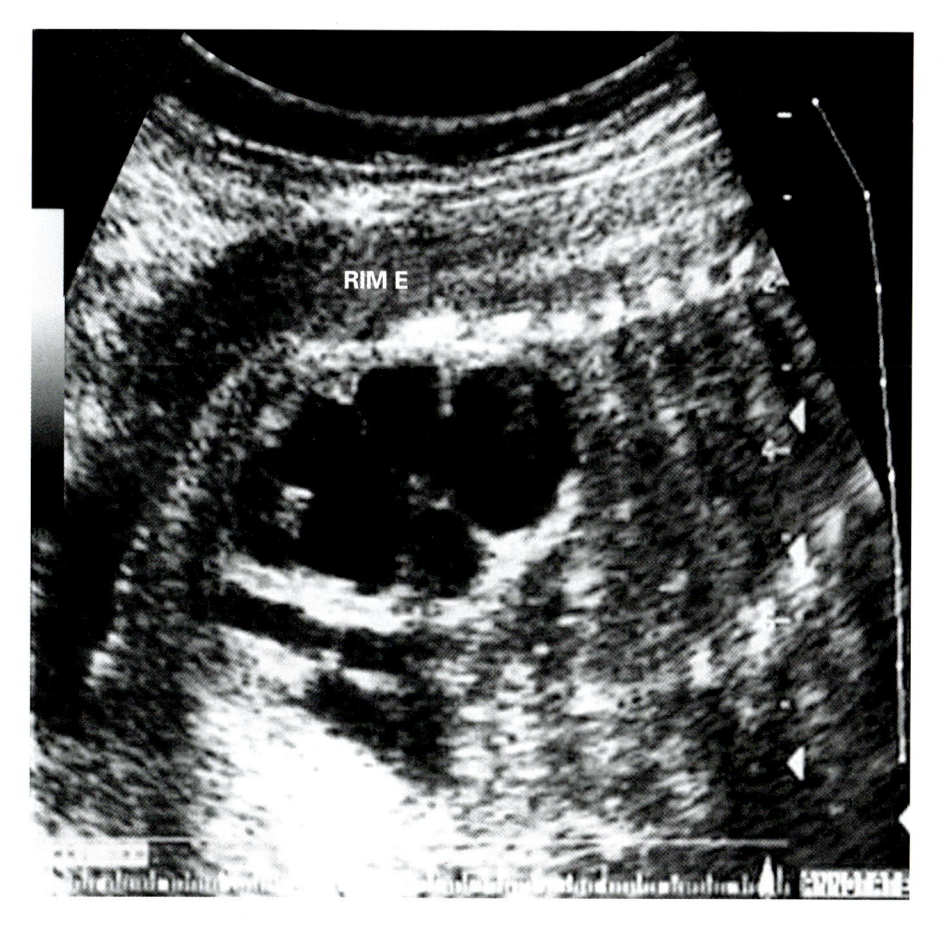

Fig. 13-13.

Hidronefrose: dilatação de todo o sistema coletor.

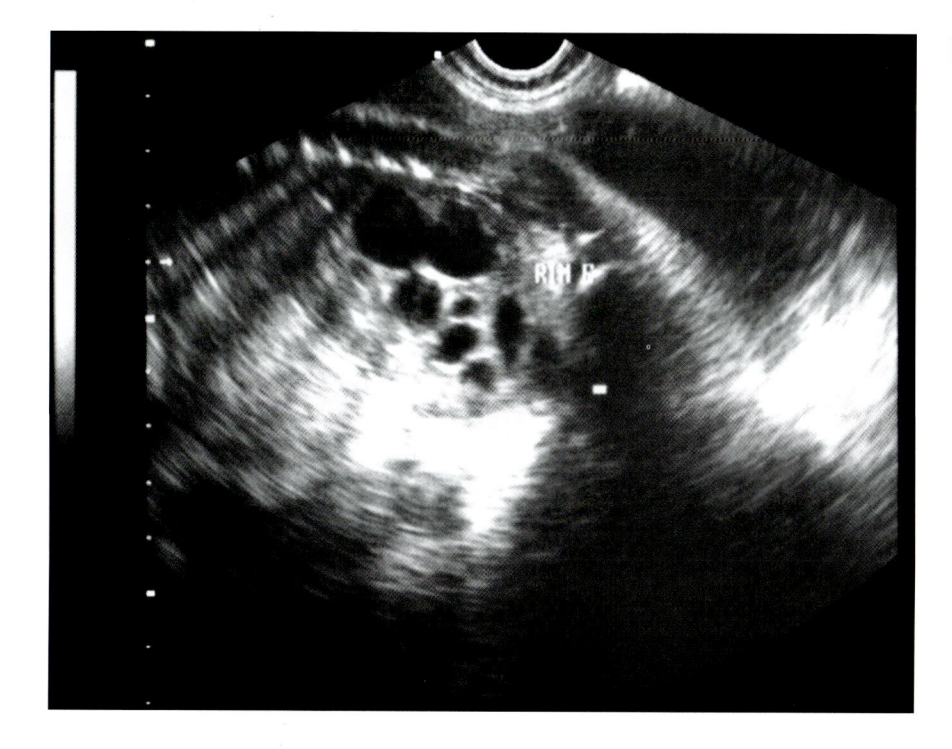

Fig. 13-14.

Rim multicístico unilateral.

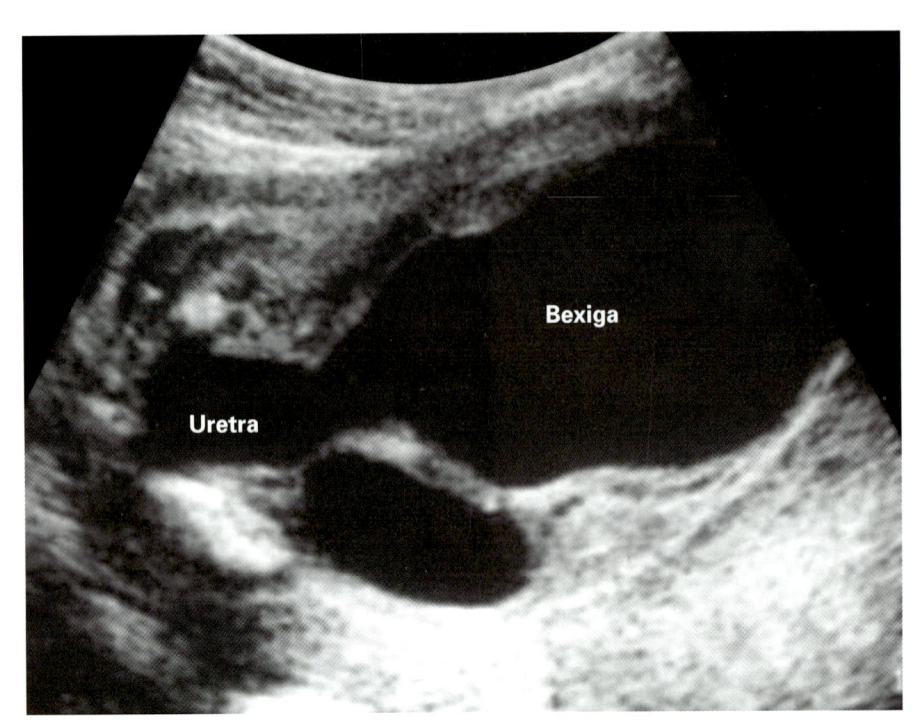

Fig. 13-15.
Valva de uretra posterior com imagem característica "em fechadura", com dilatação da bexiga e da uretra.

Malformações torácicas

Hérnia diafragmática

Na hérnia diafragmática, ocorre um defeito no diafragma determinando a entrada de conteúdo abdominal no tórax, geralmente intestino e estômago. Pode ser póstero-lateral (forame de Bochdaleck) ou retroesternal (forame de Morgagni).

A incidência é maior no primeiro, sendo de 15-20:100.000 recém-nascidos e no segundo de menos de 1:1.000.000.

Associa-se com malformações cardíacas em 20% dos casos e do sistema nervoso central em 30%. Também podem cursar com anomalias renais, vertebrais, trissomias 18 e 21 e síndrome Cornélia de Lange.

A mortalidade pode chegar a 80%, na sua maior parte secundária a hipoplasia pulmonar (Fig. 13-16).[42,47,48]

Derrame pleural

É mais comum o derrame pleural à direita, tendo uma incidência de 1:10.000.

Pode ser primário (quilotórax) ou secundário, como quando associado a hidropsia.

Apresenta associação com infecções perinatais, aneuploidias, em especial a trissomia 21, e uma significativa associação com cardiopatia, sendo importante a realização do ecocardiograma fetal.

A mortalidade é de 25%, podendo chegar a 95% se associado a hidropsia devido à presença secundária de hipoplasia pulmonar e a prematuridade (Fig. 13-17).[49,50,51]

Malformações de trato gastrointestinal

Atresia duodenal

Na atresia duodenal ocorre a completa obliteração do lúmen do duodeno. É a forma mais comum de atresia do intestino delgado. Tem uma incidência de 1:10.000, sendo que um terço apresenta trissomia 21.

As associações mais comuns são com anomalias cardíacas, renais, musculoesqueléticas e outras do trato gastrointestinal, ocorrendo em 30-50% dos casos.

O prognóstico pode ser bom se não houver outra patologia associada, porém na presença de polidramnia e cardiopatias torna-se mais reservado (Fig. 13-18).[42,52-54]

Onfalocele

A onfalocele decorre de um defeito da parede abdominal, na inserção do cordão umbilical, onde se forma um saco amniótico contendo vísceras abdominais. A incidência é de 1:4.000 recém-nascidos com predomínio do sexo feminino.

Associa-se com anomalias cardíacas, extrofia de bexiga, defeito de fechamento de tubo neural, lábio leporino com ou sem fenda palatina e hérnia diafragmática. Freqüentemente observa-se também polidramnia.

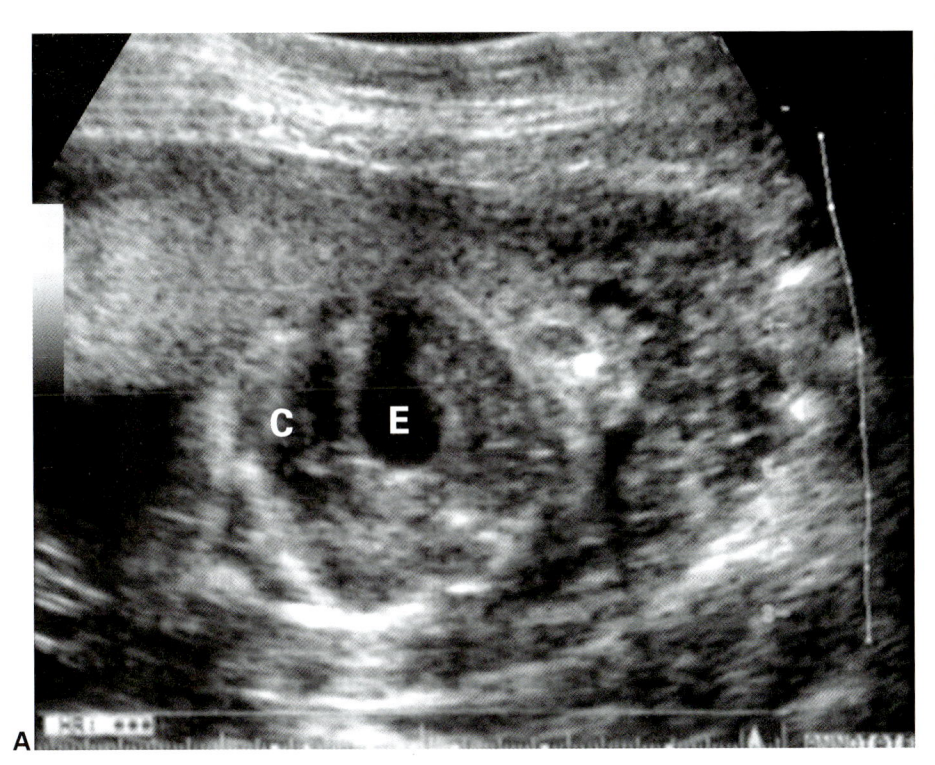

Fig. 13-16.
(**A**, **B**) Hérnia diafragmática: observa-se a presença do estômago e alças intestinais na cavidade torácica deslocando o coração para a direita.

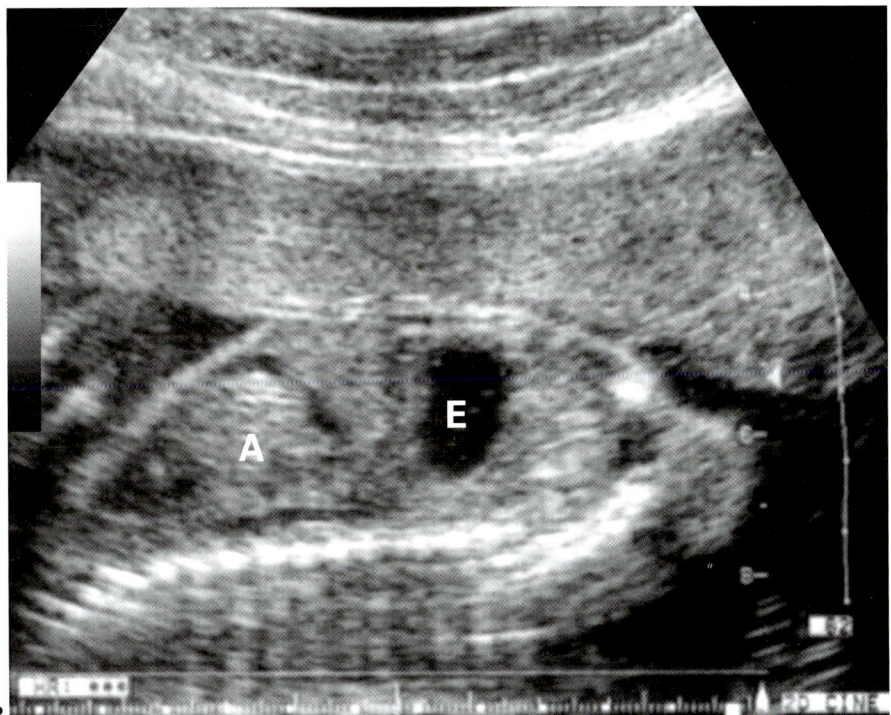

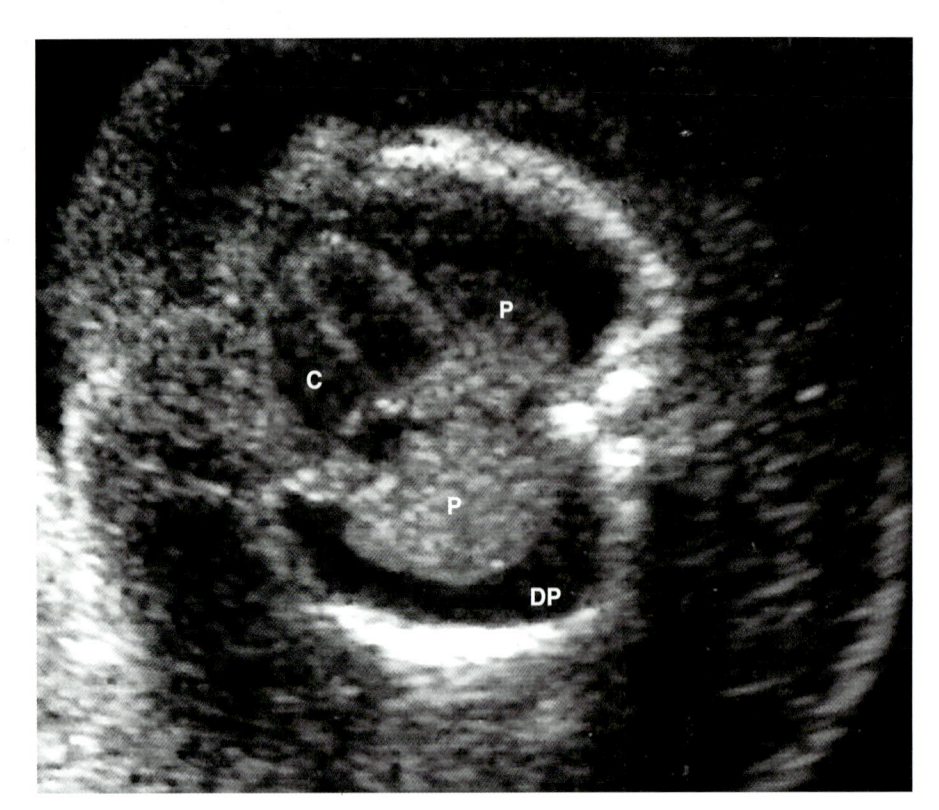

Fig. 13-17.
Derrame pleural bilateral determinando compressão do parênquima pulmonar.

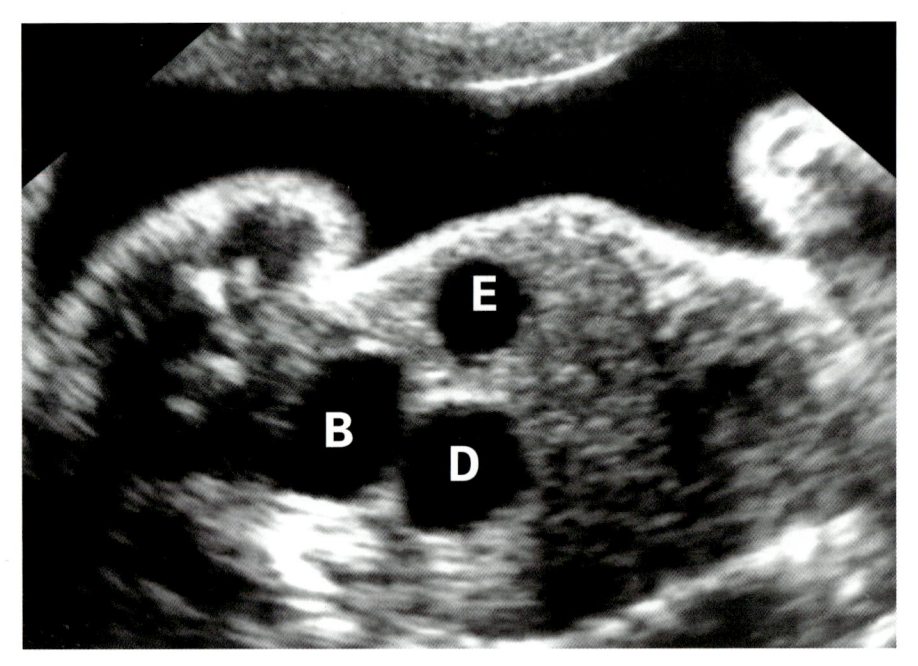

Fig. 13-18.
Sinal da dupla bolha, característico de atresia duodenal, representado pelo estômago e dilatação do duodeno.

Cerca de 25% apresentam cromossomopatias, especialmente trissomias 13 e 18.

O prognóstico destes fetos dependerá das patologias associadas (Fig. 13-19).[55,56]

Malformações do sistema nervoso central

Aneurisma da veia de Galeno

É um achado raro e habitualmente isolado, embora possa associar-se a malformações cardíacas, higroma cístico e hidropsia.

Ao ultra-som, observa-se um aneurisma posterior e superior ao 3º ventrículo. Podem surgir ventriculomegalias lateral e do 3º ventrículo, secundária ao aneurisma.

O diagnóstico pode ser feito a partir da 14ª semana de gestação com o uso do Doppler colorido, devendo-se fazer o diagnóstico diferencial com agenesia de corpo caloso e cisto aracnóideo (Fig. 13-20).[42,57,58]

Defeito de fechamento do tubo neural

A mielomeningocele é o defeito mais comum do tubo neural, ocorrendo uma protrusão de elementos neurais e me-

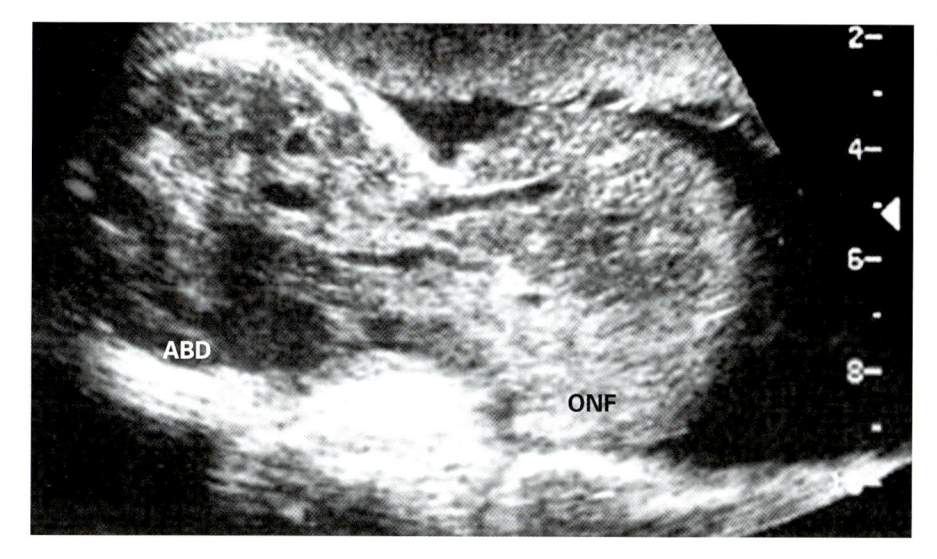

Fig. 13-19.

Grande onfalocele com saco herniário contendo fígado e alças intestinais.

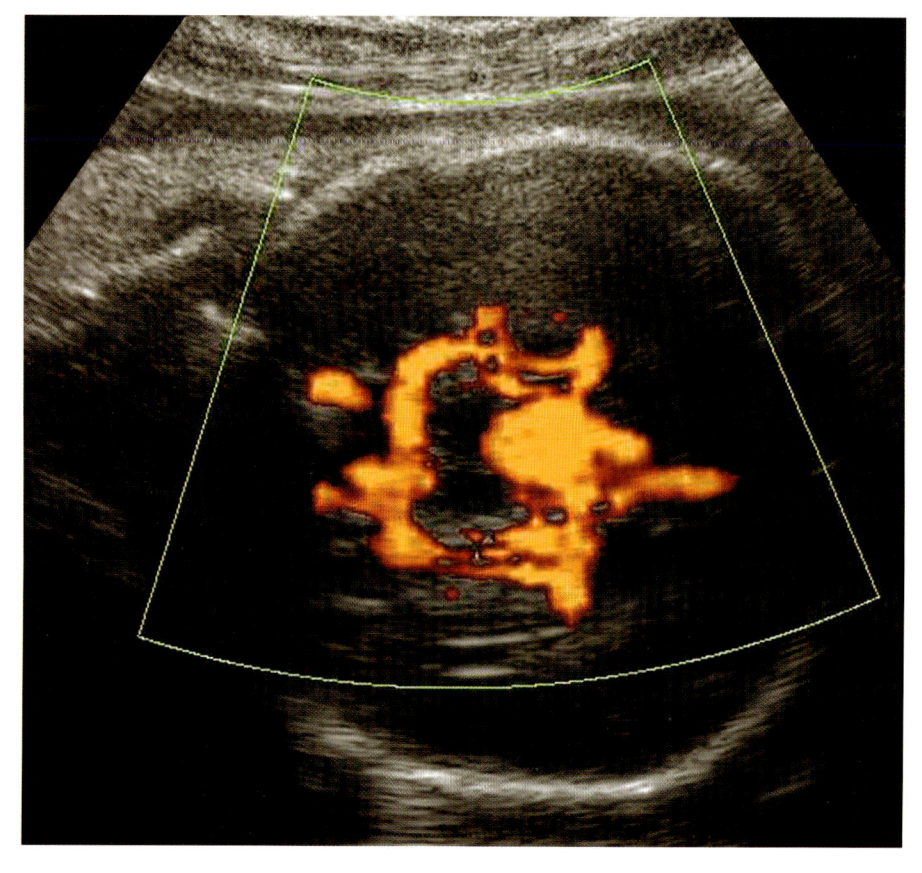

Fig. 13-20.

Malformação da veia de Galeno. A imagem ecográfica mostra área cística na região central do pólo cefálico. O uso do color *Doppler* revela que esta imagem na verdade é um vaso – um aneurisma da veia da Galeno.

ninges pela abertura dos arcos vertebrais (Fig. 13-21). Habitualmente observa-se déficit neurológico associado. A incidência é de 1:500 – 2.000 recém-nascidos.

A meningomielocele é mais freqüente na região lombossacra e geralmente associada à hidrocefalia, devido a malformação de Arnold-Chiari, que corresponde a 90% dos casos.

Associa-se com anomalias cardíacas, malformações do trato genitourinário e trissomia 18.

A recorrência pode chegar a 3%, porém o uso do ácido fólico no período periconcepcional pode diminuir sua incidência.

Ao ultra-som, são observados:

1. Sobreposição dos ossos da região frontal: sinal do limão.
2. O cerebelo assume uma forma mais alongada: sinal da banana.
3. Ausência da cisterna magna: é o sinal mais significativo.
4. Pode ocorrer dilatação dos ventrículos laterais e do 3º ventrículo.

O prognóstico depende do tamanho e da localização do defeito, embora as dificuldades ortopédicas e do trato urinário sejam comuns.[59,60]

Malformações de face e região cervical

Lábio leporino e fenda palatina

Essas anomalias podem ser uni ou bilaterais, apresentando uma incidência de 1:1.000 para a alteração do lábio e/ou palato e 5:1.000 para o palato isolado.

Apresentam associação com algumas síndromes com comprometimento de sistema nervoso central e, particularmente, com anomalias cardíacas. Algumas vezes são achados isolados.

O uso da algumas substâncias, como álcool, hidantoína e metotrexate, pode estar relacionado à presença destas anomalias.

O prognóstico pode ser reservado na presença de alterações sindrômicas (Figs. 13-22 e 13-23).[61,62]

Higroma cístico

Essa anomalia é caracterizada por cistos congênitos simples ou múltiplos do sistema linfático, geralmente localizados na região cervical posterior.

Cerca de 60% dos fetos que apresentam higroma cístico são portadores de uma cromossomopatia, a maioria síndrome de Turner, uma pequena parte trissomia 21 e alguns poucos trissomia 18. A avaliação do cariótipo e a realização de ecocardiografia fetal são de extrema importância nestes casos.

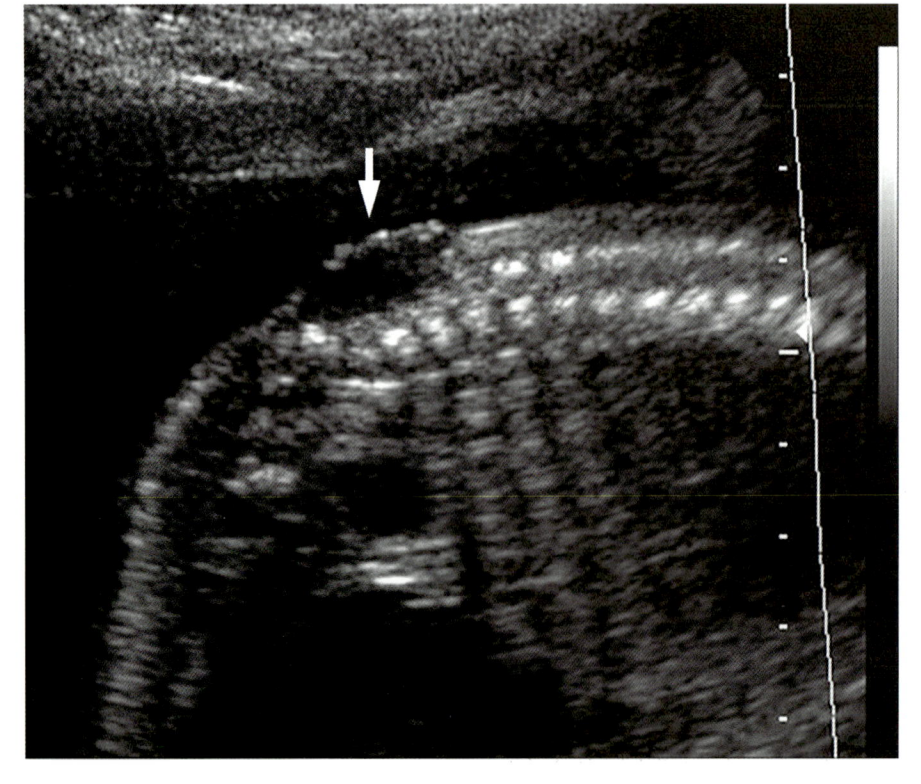

Fig. 13-21.

Mielocele. Observa-se um defeito de fechamento do tubo neural caracterizado por protrusão das meninges através de abertura dos arcos vertebrais. Estes achados estão freqüentemente associados a déficit neurológico.

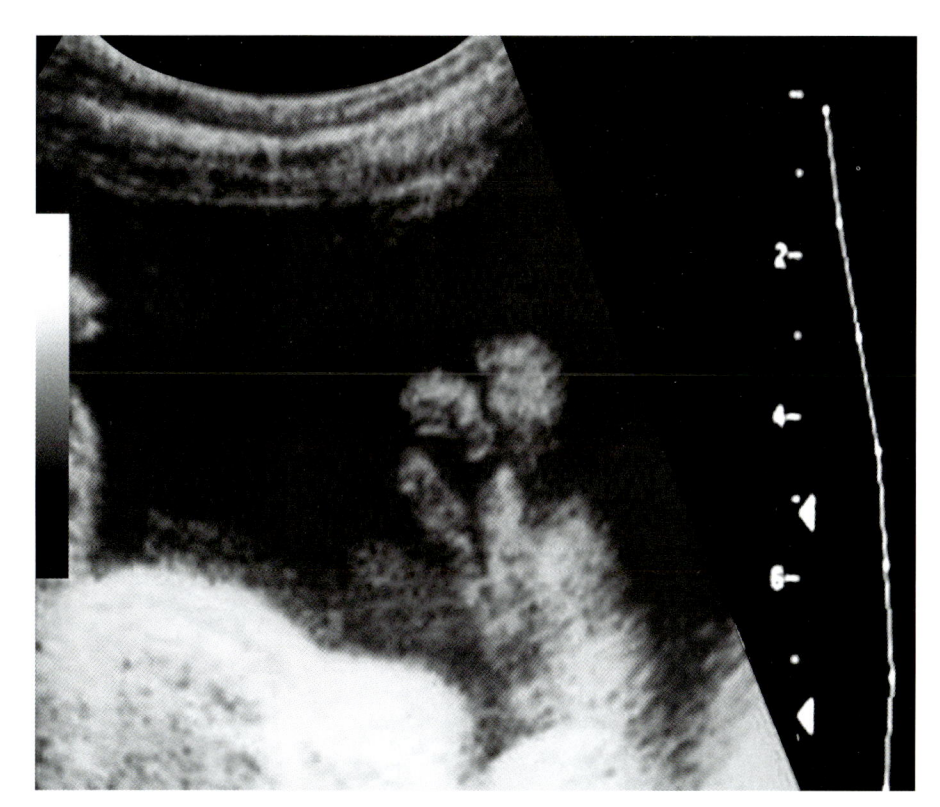

Fig. 13-22.

Lábio leporino unilateral. Identifica-se um defeito de fechamento unilateral à esquerda no lábio superior do feto.

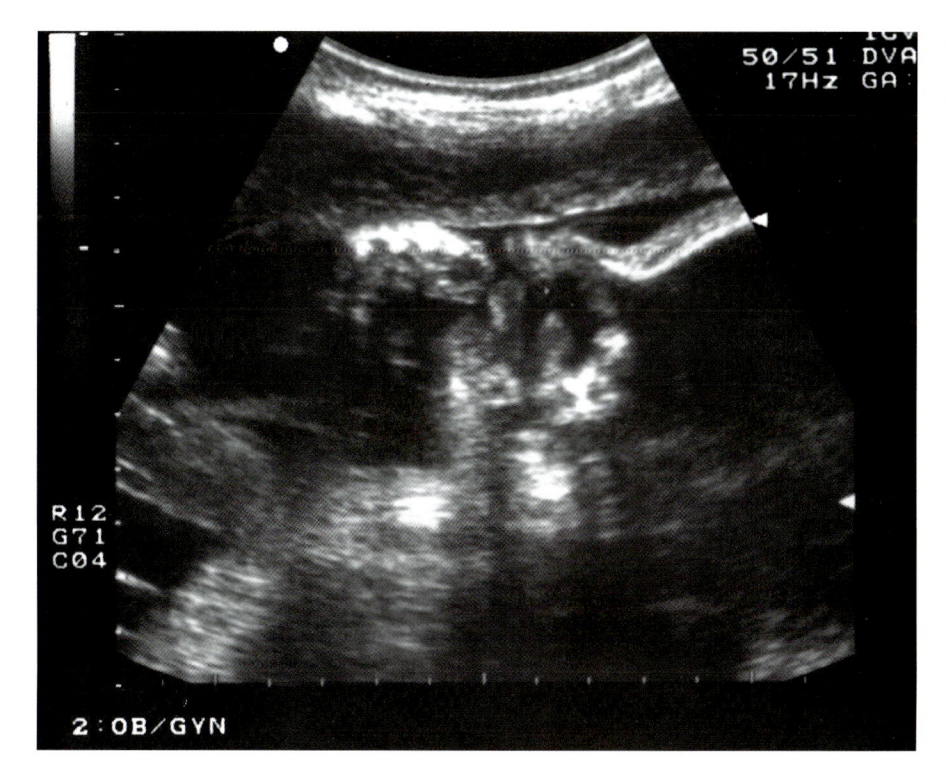

Fig. 13-23.

Lábio leporino com fenda palatina. O corte sagital da face fetal demonstra abertura no palato superior do feto.

O prognóstico depende da presença ou não de hidropsia e das síndromes associadas. Na ausência destas, o prognóstico tende a ser bom, com regressão do higroma (Fig. 13-24).[63,64]

ESTRATÉGIAS DIAGNÓSTICAS E TERAPÊUTICAS

Diagnóstico e investigação

A partir do momento em que é realizado um diagnóstico de malformação, abre-se um amplo espectro de ações que poderão se seguir.

Após a identificação ecográfica de uma malformação, é mandatório uma detalhada exploração do restante da anatomia fetal, pois é sabido que cerca de 20% destes fetos terão outras alterações que poderão comprometer o prognóstico.

A ecocardiografia fetal deve ser realizada para descartar a possibilidade de uma cardiopatia congênita, já que 23% destes fetos apresentarão anomalias cardíacas associadas. Da mesma forma, é importante a investigação do cariótipo fetal, pois cerca de 33% destes fetos terão associadas cromossomopatias.[65,66]

Em determinadas situações, o prognóstico para estes fetos pode ser extremamente reservado ou mesmo letal, se considerarmos que algumas destas anomalias são incompatíveis com a vida. Nos países em que a interrupção da gestação é permitida, essa hipótese pode fazer parte da discussão com a família.

A constituição brasileira não permite a interrupção eletiva da gestação, embora casos isolados tenham sido julgados favoravelmente nas situações em que a anomalia representava um comprometimento extremamente grave para o desenvolvimento do concepto ou em que a patologia era incompatível com a vida.

Programação do nascimento

A programação do nascimento do bebê malformado deve ser discutida com a família e toda a equipe que com ela se envolverá. Já é sabido que o transporte deste concepto se faz de forma muito mais segura ainda no útero materno. Portanto, é extremamente importante o encaminhamento da gestante para um centro de referência para a anomalia fetal em questão.

A via do parto poderá ser definida de acordo com a patologia apresentada. Algumas malformações podem necessitar de via alta, com o objetivo de diminuir as chances de traumatismos como, por exemplo, grandes onfaloceles e hidrocefalias.

Não havendo necessidade de intervenção por piora do quadro clínico, idealmente o nascimento deveria ser a termo para não sobrepor à patologia de base a prematuridade e as suas conseqüentes complicações.

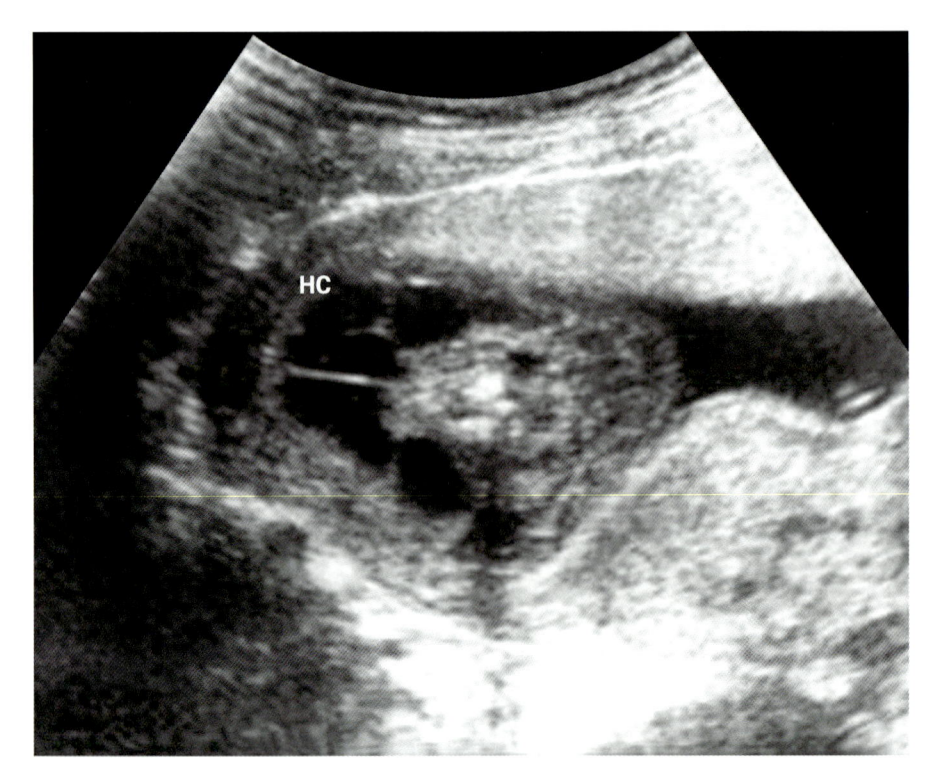

Fig. 13-24.
Grande higroma cístico septado na região cervical posterior em um feto de 2º trimestre portador de síndrome de Turner.

Tratamento intra-uterino

O tratamento intra-uterino pode ser necessário naquelas situações em que se pode retardar ou modificar a história natural da doença. Pode-se realizá-lo por meio da administração de medicações por via materna, portanto usando a via transplacentária, ou atingindo diretamente o concepto por meio de procedimentos invasivos.

As arritmias fetais são excelentes exemplos de patologias que se beneficiam do uso de drogas tanto pela via transplacentária, como primeira escolha, quanto pela administração direta através do cordão umbilical.

Os procedimentos percutâneos guiados por ecografia já fazem parte de prática diária da Medicina Fetal e são geralmente utilizados para tratamento de obstruções do trato urinário ou presença de coleções torácicas (derivações vesicoamnióticas ou toracoamnióticas). Já foram realizadas também valvuloplastias com balão em fetos portadores de estenose aórtica ou pulmonar[67] e implante de marca-passo intracardíaco na presença de bloqueio atrioventricular fetal.[68]

As cirurgias a céu aberto foram realizadas com sucesso em algumas situações, embora a endoscopia pareça trazer maiores benefícios em relação à manutenção das condições materno-fetais. Alguns procedimentos já foram realizados com êxito com esta técnica, podendo-se citar fotocoagulação com *laser* dos vasos coriônicos comunicantes na síndrome da transfusão feto-fetal, ablação endoscópica das válvulas uretrais posteriores e eliminação de bandas amnióticas.[69-71]

Novas tecnologias hão de surgir em breve com os avanços na área da genética humana. Estas podem representar esperança no tratamento de patologias para as quais não se tem terapêutica na atualidade, como, por exemplo, as cromossomopatias (Quadro 13-3).

CONCLUSÃO

O diagnóstico de uma anomalia fetal é sempre acompanhado de um grande impacto emocional para a família deste concepto, pois implica uma desmistificação do processo de idealização do filho. Soma-se a isso que inúmeras vezes este diagnóstico vem acompanhado da necessidade de manter esta gestação sob estreita vigilância médica e da realização de procedimentos materno-fetais. Neste momento, torna-se imperativo que o manejo desta família seja realizado por uma equipe multidisciplinar, associado à assistência psicológica.

A importância da realização de exames ultra-sonográficos seriados durante a gestação também merece destaque, já que com isto se pode proceder a todo o planejamento necessário para tratar ou melhorar as condições de nascimento deste feto.

Não há mais dúvidas de que a intervenção, realizada de forma criteriosa em determinadas patologias, pode modificar a sua história natural.

Quadro 13-3 Malformações que podem precisar de tratamento intra-útero[23]

- Cardiopatias
- Estenose de aqueduto
- Hérnia diafragmática
- Hidrotórax
- Isoimunização Rh
- Malformação adenomatosa cística
- Meningomielocele
- Síndrome de bandas amnióticas
- Teratoma sacrococcígeo
- Transfusão feto-fetal
- Uropatias obstrutivas

REFERÊNCIAS BIBLIOGRÁFICAS

1. Romero R, Oyarzun E, Sirtori M, *et al*. Detection and management of anatomic congenital anomalies. A new obstetric challenge. *Obstet Gynecol Clin North Am* 1988;15:215.
2. Spranger J, Benirschke K, Hall J, *et al*. Errors of morphogenesis: Concepts and terms. *J Pediatr* 1982;100:160.
3. Opitz JM, Herrman J, Petterson JC, *et al*.Terminological, diagnostic, nosological and anatomical-developmental aspects of developmental defects in man. I. Terminological and epistemological considerations. *AM J Med Genet* 1979;3:71.
4. Moore KL. *The developing human: clinically oriented embryology*. Philadelphia: WB Saunders;1982.
5. Dunn PM. Congenital postural deformities: Perinatal associations. *Proc R Soc Med* 1972;65:735.
6. Hall JG. In utero movement and use of limbsare necessary for normal growth: A study of individuals with arthrogryposis. *In Prog Clin Biol Res* 1985;200:155.
7. Romero R, Chervenak FA, Devore G, *et al*. Fetal head deformation and congenital torticollis associated with a uterine tumor. *Am J Obstet Gynecol* 1981;141:839.
8. Dunn PM. Congenital postural deformities. *Br Med Bull* 1976;32:71.
9. Baker CJ, Rudolph AJ. Congenital ring constrictions and intrauterine amputations. *Am J Dis Child* 1971;121:393.
10. Higginbottom MC, Jones KL, Hall BD, et al. The amniotic band disruption complex: Timing of amniotic rupture and variable spectra of consequent defects. *J Pediatr* 1979;95:544.
11. Cohen MM. *The Child With Multiple Birth* Defects. New York Raven Press; 1982.
12. Nyberg DA, Mahony BS, Pretorius DH. *Diagnostic ultrasound of fetal anomalies*. Mosby-Year Book Inc., 1990.
13. Bakketeig I, Eik-Nes S, Jacobsen G, *et al*. Randomized controlled trial of ultrasonographic screening in pregnancy. *Lancet* 1984;2:207.

14. Lilford R, Chard T. The routine use of ultrasound. *Br J Obstet Gynaecol* 1985;92:434.

15. Persson PH, Kullander S. Long – term experience of general ultrasound screening in pregnancy. *Am J Obstet Gynecol* 1983;146:942.

16. Warsof SL, Cooper DJ, Little D, *et al.* Routine ultrasound screening for antenatal detection of intrauterine growth retardation. *Obstet Gynecol* 1986;67:33-39.

17. Bennett M, Little G, Dewhurst J, *et al.* Predictive value of ultrasound measurement in early pregnancy: A randomized controlled trial. *Brit J Obstet Gynaecol* 1982;89:338-341.

18. Grant A. Controlled trials of routine ultrasound in pregnancy. *Birth* 1986;13:22-28.

19. Thacker SB. Quality of controlled clinical trials. The case of imaging ultrasound in obstetrics: A review. *Br J Obstet Gynaecol* 1985;92:437-444.

20. Marden PM, Smith DW, Mc Donald MJ. Congenital anomalies in the newborn infant, including minor variations: A study of 4,412 babies by surface examination for anomalies and biccal smear for sex cromatin. *J Pediatr* 1964;64:358.

21. Papadatos CJ, Bartsocas CS. Endocrine genetics and genetics of growth. In: Back N, Brewer GJ, EijsvoogelVP, eds. *Progress in clinical and biological research*, vol 200. New York: Alan R. Liss, 1985.

22. Chung CS, Myrianthopoulos NC. Congenital anomalies, Mortality and Morbidity, burden and classification. *Am J Med Genet* 1987;27:505.

23. Gonçalves L, Romero R, Maymon E, *et al.* Diagnostico prenatal de malformaciones anatómicas congénitas. In: Fleischer A, Manning F, Jeanty P, Romero R, eds. *Ecografia en Obstetricia y Ginecologia*. Marbán Libros, S. L., 2002.

24. Lie RT, Wilcox AJ, Skjaerven R. A population-based study of the risk of recurrence of birth defects. *N Engl J Med* 1994;331:1.

25. Donald I, Brown TG. Localization using physical devices, radioisotopes and radiographic methods. In: Demonstration of tissue interfaces within the body by ultrasonic echo sounding. *Br J Radiol* 1961;34:539.

26. Sunden B. The diagnostic value of ultrasound in obstetricsand gynecology. *Acta Obstet Gynecol Scand* 1964;43:121.

27. Campbell S, Holt EM, Johnstone ED, *et al.* Anencephaly early ultrasonic diagnosis and active management. *Lancet* 1972;2:1226.

28. Benacerraf BR, Frigoletto FD Jr, Laboda LA. Sonographic diagnosis of Down syndrome in the second trimestre. *Am J Obstet Gynecol* 1985;153:49-52.

29. Benacerraf BR, Harlow B, Frigoletto FD Jr. Hypoplasia of the middle phalanx of the fifth digit, a feature of the second trimester fetus with Down syndrome. *J Ultrasound Med* 1990;9:389-94.

30. Benacerraf BR. Syndromes featuring chromosomal anomalies. In: Benacerraf BR (ed) *Ultrasound of fetal syndromes*. Philadelphia: Churchill Livingstone, 1998. p. 304-42.

31. Benacerraf BR, Harlow B, Frigoletto FD Jr. Are choroid plexus cysts an indication for decond-trimester amniocentesis? *Am J Obstet Gynecol* 1990;162:1001-6.

32. Snidjers RJM, Sebire NJ, Nicolaides KH. Maternal age and gestational age specific risk for chromosomal defects. *Fetal Diag Ther* 1995;10:356-37.

33. Snidjers RJM, Holzgreve W, Nicolaides KH. Maternal age-specific risk for trissomies at 9-14 week's gestation. *Prenat Diagn* 1994;14:543-52.

34. Pandya P, Kondylios A, Snidjers RJM, Nicolaides KH. Chromosomal defects and outcome in 1015 fetuses with increased nuchal translucency. *Ultrasound Obstet Gynecol* 1995;5:15-9.

35. Souka A, Heath V. Increased nuchal translucency with normal karyotype. In: Nicolaides KH, Sebire NJ, Snidjers RJM, eds. *The 11-14 Week Scan: The Diagnosis of Fetal Abnormalities* New York: Parthenon Publishing, 1999:67.

36. Snidjers RJM, Noble P, Sebire N, *et al.* UK Multicentre project on assessment of risk of trissomy 21 by maternal age and fetal nuchal-translucency thickness at 10-14 weeks of gestation. *Lancet* 1998;351:343.

37. Hyett J, Perdu M, Sharland G, *et al.* Using fetal nuchal translucency to screen for major congenital cardiac defects at 10-14 weeks of gestation: population based cohort study. *Brit Med J* 1999;318:81-5.

38. Down JL. Observation on an ethnic classification of idiots. *Clinical Lecture and Reports, London Hospitals* 1866;3: 259-62.

39. Cícero S, Curcio P, Papageorghiou A, *et al.* Absence of nasal boné in fetuses with trisomy 21 at 11-14 weeks of gestation: an observational study. *Lancet* 2001;358:1665-7.

40. Cícero S, Rembouskos G, Vandecruys H, *et al.* Likelihood ratio for trissomy 21 in fetuses with absent nasal bone at the 11-14 weeks scan. *Ultrasound Obstet Gynecol* 2004;23: 218-23.

41. Whitlow BJ, Economides DL. The optimal gestational age to examine fetal anatomy and measure nuchal translucency in the first trimester. *Ultrasound Obstet Gynecol* 1998;11:258.

42. Sanders RC, Blackmon LR, Hogge WA, et al. The Genitourinary Tract. In: Sanders RC, Blackmon LR, Hogge WA, Wulfsberg EA, eds. *Structural Fetal Abnormalities. The total picture*. St Louis: Mosby, Inc., 1996:89-117.

43. Avni EF, Thoua Y, Lalmand B, *et al.* Multicystic Dysplastic Kidney: envolving concepts. In utero diagnosis and post-natal follow-up by ultrasound. *Ann Radiol* 1986;29:663-8.

44. Crombleholme TM, Harrison MR, Golbus MS, *et al.* Fetal intervention in obstructive uropathy: Prognostic indicators and efficacy of intervention. *Am J Obstet Gynecol* 1990;162:1239-44.

45. Glazer GM, Filly RA, Callen PW. The varied sonographic appearance of the urinary tract in the fetus and newborn with urethral obstructions. *Radiology* 1982;144:563-8.

46. Henneberry MO, Stephens FD. Renal hypoplasia and dysplasia in infants with posterior urethral valves. *J Urol* 1980;123:912-5.

47. Adzick NS, Harrison MR, Glick PL, *et al.* Diaphragmatic hernia in the fetus: prenatal diagnosis and outcome in 94 cases. *J Pediatr Surg* 1985;20:357-61.

48. Benacerraf BR, Greene MF. Fetal diaphragmatic hernia: ultrasound diagnosis prior to 22 weeks gestation. *Radiology* 1986;158:809-10.

49. Longaker MT, Laberge JM, Dansereau J, *et al.* Primary fetal hydrothorax: natural history and management. *J Pediatr Surg* 1989;24:573-6.

50. Rodeck CH, Fisk NM, Fraser DI, *et al.* Long term in utero drainage of fetal hydrothorax. *N Engl J Med* 1988;319: 1135-8.

51. Weber AM, Philipson EH. Fetal pleural effusion: a review and meta-analysisfor prognostic indicators. *Obstet Gynecol* 1992;79:281-6.

52. Barss VA, Benacerraf BR, Frigoletto FD Jr. Antenatal sonographic diagnosis of fetal gastrointestinal malformations. *Pediatrics* 1985;76:445-9.

53. Nyberg DA. Intra-abdominal abnormalities. In: ___. *Diagnostic ultrasound of fetal anomalies: text and Atlas.* St Louis: Mosby – Year Book, 1990:352-5.

54. Romero R, Jeanty P, Pilu G, *et al.* The prenatal diagnosisof duodenal atresia. Does it make any difference? *Obstet Gynecol* 1988;71:739.

55. Hughes MD, Nyberg DA, Mack LA *et al.* Fetal omphalocele: Prenatal US detection of concurrent anomalies and others predictors of outcome. *Radiology* 1989;173:371-376.

56. Tucci M, Bard H. The associated anomalies that determine prognosis in congenital omphaloceles. *Am J Obstet Gynecol* 1990;163:1646-1649.

57. Dan U, Shalev E, Greif M, *et al.* Prenatal diagnosis of fetal brain arteriovenous malformation: the use of color Doppler imaging. *J Clin Ultrasound* 1992;20:149-151.

58. Jeanty P, Kepple D, Roussis P, *et al.* IN utero detection of cardiac failure from an aneurysm of the vein of Galen. *Am J Obstet Gynecol* 1990;163:50-51.

59. Benacerraf BR, Stryker J, Frigoletto FD Jr: Abnormal US appearance of the cerebellum (banana sign): indirect sign of spina bifida. *Radiology* 1989;171:151-153.

60. Van den Hof MC, Nicolaides KH, Campbell J *et al:* Evaluation of the lemon and banana signs in one hundred thirty fetuses with open spine bifida. *Am J Obstet Gynecol* 1990;162: 322-327.

61. Saltzman DH, Benacerraf BR, Frigoletto FD Jr. Diagnosis and management of fetal facial clefts. *Am J Obstet Gynecol* 1986;155:377-379.

62. Pilu G, Reece A, Romero R, *et al.*Prenatal diagnosis of craniofacial malformations with ultrasonography. *Am J Obstet Gynecol* 1986;155:45-50.

63. Azar GB, Snijders RJM, Gosden C;Fetal nuchal cystic hygromata: associated malformations and cromossomal defects. *Fetal Diagn Ther* 1991;6:46-57.

64. Johnson MP, Johnsom A, Holzgreve W *et al.* First trimester simple hygroma: cause and outcome. *Am J Obstet Gynecol* 1993;168:156-161.

65. Saari – Kemppainen A, Karjalainen O, Ylostalo P, Heinonen OP. Ultrasound screening and perinatal mortality: Controlled trial of sistematic one-stage screening in pregnancy. The Helsinki Ultrasound Trial. *Lancet* 1990;336:387.

66. Platt LD, De Vore GR, Lopez E, *et al.* Role of amniocentesis in ultrasound-detected fetal malformations. *Obstet Gynecol* 1986;68:156.

67. Kohl T, Sharland G, Allan LD, *et al.* World experience of percutaneous ultrasound-guided balloon valvuloplasty in human fetuses with severe aortic valve obstruction. *Am J Cardiol* 2000;85:1230-3.

68. Assad RS, Zielinsky P, Kalil R *et al.* New lead for in utero pacing for fetal congenital heart block. *J Thorac Cardiovasc Surg* 2003;126:300-2.

69. VanderWall KJ, Brusch SW, Meuli M, *et al.* Fetal endoscopic (gFETENDO h) tracheal clip. *J Pediatr Surg* 1996;31:1101.

70. Harrison MR, Mychaliska GB, Albanese CT, *et al.* Correction of congenital diaphragmatic hernia in utero. IX: Fetuses with poor prognosis (liver herniation and low lung - to – head ratio) can be served by fetoscopic temporary tracheal occlusion. *J Pediatr Surg* 1998;33:1017.

71. Quintero RA, Morales WJ, Phillips J, *et al.* In útero lysis of amniotic bands. *Ultrasound Obstet Gynecol* 1997;10:316.

72. Metropolitan Atlanta Congenital Defects Program, in Congenital Malformations Surveillance. CDC Bulletin, March 1988.

73. Connor JM, Ferguson-Smith MA. Essential Medical Genetics. Oxford: Blackwell Scientific Publications, 1984.

14

Função Cardíaca Fetal

Paulo Zielinsky

Todas as teorias, por absurdas que sejam,
cabem no verdadeiro intelectualismo –
como verdades e erros. Assim, esta, por exemplo,
estranha demasiadamente que no momento imagino;
que a vida externa é irreal e infixa, que a ciência
é um sonho nosso ou que a realidade se anula.
Fernando Pessoa

INTRODUÇÃO

Como já foi amplamente discutido ao longo deste livro, as características peculiares da circulação fetal influenciam a função cardíaca global e sua avaliação.

Na vida fetal, observam-se quatro grandes comunicações entre a circulação sistêmica e a circulação pulmonar: o forame oval, o canal arterial, o ducto venoso e a placenta. O sangue saturado da veia umbilical alcança o coração através de um fluxo trifásico de alta velocidade no ducto venoso, que atinge diretamente o coração esquerdo através do forame oval, distendendo o *septum primum* em direção à cavidade atrial esquerda durante a diástole. O fluxo de baixo volume das veias pulmonares para o átrio esquerdo ocorre ao longo de todo o ciclo cardíaco, com um pico sistólico, um pico diastólico e um fluxo pré-sistólico durante a contração atrial.

O débito cardíaco depende da capacidade do coração de se contrair para ejetar sangue a cada sístole e da sua capacidade de relaxar para se encher a cada diástole. A função sistólica corresponde às características contráteis do miocárdio, que vão culminar com a ejeção do sangue através dos grandes vasos, e que depende da pré-carga e da pós-carga. A função diastólica é a capacidade do miocárdio ventricular de relaxar após a ejeção e permitir a entrada de sangue. O papel da disfunção sistólica no aparecimento de sinais e sintomas de insuficiência cardíaca é reconhecido e estudado desde longa data, pois historica-

mente sempre foi mais valorizada a função sistólica do coração como bomba. Somente nas últimas décadas a função diastólica começou a ser estudada de forma mais pertinente e sistemática, demonstrando-se que alterações funcionais nesta fase do ciclo cardíaco contribuem de forma importante para o aparecimento de sintomas em pacientes com diferentes tipos de cardiopatias. Em muitos casos as alterações diastólicas precedem as alterações sistólicas, com evidentes implicações clínicas no tratamento precoce destes pacientes.

Alterações na estrutura do miocárdio são observadas no decorrer da vida fetal. Estudos demonstram com clareza essas alterações e demandam, não obstante, uma necessidade maior de esclarecimento quanto aos mecanismos responsáveis por elas. Sem um profundo conhecimento desses fatores, não há elucidação completa da função miocárdica.

O conceito de que o estiramento das fibras miocárdicas fetais gera menos tensão ativa quando comparado ao miocárdio adulto na espécie humana, e que essas diferenças localizam-se, preferencialmente, no miocardócito, faz parte de um passado sólido da fisiologia.[1] Entretanto, esse conceito entra em contradição com a demonstração de maior tensão de repouso no tecido fetal. Estudos conflitantes entre o passado e novos conceitos da fisiologia não são raros. A quantificação dos sarcômeros fetais e dos miofilamentos celulares (36 m), o papel da inervação simpática, o *status* dos receptores beta-adrenérgicos na função cardíaca fetal[2] e outros confirmam esta assertiva.

O desempenho sistólico do coração fetal é muito pouco alterado, pois o débito ventricular combinado praticamente não muda durante a gestação.[3] A diástole, entretanto, assume outro curso. É na diástole que o encontro de elementos, tais como proteínas contráteis e outros, que repercutem na função miocárdica, apresenta sua maior expressão.

FUNÇÃO SISTÓLICA FETAL

A avaliação da função sistólica no feto é obviamente importante, mas não se reveste da mesma complexidade que a da função diastólica. É fundamental o conceito de que a lei de Frank-Starling, embora com limitações devido à maior rigidez do miocárdio na vida pré-natal, aplica-se também ao feto. As variações de pré e pós-carga exercem papel fundamental na contratilidade miocárdica fetal, e a função sistólica muito depende da função diastólica. De qualquer forma, além das características contráteis de cada fibra miocárdica individual, o evento fisiológico básico pelo qual se rege a função sistólica prende-se ao fato de que, quando o volume diastólico final do ventrículo esquerdo aumenta, a contratilidade miocárdica responde com aumento proporcional.

Em termos de avaliação da função sistólica fetal, basicamente o que se pretende avaliar é a contratilidade miocárdica e, para isso, são utilizados a fração de encurtamento circunferencial (delta D), a fração de ejeção, o tempo de contração isovolumétrico, o índice de desempenho miocárdico (índice Tei) e a derivada da pressão em relação ao tempo (dp/dt).

Fração de encurtamento circunferencial e fração de ejeção

Trata-se de um dos métodos mais tradicionais para quantificar a contratilidade dos ventrículos, especialmente a do esquerdo. A fração de encurtamento, também conhecida como "delta D", é obtida pela razão (diâmetro diastólico final – diâmetro sistólico final)/diâmetro diastólico final. A fração de ejeção é calculada pelo próprio *software* do equipamento, através da fórmula (fração de encurtamento × 1,3) + 25 (Fig. 14-1). A técnica clássica para a obtenção da fração de encurtamento utiliza o módulo M, com o cursor guiado pelo ecocardiograma bidimensional, tal como realizado na vida pós-natal. O arranjo circunferencial das fibras no ventrículo esquerdo permite uma adequada confiabilidade na análise dos resultados, o que não ocorre com o ventrículo direito. Os valores considerados normais para a fração de encurtamento ventricular esquerdo estão entre 0,28 e 0,40 e não mostram variações substanciais durante a segunda metade da gestação.[4] Por outro lado, estudo evolutivo da fração de encurtamento obtida através das áreas ventriculares demonstrou aumento progressivo significativo linearmente correlacionado com a idade gestacional.[5] Esta técnica também foi utilizada em trabalho que avaliou a função sistólica em fetos com constrição ductal.[6] Recentemente, foi proposto método alternativo para a obtenção da fração de ejeção das câmaras cardíacas, com a utilização da ecocardiografia tri-

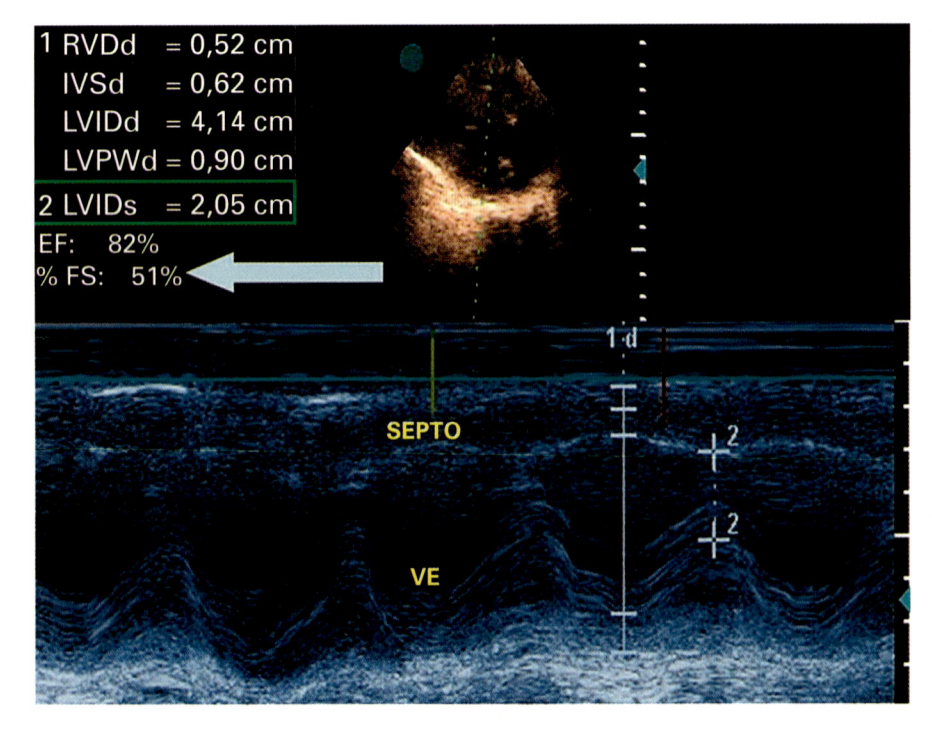

Fig. 14-1.

Ecocardiograma fetal modo M, com o cursor guiado pela imagem bidimensional cruzando os ventrículos. A obtenção da fração de encurtamento do ventrículo esquerdo considera a diferença entre os diâmetros diastólico final e sistólico final dividida pelo diâmetro diastólico final. O equipamento mostra na tela as frações de encurtamento e de ejeção (seta).

dimensional.[7] Este trabalho utilizou o cálculo dos volumes ventriculares direito e esquerdo para a determinação da fração de ejeção e concluiu pela constância desse índice ao longo da gestação.

Tempo de contração isovolumétrico

Este método busca determinar o desempenho miocárdico quantificando o tempo que decorre desde o fechamento da valva atrioventricular e a abertura da valva semilunar. Durante este período aumenta a tensão parietal e o ventrículo "prepara-se" para a ejeção, que ocorrerá após a abertura da valva semilunar. A técnica de medida do tempo de contração isovolumétrica (TCI) baseia-se na determinação, pelo Doppler pulsado, do exato momento em que os eventos valvares de abertura e fechamento ocorrem. Esta medida é facilitada quando são utilizados baixos filtros de parede, de forma a permitir o registro dos estalidos de fecha-

mento mitral e tricúspide e abertura aórtica e pulmonar (Fig. 14-2). Na avaliação do ventrículo esquerdo, este intervalo de tempo pode ser obtido com facilidade, ao serem registrados simultaneamente os fluxos de entrada e saída da cavidade (Fig. 14-3). Estudo experimental comparando a medida do verdadeiro tempo de contração isovolumétrico, obtido pela análise simultânea das curvas de pressão na via de entrada do ventrículo esquerdo e na aorta, com a determinação do intervalo pelo Doppler, mostrou excelente correlação,[8] inclusive após administração de drogas inotrópicas positivas e negativas. Outro estudo muito recente, do mesmo grupo, demonstrou que o tempo de contração isovolumétrico pode ser usado como método preditivo para o desenvolvimento de acidose fetal e comprometimento da contratilidade secundários a hipoxemia, sendo observada correlação inversa forte do TCI com o pH em fetos de ovelhas.[9]

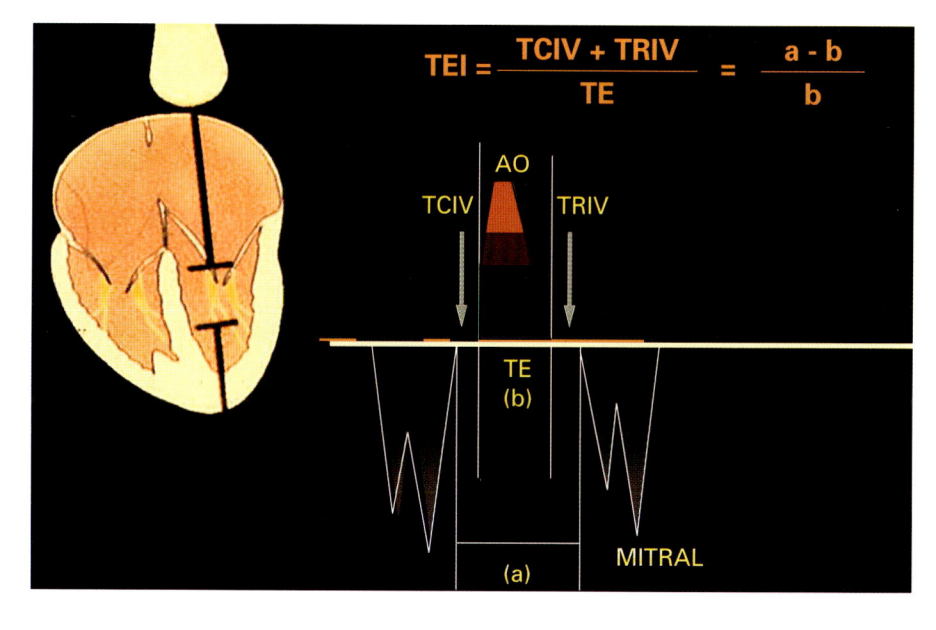

Fig. 14-2.

Diagrama mostrando como os fluxos de entrada e saída do ventrículo esquerdo, analisados pelo Doppler pulsado simultaneamente, permitem o tempo dos intervalos de tempo entre o fechamento mitral e a abertutra aórtica (tempo de contração isovolumétrica [TCIV]) e entre o fechamento aórtico e a abertura mitral (tempo de relaxamento isovolumétrico [TRIV]).
OA duração do fluxo aórtico é o tempo de ejeção (TE).

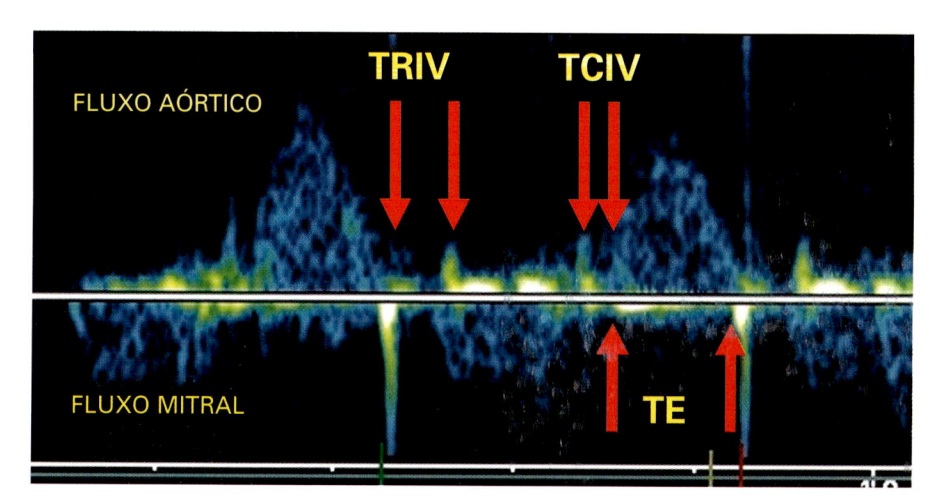

Fig. 14-3.

Doppler pulsado em feto de 24 semanas, em que se registra os fluxos de entrada e saída do ventrículo esquerdo, sendo a medida dos tempos de contração e relaxamento isovolumétricos facilitada pela presença dos estalidos de abertura e fechamento valvares.

Índice de desempenho miocárdico (Tei)

O índice Tei – índice de desempenho miocárdico – é um método não geométrico e não-dependente da pós-carga, que tem sido utilizado para a avaliação da função ventricular fetal, tanto sistólica como diastólica. O índice Tei é dado pela soma dos tempos de contração isovolumétrica (TCIV) e relaxamento isovolumétrico (TRIV) dividida pelo tempo de ejeção ventricular. Na prática, o tempo de ejeção é dado pela duração do fluxo aórtico, para o ventrículo esquerdo, e da artéria pulmonar, para o ventrículo direito (Figs. 14-2 e 14-3). A soma do TCIV e do TRIV (intervalo isovolumétrico) também pode ser inferida pela diferença entre o intervalo entre o fechamento e a abertura da valva atrioventricular e o tempo de ejeção (Figs. 14-2 e 14-3). O componente de avaliação da função diastólica está na dependência do tempo de relaxamento isovolumétrico. Os demais elementos estão relacionados à função sistólica.

O índice Tei mostrou-se útil em inúmeras situações clínicas durante a vida fetal, como a disfunção miocárdica no feto receptor na transfusão intergêmeos, na presença de hidropsia fetal e em fetos de mães diabéticas.[10] Na insuficiência cardíaca congestiva, foi demonstrada correlação inversa do índice Tei com o escore cardiovascular, proposto por Huhta *et al.*[11,12] Os valores de normalidade do índice de desempenho miocárdico, estabelecidos neste trabalho foram de 0,41 ± 0,05 para o ventrículo esquerdo e de 0,38 ± 0,04 para o ventrículo direito.

Derivada da pressão em relação ao tempo (dp/dt)

Na presença de um jato de regurgitação tricúspide, o desempenho sistólico do ventrículo direito pode ser quantificado através do cálculo da derivada da pressão em relação ao tempo – dp/dt. Este método é independente da pós-carga durante o período de pré-ejeção e é bastante sensível às alterações da contratilidade miocárdica.[13] A técnica para se obter essa medida é de dividir a variação entre um gradiente de pressão ventrículo direito – átrio direito (VD-AD) e outro, preferencialmente entre 1 mmHg e 25 mmHg, pelo intervalo de tempo utilizado para esta variação. Assim, se o intervalo de tempo ("delta t") medido para o gradiente VD-AD passar de 1 para 25 mmHg for de 0,05 segundos, por exemplo, teríamos: 24 mmHg (25 – 1 mmHg) divididos por 0,05, o que daria um dp/dt de 480 mmHg/s, definitivamente um achado anormal (Fig. 14-4). Considera-se normal um dp/dt acima de 800 mmHg/s. Por outro lado, valores de dp/dt menores que 600 mmHg/s seriam um indicativo de mau prognóstico fetal.[14]

FUNÇÃO DIASTÓLICA FETAL

A exata contribuição da disfunção diastólica na morbidade e mortalidade de muitas patologias não foi ainda determinada, e não se dispõe até o presente momento de um método que avalie de forma abrangente e absolutamente precisa a função diastólica.

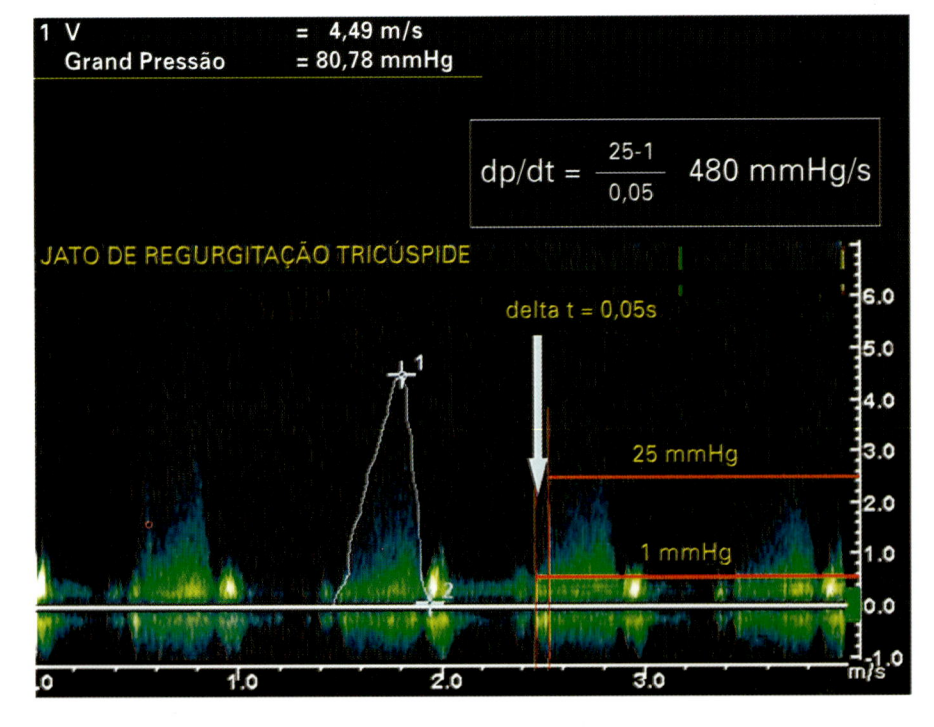

Fig. 14-4.

Cálculo do dp/dt a partir do jato de regurgitação tricúspide no feto. A variação do gradiente VD-AD de 1 mmHg para 25 mmHg é dividida pelo tempo decorrido para o jato aumentar sua velocidade de 0,5 m/s para 2,5 m/s. O valor obtido (480 mmHg) é definitivamente anormal.

A Doppler-ecocardiografia, estudando as velocidades de fluxo em diferentes níveis, oferece uma alternativa não invasiva de grande utilidade para avaliação do desempenho ventricular diastólico na vida fetal.

Fisiologia da diástole

A diástole constitui-se de uma seqüência de eventos complexos e inter-relacionados em que vários fatores contribuem. Na tentativa de melhor compreender a função diastólica, cada um dos elementos que contribuem para o enchimento ventricular deve ser analisado. O termo "diastologia" tem sido utilizado para designar o estudo do relaxamento ventricular e da dinâmica de enchimento dos ventrículos de forma integrada à prática clínica.[15]

Do ponto de vista clínico, a diástole compreende o período de tempo entre o fechamento das valvas semilunares e o fechamento das valvas atrioventriculares. Tradicionalmente, o período diastólico tem sido dividido em quatro fases:[15]

1. **Relaxamento isovolumétrico**: período entre o fechamento da valva semilunar e a abertura da valva atrioventricular. Nesta fase não há entrada de fluxo e o volume ventricular permanece inalterado.
2. **Fase de enchimento rápido**: com a abertura da valva atrioventricular inicia-se o enchimento ventricular; a velocidade do fluxo atrioventricular apresenta uma aceleração precoce até atingir um pico. A velocidade do fluxo nesta fase está relacionada diretamente ao processo de relaxamento ventricular.
3. **Fase de enchimento lento**: quando o ventrículo atinge determinado volume e pressão, a velocidade do fluxo começa a diminuir. A quantificação dessa diminuição de velocidade de enchimento é estabelecida pelo chamado tempo de desaceleração. A complacência ventricular é o grande determinante da velocidade do fluxo nesta fase. Esta etapa de enchimento lento que ocorre na porção média da diástole é denominada diástase.
4. **Contração atrial**: no final da diástole, a contração atrial é responsável pelo enchimento ventricular tardio. Em condições normais, 20-25% do fluxo atrioventricular ocorre nessa fase.

Alguns conceitos básicos devem ser revisados e o significado de algumas expressões específicas, muito utilizadas quando se estuda a função diastólica, deve ser definido.[16,17]

Relaxamento é o processo pelo qual as fibras miocárdicas retornam às suas condições pré-contráteis de força e comprimento. Trata-se de um processo ativo, com alto consumo de energia. Durante esse processo, os íons de cálcio são removidos do citoplasma contra um gradiente de concentração, permitindo a dissociação do complexo contrátil.

O relaxamento determina o grau de diminuição da pressão intraventricular durante o período de relaxamento isovolumétrico. A quantificação deste relaxamento com volume ventricular constante é estimada pela **constante de tempo de relaxamento ("tau)**. Quando o relaxamento ventricular está reduzido, a constante de tempo de relaxamento está prolongada. Em condições normais, o relaxamento se conclui no fim da fase de enchimento rápido.

Complacência é uma função passiva do ventrículo que indica distensibilidade durante o enchimento. É determinada pela razão entre as alterações de volume e as alterações de pressão que ocorrem durante a fase de enchimento lento (dV/dP). Chama-se complacência ventricular a propriedade que o ventrículo possui de apresentar uma determinada alteração de pressão para um determinado aumento de volume durante o enchimento ventricular. Diz-se que a complacência está reduzida quando há um aumento de pressão acima do normal para determinado volume de enchimento. Em função dessa propriedade miocárdica, em condições normais, ocorrem variações significativas no volume ventricular, com pequenas modificações na pressão.[16-19]

Complacência é o inverso de **rigidez ventricular.** A rigidez ventricular é determinada pela razão entre a variação de pressão intraventricular e a variação de volume (dP/dV).

Rigidez miocárdica define uma propriedade intrínseca do miocárdio. Significa a resistência que o músculo cardíaco oferece a se distender, quando submetido a determinadas forças. A rigidez ventricular é função da rigidez miocárdica, da espessura da parede ventricular e da geometria do ventrículo.[16-19]

Após a contração ventricular, quando o volume ventricular diminui além do seu equilíbrio elástico, ocorre o **recuo elástico**, ao qual é atribuído o efeito da **sucção diastólica**. Por meio do mecanismo de sucção diastólica é possível explicar por que a pressão no ventrículo esquerdo continua a cair após a abertura da valva mitral, quando o volume ventricular esquerdo começa a aumentar. Nesse momento ocorre a mínima pressão diastólica, que pode inclusive ser negativa (pressão diastólica inicial ou Pd1).

O enchimento das artérias coronárias durante a diástole altera o volume da rede coronariana, podendo afetar assim as propriedades diastólicas, através do chamado **efeito coronariano erétil**.

No esforço de compreender os complexos fenômenos que ocorrem durante a diástole, vários modelos matemáticos foram criados e complexas fórmulas foram desenvolvidas para estudar as chamadas **propriedades viscoelásticas do miocárdio**.[16-20]

Estudo da função diastólica na vida fetal

Na embriogênese, fatores genéticos e epigenéticos interferem importantemente na cardiogênese. Mecanismos reguladores da distensibilidade ventricular (combinada e individual) promovem uma função diastólica apropriada ao feto, associando a disfunção diastólica como causa primária da letalidade embrionária.[21,22]

A fase de compactação miocárdica do embrião, a quantificação da massa miocárdica e o espessamento da parede ventricular recebem atenção em vários estudos.[21-24] As descobertas oriundas da biologia molecular e das pesquisas imuno-histoquímicas assumem vital importância para o entendimento da diastologia fetal.[25,26] Os autores indagam, também, qual o real papel da compressão extrínseca, exercida pelos órgãos extracardíacos, no relaxamento miocárdico.[27-30]

Determinados genes atuam diferentemente na compactação do ventrículo esquerdo em relação a do ventrículo direito.[31] Essas diferenças, expressões genéticas específicas em sarcômeros dos ventrículos esquerdo e direito, são mais importantes para o desenvolvimento destas câmaras do que o *looping* propriamente dito.[22]

Como a velocidade de enchimento (onda E) em fetos jovens é mais baixa e este fenômeno é classicamente relacionado ao processo de relaxamento,[30] alguns autores inferem que em fetos jovens há um aumento relativo da massa ventricular.[24] Com a progressão da idade gestacional, ocorre uma diminuição da espessura da parede ventricular e, como conseqüência, a onda E tem sua amplitude elevada.[32]

Walker e Tombe, em um elegante editorial, apresentam uma nova dimensão da diastologia fetal[33] comentando que, durante a gestação, o débito cardíaco fetal é mantido constante, mesmo sob regime de baixa pressão. Para garantir essa constância, estratégias mecânicas e complementos bioquímicos são identificados de maneira distinta em relação aos adultos. Opitz *et al.* e Lahmers *et al.*, citados nesse editorial, traçam paralelos para a elucidação dessas estratégias, com base na biologia molecular. Ambos encontraram e correlacionaram proteínas gigantes isofórmicas específicas, denominadas conectinas, presentes em todo o processo cardiogênico.[25,26] O padrão encontrado em ambos os estudos confirma, de maneira surpreendente e reveladora, a presença de sarcômeros **mais** complacentes no coração fetal do que no pós-natal. Estes sarcômeros encontram-se, em grande parte, sob a expressão das conectinas. O predomínio das conectinas

fetais, sua presença em menor número no miocárdio neonatal, seu gradual desaparecimento durante o desenvolvimento pós-natal e sua real participação na função diastólica necessitam de melhor entendimento. Alterações na expressão das conectinas poderão ser impactantes no comportamento diastólico do miocárdio em desenvolvimento.[34]

Genes de expressão, que fazem parte do processo cardiogênico, são ativados por fatores epigenéticos, como carga pressórica e hipoxia, com ou sem associação neuroendócrina.[31] Outros genes, com diferentes transcrições, estimulam fatores de crescimento (TGF beta principalmente).[35]

A compressão extracardíaca, imposta pelos órgãos que circundam o coração fetal, reduz, de forma determinante, a reserva funcional do miocárdio e afeta, de maneira crucial, o processo de relaxamento. Situações como *ectopia cordis* demonstram um aumento do volume sistólico por alongamento da fase diastólica.[27]

Miyague *et al.*, de maneira irrefutável, demonstraram que a distensibilidade limitada do coração fetal não é apenas decorrente de fatores intrínsecos cardíacos mas, também, de constrição externa exercida pelos órgãos intracardíacos.[28] Os autores compararam o fluxo mitral fetal às condições de tamponamento ou cardiomiopatia restritiva encontradas na vida pós-natal. Identificaram significante aumento da complacência ventricular durante os movimentos respiratórios fetais.

Levi *et al.* demonstraram que, durante um ciclo de soluço fetal, há uma marcada pressão intratorácica negativa. Durante o episódio, ocorre uma aceleração da velocidade de pico através das valvas atrioventriculares. Ao Doppler, encontra-se a relação E/A semelhante ao padrão pós-natal.[36]

A ecocardiografia, inquestionavelmente, oferece a melhor alternativa não-invasiva para o estudo do desempenho diastólico do coração fetal.[37-39] O parâmetro ecocardiográfico específico mais adequado, entretanto, não está tão próximo.

O estudo Doppler-ecocardiográfico da circulação fetal e placentária contribuiu de forma significativa para uma maior compreensão da fisiologia materno-fetal.

O registro dos fluxos intracardíacos do feto e a interpretação dos achados obtidos apresentam características e dificuldades adicionais inerentes à condição fetal.

Fluxos atrioventriculares

Estudos que validaram a utilização da Doppler-ecocardiografia para avaliação da função diastólica empregaram, fundamentalmente, o registro do Doppler das valvas mitral e tricúspide.[40-42] O registro dos fluxos de via de entrada, no feto, mostra uma onda monofásica no início da gestação. A partir da 10ª semana já é possível identificar a onda E e a onda A. O perfil de enchimento diastólico através das valvas atrioventriculares evidencia uma velocidade diastólica mais elevada na fase de contração atrial (onda A) do que no início da diástole (onda E). O comportamento da onda E e da onda A ao longo da gestação é variável nas diferentes séries estudadas, mas a relação E/A mantém-se menor que um durante toda a vida fetal.[43-49]

A característica onda A dominante tem sido identificada com alterações diastólicas observadas após o nascimento, que apresentam esse padrão de enchimento por diminuição da complacência ventricular. O coração fetal seria mais rígido e menos complacente devido ao maior conteúdo de colágeno. No entanto, variações observadas na velocidade da onda E ao longo da gestação sugerem que modificações no relaxamento e alterações no volume sejam as principais responsáveis pelo perfil do fluxo atrioventricular no período intra-uterino.[43,45,48,49] Estudos recentes discutem o papel da rigidez ventricular e do recuo elástico no desenvolvimento da função diastólica do coração do feto, mas os mecanismos envolvidos no processo permanecem obscuros.

A interpretação dos achados Doppler-ecocardiográficos é particularmente complexa no feto, pois estes dados não podem ser correlacionados com medidas de pressão e volume obtidas simultaneamente.

Novos conceitos na avaliação da função diastólica fetal

Apesar das limitações de um método não-invasivo e das dificuldades técnicas próprias à condição intra-uterina, os índices que utilizam a análise dos fluxos atrioventriculares, para avaliar a função diastólica através da Doppler-ecocardiografia, têm sido empregados para estudar o enchimento ventricular em fetos com potenciais alterações da fisiologia cardiovascular.[50-52]

Weiner et al., estudando a complacência cardíaca dos fetos de mães diabéticas, concluíram que as diferenças nos padrões de fluxos atrioventriculares desses fetos, em relação aos normais, não resultam, necessariamente, das diferenças na complacência cardíaca.[48]

A circulação fetal tem características únicas, que tornam insuficientes os métodos tradicionais de avaliação da diástole ventricular utilizados na vida pós-natal, em qualquer idade.

A função diastólica dos dois ventrículos é absolutamente interdependente, sendo o grande elo em comum o forame oval.[53] São elementos fundamentais para a função diastólica do ventrículo esquerdo: o retorno venoso pela veia cava inferior, já que 1/3 do fluxo neste vaso, correspondente à coluna de sangue mais oxigenado que vem do ducto venoso, atinge as cavidades esquerdas através do forame oval; o tamanho do forame oval; o fluxo venoso pulmonar, que é muito menor do que na vida pós-natal, devido à grande resistência vascular pulmonar, mas que pode chegar a 20% do débito cardíaco; e a função diastólica do ventrículo direito, já que qualquer interferência no enchimento ventricular direito irá refletir-se em maior pré-carga para o ventrículo esquerdo. Por outro lado, os componentes importantes da função diastólica do ventrículo direito são: o fluxo da porção cefálica do feto, através da veia cava superior; o fluxo da veia cava inferior que não foi direcionado para o forame oval; o tamanho do forame oval; e, de forma muito significante, a função diastólica ventricular esquerda, pois qualquer situação que interfira no enchimento do ventrículo esquerdo ou que aumente a pressão atrial esquerda, diminuirá o fluxo interatrial pelo forame oval.[53] O estudo Doppler-fluxométrico da função diastólica do ventrículo direito, desta maneira, pode ser realizado de forma muito mais fácil e acurada do que utilizando a análise do fluxo transtricuspídeo, através da avaliação das curvas de fluxo pelas veias umbilical,[54] cava inferior,[55-58] hepáticas e, especialmente, pelo ducto venoso.[59] A literatura obstétrica tem sido rica em publicações sobre o comportamento Doppler-fluxométrico do sistema venoso fetal, mas muito pouco esta metodologia tem sido descrita na avaliação de situações patológicas da circulação fetal de causa cardiológica. Parece lógico sugerir que a avaliação dos fluxos venosos seja de amplo domínio do cardiologista pediátrico, de forma a incluir esta abordagem na rotina do exame ecocardiográfico fetal. Um grande número de situações estritamente cardiológicas poderá ser melhor equacionado, tanto do ponto de vista propedêutico como de manejo pré e pós-natal imediato, se a função diastólica do ventrículo direito estiver adequadamente estabelecida pela análise dos fluxos venosos. Assim, o aparecimento de pulsações venosas umbilicais, o aumento do fluxo reverso pré-sistólico (onda "A") na veia cava inferior ou nas veias hepáticas, ultrapassando 15% do componente sistólico (índice de pré-carga) ou a diminuição ou reversão do fluxo pré-sistólico no ducto venoso constituem-se em evidências de disfunção diastólica do ventrículo direito e conseqüente comprometimento hemodinâmico fetal significante.[60] Têm sido observadas alterações da função diastólica do ventrículo direito, pela análise do comportamento das curvas do fluxo venoso, em diversas situações clínicas, como compressão extracardíaca, bloqueio atrioventricular total, taquiarritmia supraventricular, cardiopatias estruturais com alterações do enchimento ventricular e muitas outras.

No que se refere à avaliação da função diastólica do ventrículo esquerdo, estão sendo estudados métodos alternativos, que constituem objeto de investigação pelo nosso grupo ao longo dos últimos anos e que estão sumarizados a seguir.

Mobilidade do septum primum

Ao reconhecer que o forame oval é a mais importante porta de comunicação entre as circulações esquerda e direita, e de que a mobilidade da fina estrutura que o guarda (o *septum primum* ou septo primeiro) pode refletir modificações relacionadas à pressão atrial esquerda, sugerimos que alterações na complacência e/ou no relaxamento do ventrículo esquerdo, ao se refletirem na pressão atrial esquerda, possam interferir nesta mobilidade. Assim, levantamos a hipótese de que situações que facilitem o enchimento ventricular esquerdo (*maior* complacência e/ou relaxamento) devem *aumentar* o deslocamento linear do *septum primum* na diástole, por menor pressão atrial esquerda e de que, analogamente, situações que dificultem o enchimento ventricular esquerdo (*menor* complacência e/ou relaxamento) devem *diminuir* este deslocamento, por maior pressão atrial esquerda.

Para testar estas hipóteses, foram delineados dois modelos com características funcionais distintas: a respiração fetal, cujo reflexo na melhora da função diastólica ventricular esquerda por aumento do enchimento ventricular já havia sido demonstrada, analisando curvas de fluxo transmitral,[28] foi utilizada como modelo fisiológico de *aumento* da complacência e do relaxamento ventriculares, enquanto que a hipertrofia miocárdica septal em fetos de mães diabéticas foi escolhida como modelo de *diminuição* da complacência e do relaxamento ventriculares esquerdos. Esta entidade patológica tem sido objeto de linha de pesquisa desenvolvida por nosso grupo.[61-68] Para a quantificação do deslocamento linear do *septum primum*, foi utilizado um "índice de excursão", obtido pela razão entre o deslocamento linear máximo do *septum primum* ao final da diástole e o máximo diâmetro atrial esquerdo, ao ecocardiograma fetal bidimensional, em um corte de quatro-câmaras[69] (Fig. 14-5). No primeiro trabalho, 28 fetos normais foram examinados em apnéia e durante movimentos respiratórios, medindo-se o índice de excursão do *septum primum* nos dois momentos. O índice de excursão médio em apnéia foi de 0,39 ± 0,05 (0,20-0,44) e durante os movimentos respiratórios foi de 0,57 ± 0,07

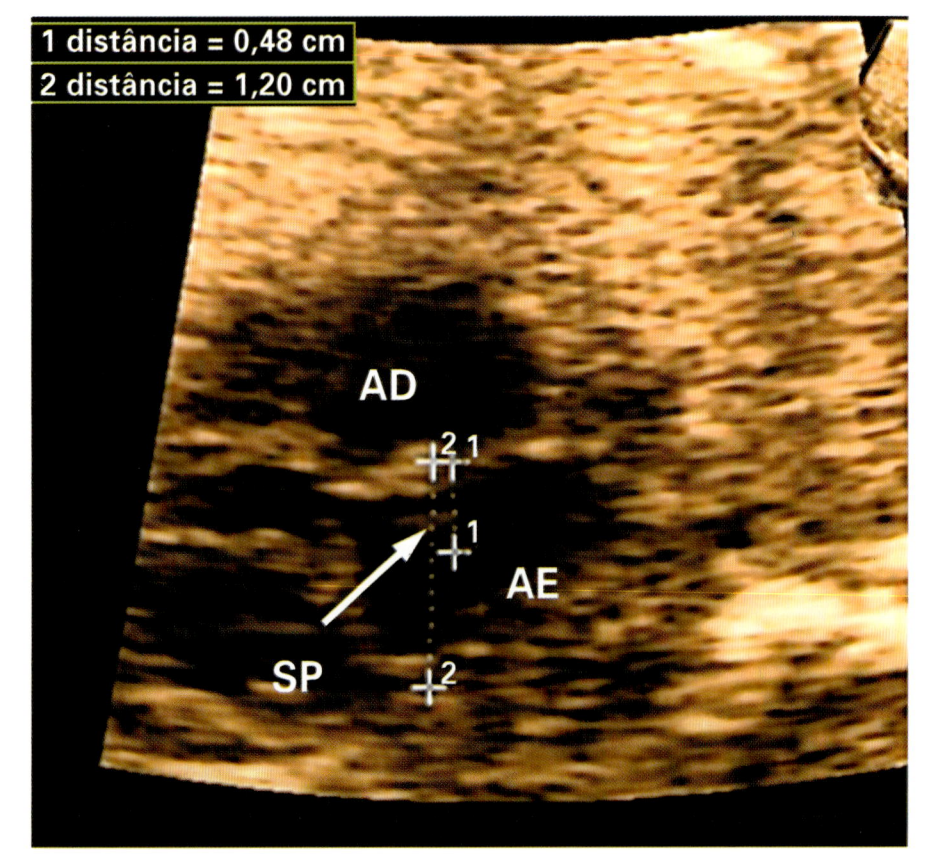

Fig. 14-5.

Índice de excursão ou deslocamento do *septum primum*. O maior deslocamento do septo primeiro para o interior do átrio esquerdo é dividido pelo máximo diâmetro atrial esquerdo, a partir do mesmo nível do septo interatrial.[73]

(0,47-0,62), sendo esta diferença significativa (p < 0,001). A conclusão deste estudo foi de que a excursão do *septum primum* é maior durante a respiração do que em apnéia, confirmando a hipótese conceitual.[70] O segundo projeto avaliou o índice de excursão do *septum primum* em três grupos de fetos, após 32 semanas de gestação: 10 fetos de mães diabéticas com hipertrofia septal, oito fetos de mães diabéticas sem hipertrofia miocárdica e oito fetos normais, de mães sem alterações glicêmicas. Observou-se que os fetos de mães diabéticas com hipertrofia miocárdica tinham índice de excursão significativamente menor (0,36 ± 0,09) do que os do grupo de mães diabéticas sem hipertrofia miocárdica (0,51 ± 0,09, p = 0,001) e os fetos normais (0,49 ± 0,12, p = 0,003); além disso, foi demonstrada correlação inversa significativa (r = 0,7, p = 0,04) entre a espessura septal e o índice de excursão do *septum primum*. Estes achados também confirmaram a hipótese de que a excursão da valva da fossa oval está diminuída em um modelo em que existe comprometimento do enchimento ventricular esquerdo.[71] Foi estudada, também, a correlação entre o índice de excursão do *septum primum* e o diâmetro do forame oval. Para isso, 102 fetos normais de mães sem doenças sistêmicas, de 20-38 semanas, foram avaliados por ecocardiografia pré-natal. Nesta série, não foi demonstrada correlação entre esses dois parâmetros (r = – 0,03), o que permitiu a conclusão de que a excursão da valva do forame oval independe do grau de abertura do mesmo.[72] Diante desses dados, pode-se sugerir que a avaliação da excursão do *septum primum* poderia ser utilizada como um parâmetro adicional de avaliação da função diastólica do ventrículo esquerdo.

Trabalho em publicação[73] avalia as bases morfológicas para o estudo do septo interartrial no feto humano, demonstrando que os achados ecocardiográficos das relações do septo primeiro *(septum primum)* com o forame oval têm correspondência morfológica macro e microscópica.

O desenvolvimento embrionário cardíaco depende da interação celular, sendo esta responsável pela diferenciação e morfogênese de regiões específicas, entre elas o septo primeiro. Na vida intra-uterina, o septo primeiro delimita o forame oval, o qual, por sua vez, permite que a maior parte do sangue oxigenado que entra no átrio direito seja direcionado às estruturas vitais do feto. Estudos ecocardiográficos já demonstraram que a mobilidade do septo primeiro, medida pelo seu índice de excursão, sofre influência da função diastólica ventricular esquerda e da presença de extra-sístoles. O trabalho teve o objetivo de avaliar o diâmetro do forame oval e a excursão do septo primeiro, relacionando-os com observações ecocardiográficas e anátomo-histológicas do septo primeiro. As medidas da excursão máxima do septo primeiro em direção ao átrio esquerdo e do diâmetro do forame oval foram realizadas em corações de 10 fetos humanos formolizados do acervo do Laboratório de Anatomia do Feto e do Recém-nascido da Universidade Federal de Santa Maria, com idades gestacionais aproximadas entre 28-36 semanas. A dissecção anatômica foi efetuada de acordo com a técnica convencional. A medida da excursão máxima do septo primeiro e do diâmetro do forame oval foram realizadas sob a visão de um colposcópio com 13 aumentos utilizando-se um instrumento de medida adaptado (compasso com duas extremidades metálicas pontiagudas). Os cortes histológicos foram feitos ao nível do forame oval, no septo primeiro, no septo segundo e nos átrios direito e esquerdo e foram usadas as colorações com hematoxilina-eosina e pela técnica de Goldner. Os resultados da análise anatômica estão expressos em amplitude das medidas do diâmetro do forame oval (DFO) e da espessura do septo primeiro (ESP), respectivamente: três fetos com idade gestacional presumida de 28 semanas, DFO = 3,1-3,5 mm e ESP = 2,8-3,1 mm; quatro fetos com idade gestacional presumida de 34 semanas, DFO = 3,3-3,5 mm e ESP = 4,0-5,0 mm; e três fetos com idade gestacional presumida de 36 semanas, DFO = 3,3-4,5 mm e ESP = 6,0-9,0 mm. Histologicamente, foram identificadas fibras musculares cardíacas no septo primeiro e no septo segundo (Figs. 14-6A a 14-11). De acordo com os achados anátomo-histológicos, pode-se sugerir que o septo primeiro apresenta caráter ativo, o que deve influenciar o fluxo sanguíneo através do forame oval. A mobilidade do septo primeiro e a sua excursão para o interior do átrio esquerdo não sofrem influência somente da pressão atrial esquerda, mas também da contração das fibras musculares que o constituem.

Outro estudo recente, em publicação,[74] avaliou o comportamento do *septum primum* na restrição do crescimento intra-uterino (RCIU), situação clínica freqüente também acompanhada de disfunção diastólica do ventrículo esquerdo. Confirmando a hipótese de trabalho, após 30 semanas de gestação o índice de excursão do *septum primum* foi significativamente menor nos 18 fetos com RCIU (0,38 ± 0,05) do que nos fetos sem esta condição, de mães hipertensas (n = 19, 0,49 ± 0.07) ou normotensas (n = 22, 0,51 ± 0,06), p < 0,001).

Encurtamento global do átrio esquerdo

Estudos realizados em adultos já demonstraram que a dinâmica atrial esquerda está relacionada à complacência do ventrículo esquerdo, especialmente em pacientes com miocardiopatia hipertrófica.[75] Testamos a hipótese de que fetos de mães diabéticas apresentam fração de encurta-

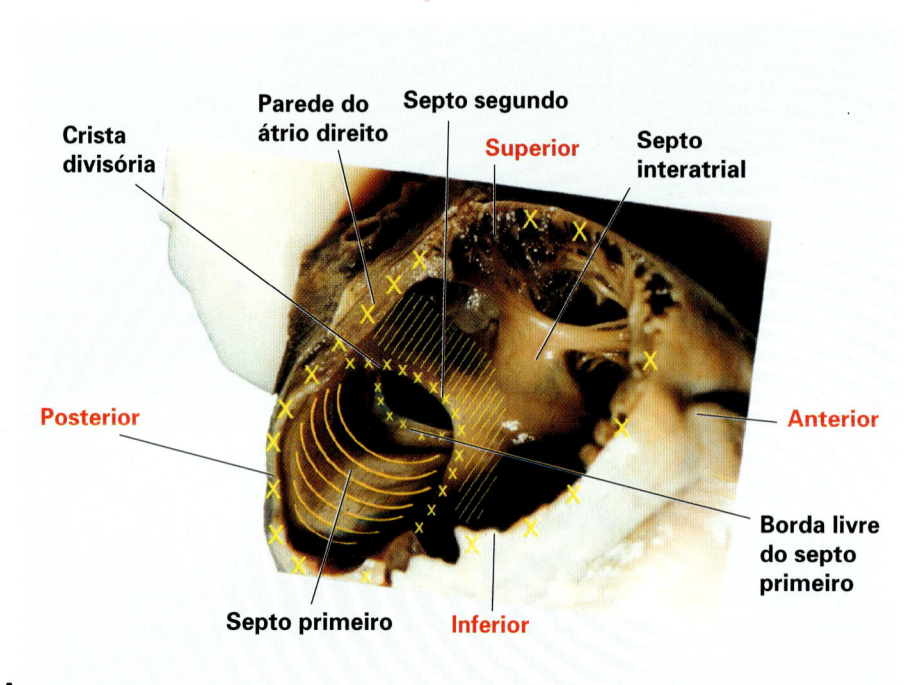

A

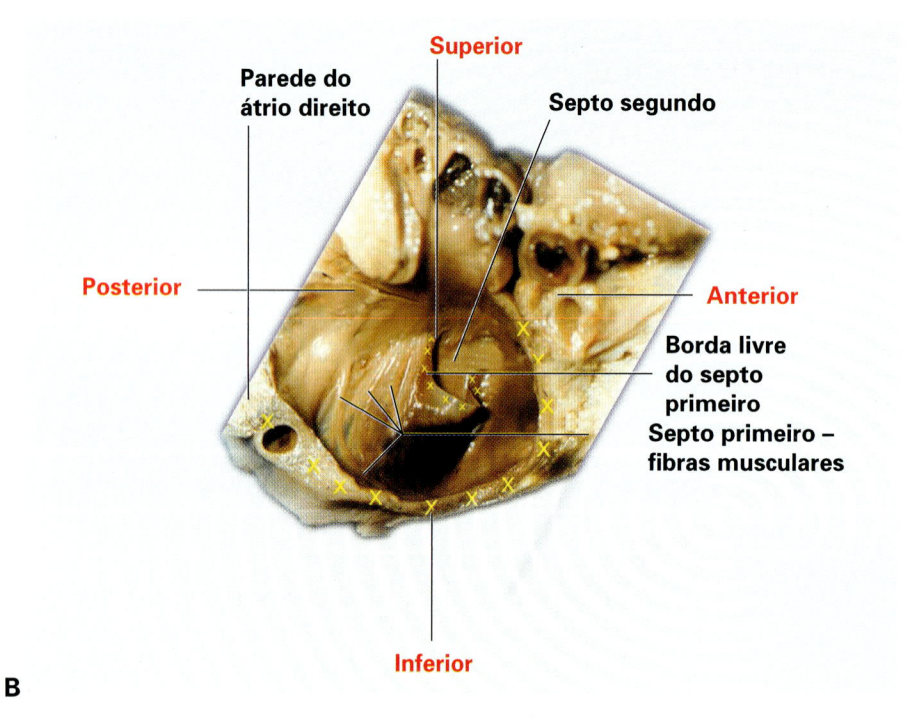

B

Fig. 14-6.

Forame oval. (**A**) Visto do átrio direito para o átrio esquerdo. (**B**) Visto do átrio esquerdo. Excursão do septo primeiro para dentro do átrio esquerdo.[73]

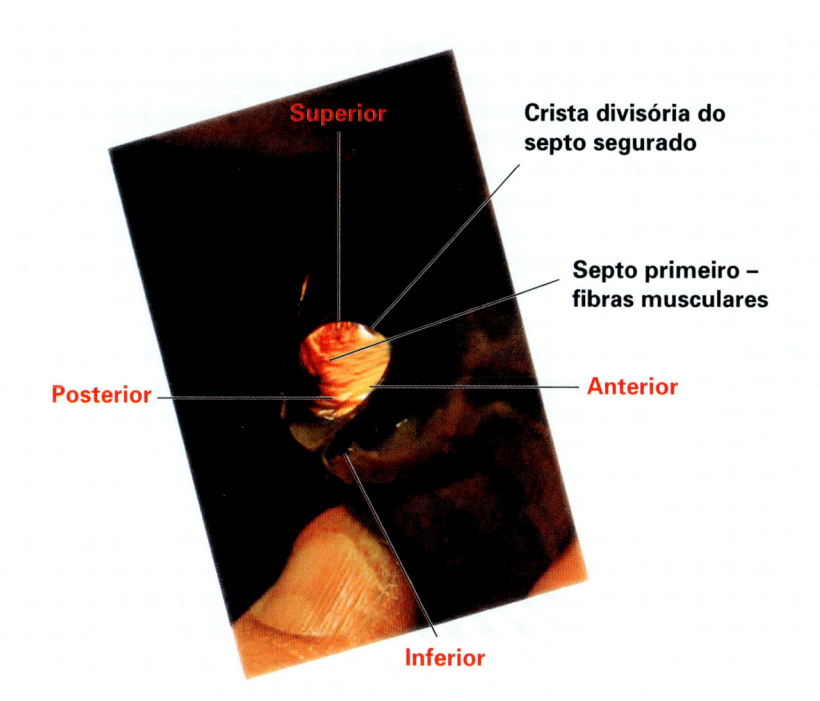

Fig. 14-7.

Septo primeiro. Transiluminação do septo efetuada do átrio esquerdo para o direito.[73]

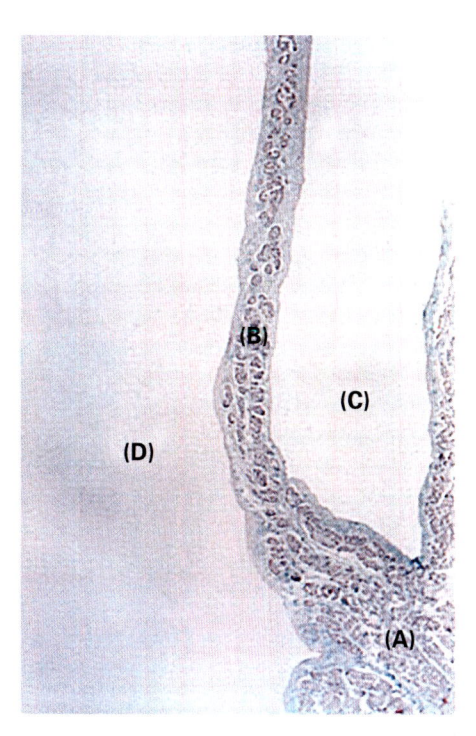

Fig. 14-8.

Origem do septo primeiro na parede do átrio esquerdo. A) Septo primeiro; B) átrio direito; C) átrio esquerdo. Aum. 400×, col. Goldner.[73]

Fig. 14-9.

A) Endocárdio do septo primeiro, demonstrando o endotélio; *B)* e o subendotélio com fibras colágenas; *C)* e fibroblastos. Aum. 1.000×, col. Goldner.[73]

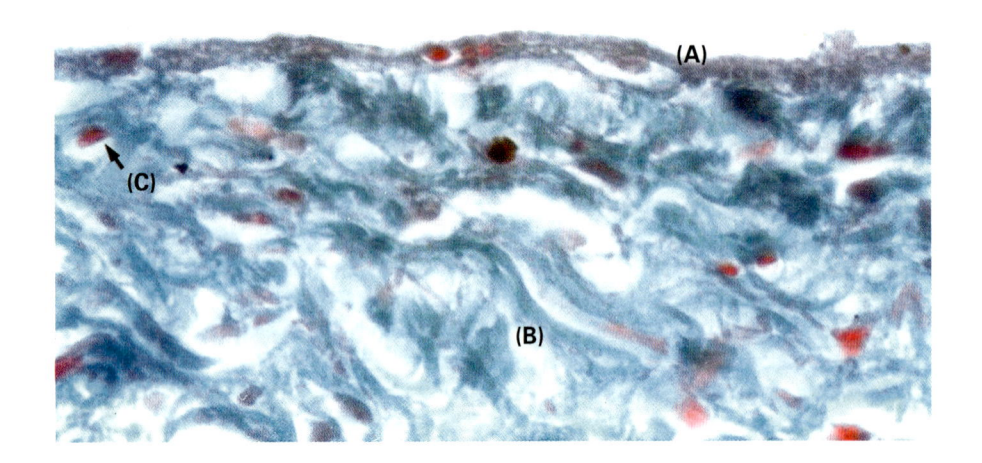

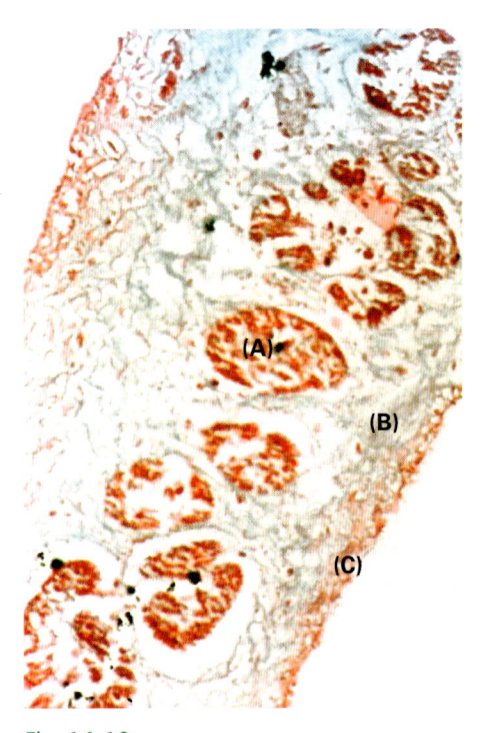

Fig. 14-10.

A) Septo primeiro em corte transversal, demonstrando feixes de fibras musculares; *B)* tecido conjuntivo subendotelial; *C)* e endotélio endocárdico de revestimento do septo. Aum. 1.000×, col. Goldner.[73]

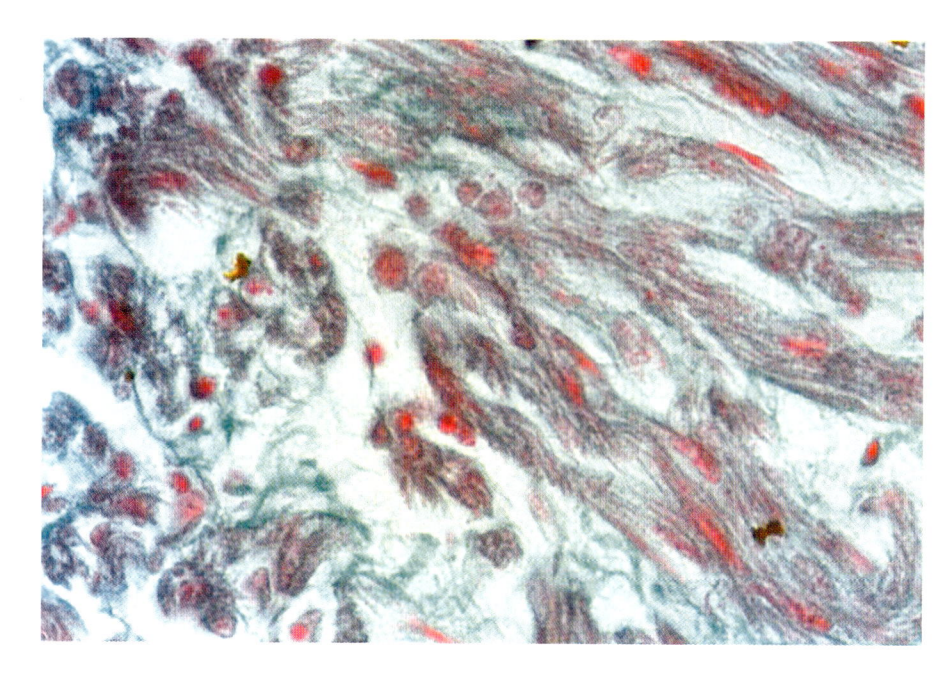

Fig. 14-11.

Corte do septo primeiro, demonstrando fibras musculares em corte longitudinal. Aum. 1.000×, col. Goldner.[73]

mento atrial esquerdo menor do que fetos de mães não diabéticas. Assim, em publicação recente,[7] foram avaliados 42 fetos de mães diabéticas e 39 fetos normais de mães sem doença sistêmica, com idades gestacionais sem diferença estatística, obtendo-se a fração de encurtamento atrial pela razão diâmetro telessistólico – diâmetro pré-sistólico/diâmetro telessistólico, ao modo M (Fig. 14-13). A fração de encurtamento global do átrio esquerdo média no grupo de fetos de mães diabéticas foi de $0,39 \pm 0,15$, enquanto que a do grupo-controle foi de $0,51 \pm 0,11$ (p < 0,001), confirmando a hipótese conceitual. O encurta-

mento atrial esquerdo seria dependente da pré-carga do ventrículo esquerdo e proporcional à sua complacência, provavelmente como conseqüência do aumento da massa miocárdica e da hipertrofia miocárdica prevalentes nos fetos de mães diabéticas.

Impedância do fluxo venoso pulmonar

O estudo Doppler-ecocardiográfico do fluxo nas veias pulmonares tem sido utilizado, em adultos e crianças, para a avaliação da função diastólica. A utilidade do índice de pulsatilidade da veia pulmonar, representando a impedância

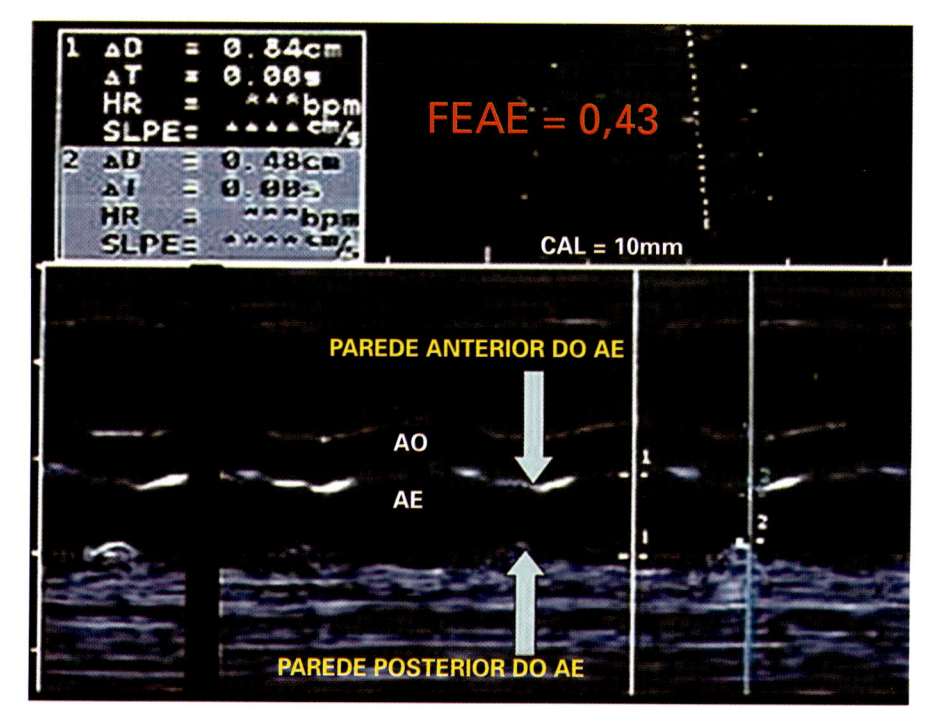

Fig. 14-12.

Ecocardiograma fetal modo M, demonstrando a aorta e o átrio esquerdo. A fração de encurtamento atrial esquerda é obtida pela diferença entre os diâmetros telediastólico (máximo) e pré-sistólico (mínimo), dividida pelo diâmetro máximo. As setas mostram as paredes anterior e posterior do átrio esquerdo. No exemplo, a fração de encurtamento foi de 0,42.

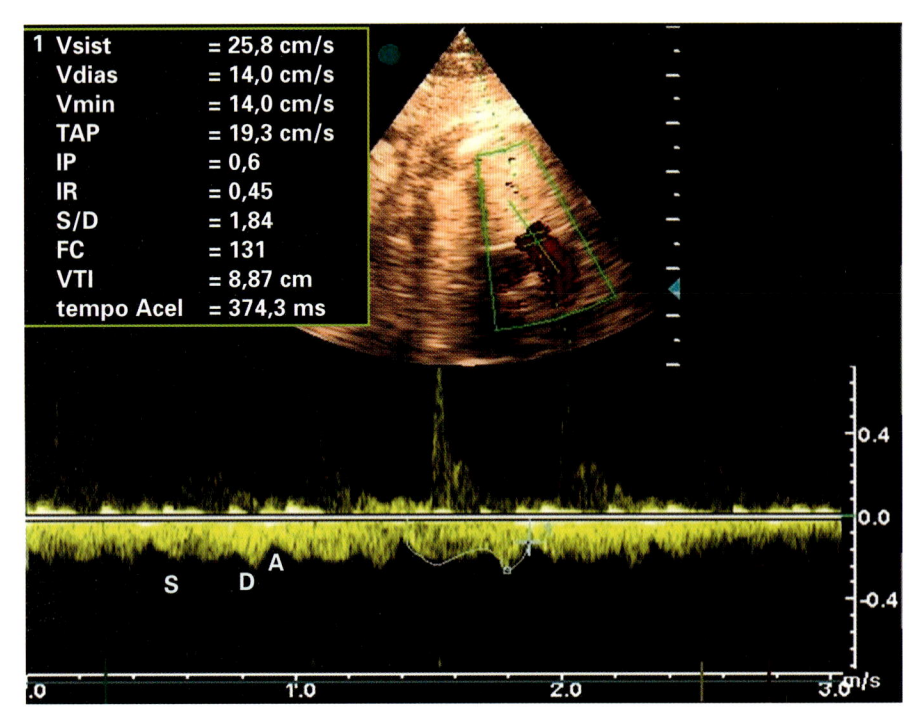

1 Vsist	= 25,8 cm/s
Vdias	= 14,0 cm/s
Vmin	= 14,0 cm/s
TAP	= 19,3 cm/s
IP	= 0,6
IR	= 0,45
S/D	= 1,84
FC	= 131
VTI	= 8,87 cm
tempo Acel	= 374,3 ms

Fig. 14-13.

Doppler pulsado do fluxo na veia pulmonar. A curva tem caráter trifásico, com um pico sistólico (S), um pico diastólico (D) e um pico pré-sistólico (A), que é anterógrado no feto normal. No exemplo, o índice de pulsatilidade é 0,6 (normal).

ao esvaziamento do fluxo venoso pulmonar para o átrio esquerdo, como parâmetro de avaliação da função diastólica durante a vida fetal, ainda não havia sido relatada. Por essa razão, avaliamos o comportamento do fluxo na veia pulmonar em um grupo de 34 fetos de mães diabéticas e em outro de 25 fetos-controles normais, sem diabetes materno, para testar a hipótese de que o índice de pulsatilidade da veia pulmonar nos fetos de mães diabéticas fosse maior do que nos controles, com base na idéia de que um ventrículo esquerdo menos complacente aumentaria a "impedância" ao fluxo pré-sistólico na veia pulmonar, correspondente à fase de contração atrial e, conseqüentemente, aumentaria o índice de pulsatilidade nesse vaso. Para a obtenção do índice de pulsatilidade, a amostra-volume do Doppler pulsado foi colocada na veia pulmonar superior direita, o mais próximo possível da sua junção com o átrio esquerdo e calculada a razão: velocidade máxima [(sistólica ou diastólica) – velocidade pré-sistólica]/velocidade média (Fig. 14-14). As idades gestacionais não eram significativamente diferentes nos dois grupos. O índice de pulsatilidade médio da veia pulmonar no grupo de fetos de mães diabéticas foi de 1,81 ± 0,93 e no grupo controle 1,06 ± 0,35 (p = 0,001). Concluiu-se que o índice de pulsatilidade da veia pulmonar é maior em fetos de mães diabéticas do que em fetos de mães normais, conforme a hipótese levantada, tendo este trabalho sido publicado em 2004.[77] Esse parâmetro tem potencial para ser utilizado na avaliação da função diastólica do ventrículo esquerdo, por ser de fácil obtenção e independente da angulação do feixe ultra-sônico. Ainda em relação à dinâmica do fluxo

venoso pulmonar, demonstramos, em 2003,[78] que seu índice de pulsatilidade correlaciona-se inversamente com o diâmetro da veia pulmonar, sendo menor à medida que o vaso se torna mais calibroso, do hilo para a junção venoatrial, onde deve ser obtido. Mais recentemente, relatamos que o índice de pulsatilidade da veia pulmonar mostra correlação linear significativa com a espessura do septo interventricular, independentemente da idade gestacional e da presença de diabetes materno.[79]

Fluxo no ducto venoso

O fluxo no ducto venoso, como já previamente comentado, tem papel central na circulação venosa fetal e também depende da função diastólica do ventrículo esquerdo, já que reflete a interferência da complacência ventricular esquerda na velocidade do fluxo que chega às cavidades esquerdas através do forame oval, por ele impulsionado.[53,56,59] Com base nesse raciocínio, testamos a hipótese de que fetos de mães diabéticas, com hipertrofia miocárdica e aumento da massa ventricular prevalentes, teriam índice de pulsatilidade no ducto venoso maior do que fetos sem hipertrofia e do que fetos-controles de mães normais. O índice de pulsatilidade do ducto venoso, obtido pela razão: velocidade sistólica – velocidade pré-sistólica/velocidade média (Fig. 14-14A e B), foi quantificado em 142 fetos, sendo 56 fetos de mães diabéticas com hipertrofia miocárdica (grupo I), 36 fetos de mães diabéticas sem hipertrofia septal (grupo II) e 53 fetos normais de mães não diabéticas (grupo III), com idades gestacionais estatisticamente comparáveis. Os valores médios nos três grupos

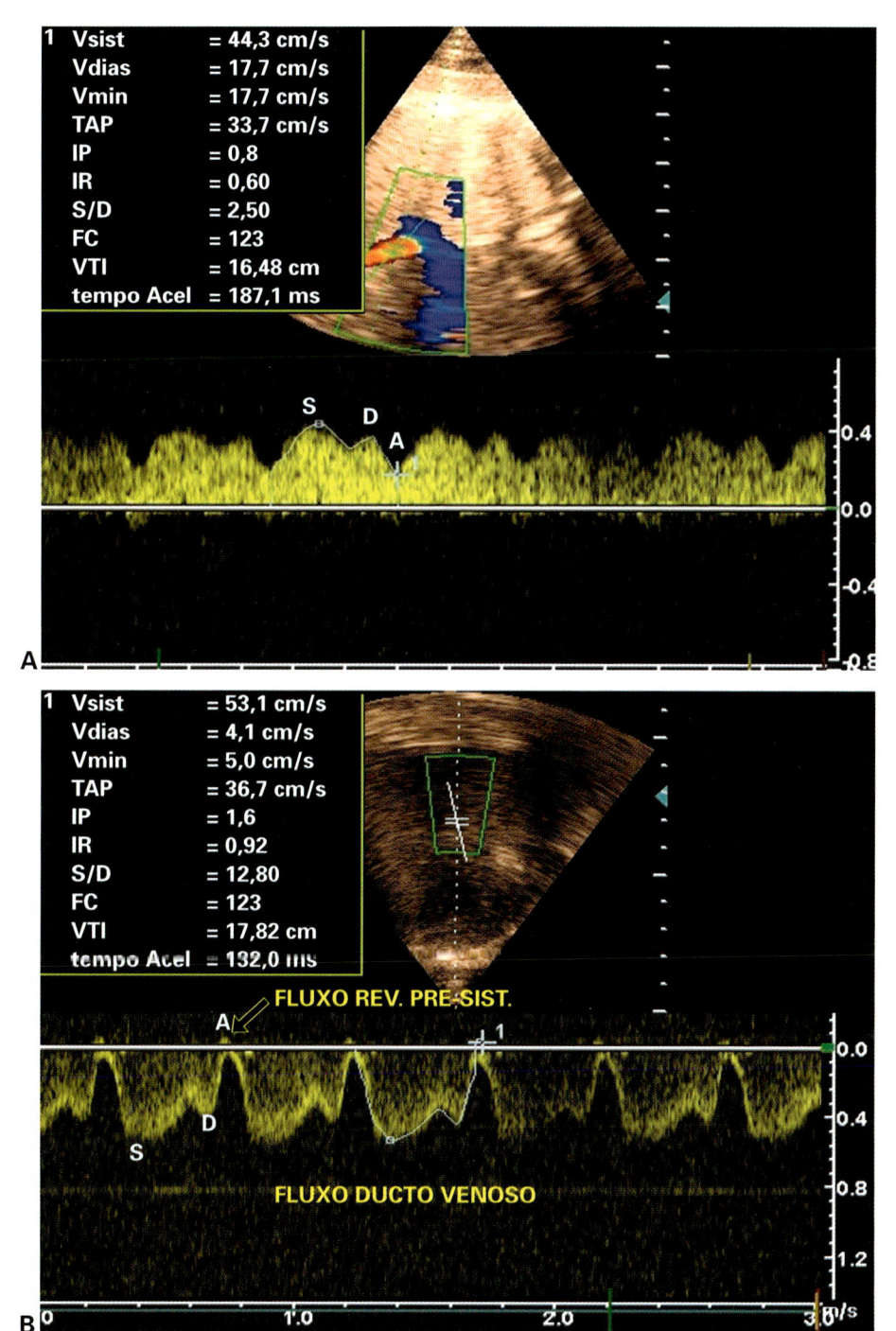

Fig. 14-14.

Curva do ducto venoso. (**A**) Ao *Doppler* pulsado é também trifásica, sendo geralmente o pico sistólico (S) maior que o diastólico (D). O pico pré-sistólico (A) é anterógrado em situações normais. Neste caso, o índice de pulsatilidade é de 0,8. (**B**) Em feto de mãe diabética com hipertrofia miocárdica e hipocomplacência ventricular esquerda. A onda pré-sistólica (A) é reversa devido à hipocomplacência ventricular esquerda e conseqüente aumento da pressão atrial esquerda, que se reflete na maior impedância ao fluxo do ducto venoso. O índice de pulsatilidade está aumentado (1,6).

foram, respectivamente, de 1,13 ± 0, 64, 0,84 ± 0,38 e 0,61 ± 0,17. Usando ANOVA e teste de Tukey, demonstrou-se diferença significativa entre os grupos I e II (p = 0,015), I e III (p < 0,001) e II e III (p = 0,017). Este trabalho foi também publicado recentemente,[80] e a comprovação da hipótese sugere a possibilidade da utilização do índice de pulsatilidade da veia pulmonar como mais um parâmetro para a avaliação da função diastólica fetal.

Fluxo pelo forame oval

O índice de pulsatilidade (IP) é um parâmetro Dopplerfluxométrico amplamente usado na avaliação funcional de fluxos sanguíneos na vida pós-natal. Na vida intra-uterina, este índice também vem sendo utilizado na avaliação da resistência vascular no feto, já que reflete a relação entre a diferença das velocidades sistólica e pré-sistólica e a velocidade média do fluxo sanguíneo. Desse modo, o IP poderia ser aplicado, também, ao fluxo no forame oval, uma vez que esta estrutura assume, anatômica e funcionalmente, características "vasculares" durante o ciclo cardíaco, com fluxo trifásico de perfil venoso (Fig. 14-15).

A hipótese conceitual do trabalho em perspectiva é de que o índice de pulsatilidade do fluxo pelo forame oval seria maior nos fetos de mães diabéticas com HMF do que nos fetos de mães diabéticas sem HMF, assim como nos fetos de mães não diabéticas. O IP seria capaz de documentar as alterações de fluxo no forame oval que especulamos estarem presentes nos fetos com HMF secundária ao diabetes materno. Estas alterações refletiriam uma transmissão retrógrada de pressão desde o ventrículo esquerdo, sugerindo uma complacência diminuída desta cavidade nos fetos acometidos pela afecção.

Estudamos 16 fetos de mães diabéticas com hipertrofia miocárdica (grupo I), 36 fetos de mães diabéticas sem hipertrofia septal (grupo II) e 39 fetos-controles de mães normais (grupo III). O índice de pulsatilidade no forame oval foi obtido pela razão [velocidade máxima (sistólica ou diastólica) – velocidade pré-sistólica]/velocidade média. A média dos índices de pulsatilidade nos três grupos foi de $4,07 \pm 1,32$ no grupo I, $2,28 \pm 0,65$ no grupo II e $2,39 \pm 0,35$ no grupo III ($p < 0,001$ na comparação do grupo I com os grupos II e III, pela ANOVA).

O presente estudo, então, avaliou o comportamento do fluxo pelo forame oval em fetos de mães diabéticas com e sem hipertrofia miocárdica, comparando-o com o observado em fetos controles normais, de mães não diabéticas. Por considerar o ciclo cardíaco globalmente, o índice de pulsatilidade é mais fidedigno que as medidas das ondas individuais de fluxo nas diferentes fases do mesmo. Os resultados obtidos nesse estudo confirmaram a hipótese conceitual, ao ser demonstrado um índice de pulsatilidade significativamente maior nos fetos de mães diabéticas com hipertrofia septal do que nas fetos sem esta anormalidade, de mães diabéticas ou normais. Quando se analisaram comparativamente nos três grupos as ondas de fluxo individuais, observou-se que apenas as velocidades pré-sistólicas se comportaram de forma significativamente diferente, sendo menores ("mais negativas") nos fetos com hipertrofia miocárdica que nos demais. Este achado reforça a idéia de que na diástole tardia, durante a contração atrial, os eventos que ocorrem no ventrículo esquerdo hipertrófico, diminuindo sua complacência, refletem-se no fluxo através do forame oval.

Desta maneira, o índice de pulsatilidade do forame oval comportou-se como um indicador da impedância venosa ao fluxo oxigenado proveniente da veia umbilical e do ducto venoso, dependente da pressão atrial esquerda e da complacência do ventrículo esquerdo. Concluiu-se que este parâmetro pode ser útil na análise global da função diastólica do ventrículo esquerdo fetal. Este trabalho foi recentemente submetido a publicação.[81]

Está em fase de redação o estudo original demonstrando que o índice de pulsatilidade do fluxo pelo forame oval apresenta correlação positiva significativa com o índice de pulsatilidade do fluxo venoso pulmonar e com a espessura do septo interventricular fetal, e correlação in-

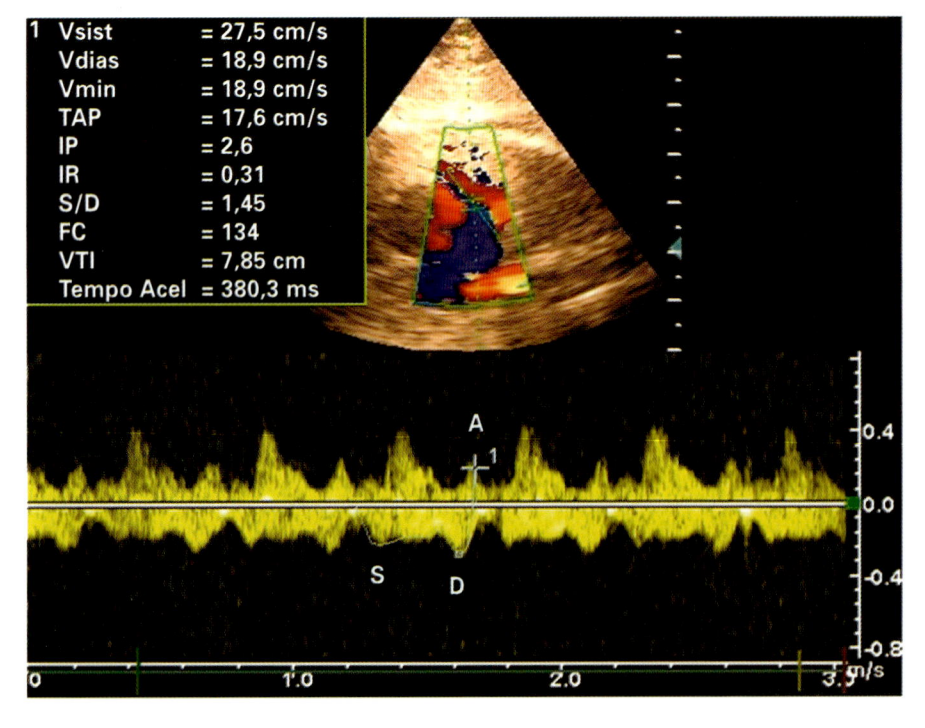

Fig. 14-15.

Note-se como o fluxo no forame oval, mesmo que se faça através de um orifício, apresenta típicas características vasculares, sendo trifásico, com as ondas sistólica (S) e diastólica (D) anterógradas e a onda pré-sistólica (A) retrógrada. Por esta razão, o índice de pulsatilidade no forame oval é mais alto. No exemplo, ele é de 2,6, o que é normal para o fluxo no forame oval.

versa significativa com o índice de excursão do *septum primum*, o que demonstra os estreitos laços funcionais entre esses parâmetros, sendo o elo comum a função diastólica ventricular esquerda.

Doppler *tecidual das paredes ventriculares*

A partir da implementação das técnicas de Doppler tecidual e de sua factibilidade na prática clínica em cardiologia fetal, testamos sua aplicabilidade na avaliação da função diastólica das câmaras ventriculares em fetos de mães diabéticas com e sem hipertrofia miocárdica, em comparação com fetos-controles de mães normais. Para isso, estudamos 62 fetos, 3/4 dos quais de mães diabéticas. Foram obtidas as velocidades miocárdicas do anel tricúspide (porção basal da parede ventricular direita), do anel mitral anterior (septo basal) e do anel mitral posterior (parede lateral do ventrículo esquerdo). As idades gestacionais não diferiram estatisticamente. No anel mitral posterior, as velocidades E' e A' foram significativamente maiores e a relação E/E' significativamente menor nos fetos de mães diabéticas (com ou sem hipertrofia) do que nos fetos controles (E = 7,00 ± 1,59 cm/s, 7,19 ± 2,04 cm/s e 4,8 ± 0,85cm/s [p = 0,001]; A'= 10,24 ± 3,34 cm/s, 10,77 ± 3,77 cm/s e 8,01 ± 2,20cm/s [p = 0,0036]; E/E'= 4,87 ± 1,38, 5,05 ± 1,83 e 7,33 ± 1,87 [p < 0,001]), respectivamente. No anel mitral anterior, as velocidades E', A' e S' foram significativamente maiores nos grupos de fetos (com e sem hipertrofia) de mães com diabetes do que nos fetos de mães normais (E' = 6,76 ± 1,60 cm/s, 7,45 ± 2,59 cm/s e 4,27 ± 1,35 cm/s [p < 0,001], A' = 9,26 ± 3,11 cm/s, 10,57 ± 4,36 cm/s e 6,39 ± 1,70 cm/s[p = 0,02]) e S' = 6,15 ± 0,93 cm/s, 6,04 ± 1,98cm/s e 4,17 ± 0,83 cm/s [p = 0,01]). No anel tricúspide, houve também aumento significativo nas velocidades E', A' e S' e diminuição na relação E/E' nos fetos de mães com diabetes comparados com os controles (E'= 8,08 ± 2,18 cm/s, 7,24 ± 2,00cm/s e 5,45 ± 1,04 cm/s [p = 0,01], A' = 10,84 ± 3,84, 10,27 ± 2,90 cm/s e 7,96 ± 1,12 cm/s [p = 0,014], S' = 6,65 ± 1,29 cm/s, 6,45 ± 1,83 e 5,23 ± 0,91 cm/s [p = 0,025]e E/E' = 5,75 ± 1,77, 5,99 ± 2,34 e 7,77 ± 1,58 [p = 0,014]), respectivamente. Concluiu-se pela evidência de alterações da função diastólica, ao Doppler tecidual das paredes ventriculares, em fetos de mães diabéticas, independentemente da presença de hipertrofia miocárdica, em relação aos fetos-controles de mães normoglicêmicas. Este estudo considerou também os fluxos atrioventriculares, que não mostraram alterações significativas entre os grupos, sugerindo maior sensibilidade do Doppler tecidual na detecção de alterações da função diastólica de ambos os ventrículos. O presente trabalho foi submetido a publicação.[82]

Parâmetros em investigação

Estão presentemente em investigação a análise do *tempo de relaxamento isovolumétrico do ventrículo esquerdo* e o *índice do fluxo pelo istmo aórtico*. Já foi demonstrada, em estudo preliminar (projeto piloto), uma média do índice de fluxo ístmico significativamente menor em um grupo de fetos de mães diabéticas do que em um grupo de fetos-controles de mães normais, sendo a interpretação desse achado baseada na idéia de que a menor complacência ventricular esquerda nos fetos de mães diabéticas, por interferir no fluxo pelo forame oval, favoreceria o fluxo ejetado pelo ventrículo direito através do ducto, gerando maior impedância à ejeção ventricular esquerda e maior dificuldade pelo fluxo anterógrado ístmico, com tendência ao fluxo retrógrado.

CONCLUSÃO

Este capítulo discute aspectos relacionados à abordagem ecocardiográfica pré-natal para o estudo da função cardíaca fetal, tanto utilizando parâmetros clássicos de avaliação como parâmetros alternativos, originários da melhor compreensão das circulações fetais normais e patológica. Alguns dados aqui comentados referem-se a resultados obtidos em linha de investigação em desenvolvimento, cujo objetivo fundamental é a avaliação de novos métodos para estudar eventos normais e anormais que ocorrem durante o ciclo cardíaco na vida intra-uterina.

A utilização rotineira, na prática clínica, dos parâmetros aqui discutidos, depende ainda de estudos complementares, de forma a confirmar sua real acurácia e reprodutibilidade.

AGRADECIMENTO

O autor utilizou, na redação deste capítulo, alguns trechos da tese de Doutorado da Dra. Cora Firpo e da dissertação de Mestrado do Dr. Marcelo Alfredo Salum, por ele orientados, e a quem agradece.

REFERÊNCIAS BIBLIOGRÁFICAS

1. Labovitz AJ, Pearson AC. Evaluation of left ventricular diastolic function: clinical relevance and recent Doppler echocardiographic insights. *Am Heart J* 1987;114:836-51.
2. Brook MM, Silverman NH, Villegas M. Cardiac utrasonography in structural abnormalities and arrhythmias. Recognition and treatment. *West J Med* 1993;159:286-300.
3. Kohl T, Sharland G, Allan L, *et al*. World experience of percutaneous ultrasound-guided balloon valvuloplasty in human fetuses with severe aortic valve obstruction. *Am J Cardiol* 2000;85:1230-3.
4. Hsieh YY, Chang FC, Tsai HD, Tsai CH. Longitudinal survey of fetal ventricular ejection and shortening fraction throughout pregnancy. *Ultrasound Obstet Gynecol* 2000;16(1):46-8.

5. Goldinfeld M, Weiner E, Peleg D, Shalev E, Ben-Ami M. Evaluation of fetal cardiac contractility by two-dimensional ultrasonography. *Prenat Diagn* 2000;(10):799-803.

6. Harada K, Rice MJ, Shiota T, McDonald RW, Reller MD, Sahn DJ. Two-dimensional echocardiographic evaluation of ventricular systolic function in human fetuses with ductal constriction. *Ultrasound Obstet Gynecol* 1997;10(4):247-53.

7. Esh-Broder E, Ushakov FB, Imbar T, Yagel S. Application of free-hand three-dimensional echocardiography in the evaluation of fetal cardiac ejection fraction: a preliminary study. *Ultrasound Obstet Gynecol* 2004;23(6):546-51.

8. Koga T, Athayde N, Trudinger B. A new ultrasound technique to measure the isovolumetric contraction time as an index of cardiac contractility: fetal lamb validation. *J Soc Gynecol Investig* 2003;10(4):194-9.

9. Yumoto Y, Satoh S, Fujita Y, Koga T, Kinukawa N, Nakano H. Noninvasive measurement of isovolumetric contraction time during hypoxemia and acidemia: Fetal lamb validation as an index of cardiac contractility. *Early Hum Dev* 2005 (Epub ahead of print).

10. Ichizuka K, Matsuoka R, Hasegawa J, *et al.* The Tei index for evaluation of fetal myocardial performance in sick fetuses. *Early Hum Dev* 2005;81(3):273-9.

11. Huhta J. Guidelines for the evaluation of heart failure in the fetus with or without hydrops. *Pediatr Cardiol* 2004;25(3):274-86.

12. Falkensammer CB, Paul J, Huhta JC. Fetal congestive heart failure: correlation of Tei-index and Cardiovascular-score. *J Perinat Med* 2001;29(5):390-8.

13. Huhta JC, Weil-Chalker S, Pagotto LT. Fetal congestive heart failure. In: Allan L, Hornberger LK, Sharland G, eds. *Textbook of fetal cardiology.* London: Greenwich Medical Media, 2000. p. 565-75.

14. Tulzer G, Gudmundsson S, Rotondo KM, Wood DC, Cohen AW. Huhta JC. Doppler in the evaluation and prognosis of fetuses with tricuspid regurgitation. *J Matern Fetal Invest* 1991;1:15-18.

15. Nishimura RA, Housmans PR, Hatle LK, Tajik AJ. Assessment of diastolic function of the heart: background and current applications of Doppler echocardiography. Part I. Physiologic and pathophysiologic features. *Mayo Clin Proc* 1989;64:71-81.

16. Labovitz AJ, Pearson AC. Evaluation of left ventricular diastolic function: Clinical relevance and recent Doppler echocardiographic insights. *Am Heart J* 1987;114:836-51.

17. Grossman W, McLaurin LP. Diastolic properties of the left ventricle. *Ann Int Med* 1976;84:316-26.

18. Yamamoto K, Redfield MM, Nishimura RA. Analysis of left ventricular diastolic function. *Heart* 1996;75:27-35.

19. Mirsky I. Assessment of passive elastic stifness of cardiac muscle: mathematical concepts, physiologic and clinical considerations, directions of future research. *Prog Cardiovasc Dis* 1976;18:277-308.

20. Yamamoto K, Redfield MM, Nishimura RA. Analysis of left ventricular diastolic function. *Heart* 1996;75:27-35.

21. Zhou YQ, Foster FS, Parkers R, Adamson SL. Developmental changes in left and right ventricular diastolic filling patterns in mice. *Am J Physiol Heart Circ Physiol* 2003;285(4):H1563-75.

22. Ishiwata T, Pu WT, Tevosian SH, Izumo S. Developmental changes in ventricular diastolic function correlate with changes in ventricular myoarchitecture in normal mouse embryos. *Circ Res* 2003;93(9):857-65.

23. Braunstein JB, Donovan M, Hughes S, Benson DW. Assessment of ventricular relaxation in the developing chick embryo using a monoexponential model. *Am J Physiol* 1994;267(2 Pt 2):H631-5.

24. Harada K, Tsuda A, Rice MJ, Shiota T, McDonald RW, Sahn DJ. Effect of left ventricular wall mass on Doppler filling patterns in the developing normal human heart. *Am J Cardiol* 2000;86(6):659-63.

25. Opitz CA, Leake MC, Makarenko I, Benes V, Like WA. Developmentally regulated switching of titin size alters myofibrillar stiffness in the perinatal heart. *Circ Res* 2004;94:967-975.

26. Lahmers S, Wu Y, Call D, Labeit S, Granzier H. Developmental control of titin isoform expression and passive stiffness in fetal and neonatal myocardium. *Circ Res* 2004;94: 505-513.

27. Anderson PAW, Glick KL, Crenshow C Jr. Developmental Changes in cardiac contractility in fetal and post-natal sheep: in vitro and in vivo. *Am J Physiol* 1984;247:H371-H379.

28. Miyague NI, Ghidini A, Miyague LLT. Fetal Breathing Movements Are Associated with Changes in Compliance of the Left Ventricle. *Fetal Diagn Ther* 1997;12:72-75.

29. Grant DA, Tyberg JV, Walker AM. Effects of external constraint on the fetal left ventricular function curve. *Am Heart J* 1992;123:1601-9.

30. Pacileo G, Palladini D, Russo MG, Calabro R. Echocardiographic assessment of diastolic function in normal human fetuses. *J Perinat Med* 1994;22 Supl 1:43-5.

31. Sharmas S, Athogue J, Essop MF, Thorumbung KL. Right Ventricular pressure lood alters myocyto maturation in fetal sheep. *Am J Physical Regal Integr Comp Physio* 2002;279(4)R1157-69.

32. Harada K, Rice UM, Shiota T, Ishii M, McDonald RW, Sahn DJ. Gestacional Age-and-Growth-related alterations in fetal right, and left ventricular diastolic filling patterns. *Am J Cardiol* 1997;79:173-177.

33. Walker JS, Tombe PP. Titin and the developing heart. *Cir Res* 2004;94:86.

34. Tobita K, Schroder EA, Tinney JP, Garrison JB, Keller BB. Regional passive ventricular stress-strain relations during development of altered loads in chick embryo. *Am J Physiol Heart Circ Physiol* 2002;282(6):H2388-96.

35. Raffin M, Leong LM, Rones MS, Sparrow D, Mohun T, Mercola M. Subdivision of the cardiac Nkx2.5 expression domain into myogenic and nonmyogenic compartments. *Dev Biol* 2000;218:326-340.

36. Levi A, Benvenisti O, David D. Significant beat-tobeat hemodynamuc changes in fetal circulation: a consequence of abrupt intrathoracic pressure cariation induced by hiccup. *J Am Soc Echocardiogr* 2000;13(4):295-9.

37. Danford DA, Huhta JC, Murphy DJ. Doppler echocardiographic approaches to ventricular diastolic function. *Echocardiography* 1986;3:3340.

38. Tulzer G, Khowsathit P, Gudmundsson S, Wood DC, Tian ZY, Schimidt K, *et al.* Diastolic function of the fetal heart during the second and third trimester: a prospective longitudinal Doppler-echocardiographic study. *Eur J Pediatr* 1994;153:151-4.

39. Weber HS. Serial echocardiographic Doppler evaluation of diastolic function in the normal human fetus. *Cardiol Young* 1996;6:32-6.

40. Yellin EL, Meisner JS, Nikolic SD, Keren G. The scientific basis for the relations between pulsed-Doppler transmitral velocity patterns and left heart chamber properties. *Echocardiography* 1992;9:313-8.

41. Appleton CP, Galloway JM, Gonzales MS, Gaballa M, Basnight MA. Estimation of left ventricular filling pressures using two-dimensional and Doppler echocardiography in

adult patients with cardiac disease. *J Am Coll Cardiol* 1993;22:1972-82.

42. Little WC, Warner JG, Rankin KM, Kitzman DW, Chen C. Evaluation of left ventricular diastolic function from the pattern of left ventricular filling. *Clin Cardiol* 1998;21:5-9.

43. Reed KL, Sahn DJ, Scagnelli S, Anderson CF, Shenker L. Doppler echocardiographic studies of diastolic function in the human fetal heart: changes during gestation. *J Am Coll Cardiol* 1986;8:391-95.

44. van der Mooren K, Barendregt LG, Wladimiroff JW. Fetal atrioventricular and outflow tract flow velocity waveforms during normal second half of pregnancy. *Am J Obstet Gynecol* 1991;165:668-74.

45. Tulzer G, Khowsathit P, Gudmundsson S, Wood DC, Tian ZY, Schmitt K, *et al*. Diastolic function of the fetal heart during the second and third trimester: a prospective longitudinal Doppler-echocardiographic study. *Eur J Pediatr* 1994;153:151-54.

46. van Splunder P, Stijnen T, Wladimiroff JW. Fetal atrioventricular flow-velocity waveforms and their relation to arterial and venous flow-velocity waveforms at 8 to 20 weeks of gestation. *Circulation* 1996;94:1372-78.

47. Weber HS. Serial echocardiographic Doppler evaluation of diastolic function in the normal human fetus. *Cardiol Young* 1996;6:32-6.

48. Weiner Z, Efrat Z, Zimmer EZ, Itskovitz-Eldor J. Fetal atrioventricular blood flow throughout gestation. *Am J Cardiol* 1997;80:659-62.

49. Veille JC, Smith N, Zaccaro D. Ventricular filling patterns of the right and left ventricles in normally grown fetuses: a longitudinal follow-study from early intrauterine life to age 1 year. *Am J Obstet Gynecol* 1999;180:849-58.

50. Rizzo G, Arduini D, Romanini C, Mancuso S. Doppler echocardiographic assessment of atrioventricular velocity waveforms in normal and small-for-gestational-age fetuses. *Br J Obstet Gynaecol* 1988;95:65-69.

51. Harada K, Rice MJ, McDonald RW, Shiota T, Ishii M, Reller MD, *et al*. Doppler echocardiographic evaluation of ventricular diastolic filling in fetuses with ductal constriction. *Am J Cardiol* 1997;79:442-46.

52. Tsyvian P, Malkin K, Artemieva O, Wladimiroff JW. Assessment of left ventricular filling in normally grown fetuses, growth-resticted fetuses and fetuses of diabetic mothers. *Ultrasound Obstet Gynecol* 1998;12:33-8.

53. Fouron JC. Fetal cardiovascular physiology. In: Allan LD, Hornberger L, Sharland G. *Textbook of Fetal Cardiology*. London: Greenwich Medical Media Ltd, 2000;3:29-45.

54. Rizzo G, Arduini D, Romanini C. Pulsations in umbilical vein: a physiological finding in early pregnancy. *Am J Obstet Gynecol* 1992;167:675-77.

55. Reed KL, Appleton Cp, Anderson CF, Shenker L, Sahn DJ. Doppler studies of vena cava flows in human fetuses – insights into normal and abnormal cardiac physiology. *Circulation* 1990;81:498-505.

56. Rizzo G, Capponi A, Talone PE, Arduini D, Romanini C. Doppler indices from inferior vena cava and ductus venosus in predicting pH and oxygen tension in umbilical blood at cordocentesis in growth retarted fetuses. *Ultrasound Obstet Gynecol* 1996;7:401-410.

57. Kanzaki T, Chiba Y. Evaluation of preload condition of the fetus by inferior vena cava blood flow pattern. *Fetal Diagn Ther* 1990;5:168-74.

58. Okamura K, Murotsuki J, Kobajashi M, Tanigawara S, Uehara S, Yajima A. Umbilical venous pressure and Doppler flow patterns of inferior vena cava in the fetus. *Am Perinatal* 1994;11:255-59.

59. Rizzo G, Capponi A, Arduini D, Romanini C. Ductus venosus velocity waveforms in appropriate and small for gestational age fetuses. *Early Hum Dev* 1994;39:15-26.

60. Zielinsky, P. O feto e a hermenêutica da diástole. *Arq Bras Cardiol* 2002;79:640-3.

61. Zielinsky P. Role of prenatal echocardiography in the study of hypertrophic cardiomyopathy in the fetus. *Echocardiography* 1991;8(6):661-67.

62. Hagemann LL, Zielinsky P. Estudo pré-natal da miocardiopatia hipertrófica e sua associação com os níveis de insulina em fetos de mães diabéticas. *Arq Bras Cardol* 1996;66(4):193-8.

63. Zielinsky P, Hagemann LL, Daudt LE, Behle I. Pre and postnatal analysis of factors associated with fetal myocardial hypertrophy in diabetic pregnancies. *J Matern Fetal Invest* 1992;2:163-67.

64. Behle I, Zielinsky P, Zimmer L, Pontremoli M, Rsich J. Níveis de hemoglobina glicosilada e anomalias cardíacas em fetos de mães com diabetes mellitus. *Rev Bras Ginecol Obstet* 1998;5:237-243.

65. Zielinsky P, Costa MHL, Oliveira LT, Bonow FP, Silva NIT, Hageman LL. Estudo da história natural da hipertrofia miocárdica e sua associação com hiperinsulinismo em filhos de mães diabéticas. *Arq Bras Cardiol* 1997;69(6):389-394.

66. Menezes HS, Barra M, Belló A, Martins CB, Zielinsky P. Fetal myocardial hypertrophy in a experimental model of gestational diabetes. *Cardiol Young* 2001;11(6)609-613.

67. Zielinsky P, Firpo C. Abordagem ecocardiográfica da função diastólica fetal: Novos conceitos. *Rev Bras Ecocardiogr*, São Paulo, 2002 XV(3):52-9.

68. Zielinsky P, Nicoloso LH, Firpo C, *et al* Alternative parameters for echocardiographic assessment of fetal diastolic function. *Braz J Med Biol Res* 2004 Jan;37(1):31-6.

69. Firpo C, Zielinsky P. Mobility of the flap valve of the primary atrial septum in the developing human fetus. *Cardiol Young* 1998;8:67-70.

70. Zielinsky P, Mastalir E, Antunes P, Buffé F, Miyague N, Aramayo A, *et al*. Comportamento do *septum primum* durante a respiração fetal: um modelo fisiológico para avaliar a função diastólica ventricular esquerda? *Arq Bras Cardiol* 2001;77(supl. I):59.

71. Firpo C, Zielinsky P. Behavior of septum primum mobility in third-trimester fetuses with myocardial hypertrophy. *Ultrasound Obstet Gynecol* 2003;21(5):445-50.

72. Zielinsky P, Salum M, Satler F, Gus E, Nicoloso LH, Manica JL, Piccoli Jr A. A mobilidade do septum primum não depende do diâmetro do forame oval em fetos normais. *Arq Bras Cardiol* 2004;83(4):300-3.

73. Amaral HB, Zielinsky P, Silveira AF, *et al*. *Bases morfológicas para o estudo do septo interatrial no feto humano.* (Submetido para publicação, 2005).

74. Zielinsky P, Beltrame PA, Costa MAT, *et al*. *Dynamics of the septum primum in fetuses with intrauterine growth restriction.* (Submetido para publicação, 2005).

75. Briguori C, Betocchi S, Losi MA, *et al*. Noninvasive evaluation of left ventricular diastolic function in hypertrophy cardiomyopathy. *Am J Cardiol* 1998;81:180-87.

76. Zielinsky, Satler F, Luchese S, *et al*. Estudo do encurtamento global do átrio esquerdo em fetos de mães diabéticas. *Arq Bras Cardiol* 2004, 83(6):472-4.

77. Zielinsky P, Piccoli Jr A, Teixeira L, *et al*. Pulsatilidade venosa pulmonar em fetos de mães diabéticas: um estudo doppler-ecocardiográfico pré-natal. *Arq Bras Cardiol* 2003;81(6);600-3.

78. Zielinsky P, Piccoli A Jr, Gus E, *et al*. Dynamics of the pulmonary venous flow in the fetus and its association with vascular diameter. *Circulation* 2003;108(19):2377-80.

79. Zielinsky P, Piccoli Jr A, Nicoloso LH, *et al. Does pulmonary venous impedance corretate with intervenricular septal thickness?* (Submetido a publicação, 2005).

80. Zielinsky P, Marcantonio S, Nicoloso LH. Fluxo no ducto venoso e hipertrofia miocárdica em fetos de mães diabéticas. *Arq Bras Cardiol* 2004;83(1):45-50.

81. Zielinsky P, Scheid M, Nicoloso LH, *et al. Behavior of the foramen ovale flow in fetuses of diabetic mothers with myocardial hypertrophy.* (Submetido a publicação, 2005).

82. Hatém MAB, Zielinsky P, Hatém D, *et al.* Diastolic *ventricular function study in fetuses of diabetic mothers using tissue doppler.* (Submetido a publicação, 2005).

15

Psicologia e Cardiologia Fetal

Patrícia Pereira Ruschel

Doente, a criança caminha pelo Vale da Morte.
É uma experiência inevitável para todo ser humano,
e em grande parte uma experiência solitária.
Claro, há o médico, e os remédios,
e sobretudo os pais, cuidando do nenê;
mas ao fim e ao cabo, somos uma individualidade
e é nessa individualidade que a doença se resolverá.
Moacyr Scliar

INTRODUÇÃO

Nos últimos anos observa-se um crescente avanço com relação ao desenvolvimento do conhecimento científico e da ampliação de métodos diagnósticos e terapêuticos na cardiologia fetal.

As cardiopatias congênitas são a terceira causa específica de mortalidade infantil no RS. Cerca de 10% desta mortalidade deve-se a cardiopatias congênitas, contabilizando mais de 300 mortes anuais. É também sabido que as crianças com cardiopatias congênitas utilizam 25-30% dos leitos em muitas unidades de tratamento intensivo pediátricas e neonatais, o que representa um número significativo para os recursos instalados disponíveis para assistência pediátrica.[1]

A partir dessa realidade é que surge o interesse em acompanhar, investigar, diagnosticar e tratar as anormalidades cardiovasculares e/ou malformações cardíacas, visando diminuir a mortalidade e a melhorar a qualidade de vida destas crianças.

O Instituto de Cardiologia/Fundação Universitária de Cardiologia (IC/FUC) conta com a Unidade de Cardiologia Fetal, inaugurada em 1993, sob a direção do Dr. Paulo Zielinsky, que já vinha se dedicando a esta área há vários anos. Nesta, existem leitos para internação das gestantes portadoras de fetos com cardiopatias. Várias crianças têm nascido neste hospital, para que possam ter atendimento imediato da equipe da UTI pediátrica. Por meio dessas medidas, objetiva-se minimizar os riscos de morte pós-natal e os prejuízos que possam ser decorrentes da demora do atendimento. Quando o bebê é atendido de imediato, evitam-se situações em que o tempo gasto para o transporte pode ser fatal.

Em várias situações, tem ficado claro que o tratamento ou alguma intervenção médica adequados durante a gestação têm evitado o nascimento da criança com sofrimento ou com conseqüências danosas para seu desenvolvimento. O aprimoramento da capacidade de detectar alterações morfológicas, mesmo que complexas, durante o período pré-natal, possibilita o planejamento de atendimento clínico-cirúrgico de emergência logo após o nascimento. No momento em que é possível diagnosticar ainda na vida intra-uterina, surge também a possibilidade de buscar recursos adequados para o atendimento desta criança que, planejado, terá muito mais possibilidades de ser eficiente.

O trabalho do Serviço de Psicologia Clínica iniciou suas atividades no IC/FUC, em 1981. Ao longo destes anos, vem dedicando-se à assistência do paciente cardíaco e de seus familiares. Esse atendimento é realizado tanto em grupo como individual. Atualmente, os psicólogos reúnem-se com a equipe interdisciplinar para coordenar reunião de pacientes adultos que se submetem a cirurgia cardíaca e com os pais das crianças cirúrgicas para trabalhar as ansiedades decorrentes e orientá-los frente aos procedimentos. Um dos grupos de grande demanda para os atendimentos é dos pacientes com cardiopatia congênita, tanto nas internações clínicas quanto nas cirúrgicas. As crianças são atendidas com técnica própria, com a utilização de caixa de brinquedos (técnica desenvolvida por Aberastury[2]) e os pais, além de participarem das reuniões, através dos atendimentos individualizados, possuem um espaço para expressar seus sentimentos, melhor entendê-los, receber apoio e orientação frente a condutas que proporcionem maior continência às necessidades dos filhos, visando ao desenvolvimento emocional saudável.

Romano[3] coloca que o psicólogo, em seu trabalho no hospital, também intermedeia a relação equipe-paciente, sendo o porta-voz de necessidades e desejos, intervindo com o objetivo de os desencontros das informações serem minimizados. Concordamos com a colocação da autora, entendendo que, ao dedicar um tempo à escuta do paciente, pode o psicólogo refletir sobre a comunicação que se estabelece e seus ruídos, que muitas vezes são coloridos pela angústia do paciente e da própria situação de risco causada pela doença ou malformação.

A oportunidade de iniciar o trabalho junto à Unidade de Cardiologia Fetal foi vivenciada com muito entusiasmo, uma vez que nos proporcionou acompanhar sua implantação e ampliar a compreensão dos fenômenos psíquicos desde a etapa da gestação e o início do desenvolvimento do ser humano. A novidade foi a realização do trabalho com as gestantes e a experiência de acompanhar o que é estar aguardando uma criança que já tem um diagnóstico de cardiopatia congênita. Lembramos Freud,[4] que em seus escritos nos fala da sua idéia da existência de uma relação entre a vida intra-uterina e a primeira infância que o ato do nascimento não nos revelava. Na atualidade, a partir das ecografias, passamos a ter acesso ao conhecimento maior da vida intra-uterina, pois se criou uma maneira de melhor observá-la. Piontelli[5] descreve a observação de 11 fetos dentro do útero, através do ultra-som, mostrando a individualidade presente em cada um. Seu trabalho amplia a compreensão de outros autores como Maldonado,[6] que falam que a história de cada filho se insere de maneira singular na existência do pai e da mãe.

Com referência ao nosso entendimento psicodinâmico da criança com malformação congênita, este trabalho junto à cardiologia fetal possibilita-nos observar como se estabelece a relação entre a mãe e seu filho, desde essa época tão primitiva. Este trabalho também nos permite a compreensão da relação que se estabelece com o pai, os avós, os irmãos e outros membros da família envolvidos na situação.

Nos últimos anos, o trabalho do psicólogo vem ganhando cada vez mais espaço nos hospitais e, além de avançar nas áreas existentes, também tem-se desenvolvido em áreas novas da medicina e com franca expansão, como a medicina fetal e, mais especificamente, a cardiologia fetal.

A equipe multiprofissional com a qual trabalhamos e que desenvolve o atendimento das gestantes portadoras de fetos com malformações cardíacas, é composta por cardiologistas, obstetras, geneticistas, neonatólogos, pediatras, cirurgiões, assistentes sociais e psicólogos. No seu trabalho com a assistência mãe-feto e mãe-bebê, o psicólogo preocupa-se com os aspectos emocionais despertados nessas situações, bem como com a integração necessária na visão multi e interdisciplinar.

Nossa Unidade conta com dois leitos de internação. As pacientes internadas ficam para observação, tratamento do feto e, algumas, para realização de cesárea em nosso hospital, pois dessa forma seus bebês terão atendimento logo após o nascimento na UTI pediátrica, com assistência direta dos cardiologistas. Em alguns casos, está indicado o tratamento cirúrgico logo após o nascimento ou pouco tempo após.

Com relação à prevenção primária, a equipe multiprofissional preocupa-se com a divulgação dos fatores de risco para cardiopatias congênitas e com a conscientização da comunidade sobre a necessidade da realização de acompanhamento pré-natal adequado, que tem como objetivo a longo prazo, o incremento da detecção dessas anomalias para reduzir a mortalidade. Para tanto trabalha com material para divulgação, participação em grupos de gestantes, palestras e divulgação nos meios de comunicação. A equipe realiza exames para triagem das gestantes com fetos com cardiopatias, deslocando-se a postos ou unidades de saúde, onde desenvolve parte de seu projeto.

Consideramos a importância do psicólogo em acompanhar os programas que avaliam as gestantes desde a triagem, ou seja, a primeira ecocardiografia fetal, na qual poderá ser diagnosticada uma cardiopatia. Essa oportunidade será o primeiro impacto com a malformação. A ameaça de perda da realização do sonho do filho perfeito concretiza-se, nesse momento, e isto acarreta o estabelecimento de uma nova realidade entre esta mãe e seu bebê.

Visando uma ação terapêutica e preventiva, atuamos com gestantes em grupos ou individualmente, conscientizando-as da importância de um pré-natal completo, avaliando suas expectativas frente aos exames, trabalhando e pesquisando os sentimentos existentes neste período da gestação (a partir de 20 semanas). Seguimos acompanhando o exame e, além de coletarmos dados de observação, realizamos atendimento imediato, iniciando um trabalho precoce de prevenção dos fatores emocionais, incluindo o momento do diagnóstico, quando for detectada alguma anormalidade no exame.

Os seguintes fatores de risco são descritos na literatura como indicações para ecocardiografia fetal: ultra-sonografia alterada, anomalias cromossômicas fetais, diabetes melito prévio ou gestacional, alterações do ritmo cardíaco fetal, história familiar de cardiopatia congênita, uso de drogas potencialmente teratogênicas, uso de indometacina no terceiro trimestre, infecções virais no primeiro trimestre, colagenose materna, oligodramnia/polidramnia ou retardo do crescimento fetal.[7]

Estudos atuais mostram que apenas 10% dos casos com diagnóstico de malformações cardíacas possuem fatores de risco. Essas conclusões deixam clara a importância da população das gestantes passar por um rastreamento de ecografias que avaliem os corações fetais.[8,9]

As pacientes com um diagnóstico positivo para cardiopatia congênita são encaminhadas para tratamento ou recebem orientações no Instituto de Cardiologia, onde realizamos o acompanhamento psicológico. Neste, são trabalhadas as ansiedades e fantasias despertadas, bem como os sentimentos que interferem na capacidade de vinculação afetiva com esse bebê.

CONDIÇÕES EMOCIONAIS DA GESTANTE

Quando nos reportamos ao ciclo vital da mulher, observamos três períodos críticos de transição: adolescência, gravidez e climatério. A gestação, por sua natureza, é uma fase de incertezas e ansiedades naturais relacionadas às modificações corporais da gestante. Para Langer,[10] existe um momento normal de angústia em toda a gravidez, ansiedades que são fruto da enorme mudança da magnitude do ganho que representa a maternidade.

Alguns autores[11,12] nos falam da infinita gama de representações da fantasia inconsciente que significa um filho para uma mulher. A maternidade, segundo Caron,[13] é uma experiência particular, que revela detalhes da especificidade feminina da mulher. Diz que aceitar a presença de outro dentro de si, com vida, ritmo, movimentos, sexo e características próprias, significa aceitar uma autonomia e abrir mão da ilusão de fusão e onipotência. Caracteriza a gravidez como um terremoto hormonal, físico e psicológico, na mulher que abarca desafios, segredos e incertezas do ser humano.

Segundo Maldonado,[14] esses estados temporários de equilíbrio instável ocorrem devido a grandes mudanças, desde o aspecto social, novas adaptações, reajustamentos interpessoais, intrapsíquicos e pela mudança de identidade. Altera-se o papel da mulher que passa a ser mãe e ocorre naturalmente uma alteração na rede de intercomunicação familiar.

Conforme Rascovsky,[15] a relação de um casal sofre alterações quando ocorre a fecundação, pois a relação que vinha sendo diádica, de dois, transforma-se com a iniciação do novo ser, em uma relação triádica. Desde este momento, o embrião começa a crescer e exige do inconsciente da mãe uma intensificada dedicação libidinosa e afetiva que certamente é retirada de outros interesses anteriores.

O nascimento de um filho provoca, sem dúvida, uma crise vital que pode levar tanto ao crescimento quanto a uma estruturação patológica do casamento. Argumentam que uma das principais causas refere-se ao fato de que o nascimento de um filho rompe com o vínculo simbiótico que existe em todo o relacionamento conjugal, em maior ou menor grau.[16] Pode, inclusive, haver uma alteração significativa dos padrões interacionais da família.[6]

Consideramos casos em que a gravidez não foi planejada e, por si só, já determinou uma crise que é somada às condições em que o casal vinha mantendo seu relacionamento. Trazemos, como exemplo, o caso de casais jovens estudantes, que eram sustentados nas casas paternas e encontram-se repentinamente com a notícia de que serão pais. Precisam, agora, organizar suas vidas para cuidar desta criança que nascerá em breve.

As mulheres grávidas imaginam seus bebês, sentem-nos, sonham com eles, fazem planos para a vida de seu filho. Os pais depositam em seu filho a esperança de continuidade. Freud[17] aponta que as atitudes de pais afetuosos com os filhos são a reprodução de seu próprio narcisismo, já abandonado. Diz que eles se encontram sob a compulsão de atribuir todas as perfeições ao filho e de ocultar e esquecer todas as deficiências. Segundo suas colocações, as crianças terão mais divertimentos que eles tiveram e serão o âmago da criação, chamadas de *sua majestade o bebê*, como cada um de nós nos imaginávamos. Essa criança, na idéia de seus pais, concretizará os sonhos *dourados* que os pais jamais realizaram. Para os pais, um filho representa a sua continuidade, a sua transcendência.

Nos casos em questão, é diagnosticada uma alteração cardíaca no feto, e a dupla mãe-filho segue a investigação chegando a um resultado de problemas cardíacos. Podem ser malformações cardíacas ou alterações no funcionamento do coração do feto que necessitam de um acompanhamento. Nos atendimentos que realizamos, também incluímos o marido, ou o pai da criança, em algumas situações os outros filhos do casal e outros membros da família envolvidos, como os avós do bebê, e essas situações tornam-se carregadas de grande ansiedade, temores e fantasias.

REAÇÕES EMOCIONAIS DIANTE DO DIAGNÓSTICO

A gestação é uma fase de incertezas e ansiedades naturais relacionadas às modificações corporais da gestante, acrescidas de dúvidas sobre a formação do filho. Quando é diagnosticada uma malformação, intensificam-se essas angústias e torna-se mais importante o apoio e o encaminhamento dos conflitos emocionais.

Frente à ameaça gerada pela notícia de que o bebê possui uma doença que poderá comprometer sua sobrevivência, os pais passam a se angustiar. Para a mãe, a situação é extremamente confusa, uma vez que, após o nascimento, o bebê é ainda um prolongamento de si aos seus olhos.[16] Quando a mãe vê seu bebê na ecocardiografia e recebe a notícia da cardiopatia, pode, segundo Garson,[18] intensificar seu vínculo com o bebê, tornando-o mais íntimo ou rejeitá-lo após ver o defeito.

Como já vem de uma crise emocional evolutiva pela gestação, a confirmação desse diagnóstico causa naturalmente um abalo emocional maior.

Uma de nossas pacientes, diante da notícia da cardiopatia, reagiu falando: logo no coração, se fosse um problema num outro órgão, mas o coração é o principal para a vida, e agora?

Devemos levar em consideração os aspectos sociais e nossa sociedade se encarregou de mistificar o órgão coração. Várias expressões são utilizadas em nossa linguagem corriqueira que se referem a este órgão com adjetivos para qualificar a personalidade de alguém, ou outros adjetivos. O coração é considerado como fonte de vida, qualquer problema que o afete é considerado como ameaça à vida, gerando angústia.[19]

Costa e Katz[16] explicam que na gravidez programada, e supostamente desejada, a mulher depara-se com uma criança que ela imagina, o que afirmam ocorrer a partir do segundo trimestre da gravidez, momento em que a vida fetal é sentida como real. No início do terceiro trimestre, a mãe passa a imaginar a aparência desta criança, sentir-se ansiosa para vê-la e também para certificar-se de que se encontra saudável e perfeita.

Sentimentos como desilusão, raiva, medo, em muitos casos um desejo forte de negar essa realidade, estão presentes. Conforme Tedesco,[20] emoções como censura, culpa e sentimentos de falha afloram com freqüência e podem complicar a evolução de gravidez de alto risco. Salienta que a negação pode ser usada como mecanismo para identificação com o estresse, ou como defesa contra ligação afetiva com o feto, que corre riscos de não sobreviver. Em alguns casos, encontramos a gestante e seu parceiro alimentando a esperança até a hora do nascimento da criança, ou até em período posterior, de que o diagnóstico esteja errado, ou seja, mais leve do que o que é evidente.

Segundo Langer,[10] no começo da gravidez são naturais os temores frente ao fracasso da maternidade, oriundos de fantasias infantis, mas na segunda metade da gravidez passam a ter maior tranqüilidade, sentindo os movimentos fetais. Esta paz passa a ser perturbada quando a gestação chega próxima ao seu final.

O temor ao parto tem raízes inconscientes, pois renascem os temores irracionais das primeiras semanas de gravidez e a mulher sente-se frente a um exame final. Só após o nascimento, ela poderá constatar que o ser que estava dentro de si está intacto.

Nos casos em questão, esse processo é incrementado e antecipado para a etapa na qual é feito o diagnóstico.

A situação, na maioria das vezes, exige que esta mulher e seu marido iniciem um processo de luto pela perda daquele bebê sonhado e perfeito para a aceitação do real.

Geralmente, após tal fase, surge o que nos colocou uma delas: vou fazer o que puder para ter o meu filho, se não for possível terei a consciência tranqüila de ter me esforçado.

Uma grande parte das gestantes atendidas verbalizou o receio de passar sua angústia para o bebê e a fantasia de que iriam prejudicá-lo ao falar sobre sua emoção, medos e maus pensamentos. Fica claro o que é comum aparecer em situações de crise que seus pensamentos são onipotentes. Entendemos que nesses atendimentos é importante que possam verbalizar suas angústias, no sentido de se aliviarem e, em algumas situações, se reorganizarem psiquicamente, colaborarem com o tratamento e acumularem condições emocionais para superar da maneira mais saudável possível a situação.

Muitas dessas pacientes relataram-nos um controle exacerbado dos movimentos fetais e, algumas delas, a situação de muita angústia nos momentos quando o bebê não se mexe. A gravidez, por natureza, já é uma fase de incertezas sobre a formação daquela pessoa que está no ventre. Quando é diagnosticada uma malformação, aumentam as angústias. Não podemos esquecer toda carga cultural existente em torno do órgão coração.

Deutsch[12] diz que a mulher grávida identifica-se com o feto, revivendo assim sua própria vida intra-uterina.

Uma de nossas pacientes que planejou seu bebê, primeiro filho, e que mantinha uma relação bastante próxima do feto, conversando e acariciando-o bastante, comete um ato falho em uma das sessões dizendo: *eu quero sair viva do hospital*. Fica bem clara sua identificação com o filho, que na verdade era quem tinha risco de morrer, evidencia-se aí seu envolvimento afetivo com o filho, interpretação aceita pela paciente ao longo do trabalho psico-terapêutico desenvolvido.

Foi relatado por outra paciente que, antes de saber que algo estava errado com seu bebê, teve um sonho em que ele havia nascido, e ela o perdia, não podendo encontrá-lo mais. Questiona sua percepção e o fato de agora estar passando pelo medo de perdê-lo.

Nesses exemplos, fica clara a percepção do risco de perderem seus filhos e de serem frustradas em seus planos e desejos.

Também foi comum nos relatarem as idéias e a imaginação de como seriam seus filhos, em geral gordinhos e cabeludos. Casais que demonstravam manter uma boa relação expressaram a idéia de que o filho seria uma mistura dos dois, descrevendo o rosto do bebê com traços de um e de outro.

O diagnóstico de uma malformação do filho costuma fazer com que os pais se questionem sobre os motivos e são comuns sentimentos de culpa. Neder e Quayle[21] referem-se a uma ferida narcísica que dificilmente cicatriza.

HOSPITALIZAÇÃO DA DUPLA MÃE-FETO

Em várias situações é recomendada a internação da gestante com o objetivo de tratamento do feto, de observação mais rigorosa ou para o parto cesáreo e estudo de seu momento mais adequado. É importante, em algumas situações, que seja definido o momento exato da retirada do bebê, quando terá mais benefícios com os recursos de tratamento fora da vida intra-uterina, melhorando suas chances de sobrevida com melhor qualidade.

A situação de uma hospitalização para tratamento, durante uma gestação, repercute no estado emocional da gestante, já abalado por natureza. Surgem queixas do afastamento de casa, algumas de sua cidade, falta de intimidade com o marido, receio frente à impossibilidade de *dar* um filho saudável ao cônjuge e, em casos mais patológicos, surgiu o medo do abandono pela comprovação da patologia do bebê. Também foi observado que, ao invés da gratificação das modificações corporais da gestação, surgia, em alguns casos, raiva e desilusão, pois, ao contrário da gratificação, aparecia a frustração de um filho com problemas.

Outro aspecto importante é a verbalização, na maioria dos casos, da importância e alívio por poderem sentir que estão investindo no tratamento do bebê na tentativa de salvá-lo e melhorar suas condições de vida.

A ameaça de ter um filho malformado pode intensificar o vínculo mãe-bebê ou, ao contrário, levar à rejeição. Em função dessas tendências, julgamos a importância do trabalho com esses sentimentos, que podem estar presentes em momentos diferentes ou concomitantes, estabelecendo uma ambivalência.

Em vários casos, as pacientes reclamaram muito da situação de precisarem da hospitalização que, embora não seja agradável, é bastante necessária para o controle do problema do bebê. Entendemos e trabalhamos com o enfoque de que expressavam, dessa maneira, a negação da patologia do filho e o desejo de uma cura mágica.

Soifer,[22] ao falar da gestação patológica, explica que suas diversas manifestações são percebidas pela mãe que registra a respectiva noção de forma consciente, ou a reprime, ocorrendo neste caso uma subseqüente aparição de acessos de ansiedade ou diversos sintomas. Acrescenta que, no tratamento psicanalítico, isso aparece ligado a fantasias inconscientes bem definidas e os sonhos as esclarecem. Algumas de nossas pacientes referiram seus sonhos durante o período da gestação.

Uma paciente relata um sonho em que seu bebê nasceu e ela não consegue segurá-lo; demonstra com isso sua insegurança de poder cuidar de um bebê frágil.

Outra relata-nos um pesadelo no qual ela está em perigo e seu marido é quem a salva. Entendemos a identificação com o bebê e a possibilidade de contar com o apoio do marido. Na verdade, seu perigo era o psicológico frente ao "poder lidar" com toda a angústia despertada pela situação da malformação do filho.

Uma gestante aguardando o primeiro filho de seu segundo casamento, com história de ter perdido um dos filhos em um acidente, refere-nos um sonho de angústia e nele seu ex-marido queria roubar-lhe a criança que já havia nascido. Neste relato fica claro que a ameaça da cardiopatia é transferida ao ex-marido, que passa a ser alguém que lhe tira a criança, representando o risco da morte precoce.

Em um pesadelo relatado, as pessoas conhecidas morriam e retornavam más. Entendemos a ameaça do conteúdo-morte e os receios frente à transformação que se impunha fazer no bebê fantasiado para um real, com dificuldades para sobreviver e não-perfeito.

Foi relatado por outra paciente que, antes de saber que algo estava errado com seu bebê, teve um sonho em que ele havia nascido e ela o perdia, não podendo encontrá-lo mais. Questiona sua percepção e o fato de agora estar passando pelo medo de perdê-lo.

Nesses exemplos, fica clara a percepção do risco de perderem seus filhos e de serem frustradas em seus planos e desejos.

Aparece nas observações, durante o trabalho com estes casais, a evolução natural durante a espera de um filho e a realidade se interpondo, fazendo com que sejam confirmados os medos que sempre estão presentes.

Outra observação interessante que fizemos nesse grupo foi a escolha dos nomes dos bebês.

Encontramos situações nas quais a gestante nos referiu a escolha de nomes bíblicos como forma de dar mais proteção ao bebê, casos de promessas em que seriam colocados nomes em homenagem a santos que deveriam proteger as crianças, relatos de que o pai escolheria o nome e nomes compostos por sílabas dos nomes do pai, mãe e de outros filhos, mostrando a união e desejo de todos de o bebê fique bem.

Em um dos casos, a paciente relatou ter sonhado que estava na *última ceia* e decidia colocar o nome em seu bebê de um dos apóstolos. Como teve uma menina, deixou a escolha do nome para seu marido. Houve casos em que as pacientes ainda não haviam decidido e tinham pensado em nomes estranhos que já não conseguiam lembrar, o que entendemos expressar a *estranheza* de seus fetos.

INTERVENÇÃO NA SALA DE PARTO

As indicações de parto cesáreo são para poupar o bebê do desgaste do parto normal e para otimizar o atendimento neonatal imediato. Nosso trabalho tem sido o de preparar a gestante, bem como de acompanhá-la durante a intervenção. A idéia de trabalhar com a gestante preparando-a, do ponto de vista emocional, para a situação no bloco cirúrgico, está embasada em vários estudos que comprovam a importância do preparo emocional para cirurgia. O fato de a paciente ter conhecimento dos dados relativos à cirurgia torna-a mais apta a enfrentá-la, por torná-la menos fantasiosa e, como conseqüência, menos assustadora.[23] Conforme Gunn-Sechaye,[24] um perigo que tenha ao menos uma etiqueta identificadora da realidade será sentido como menos ameaçador e terrível. Em pesquisas realizadas no IC/FUC, evidenciamos que com o trabalho de assistência psicológica ao paciente de cirurgia cardíaca, a partir de reuniões em pré e pós-operatório, alcançamos a redução da ansiedade[25] e a diminuição das complicações pós-operatórias, interferindo também na redução do tempo de hospitalização.[26]

Durante a psicoterapia, é aberto um espaço para conversar com a gestante sobre seus sentimentos, idéias e fantasias a respeito do procedimento. A idéia dessa abordagem parte da técnica de psicoprofilaxia descrita pela psicanalista Arminda Aberastury,[27] que explica a importância do trabalho psicoterapêutico com pacientes que serão submetidos a intervenções cirúrgicas.

O preparo psicológico é feito durante o atendimento, incluindo explicações sobre a intervenção, anestesia, ambiente do bloco cirúrgico, a partir da investigação das fantasias e relatos de experiências e informações anteriores.

São comuns fantasias frente à raquianestesia, por terem escutado relatos de mulheres que tiveram complicações decorrentes desse tipo de anestesia, que são mais expressas por perderem os movimentos dos membros inferiores. Esses medos misturam-se aos receios de entregar-se aos cuidados médicos e com os relacionados à saúde de seu bebê.

Durante a intervenção cirúrgica (cesareana), a abordagem dos psicólogos tem sido de permanecer ao lado da paciente, procurando auxiliá-la a entender o que se passa e a realizar intervenções de apoio. Observamos uma oscilação grande dessas mulheres, entre preocupações consigo e com o bebê, e os sentimentos naturais frente ao momento de separar-se corporalmente da criança. Segundo Maldonado,[14] para a mãe, a realidade do feto não é a mesma do bebê recém-nascido e para muitas mulheres é difícil fazer tal transição. Explica também que amar uma imagem idealizada do bebê não é o mesmo que amar o recém-nascido. Em nossos casos, em especial, o nascimento acarreta a comprovação da realidade da cardiopatia.

Na fase próxima à realização do parto cesáreo, a angústia torna-se mais evidente em todos os envolvidos no processo. As gestantes costumam expressar sua ambivalência entre querer fazer logo a cesárea, para livrarem-se da situação e pelo medo do que possa ocorrer com o bebê; expressam o desejo de prolongar a gestação, na tentativa de ter seu filho mais tempo junto de si, garantindo a segurança e conservando o estado de gestante. Esse é um momento que costuma ser caracterizado pela ambivalência. Em uma situação na qual a idéia é que o bebê não tem problemas de saúde, essa reação emocional é considerada um sentimento natural, mas na situação de diagnóstico parece ser mais incrementada.

É comum que a gestante que possui um vínculo com o psicólogo expresse seus sentimentos, medos e fantasias, e que esses sejam conversados durante a intervenção. Esse acompanhamento é um momento no qual é possível prestar apoio a paciente.

Lembramos um dos casos em que, durante o procedimento, a gestante recordava uma situação traumática de sua infância, pois, aos cinco anos, havia sido submetida a uma cirurgia de hérnia inguinal. Ainda durante a assistência, no período pré-parto, verbalizou seus sentimentos e recordações frente a essa situação vivenciada, solicitando o auxílio psicoterápico, temendo as recordações que o bloco cirúrgico lhe trariam. Lembrava as bacias de sangue que enxergava e também o pai segurando sua mão; referiu que a mãe, por ser fraca para essas situações, não pôde estar presente. Durante o período em que esteve na sala de parto, esse foi um dos assuntos tratados.

O momento da retirada do bebê tem sido quando este pode ter maior auxílio dos tratamentos que lhe podem ser oferecidos fora do útero. Dessa forma, procura-se levar a gestação o mais próximo possível do termo, mas preservando a maior segurança possível da vida do bebê.

A partir do momento do nascimento, a maioria das mães vai fazendo perguntas sobre o estado de saúde do bebê e suas características físicas. Este fica em um berço ao lado, recebendo os primeiros cuidados.

A espera pelo choro do bebê é algo emocionante, não só para a mãe como para a equipe que o aguarda. A sala cirúrgica, em uma situação como essa, conta com uma equipe grande, pois envolve obstetras, anestesista, neonatologista, cardiologista pediátrico, enfermeira, instrumentador e psicólogo.

Relembramos um caso de uma gestante que foi hospitalizada após o diagnóstico de bloqueio atrioventricular total do coração de sua filha, ainda no útero. O parto cesáreo foi planejado para imediato implante de marca-passo. Ao ser retirado, o bebê chorou duas vezes, ela emocionou-se e passou a fazer perguntas sobre a filha que estava no berço ao lado, manifestando sua curiosidade. Foi comentado por uma pessoa da equipe que o bebê era falante como a mãe. Ela sabia que a filha ficaria em um berço ao lado e após seria levada para a sala adjacente para o implante do marca-passo. Perguntava-me: *O que estão fazendo? Como ela está? É cabeluda, como eu imaginava? Está precisando do respirador?* Depois, passa a preocupar-se com que seu marido possa ter notícias, falando das preocupações dele com as duas. Após a remoção do bebê para a sala ao lado, passa a pedir notícias constantes do andamento do implante. O marido, ao receber notícias, manifestou sua emoção pelo choro, expressando a esperança, que cresce a partir desse momento.

As situações variam muito de acordo com a paciente e o estado de saúde da criança. Houve casos em que foi necessário o atendimento à mãe frente ao óbito do bebê neste ambiente. Nesta situação, consideramos importante o fato de o psicólogo prestar um apoio a esta mulher que enfrenta um processo de corte em todos os seus sonhos, esperanças depositadas naquela criança e que, ao mesmo tempo que se recupera da intervenção, também inicia um trabalho de luto.

O luto é uma resposta genérica à separação de uma figura vincular,[28] é considerado um processo que é necessário diante de uma perda. Para que seja completo, existe a necessidade de a pessoa passar por certas tarefas que devem ser realizadas, buscando o equilíbrio. Como primeiro passo, é essencial aceitar o fato da perda, o que significa o enfrentamento com a realidade de que algo foi perdido, ou

de que a pessoa querida está morta, foi-se e não pode retornar. Dessa forma, estará aceitando que a sua reunião com aquela pessoa não será mais possível, ainda que sua crença considere o encontro após sua morte. A partir de tal aceitação, considerada como primeira das quatro tarefas do luto, seguem-se: a elaboração da dor da perda, o ajustamento a um ambiente onde está faltando a pessoa que faleceu e a reorganização dos vínculos afetivos.[29]

A elaboração do luto pressupõe tempo: é como uma ferida que necessita de atenção e cuidado para ser curada. Durante esse tempo, devem ocorrer mudanças psicológicas no enlutado que favoreçam o reconhecimento e a aceitação da verdade, além de possibilitar a experiência de lidar com as emoções despertadas. O luto é um processo e não é estático. Um tempo de elaboração e transformação atinge os indivíduos e os grupos, desestruturando-os pela falta, confundindo os remanescentes e desestabilizando seu funcionamento.[30]

Conforme Soifer,[22] nos casos de morte do bebê, a depressão puerperal apresenta-se muito intensa. Comenta que a impossibilidade de aplicar a capacidade maternal produz uma dor intolerável, significando uma profunda ferida narcisista, de difícil e lenta recuperação. Salienta que em situações como essas impõe-se a psicoterapia.

É comum que a pessoa enlutada vivencie uma mistura de sentimentos, justificados e outros injustificados, como a ambivalência, que é inseparável da culpa.[30] A importância do trabalho psicoterapêutico com esses sentimentos é evidente, para auxiliar no favorecimento das condições para a elaboração do processo de luto.

A emoção quando o bebê nasce bem é enorme, e nosso trabalho segue muitas vezes com conteúdos que nos traziam nas sessões. Em um dos casos que citamos, durante o procedimento, ela revivia uma situação cirúrgica traumática enfrentada na infância, e que foi sendo trabalhada paralelamente às emoções que a maternidade lhe trazia.

Várias mãe expressam muitos agradecimentos por esse apoio: uma de nossas pacientes (que apresentava manifestações psicossomáticas) verbalizou que não sabe como agüentaria sem o auxílio psicológico, pois a cada momento que falávamos com ela, ou a fazíamos falar, sentia-se muito aliviada.

REAÇÕES FRENTE AO FILHO

Com base em Freud, que comparava a estrutura do ego à de um cristal, Rosine Debray[31] pondera que o pós-parto é um período em que o cristal do ego está em parte desorganizado. Diz que as relações entre os seus elementos são mais fluidas, e que, no momento em que se reestrutura, leva em conta o bebê, incluindo em sua organização os efeitos de sua chegada. Quando ocorrem perturbações do elo mãe-bebê, mostra-nos uma reestruturação na qual não é levado em conta o bebê, o que é observado quando o recém-nascido e a mãe são separados por um longo tempo.

Desde o início da gestação, surgem expectativas do filho perfeito; é nesse momento quando são projetados todos os desejos e sonhos dos pais que se acentuam à medida que o nascimento se aproxima. Quando surgem suspeitas de sofrimento fetal ou de malformações orgânicas, essa tranquilidade, até então vivenciada, passa a dar espaço à angústia frente à sobrevivência e à saúde do bebê. A partir desse momento, os pais passam a conviver precocemente em âmbito hospitalar (antes do parto) e ambientes como UTIs Pediátricas (após o parto).

Essa situação desperta sentimentos peculiares. Wirth,[32] ao abordar o assunto, chama a atenção para o fato de que o nascimento, a ameaça de morte e a tarefa de cuidar de um bebê com risco de morte, trazem à memória de quem cuida suas próprias situações internas primitivas e as emoções a elas ligadas.

O filho precisar da UTI, segundo Bertoldi,[33] favorece as mães a ficarem regressivas e assustadas com tal necessidade, precisando de auxílio para que possam desenvolver o que Winnicott[34] chamou de *holding*, e se ocuparem de seus filhos, desenvolvendo com eles o caminho de descoberta de suas novas identidades.

A cardiopatia desperta tanto no pai como na mãe do bebê uma adaptação emocional que, sem dúvida, é difícil. O seu filho é uma deformação da criança sonhada. Esses pais precisam elaborar psiquicamente a perda do filho ideal e só dessa maneira é que poderão estabelecer o vínculo afetivo com o filho real.[35]

Bertoldi[33] enfatiza que existe uma grande dificuldade de investir emocionalmente em crianças com morte anunciada. Diz que, em contrapartida, a definição do momento de parar de lutar contra a morte também é extremamente difícil. Conclui afirmando que há um constante movimento entre o investimento total, a expectativa de melhora e a súbita necessidade de recolher o narcisismo, de reconhecer a derrota; entre a morte de uma criança e o retorno de uma mãe com seu bebê, ex-paciente, vindo expressar sua gratidão.

É comum, e já bem descrito na literatura,[30,36-38] que uma malformação de um filho desperta ou potencializa nos pais sentimentos de culpa, que os levam a superprotegê-lo e dificultam consequentemente, a educação de maneira adequada, impondo limites necessários. Nem sempre é fácil auxiliar a criança a entender o que se passa ou se passou com ela frente a uma malformação, que foi ou não corrigida totalmente. Em muitas situações, não encontramos uma relação direta da gravidade da doença com as preocupações e ansiedades dos pais e consequências emocionais dela decorrentes.[38,39]

Por meio de pesquisas e análise de casos, comprova-se que a família do paciente com cardiopatia congênita é um grupo que tende a ser psicologicamente doente. Os pais podem tornar-se superprotetores e com uma ansiedade pouco controlável frente à doença.[40] Segundo Giannotti,[41] muitos autores constataram que as mães dos cardiopatas eram mais indulgentes e superprotetoras com seus filhos. Estas atitudes eram uma forma de compensar sentimentos negativos de rejeição da criança. Também é descrito.[41,42] que a enfermidade de um dos membros da família provoca um desequilíbrio no núcleo familiar, pois aceitar que são doentes significa a quebra da onipotência do grupo; portanto, é importante que se preste atenção à psicodinâmica que se estabelece em tais grupos. Entendemos que a espera de uma criança com malformação repercute na família nesse sentido·

Nesses casos e em outros, em tempo mais curto, deparamo-nos com a depressão e o questionamento sobre a origem do problema, que inclui o questionamento sobre suas responsabilidades nos casos.

É comum encontrarmos os pais desses bebês bastante presentes e afetivos, sensibilizados, mas com o lado racional bem alerta; são a ponte entre o hospital e a manutenção da família e a casa.

O acompanhamento ao pai é fundamental, pois só ele, nos primeiros dias, é que vai "maternar" o bebê na UTI pediátrica, uma vez que a mãe ainda se encontra na recuperação do parto; vários expressam muita satisfação em poder acompanhar seu filho nesse primeiro período. Por outro lado, também é difícil para eles o fato de não poderem fazê-lo. Quando mantêm uma postura distante, a equipe procura estimular sua participação, reforçando a idéia da sua importância no apoio à paciente e nos cuidados com o bebê. As consultas com a psicologia são espaços nos quais podem examinar os sentimentos despertados e que se interpõem nessa situação.

Pensando sobre o papel do pai, salientamos Ruff e Korchin, citados por Costa e Katz,[16] que descrevem como função paterna desempenhar o papel do *agente protetor* para a mulher nos últimos meses de gestação e durante o período de amamentação. Enfatizam que esta *cobertura protetora*, fornecida pelo pai, é papel fundamental quando a mãe está gestando, parindo e amamentando o bebê. Nos casos em questão, tal necessidade torna-se mais fundamental por toda insegurança incrementada pela notícia da cardiopatia.

Baseadas nessas idéias é que procuramos incluir os maridos nos atendimentos, utilizando entrevistas com o casal e algumas individuais, alterando-os, dependendo da relação que está sendo estabelecida entre eles e da que vai se estabelecendo com o terapeuta.

É comum expressarem o medo de perder o filho, sentimentos despertados pela paternidade, preocupações com a esposa e com o estar "de fora", tratando mais dos aspectos práticos. Alguns conseguem fazê-lo em sessões para o casal, mas a maioria em sessões individuais. Outros mostram um funcionamento mais racional, sem conseguirem mostrar seus reais sentimentos ou até não se incluindo nesse trabalho.

Surge a preocupação em proteger a esposa e pedidos para que nós, da equipe, tenhamos carinho e compreensão. Especialmente para os psicólogos, pedidos de apoio para suas esposas, incluindo o momento da cesárea.

Com o apoio do marido, a mulher é poupada da exigência de voltar-se para fora, lidar com o mundo que a cerca no momento em que tanto deseja e necessita voltar-se para o seu mundo, ou seja, para o seu bebê. O pai precisa tolerar a exclusão temporária dessa relação e aguardar a oportunidade de, mais tarde, dela participar. Para isso, é indispensável que possa estar bem identificado com mãe do bebê e sua mulher.[6]

Aparece nas observações durante o trabalho com esses casais a evolução natural durante a espera de um filho e a realidade se interpondo, fazendo com que sejam confirmados os medos sempre presentes.

CONSIDERAÇÕES FINAIS

Ao longo do período em que trabalhamos com as pacientes da Unidade de Cardiologia Fetal, tem-nos sido possível acompanhar várias histórias de casais que buscam o hospital.

Cada pessoa tem a sua individualidade e traz consigo sua história. A intersecção de duas dessas resulta no início da formação de um novo ser que passa a ser gestado.

Nosso trabalho com o casal tem sido o de ouvi-lo e auxiliá-lo a refletir e a identificar seus sentimentos frente à gestação e ao filho, que passa a ser observado em função de uma alteração ou malformação cardíaca.

A possibilidade de trocar idéias e conhecimentos, nas várias áreas que compõem a equipe interdisciplinar, tem sido rica, interessante e tem contribuído no crescimento profissional de todos os componentes.

Concluindo, dizemos que o trabalho com essas pacientes nos mostra a importância da psicologia em um momento que deveria ser alegre, *colorido*, *mágico*, mas que, em muitas vezes, é coberto por dor, sofrimento, angústias e receios.

O momento do nascimento dessas crianças é vivenciado com muita emoção e expectativa de todos seguindo, então, o trabalho com a dupla mãe-filho em espaços diversos.

A experiência desse trabalho nos remete às origens e faz pensar na sua importância e nos seus reflexos na base da pessoa que passa a construir sua história.

REFERÊNCIAS BIBLIOGRÁFICAS

1. Estatística de Saúde – Mortalidade 1992. *Publicação da Secretaria da Saúde e Meio Ambiente do Rio Grande do Sul*, 1982;18:1-160.
2. Aberastury A. *Teoria y tecnica del psicoanalisis de niños.* 6ª ed. Buenos Aires: Paidos, 1979.
3. Romano B. *Princípios para a prática da psicologia clínica em hospitais.* São Paulo: Casa do Psicólogo, 1999.
4. Freud S. Inibições, Sintomas e Ansiedade (1926). In: ___. *Obras completas de Sigmund Freud.* Rio de janeiro: Imago, 1976;17:95-201.
5. Piontelli A. *De feto a criança.* Rio de Janeiro: Imago, 1995.
6. Maldonado MT. Psicossomática e obsterícia. In: Mello Filho J. *Psicosomática hoje.* Porto Alegre: Artes Médicas, 1992. p. 208-14.
7. Zielinsky P. Cardiologia pré-natal: o feto como paciente. *Revista AMRIGS*, Porto Alegre, 1992;36(4):236-52.
8. Allan LD. Echocardiographic detectiom of congenital heart disease in the fetus: present and future. *Br Heart J* 1995;74(2):103-6.
9. Copel JA, Pilu G, Hobbins JC, Kleinman CS. Fetal echocardiographic screening for congenital heart disease: the importance of the four-chamber view. *Am J Obst Gynecol* 1987;157(3):648-55.
10. Langer M. *Maternidade e sexo.* Porto Alegre: Editora Artes Médicas, 1986.
11. Videla M. *Maternidad, mito y realidad.* Buenos Aires: Peña Lilo Editor; 1973.
12. Deutsch H. *La Psicologia de la Mujer.* 6ª ed. Buenos Aires: Editorial Losada, S.A., 1989.
13. Caron N. *O Ambiente intra-uterino e a relação materno-fetal.* In: Caron NA. *Relação Pais Bebê da observação à clínica.* São Paulo: Casa do Psicólogo, 2000. p. 119-134.
14. Maldonado MT. *Maternidade e Paternidade.* Rio de Janeiro: Atheneu, 1982.
15. Rascovsky A. Las Vicisitudes de la orientación libidinosa de la mujer desde la concepción hasta el fin del puerperio. *Revista de Psicanalisis* Buenos Aires 1983;15(1):27-32.
16. Costa GP, Katz G. *Dinâmica das Relações Conjugais.* Porto Alegre: Artes Médicas, 1992.
17. Freud S. Sobre o Narcisismo: Uma Introdução (1914). In: ___ *Obras Completas de Sigmund Freud.* Rio de Janeiro: Imago, 1976;14:85-122.
18. Garson A, Bricker T, McNamara D. Garson's Psychological Aspects of Heart Disease in childhood. *The Science and Practice of Pediatric Cardiology* 1990;2519-27.
19. Ruschel PP. Quando o coração Adoece... In: Romano B. *A prática da psicologia nos hospitais.* São Paulo: Pioneira, 1994;2:39-54.
20. Tedesco J. Aspectos Emocionais da Gravidez de Alto Risco. In: Zugaib M, Tedesco J, Quayle J. *Obstetrícia psicossomática.* São Paulo: Atheneu, 1997:99-108.
21. Neder EM, Quayle J. O luto pelo filho idealizado: o atendimento psicológico de casais ante o diagnóstico de malformação fetal incompatível com a vida. In: Féres-Carneiro T. *Coletâneas da AMPEPP 1: Relação amorosa,*

casamento, separação e terapia de casal. v. 1. Rio de Janeiro: PUC-Rio, 1996:37-46.

22. Soifer R. Psicologia da gravidez, parto e puerpério. Porto Alegre: Artes Médicas, 1980.

23. Watsberg M, Hojaij J. Considerações preliminares sobre estudo da correlação ansiedade pós-operatória. F Med (Bras) 1985;90:97-103.

24. Gunn-Sechehaye A. Aspectos psicológicos da doença orgânica aguda. Comunicação Roche 1982;4:6-14.

25. Aiub AL, Wiehe MH, Rotert R, Barrz AC, Ruschel PP. Ansiedade em pacientes cardíacas pré-cirúrgicos. Rev Soc Cardiol Estado de São Paulo 1995;5(6-supl.A):6-8

26. Ruschel PP, Daudt PE, Santos MR. Grupo terapia na redução de complicações pós-operatórias em cirurgia cardíaca. Revista da SBPH 2000;3(2):57-60.

27. Aberastury A. História de una tecnica:preparación psicoterapeutica en cirurgia. In: ___. El Psicoanalisis de Niños y sus Aplicaciones. Buenos Aires: Paidos, 1972. p. 35-43.

28. Bromberg MH. Vida e morte: Laços de existência. São Paulo: Casa do Psicólogo, 1996.

29. Worden JW. Terapia do luto. Tradução: Max Brener e Maria Rita Hofmeister. 2ª ed. Porto Alegre: Artes Médicas, 1998.

30. Golberg D. Un Caso de Cardiopatia Congênita. In: Aberastury A. El Psicoanalisis de Niños y sus Aplicaciones. Buenos Aires: Paidos, 1972. p. 56-79.

31. Debray R. Mães, bebês em revolta. Porto Alegre: Artes Médicas, 1988.

32. Wirth AF. Aplicação do Método de Observação de Bebês em uma UTI neonatal. In: Caron N. A relação pais bebê da observação à clínica. São Paulo: Casa do Psicólogo, 2000. p. 207-231.

33. Bertoldi SG. No Limite da Vida e da Morte. In: Caron N. A relação pais bebê da observação à clínica. São Paulo: Artes Médicas, 2000. p. 250-267.

34. Winnicott DW. Textos selecionados da pediatria à psicanálise, trad. Jane Russo. 2ª ed. Rio de Janeiro: F. Alves, 1978.

35. Favarato ME. Aspectos Psicológicos da Criança Portadora de Cardiopatia Congênita. Problemas ligados à hospitalização. In: Lamosa B. Psicologia aplicada à cardiologia. São Paulo: Fundo Editorial BYK, 1990. p. 79-85.

36. Klein M. Os Progressos da Psicanálise. 3ª ed. Rio de Janeiro: Guanabara, 1986.

37. Dolto F. Sexualidade feminina. São Paulo: Martins Fontes, 1984.

38. Ruschel PP. Reflexões sobre a qualidade de vida nas cardiopatias congênitas. Pediatria Moderna 1995;31(6):917-22.

39. Van-Horn M, Demaso DR, Gonzalezh J, Dahlmeier EJ. Ilness-related cocerns of mothers of children with congenital heart disease. Journal of the American Academy of Child and Adolescent Phychiatry 2001;40(7):847-54.

40. Golberg D, Rinaldi G. Preparacion Psicoterapeutica en Cirurgia Cardiovascular Infantil, In: Aberasturt A. El Psicoanalisis de Niños y sus Aplicaciones. Buenos Aires: Paidós, 1972. p. 44-55.

41. Giannotti A. Efeitos Psicológicos das cardiopatias congênitas – Psicologia em instituições médicas. São Paulo: Lemos Editorial, 1996.

42. Vargas HS. Contribuições ao estudo dos aspectos psicológicos que influenciam no pré-operatório da cirurgia cardíaca. AC Cardiologia 1983;12-23.

16

Bioética e Medicina Fetal

Honório Sampaio Menezes

INTRODUÇÃO

O avanço da tecnologia, acompanhado pelo da genética, vem produzindo um conjunto de informações que amplia as opções de escolha para os futuros pais, vindo estes a se confrontarem com situações antes jamais imaginadas. A confirmação de um diagnóstico desfavorável de uma gestação implica em enfrentar os problemas de um feto malformado ou com problemas incompatíveis com a vida. A ignorância genética do passado ou a falta de tecnologia adequada eram barreiras científicas que protegiam os futuros pais da crítica e da condenação moral, o que no mundo atual não acontece mais, ao contrário, traz a responsabilidade sobre o exercício ilimitado da autonomia reprodutiva dos futuros pais, pois suas escolhas podem implicar em danos irreversíveis e graves para seus futuros filhos.

Nos casos de malformação fetal as dúvidas giram em torno de: como não causar dano? Como respeitar o princípio de autonomia dos pacientes? Como diferenciar uma manifestação de impulsividade de uma decisão madura diante dos fatos? O que é benefício? Será um esforço sobre-humano a manutenção da gravidez? Enfim, uma série de dúvidas que nos levam a auxiliar a família a uma tomada de decisão nem sempre fácil.

É importante que se fique atento aos fatos, não se espere demais, nem se tomem decisões precipitadas, uma vez que se está lidando com o bem mais precioso, a vida, e, principalmente, com a vida de um feto esperado por uma família que nos confia suas angústias e suas esperanças.

É neste contexto que as ciências médicas podem se beneficiar com os princípios da Bioética, uma vez que esta ajuda a conhecer, entender e respeitar o ser humano.

OS PRINCÍPIOS BIOÉTICOS

Em 1989, Beauchamp e Childress introduziram o modelo de análise bioética chamado *principialista,* hoje adotado por muitos países. Foram propostos quatro princípios fundamentais: *autonomia, beneficência, não-maleficência e justiça.*[1]

O *princípio da autonomia* se refere a indivíduos capazes de decidirem sobre suas escolhas pessoais. Esses indivíduos têm o direito de decidir sobre as questões relacionadas ao seu corpo e à sua vida.

O *princípio da beneficência* diz respeito à obrigação ética de proporcionar o maior benefício e diminuir ao máximo o prejuízo. O ato deve ser benéfico ao paciente.

O *princípio da não-maleficência* proíbe infligir dano deliberado, estabelece que o médico não deve fazer o mal, sempre proporcionar o menor prejuízo ao paciente (*primum non nocere,* primeiro não prejudicar).

O *princípio da justiça* estabelece a eqüidade: dar a cada um o que lhe é devido, agir com imparcialidade e aplicar os recursos disponíveis equilibradamente, distribuindo-os de forma a alcançar o maior número de pessoas.

Estes quatro princípios não estão sujeitos a uma determinada hierarquia, caso haja conflito entre os mesmos. Para aplicá-los corretamente, deve-se estabelecer a maneira, quando e qual fato determinará o predomínio de um ou outro.

Em medicina fetal a autonomia reprodutiva se reveste de especial importância, como veremos.

AUTONOMIA REPRODUTIVA

O direito à liberdade reprodutiva traz consigo a obrigação ética dos pais de preservarem a saúde dos fetos, como cita Green: *"...os pais têm a obrigação* prima facie *de não permitir que a criança seja formada deliberadamente ou negligentemente com uma saúde que resulte em sofrimento ou deficiência significativas, ou em reduções significativas nas opções de vida, quando comparada a outras crianças com as quais ela irá crescer..."*[2]

Assim, a decisão dos pais deve ser baseada em responsabilidade sobre o futuro do concepto. Ou seja, por um princípio de justiça social e de não-maleficência, deve-se considerar que o resultado do exercício de autonomia reprodutiva dos futuros pais pode impor limitações graves ao futuro da criança a ser gerada.

Reconhecer a irresponsabilidade sobre o feto dos futuros pais não é o mesmo que proibi-los de realizar suas preferências reprodutivas, é necessário discutir como as suas decisões afetaram a saúde e o futuro de seus filhos. Neste contexto, cresce a recente corrente de pensamento entre a comunidade de surdo-mudos que deseja exercer seu direito à liberdade reprodutiva, eliminando fetos geneticamente normais e somente aceitando chegar ao final da gravidez se o feto for comprovadamente surdo-mudo como seus pais. Hoje, enfrenta-se a dúvida sobre a imposição ou não de limites ao exercício da autonomia reprodutiva dessas comunidades que defendem a preferência por embriões surdos em nome da adequação familiar e cultural.[3]

A opção pela interrupção da gestação é a saída mais comum e amparada pelo *ethos* do aconselhamento genético, que assume posicionamentos não restritivos diante do aborto, e a seleção dos embriões traz consigo o tema da não-maleficência para o campo do debate ético.[4]

A dificuldade, no entanto, não está em reconhecer a pluralidade moral da humanidade, mas sim em encontrar mecanismos norteadores para essa diversidade, que, muitas vezes, elege princípios e valores incompatíveis entre si, havendo confronto entre autonomia, não-maleficência e justiça.[5]

SITUAÇÕES ESPECIAIS EM MEDICINA FETAL

Exames sofisticados e testes genéticos para diagnóstico atual ou preditivo passam gradativamente a compor a rotina de um bom pré-natal, especialmente entre famílias com acesso a bons serviços de saúde. Esta oferta de exames no pré-natal, que assegura a saúde do feto, gera, também, a dúvida sobre o impacto moral da informação a ser dada aos pais. As informações sobre o estado do embrião aumentaram as possibilidades de escolha, o que para muitos é um grande benefício, mas para outros representa uma temida possível preferência dos pais por uma ou outra conduta no exercício de sua autonomia. O que se discute, além da moralidade do aborto, são diferentes maneiras de entender e qualificar o humano, com base também em diferentes perspectivas sobre o que determina a qualidade de vida e o bem-viver.

Na presença de malformação congênita grave, aspectos médicos e éticos surgem durante o aconselhamento. Entre os mais freqüentes estão:

- Possibilidade de intervenção intra-útero ou interrupção da gravidez.
- Quando, onde e que tipo de parto.
- Possibilidade de cirurgia logo após o nascimento.

Neste momento, são necessárias virtudes como compaixão, honestidade e integridade na condução do auxílio aos pais na hora de confrontar o diagnóstico não favorável. Os princípios bioéticos envolvidos na situação incluem a autonomia, a liberdade reprodutiva, a beneficência e a justiça. Os conflitos poderão existir se a gestante escolher um caminho cuja ação não é compatível com a tradição da medicina e as recomendações éticas correntes.[6]

CESARIANA DE EMERGÊNCIA

Existe um problema ético e legal para o obstetra quando a gestante, imediatamente antes ou durante o trabalho de parto, recebe a notícia de que seu feto está em perigo de vida e há necessidade de uma cesariana e a mesma não aceita ser submetida a uma cirurgia. Esta situação pode ocorrer por vários motivos. Está presente na discussão o direito do feto à vida e os aspectos legais, de acordo com cada país. No Brasil aceitamos os pais como guardiões legais de seus filhos, incluindo aí os fetos e, também, que o feto tem o direito de viver. Nestas circunstâncias, se o feto pode nascer com boa saúde e a gestante não consente com determinado tratamento, o médico tem o dever legal de avisá-la de que está cometendo um crime ao pôr em risco a saúde do filho.[7,8]

A recusa de cesariana pela gestante pondo em risco a vida do feto nos leva a pensar em forçar a cirurgia para salvar a vida do feto. Temos, aí, três critérios para o que chamaríamos de cesariana de emergência forçada:

- Alta probabilidade do prognóstico (cesariana prevenindo sérios danos ao feto, diminuindo a morbidade e a mortalidade).
- Sem resistência física (aumento do risco materno-fetal).
- Tempo insuficiente para recorrer à justiça

Não há consenso médico sobre a situação, alguns países adotando a decisão judicial sobre o caso e alegando que a autonomia da mãe não está acima da obrigação desta com a saúde de seu feto e, assim, permitindo aos obstetras forçarem a cesariana, quando os três critérios acima forem satisfeitos, de acordo com o caso.[9]

A recomendação da Associação Médica Americana é de que, se a gestante é competente, a sua autonomia deve prevalecer e a justiça deve ser acionada somente em raras circunstâncias. A obtenção do consentimento informado (livre e esclarecido), em tal situação, é obrigatória. As diferentes correntes legais refletem o conflito entre o direito do feto de nascer com saúde e os direitos de privacidade da mãe. A maioria das sentenças das cortes norte-americanas garante o direito da mãe. Não há uma demarcação precisa dos direitos fetais e dos direitos maternos, de forma que quanto mais viável o feto, mais direitos tem, quanto mais invasivo o tratamento proposto para a mãe, maiores os direitos maternos. Cada caso deve ser decidido individualmente, existindo uma árvore decisória que poderá ser útil para que o médico e a família decidam que caminho percorrer.[10]

MORTE ENCEFÁLICA DA GESTANTE

A morte encefálica materna durante a gestação cria uma difícil situação para a equipe médica e para a família, no que se refere à retirada do suporte de vida ou à manutenção do cadáver da mãe permitindo o desenvolvimento fetal. Uma decisão adequada envolve o respeito a um corpo em morte encefálica (morte digna), o direito do feto à vida, a autonomia da família (seus valores e desejos), o uso de terapias experimentais e o uso racional de recursos públicos nos gastos hospitalares.

Quando o feto for inviável, a manutenção do tratamento de suporte ao cadáver da mãe não é uma obrigação ética. A retirada do suporte, neste caso, significa evitar um tratamento experimental, respeitar a autonomia da família (se esta requerer o desligamento do suporte) e, principalmente, proporcionar à gestante uma morte com dignidade. Caso o feto apresente alguma chance de sobrevivência, a questão deverá ser discutida fazendo-se uma análise multidisciplinar de acordo com cada particularidade.[11]

TRATAMENTO ONCOLÓGICO DA GESTANTE

Ainda existem questões não respondidas a respeito da exposição intra-uterina a medicamentos antineoplásicos, o que pode acontecer no caso de haver necessidade de tratamento de câncer durante a gestação.

Em geral o uso de citotóxicos durante o primeiro trimestre de gravidez oferece grande potencial para aborto espontâneo e malformação fetal, diminuindo o risco substancialmente se a quimioterapia for aplicada no segundo ou terceiro trimestres. O ideal seria não expor o feto a este tipo de tratamento, entretanto a vida da mãe pode estar em jogo e uma decisão cuidadosa deve ser tomada.[12]

O dilema ético na decisão terapêutica inclui o estado físico da gestante, a doença de base e as opções de tratamento. A autonomia da paciente é o centro da decisão ética e legal na relação médico-paciente. O contexto inclui crenças religiosas, valores culturais, dinâmica da família, aspectos financeiros e legais do tratamento.[13]

Na discussão estão incluídos os direitos maternos e fetais. Os aspectos metafísicos e psicológicos devem ser levados em consideração ao tratarmos desses casos, a fim de aumentar o conforto emocional da equipe e dos familiares envolvidos.[14]

O FETO COM MALFORMAÇÃO CARDÍACA

A tecnologia atual permite a detecção de malformação cardíaca congênita (coração esquerdo hipoplásico, Ebs-tein, defeito atrioventricular e muitas outras). O tratamento desses problemas gera questões éticas e médicas a respeito da resolução de tais situações.

Os fatos relevantes a considerar são: idade gestacional, gravidade da malformação, grau de certeza do diagnóstico e do prognóstico, possibilidades de tratamento e desejo dos pais em relação ao feto. Cada um desses fatores deve ser examinado e relacionado a princípios éticos, tais como o respeito à autonomia dos pais, a beneficência em relação ao feto e a justiça distributiva dos recursos médicos escassos. Também devemos ter presente que existem casos de gestação gemelar, onde um feto apresenta uma condição, tal como taquicardia supraventricular, cujo tratamento pode afetar a saúde do outro feto e da mãe.[15,16]

A BIOÉTICA E A MEDICINA FETAL

Seria de esperar que os avanços tecnológicos se transformassem exclusivamente em tecnologia saudável a serviço da humanidade e o desenvolvimento da ciência acontecesse dentro de suas fronteiras humanas, o que, infelizmente, não é a realidade. Com o avanço da tecnologia, máquinas e testes sofisticados têm trazido à tona dilemas éticos que precisam ser solucionados, muitas vezes superando a regulamentação legal e a moral dos povos.

A evolução tecnológica trouxe a possibilidade de diagnósticos de malformações que levam à incompatibilidade com a vida e que trazem diferentes interpretações pela equipe e pela família. Sabemos que o ser humano necessita de tempo para elaborar qualquer situação de estresse, e este período varia para cada indivíduo, cujas reações são movidas pela história e por valores morais de cada um, podendo determinar rumos e situações diferentes em cada caso. O caminho correto está no equilíbrio, na busca de soluções moralmente aceitáveis e úteis. A prudência e a tolerância, e o respeito ao pluralismo moral, devem nortear as ações da equipe de saúde.[17]

O maior problema em medicina fetal não está na utilização de técnicas sofisticadas no pré-natal, nem no uso da medicina preditiva, mas no seu controle, no uso que se faz de métodos diagnósticos possíveis, mas nem sempre necessários ou benéficos. É desejável que se tenha uma medicina fetal com preservação da liberdade da ciência a partir do paradigma ético da responsabilidade, talvez com a criação de um Estatuto da Vida, que possa nortear as situações de conflitos hoje conhecidas e dar um rumo àquelas que surgirão nos próximos anos em decorrência do avanço científico e tecnológico, regido por uma bioética baseada em tendências flexíveis, benevolentes e positivas, diferente de nossos rígidos padrões dos códigos de ética profissionais.

REFERÊNCIAS BIBLIOGRÁFICAS

1. Beauchamp TL, Childress JF. *Principles of biomedical ethics.* 4ª ed. New York: Oxford, 1994.
2. Green RM. Parental autonomy and the obligation not to harm one's child genetically. *J Law Med Ethics* 1997;25:5-15.
3. Edwards M. Deaf and dumb in ancient Greece. In: Davis L. *The Disability Studies Reader.* New York/London: Routledge, 1997:29-51.
4. Chadwick R, Levitt M. The end of deafness? People, deaf genes and deaf ethics. Foundation paper. *Deaf Worlds* 1997;13:2-9.
5. Diniz, D. *Conflitos morais e bioética.* Brasília: Letras Livres, 2001.
6. Caniano DA, Baylis F. Ethical considerations in prenatal surgical consultation. *Pediatr Surg Int* 1999;15(5-6):303-9.
7. McFadyen IR. Fetal survival—who decides? *J Med Ethics* 1978;4(1):30-1.
8. Leiberman JR, Mazor M, Chaim W, Cohen A. The fetal right to live. *Obstet Gynecol* 1979;53(4):515-7.
9. Chervenak FA, McCullough LB, Skupski DW. An ethical justification for emergency, coerced cesarean delivery. *Obstet Gynecol* 1993;82(6):1029-35.
10. Mohaupt SM, Sharma KK. Forensic implications and medical-legal dilemmas of maternal versus fetal rights. *J Forensic Sci* 1998;43(5):985-92.
11. Beca JP, Wells W, Rubio W. Maternal brain death during pregnancy. *Rev Med Chil* 1998 Apr;126(4):450-5.
12. Barnicle MM. Chemotherapy and pregnancy. *Semin Oncol Nurs* 1992;8(2):124-32.
13. Wallace R, Wiegand F, Warren C. Beneficence toward whom? Ethical decision-making in a maternal-fetal conflict. *AACN Clin Issues* 1997;8(4):586-94.
14. Iseminger KA, Lewis MA. Ethical challenges in treating mother and fetus when cancer complicates pregnancy. *Obstet Gynecol Clin North Am* 1998;25(2):273-85.
15. Veille JC, Mahowald MB, Sivakoff M. Ethical dilemmas in fetal echocardiography. *Obstet Gynecol* 1989;73(5 Pt 1):710-4.
16. Edwards A, Peek MJ, Curren J. Transplacental flecainide therapy for fetal supraventricular tachycardia in a twin pregnancy. *J Obstet Gynaecol* 1999;39(1):110-2.
17. Garrafa V. Manipulação da vida, ética e cidadania. *Cadernos de Ética em Pesquisa* 1998;1(2):24-5.

A Personalidade Jurídica do Nascituro

Ricardo Bellini Zielinsky

INTRODUÇÃO

O ser humano, desde a Antigüidade, busca um aprimoramento de suas relações éticas e jurídicas, sempre visando a uma relação justa e adequada, tanto com o próximo quanto com o estado. Para que isso ocorra, é necessária a convergência de diversos e variados fatores, como a ética, a justiça, a moral e a personalidade.

O presente capítulo versa sobre a personalidade do nascituro, juntamente com os aspectos éticos e jurídicos concernentes às pessoas. Também é dada especial importância ao início da personalidade jurídica do nascituro e às suas principais correntes doutrinárias. O tema aqui abordado não se esgota, uma vez que a legislação e a doutrina deixam questões em aberto, passíveis de discussão e aprimoramento.

CONCEITOS DE PERSONALIDADE, NASCITURO E PESSOA

Diz o artigo 2º do Código Civil Brasileiro de 2002: "A personalidade civil da pessoa começa do nascimento com vida; mas a lei põe a salvo, desde a concepção, os direitos do nascituro."

De acordo com a Constituição Federal da República Federativa do Brasil, existe inviabilidade constitucional do direito de vida desde a concepção.

Do ponto de vista biológico, a concepção é a fecundação do óvulo pelo espermatozóide resultando no ovo ou zigoto.

A palavra pessoa vem do latim *persona -ae*; que vem de *per* + *sonare*, que é do soar com intensidade (máscaras usadas no teatro para aumentar o volume da voz) que analogicamente passou a ser usada no Direito para designar o homem que desempenha seu papel no teatro da vida jurídica. Para o Direito, pessoa é aquele sujeito capaz de adquirir direitos e contrair obrigações.

De acordo com Plácido e Silva, *apud* em Chaves,[1] a palavra latina *nasciturus* indica aquele que há de nascer, o ente gerado ou concebido que tem existência no ventre materno. É o que está em vida intra-uterina, mas não nasceu ainda, e somente quando do nascimento, iniciará sua vida como pessoa.

Também se define como nascituro aquele ser humano já concebido, gerado, e que ainda se acha no ventre materno. Ainda versa Pontes de Miranda *apud* chaves,[2] que o nascituro é aquele concebido ao tempo em que se apura se alguém é titular de direito ou de pretensão, ação ou exceção, dependendo sua existência de que nasça com vida.

Ainda nos versa a respeito do nascituro R. Limongi França[3] que, de acordo com a etimologia do vocábulo, *nascituro* (de *nasciturus -a -um*) é aquele que há de ou deve nascer. Diferencia-se da prole eventual, que também é protegida pelo direito, estando a diferença específica, em face ao ordenamento jurídico, no fato de o nascituro ser ente já concebido no ventre materno.

Personalidade

Personalidade é a aptidão reconhecida pela ordem jurídica a alguém para exercer direitos e contrair obrigações, tendo esta por base a personalidade psíquica, constituindo-se, porém, em um processo superior a esta; é uma criação social, exigida pela necessidade de pôr em movimento um aparelho modelado pela ordem jurídica.

A formação da personalidade jurídica, no direito pátrio, ocorre pelos fatores nascimento e vida, de forma a que o nascituro ainda não é considerado pessoa, assim ficando em estado potencial os direitos que lhe são reconhecidos.

A palavra embrião não é um termo jurídico, mas sim um termo médico e genético. Assim, a denominação apropriada será nascituro (aquele que se encontra no ventre materno). De acordo com Limongi França,[3] o conceito nascituro pode ser explicado como um ser que:

- É pessoa: em sentido de possuir personalidade jurídica desde a concepção.
- Irá nascer, diferindo-se das pessoas que já nasceram.
- Já foi concebido, diferente da prole eventual, que é a prole futura de determinada pessoa, que poderá ser concebida ou não.
- Está no útero materno: significando gestação, que começa a partir da nidação, ou seja, quando o ovo se implanta no endométrio.

Assim, podemos definir o nascituro como ser concebido, ainda não nascido, que está em maturação humana intra-uterina. A personalidade do nascituro, pessoa real ou virtual, é um ponto crucial que deve ser analisado na esfera jurídica. Deve-se saber se existe somente um conjunto de tecidos, não o considerando pessoa formada (expectativa de tornar-se uma pessoa) ou se já existe uma pessoa constituída e, portanto, real.

Um ponto de extrema relevância a ser tratado no momento em que se fala de pessoa, é abordar quando se dá o início da personalidade, pois através dela o homem torna-se sujeito de direitos e assim poderá, no caso do nascituro, vir a ser pessoa.

Cabe, aqui, diferenciar pessoa de personalidade. De acordo com Clóvis Beviláqua,[4] pessoa ou indivíduo é todo o ser que possui direitos e obrigações. Dessa forma, sendo o nascituro merecedor de direitos e portador de obrigações, seria considerado como se pessoa fosse. Já em relação à personalidade, pode-se definir como uma aptidão reconhecida pela ordem jurídica a alguém, para que exerça direitos e contraia obrigações.

No que diz respeito ao nascituro, é relevante esclarecer que, sendo este considerado pessoa, estaria apto para o exercício de direitos de personalidade. Aqui cabe observarmos as palavras de Benedita Inêz Lopes Chaves:[5] "O homem é o sujeito das relações jurídicas e a personalidade, a faculdade a ele reconhecida, dizendo-se que todos são dotados desta qualidade, não dependendo essa da consciência ou vontade do indivíduo, considerando-se atributo inseparável do ser humano."

Relacionando-se a personalidade aos direitos personalíssimos e patrimoniais, cabe aqui, também, observarmos os dizeres de Caio Mário Pereira:[6] "A caracterização da personalidade jurídica, em nosso direito, se estabelece pelos elementos nascimento e vida, de modo que o nascituro ainda não é uma pessoa, um ser dotado deste atributo, permanecendo em estado potencial os direitos que lhe são reconhecidos."

Dessa maneira, observamos que a doutrina civilista não faz uma diferenciação precisa entre os termos indivíduo, sujeito e pessoa. Constatando-se que a noção de pessoa na formulação jurídica é a de sujeito de direito capaz de adquirir direitos e contrair obrigações, assim sendo, fica diretamente relacionada a sua capacidade contraente. Cabe, dessa forma, salientar que o nascituro tem capacidade legal quanto aos direitos patrimoniais, porém, só poderá exercer tais direitos após o nascimento com vida.

A personalidade é definida como sendo a aptidão para ser sujeito de direito; e ser sujeito de direito significa ser pessoa. Assim, pessoa e sujeito, no plano jurídico, são conceitos equivalentes. Dessa forma, personalidade, significa ter aptidão para ser pessoa.

De acordo com o pensamento de Silmara J. A. Chinelato e Almeida,[7] há um consenso entre os autores na conceituação à personalidade como sendo a aptidão de um ente para ser titular de direitos e obrigações. Também existe um conceito para pessoa afirmando o mesmo.

Etimologia e definição da palavra nascituro

O conceito nascituro provém do latim *nasciturus* que naquela língua significa o que está por nascer ou, ainda, o que deverá nascer. Por meio desse conceito, podemos dizer que nascituro é aquele que há de vir ao mundo, aquele que já está concebido, mas ainda não nasceu, pois permanece no ventre materno. A situação do nascituro é a vida intra-uterina, até o nascimento, seja este de forma natural ou induzida (cesariana). Só então, após o nascimento com vida, pode-se dizer que aí existe uma pessoa.

Tendo em vista que um dos conceitos de nascituro é "pessoa que está por nascer, já concebida no ventre materno", temos que salientar a importante diferença entre nascituro e "prole eventual", que é aquele que ainda não foi concebido, diferentemente do nascituro, que já está concebido. Aí podemos nos filiar ao Direito italiano, onde existem as figuras de *nascituru concepitu* que tem como equivalente em português o nascituro ou feto. Também temos no Direito italiano a figura do *nascituru non concepitu* que tem como paralelo a prole eventual no direito brasileiro. Aqui é relevante ponderar que, para o termo nascituro, temos a existência da concepção, enquanto que para o termo "prole eventual" temos somente a possibilidade de futura concepção.

Princípio da igualdade das pessoas no direito constitucional

De acordo com o artigo 5º do *caput* da Constituição Federal da República Federativa do Brasil, todos são iguais perante a lei, sem distinções de qualquer natureza: "Art. 5º – todos são iguais perante a lei, sem distinção de qualquer natureza, garantindo-se aos brasileiros e estrangeiros residentes no país a inviolabilidade do direito à vida (...)". De acordo com o artigo 3º da mesma Carta Magna, no inciso IV, são objetivos fundamentais do Brasil promover o bem de todos, sem preconceitos de origem, raça, sexo, cor, idade, ou qualquer outra forma de discriminação. "Art. 3º: constituem objetivos fundamentais da República Federativa do Brasil: IV – promover o bem de todos, sem preconceitos de origem, raça, sexo, cor, idade, ou qualquer outra forma de discriminação". Dessa maneira, a Carta Magna garante direitos iguais para todos, assim como os recursos necessários para assegurá-los com eqüidade.

Doravante, temos de esclarecer aqui que as pessoas possuem certas peculiaridades que podem influenciar na sua capacidade de exercer seus direitos, tais como ser maior ou menor de idade, nascido ou nascituro, tornando-os capazes ou não de os exercerem.

Pessoa (pessoa natural e sujeito de direitos)

A definição de sujeito de direitos para Paulo Dourado de Gusmão[8] é aquele ser que, no que diz respeito ao direito, poderá ser titular de direitos e obrigações. Ser este que no Direito moderno poderá ser pessoa física (homem) ou jurídica (sociedade de pessoas).

No presente ensaio, vamos nos ater à personalidade do homem, este como indivíduo. A personalidade jurídica, que é a mesma para todos, não se pode confundir com a personalidade individual, que é diferente para cada pessoa. A personalidade jurídica é inerente a todos os homens, porém nem todos possuem capacidade de fato (capacidade de exercício de direitos), que os possibilite exercer por si só seus direitos e deveres. É aqui que se enquadra o nascituro pois, já concebido, ele possui proteção jurídica de ordem patrimonial, que para alguns possui condição suspensiva de nascer com vida. Nascendo vivo, os direitos e os bens que lhe haviam sido reservados a ele pertencerão. Assim sendo, a aquisição patrimonial ocorre desde o momento da concepção. Todavia, se nascer morto, é como se tais bens e direitos não tivessem sido resguardados, pois os mesmos serão atribuídos àqueles que os teriam direito caso não houvesse ocorrido a gravidez.

O que é o embrião?

No direito, o termo nascituro é utilizado para denominar o ser já concebido, que ainda se encontra no ventre materno. Já na Bioética utiliza-se a palavra embrião, que denomina o ser humano em suas oito primeiras semanas intra-uterinas. Aqui temos, como condão, a importante questão de considerarmos ou não o embrião ser humano ou pessoa. Em caso positivo, essa pessoa deverá, além da proteção legal, receber tratamento digno. Caso não seja considerado pessoa, tal tratamento torna-se desnecessário. A doutrina a respeito do tema é controversa, tanto no Direito quanto na Bioética.

Existem aqueles que dizem que o embrião (nascituro) só pode ser considerado uma pessoa, e tratado como tal, se possuir reconhecimento social e uma história social. Para esses, isso somente poderia ocorrer após o nascimento. Todavia, atualmente a medicina dispõe de recursos tecnológicos ultramodernos, como no campo da imagem, aparelhos de ecografia, tomografia computadorizada, entre outros, que possibilitam ver e escutar o nascituro, com uma precisão tal que este passa a ser reconhecido socialmente, de tal forma que já vai criando desde então sua história pessoal.

Entretanto, ainda assim, muitos estudiosos das áreas médicas e legislativas, entre outras, resistem em considerar o embrião ou o feto como pessoa, principalmente na fase inicial da formação embrionária. Para isso, existe uma denominação especial desenvolvida para essa fase do embrião, chamada pré-embrião.

O pré-embrião é o embrião desde a fecundação até sua instalação no útero, o que deve durar em média uma semana. A razão da existência de tal denominação é que há uma grande ocorrência de eliminação de óvulos fecundados antes de se implantarem na parede do útero materno. Assim, o termo embrião deve ser aplicado somente quando este já estiver junto à parede uterina (nidação no endométrio).

Quando o embrião (nascituro) já está instalado na parede uterina, ele ainda enfrentará diversas dificuldades naturais antes de seu nascimento com vida. Desta forma, os problemas genéticos que se podem observar após o nascimento são os menos graves, de modo que o seu prejuízo à saúde do embrião não foi suficientemente danoso ao ponto de lhe levar à morte antes do nascimento.

Na imensa maioria dos casos, nos humanos, as concepções têm morte embrionária, na porcentagem de 75% de morte embrionária e somente 25% de sobrevivência até o nascimento. Grande parte dessas mortes é precoce, ocorrendo até a sexta semana, que é contada desde a última menstruação e, assim, muitas mulheres abortam seus pré-embriões ou embriões, sem mesmo saber que estavam grávidas. Também ocorre que no restante das gestações confirmadas existe uma taxa de abortamento espontâneo de 20% em média e ainda de 2% de fetos nascidos mortos (natimortos).

Analisando tais fatores, pode-se observar que a maioria dos conceptos humanos não vêm a nascer, pois termina em abortamento ou ainda natimortalidade, devido a elementos próprios da genética e da reprodução humana.

Depois desse rigoroso processo de seleção natural do nascimento, os nascituros ainda encontram-se à mercê da vontade da futura mãe, que muitas vezes negligencia o nascituro com tentativas de aborto, tabagismo, alcoolismo, uso de medicamentos impróprios para gestantes, uso de drogas ilícitas, entre outros.

Assim, observamos que o nascituro passa por uma série de dificuldades antes mesmo que possamos pensar em sua personalidade, seja como pessoa natural, seja como pessoa jurídica. Daí a importância de relacionarmos ao nascituro aspectos éticos, legais e bioéticos, para o melhor entendimento de sua personalidade.

O nascituro no Direito grego

Os gregos, desde a era antiga, aceitavam o nascituro como um ser com capacidade de direito. Existe um velho conto grego que demonstra tal aceitação, a história contada por Plutarco.

De acordo com Plutarco, Polydecte faleceu ainda jovem, sem deixar herdeiros, fazendo o povo crer que Licurgo (irmão de Polydecte) deveria ser o rei. Licurgo então assumiu o trono, mas mais tarde veio a saber que a sua cunhada, a rainha, esperava um filho de Polydecte.

Assim, Licurgo deixou claro que caso a rainha viesse a dar à luz a um filho de Polydecte, a coroa pertenceria a esta criança vindoura. A partir daí, Licurgo governou o reino apenas como tutor e não como rei legítimo.

Já se tratando de casos de aborto, que naquele tempo já ocorriam, Hipócrates, o pai da medicina, prometeu sob juramento que não daria pessário abortivo a uma mulher. Também Hipócrates foi um dos primeiros estudiosos da embriologia humana, fazendo referência aos embriões em seus livros.

Também existem referências históricas de que o aborto na antiga Grécia era punido com penas pecuniárias, como forma de reparação de prejuízos que advinham para a família. Tais penas pecuniárias foram impostas por governantes gregos, como Sólon e Licurgo. É também conhecido historicamente que em Tebas o aborto era punido com severidade. Já em Mileto, o aborto era ainda mais severamente punido, culminando com a aplicação de pena capital (pena de morte).

Para Platão, o aborto poderia ser admitido em situações como as de necessidade demográfica, caso fosse de interesse estatal. Também havia para Platão uma preocupação com a pureza da raça e, nesse caso, ele era favorável ao aborto eugênico. Na opinião do filósofo, ainda havia a relevante questão da idade ideal de procriação para homens e mulheres, já que os homens deveriam ser pais até no máximo os 55 anos de idade, enquanto que a idade máxima permitida para a maternidade era de 40 anos.

Na opinião de outro renomado filósofo grego, Aristóteles, o aborto deveria ser admitido em casos de interesses demográficos e eugênicos. Também defendia que os disformes (malformações embrionárias) deveriam ser expostos ao aborto.

Todavia, Aristóteles foi um dos filósofos que influenciaram os pensadores católicos no período da Idade Média. Em relação ao aborto como crime, esse só ocorreria se o nascituro já fosse possuidor de alma. Para tanto, o nascituro deveria ter no mínimo 40 dias, se fosse do sexo masculino, ou três meses, se fosse do sexo feminino. Nesse tempo, o delineamento do corpo (forma humana) do nascituro já poderia ser visível.

Foi, também, Aristóteles quem escreveu o primeiro tratado a respeito da embriologia que se conhece. Em tal tratado, é descrito o desenvolvimento do embrião humano.

O nascituro no Direito romano

No Direito romano, que é a fonte do Direito brasileiro, a personalidade jurídica coincidia com o nascimento, pois antes deste não existia o sujeito e o objeto de direito. O nascituro que se encontrava no ventre materno era considerado como parte da mãe e não como uma pessoa que possuísse personalidade individual, de tal forma que não possuía direitos reconhecidos ao homem. Todavia, os interesses do nascituro eram protegidos de toda situação que pudesse vir a prejudicá-lo.

De acordo com alguns autores da doutrina nacional, o direito romano possuía diversas idéias não uniformes a respeito dos direitos do nascituro.[9-15] Todavia, não prevalece uma corrente doutrinária sobre a outra.

Para o Direito romano, segundo estabelecimentos adotados naquela época pelos jurisconsultos, existiam certos requisitos para que fosse considerada a existência humana. Tais requisitos, eram o nascimento, a vida extra-uterina e a forma humana.

Para ingressar juridicamente ao mundo no Direito romano, após o nascimento, a criança tinha de estar viva. Quando a criança mantinha-se viva por uma considerável fração de tempo, não havia problema, porém quando vinha a falecer logo após o parto era necessário que se verificasse se ele tinha vivido ou não. Para isso existiam duas fórmulas. A primeira era a fórmula dos proculeianos, que exigia que o nascido antes de falecer emitisse vagidos. Já a outra fórmula era a dos sabinianos, que aceitavam como prova de vida qualquer sinal inequívoco de vida. Esta última fórmula foi adotada como praxe pelo imperador Justiniano, que foi um grande estudioso do Direito.

No fator relacionado à forma humana, era considerado como *monstrum* o ser que, mesmo tendo nascido do ventre de mulher, apresentasse forma animalesca, sendo esta na totalidade do corpo ou somente em alguma parte do mesmo. Nestes casos era considerado que o *monstrum* havia sido gerado a partir de um coito com animal – *coitus cum bestia*. Todavia, no século XIX, a ciência provou que seres humanos não podiam gerar juntamente com qualquer espécie distinta da raça humana embriões; sendo assim, mesmo sem possuírem formas humanas tais seres devem ser considerados seres humanos.

Existia no Direito romano uma corrente que exigia a vitalidade para que após o nascimento a criança adquirisse direitos.

A corrente da vitalidade é bipartida. De um lado, eram requisitos o nascimento, a vida extra-uterina, a forma humana e a fosse vital (exigência de que a criança nascesse após um período de seis meses, no mínimo, para que pudesse continuar a viver). Só aí é que poderia ser considerado um ser humano. Já a corrente oposta considerava que a vitalidade não seria requisito para que se considerasse o ser como humano. Todavia, é importante salientar que a mãe adquiria determinados direitos, provenientes do nascimento de seu filho. Tais regalias eram dadas às mães, pois o império romano tinha real interesse no nascimento de mais cidadãos, que por sua vez aumentariam o poder de Roma.

Assim, novamente podemos observar que o Direito romano protegia o nascituro com dignidade e respeito que devem ser prestados a um ser humano que está em formação, porém, ainda assim, ele não era considerado como um sujeito de direito. Esses direitos viriam após o nascimento com vida e o preenchimento dos outros requisitos supra-referidos.

Como já comentado, não havia unanimidade com relação ao nascituro no direito romano. Para Upiano e Papiniano, o ser que se encontrava no ventre materno não era considerado humano, pois este não possuía existência própria; assim, era somente uma expectativa de vida, ainda diretamente ligado às entranhas maternas. Mas, embora houvesse somente essa expectativa de vida, ela era protegida. O aborto era punido e, quando uma mulher grávida falecia, o nascituro era tirado de dentro do ventre da mãe morta.

Já para Sálvio Juliano, o nascituro e a criança nascida estavam no mesmo patamar jurídico, no quesito que dava utilidade para o próprio, "a criança concebida se tem por nascida em se tratando de sua conveniência". Na questão relacionada aos direitos sucessórios, os descendentes de justas núpcias gozavam da mesma condição do pai, em relação ao pátrio poder e à cidadania. Caso o nascituro fosse filho de um senador, esse gozava dos mesmos privilégios do pai, mesmo que, durante a gestação, o pai viesse a falecer.

Por outro lado, os que eram concebidos fora de justas núpcias, não seguiam a condição do pai, mas sim a da mãe. Para preservar a liberdade, existia uma previsão de que o filho de uma mãe escrava nascia livre, caso a mãe fosse livre no momento da concepção ou em qualquer momento entre e a concepção e o parto.

O nascituro também recebia uma proteção patrimonial equivalente à que a criança mereceria se nascesse viva. Quando o filho nascia após a morte do pai, existia a posse de bens em nome da herança, que consistia em retirar-se os bens da herança para a manutenção da mãe e do nascituro sem ter de restituí-los posteriormente.

Assim sendo, mais uma vez salientamos que, para os romanos, o nascituro não era considerado como pessoa, não possuindo direitos. Todavia, ele tinha seus interesses protegidos desde sua concepção, que haveria de ser constatada, para que ocorresse o reconhecimento da transmissão e aquisição do direito.

Considerações filosóficas sobre o nascituro

R. Limongi França,[3] apoiado na doutrina aristotelicotomista, infere que o nascituro é pessoa, pois já traz consigo o germe de todas as características de ser racional. A imaturidade do nascituro não tem essência diversa das dos recém-nascidos, estando este para a criança assim como esta está para o adulto.

Um grande estudioso desta matéria é o professor da Universidade Católica Portuguesa Mário Emílio F. Bigotte Chorão, filósofo e civilista, citado em Almeida[16]. Entre seus estudos, salienta-se "O problema da natureza e tutela jurídica do embrião humano à luz de uma concepção realista e personalista do Direito". Para este autor, "as categorias do direito e as formas de tutela jurídica têm de adaptar-se às verdadeiras realidades e circunstâncias da vida humana nascente e do ser embrionário, a lei do íus terá de aproximar-se da lei do bios e a personalidade jurídica singular há de corresponder a toda pessoa humana em sentido ontológico". De acordo com o autor, os preconceitos idealistas para configuração e tutela jurídica do embrião são muitos e graves. Esses utilizam critérios subjetivistas e voluntaristas, de forma que fazem com que a personalidade jurídica apareça muitas vezes como uma construção legal e científica abstrata, separada das realidades naturais, ficando alheia ao substrato ontológico da pessoa humana. Tal linha, que é denominada de "perversão" seria possuidora de responsabilidades na crise do Direito.

Em consonância a isso, o personalismo jurídico enxerga, na pessoa natural, tomada na plenitude da estrutura ontológica e dignidade axiológica, o alicerce da ordem jurídica.

Na observação do personalismo jurídico, todo o homem, enquanto pessoa, no sentido ontológico, é dotado de dignidade intrínseca, sendo necessariamente pessoa, no sentido jurídico ou sujeito de direito, "sendo-lhe conatural um núcleo de direitos fundamentais, máxime o direito à vida".

Assim, existe uma crítica ao direito atual, que não diferente das reiteradas profissões de fé personalista e insistente retórica dos direitos humanos, freqüentemente afasta-se da defesa dos direitos do nascituro ao nascimento, à integridade física e à genética.

O personalismo jurídico, que valoriza a pessoa, funda-se em diversas fontes doutrinárias, dando ênfase a Santo Tomás de Aquino e mais recentemente a M. Maritain, *apud* Almeida.[16]

"O cerne da questão consiste numa reflexão sobre o sentido da personalidade jurídica em íntima ligação com o conceito ontológico de pessoa. Esta reflexão, embora com o contributo científico da dogmática e da teoria geral do Direito, situa-se num nível de maior radicalidade, que releva da competência da filosofia do direito e da filosofia *tout court*. A decisão sobre a eventual identidade pessoal do embrião humano pertence também, de direito, à filosofia, mas não pode deixar de apoiar-se nos dados científicos da biologia, da embriologia, da genética, etc. Depois, estando em causa a tutela devida aos seres embrionários, alguma palavra terão a dizer à ética, à axiologia jurídica e à política do Direito".

Podemos ter como argumentos básicos da concepção realista, personalista e jusnaturalista da personalidade jurídica, situadas em antípodas das visões positivista e formalista, os seguintes aspectos:

1. A personalidade jurídica da pessoa natural é atributo inerente, natural das pessoas no sentido ontológico, assim reconhecendo ao homem verdadeiro direito natural.
2. Essas qualidades, por conseqüência, estendem-se a todos os indivíduos humanos que estão vivos.
3. Tal existência vem desde o momento da concepção, sendo, portanto, o nascituro portador de direito à vida e demais direitos.
4. Assim sendo, o conceito jurídico de pessoa torna-se categoria chave do Direito, sendo necessária para a representação do ser humano como sujeito de direito.

Ainda esclarece Mário Emílio Bigotte Chorão a idéia de que a condição ontológica da pessoa força uma dimensão jurídica. Assim sendo, quem é pessoa, ontologicamente, também é pessoa em sentido jurídico.[16]

O nascituro e as religiões

O Direito moderno está em sua nascente, diretamente ligado à moral e à religião. Também existe uma conexão com princípios sociológicos e filosóficos. Cabe aqui fazermos algumas observações a estes princípios, uma vez que o Direito brasileiro tem influências do cristianismo e do Direito canônico.

Atualmente, na maioria dos países, existe uma desvinculação entre direito e igreja. Entretanto, em alguns países, determinadas religiões são proibidas, enquanto em outros direito e religião se confundem. Geralmente, esta interação jurídico-religiosa ocorre em países que adotam a religião islâmica.

No nosso país, a desvinculação do estado com a igreja é total. Podemos observar isso no artigo 5º, VI, de nossa Carta Magna, que diz que é inviolável a liberdade de consciência e de crença, sendo assegurado o livre exercício de cultos religiosos e garantida, na forma da lei, a proteção aos locais de culto e sua liturgia.

Nas igrejas cristãs, sejam elas protestantes ou católicas, as doutrinas possuem fulcro na fé, no respeito à vida humana e na igualdade das pessoas perante Deus. Na questão relacionada ao aborto, o tema de discórdia entre as igrejas é se ele pode ser admitido em certas circunstâncias ou não e, também, a partir de quando o nascituro seria um ser humano completo e vivo.

Existem algumas descobertas científicas a respeito do nascituro que ainda não foram devidamente absorvidas pela teologia.

Como já comentado, a filosofia aristotélica teve forte influência no pensamento filosófico ocidental e também no cristianismo, sendo um dos pontos relevantes de tal filosofia a distinção feita por Aristóteles de os nascituros possuírem ou não alma.

Todavia, na igreja católica, sempre ocorreu punição para qualquer tipo de aborto. Observando a encíclica *matrimônio cristão*, do Papa Pio XI, notamos que existe uma determinação de que desde o momento da concepção o feto possui direito à vida e que toda a medida contra isso é considerada um crime contra a natureza. Em 1976, o Papa Paulo VI observou que o feto possui pleno direito à vida, desde o momento de sua concepção; assim sendo, a mulher não tem o direito de abortar, nem mesmo que seja para preservar sua própria vida.

Existe um compêndio do Vaticano, denominado "A harmonização do amor conjugal com o respeito à vida humana", que destaca:

"Deus, com efeito, que é o senhor da vida, confiou aos homens o nobre encargo de preservar a vida, para ser exercido de maneira condigna pelo homem. Por isso, a vida deve ser protegida com o máximo cuidado, desde a concepção. O aborto, como o infanticídio, é um crime nefando."

De acordo com o código canônico, aquele que provoca o aborto, seguindo-se o efeito deve ocorrer em excomunhão *latae sententiae*. Na visão da igreja católica, o cânone supracitado não faz exceção em relação aos motivos que levaram ao aborto. Assim sendo, a excomunhão recai também sobre aqueles que realizaram o aborto em casos de perigo de vida para a mãe, deformidade fetal ou ainda estupro. O único caso em que o aborto não leva à excomunhão é o chamado "aborto indireto", que consiste em ação em si boa, por exemplo, a retirada de um câncer da mãe da qual segue-se o aborto, o que, segundo Sérgio Abdalla Semião,[17] seria contraditório, porque, dependendo do estágio em que se encontra a gravidez, pode ser confundido com aborto necessário.

Para a religião católica, o nascituro já é uma pessoa, embora ainda esteja incompleto. Assim sendo, o nascituro, que já é possuidor de vida humana, possui direito e respeito perante esta vida, mesmo que ainda não tenha deveres. Dessa forma, para os católicos, o aborto jamais deve ser praticado, a não ser em conseqüência de tratamento ligado a uma doença que represente perigo atual à mãe, todavia tal conseqüência tem de ser involuntária. Observando tais ensinamentos da Igreja Católica, notamos que existe uma impossibilidade de salvar, em determinados casos, a vida de mãe e do nascituro, então a igreja dá preferência que a mãe morra em detrimento do filho.

Na religião protestante, de forma geral, existem maiores possibilidades em relação ao aborto, maior flexibilidade. Normalmente, os protestantes não fundamentalistas admitem o aborto necessário, aquele em que existe risco de vida materno ou aqueles em que a gravidez é decorrente de estupro.

Aqui é relevante salientar que o cristianismo privilegia mais a natalidade do que a concepção, daí o surgimento do Natal, que indica o instante máximo da doutrina cristã através do dia do nascimento de Jesus Cristo. Anteriormente ao seu nascimento, Ele era a maior expectativa dos cristãos e protagonista de diversas profecias.

No Antigo Testamento, o aborto recebia punição pecuniária, conforme o pedido do marido e determinação de juízes ou arbitramento. Todavia, se as lesões sofridas pela mulher lhe causassem a morte, o culpado recebia pena capital.

De acordo com a Bíblia, desde o momento da concepção de Jesus Cristo, este já era considerado como filho de Deus. Entretanto, cultua-se com maior ênfase o momento de seu nascimento. Já faz séculos que o Natal é consagrado como a principal data religiosa para os cristãos.

Na maioria das religiões islâmicas, existe um posicionamento desfavorável ao aborto. Também para a religião judaica, que assim como as cristãs têm fulcro na doutrina da fé, no respeito à vida humana, e na igualdade de todas as pessoas, o aborto é indesejável, porém não é considerado assassinato, devendo sempre prevalecer a saúde da mulher. Segundo a doutrina kardecista (espiritismo), geralmente, no que diz respeito ao aborto, este também é considerado crime, pois é vista nesse ato uma recusa à vontade divina. Todavia, havendo risco para a saúde da mãe, é permitida a interrupção da gravidez.

INÍCIO DA PERSONALIDADE JURÍDICA DO NASCITURO

Teorias que fundamentam a condição jurídica do nascituro em relação à personalidade

É de conhecimento geral que todo homem é pessoa e tem personalidade. Esta é constituída como fonte de todos os valores sociais e do ordenamento jurídico.

Assim, é de suma importância que façamos uma análise de quando se dá o início da personalidade jurídica do nascituro.

Cabe aqui salientar que existem três teorias essenciais nas quais existe divergência em relação a quando se dá efetivamente o início da personalidade jurídica do bebê não nascido.

Tal assunto é inevitavelmente polêmico, pois as três teorias são divergentes, cada qual possuindo seu entendimento próprio e deixando a questão aberta a discussões. As teorias são a *natalista*, a da *personalidade condicional* e a *concepcionista*.

Teoria natalista

A teoria natalista tem como base que o início da personalidade se dá a partir do nascimento com vida. No Direito brasileiro, tal corrente é de suma importância, uma vez que é recepcionada no Art. 2º do Código Civil Brasileiro de 2002. "Art. 2º: A personalidade civil da pessoa começa do nascimento com vida; mas a lei põe a salvo, desde a concepção, os direitos do nascituro."

São adeptos dessa teoria grande parte dos juristas brasileiros. Todavia, é importante aqui frisar que mesmo muitos juristas sustentando tal teoria, não significa sustentar que o nascituro não tenha qualquer *status* ou direito anterior ao seu nascimento, embora seja essa a idéia de alguns doutrinadores.

Observando o pensamento de Sílvio Rodrigues, citado em chaves[18] vemos que esse aborda singelamente o assunto. Salienta que na legislação pátria o nascituro não adquire personalidade, esta somente vindo a ser adquirida pelo nascituro caso o mesmo venha a nascer com vida. Porém, é bastante provável que assim seja, então os interesses futuros da criança vindoura estarão resguardados, assim como os direitos que com muita probabilidade serão seus após o nascimento.

Podemos também ter como base as palavras de Vicente Ráo, *apud* Arnold,[19] no que toca à proteção atribuída ao nascituro, "não importa reconhecimento nem atribuição de personalidade, mas equivale, apenas, a uma situação jurídica de expectativa, de pendência, situação que só com o nascimento se aperfeiçoa, ou, então, indica a situação ou fato em virtude do qual certas ações podem ser propostas ou ao qual se reportam, retroativamente, os efeitos de determinados atos futuros".

Também trata a respeito da teoria natalista, propondo que o nascituro tem tão-somente expectativa de direito, João Luiz Alves.[20] Segundo a interpretação do autor, a personalidade do nascituro é diretamente subordinada ao seu nascimento. Aqui é indagado qual seria a razão de ter o nascituro personalidade enquanto dentro do ventre materno, no caso de nascer sem vida (natimorto), não ter a aquisição de direitos. Segundo a idéia do autor, não faria sentido essa atribuição de personalidade antecipada.

É importante, nesse caso, tratar de soluções possíveis para o caso de sucessão, pois o natimorto não pode ser legatário nem herdeiro, não podendo assim haver transmissão aos seus sucessores como se houvesse nascido com vida. Por isso, não resta aqui alcance prático para a fixação do início da personalidade desde a concepção. Isso porque os elementos jurídicos aparecem somente após o nascimento, com ou sem vida. Na primeira situação, ocorre a aquisição de direitos, que, após a morte do recém-nascido, transmitem-se aos seus sucessores; já na segunda situação, nenhum direito é adquirido. Todavia, as proposições de João Luiz Alves possuem um caráter de parcialidade, pois enfatizam somente os efeitos patrimoniais do nascituro, deixando uma lacuna na observação dos direitos não-patrimoniais (pessoais), que não aparecem em suas idéias.[20]

Eduardo Espínola[21] fundamenta-se na idéia de que a personalidade se inicia após o nascimento. Antes do nascimento "o fruto do corpo humano" não é homem, não possuindo personalidade. Entre a concepção e o nascimento, o que existe é uma expectativa de personalidade. De acordo com o autor, o ser humano que ainda se encontra ligado ao ventre materno não possui existência própria, assim não tem personalidade. Excepcionalmente, "por benignidade de lei", pode ser considerado como se já houvesse nascido.

Para Paulo Carneiro Maia,[22] o nascituro possui tão somente uma expectativa de direitos.

Maria de Fátima Freire de Sá[23] sustenta a posição de que existem duas diferentes fases para que tenha início a personalidade. A primeira fase seria aquela que está antes de ocorrer o nascimento. Já a outra, seria o próprio nascimento. Assim, apóia a idéia de que na fase anterior ao nascimento, o nascituro não tem personalidade, porém recebe tutela jurídica que lhe garante direitos futuros, visando ao seu iminente nascimento. Já na fase em que se dá o nascimento, a lei é objetiva no que tange à aquisição imediata da personalidade da criança que nasceu com vida.

Sady Cabral Gusmão[24] é também adepto da teoria natalista. Entende que a forma pela qual o legislador tratou do assunto lhe parece adequada, em razão de acabar com qualquer complicação ou controvérsia. Pois, estando a mulher grávida, pode-se encontrar uma gama de diferentes situações, tais como a de gravidez aparente ou ainda falsa gravidez, restando as possibilidades de parto suposto ou criminosamente simulado. Depois de ocorrido o parto, por vezes, acontece de o nascituro nascer sem vida (natimorto), ou ainda o nascimento de gêmeos ou também a ocorrência de outros inconvenientes, de teorias e doutrinas que ligam o início da personalidade à concepção.[25]

Outro importante doutrinador que segue a teoria natalista é Orlando Gomes,[26] pois este sustenta que a existência da personalidade ocorre, via de regra, na duração da vida humana e, assim, começa com o nascimento com vida e termina com a morte. Apesar disso, a ordem jurídica prevê a presença de personalidade em situações tais que a coincidência não se verifica. Nestes casos, o que é utilizado é o processo técnico da ficção. Juntamente com a personalidade de fato, real, autêntica (verdadeira), pode-se aceitar uma personalidade fictícia, virtual ou ainda presumida.

Podem existir três diferentes formas de personalidade virtual (fictícia): a do nascituro, a da pessoa que poderá vir a existir e a do ausente. Essa existência de uma personalidade fictícia tem como propósito a proteção de certos interesses. São condições técnicas destinadas a um certo fim. Tais ficções somente visam a reconhecer nos beneficiários a possibilidade de terem certos direitos assegurados, visando à proteção de seus interesses.

Para Orlando Gomes,[26] desde a concepção são assegurados direitos ao nascituro, que o equiparam à pessoa em quesitos ligados aos seus interesses. Todavia, a personalidade civil do homem só se dá a partir do nascimento com vida, que deve ser verificada pela respiração.[25]

Caio Mário,[6] ilustre doutrinador do direito pátrio, também é adepto da teoria natalista. Este sustenta que o nascituro ainda não é pessoa, não possuindo, portanto, personalidade jurídica. Assim sendo, os direitos assegurados ao nascituro estariam em caráter potencial. O autor explica isso demonstrando que se o nascituro não vem a termo, ou se nasce sem vida (natimorto), não se forma relação de direito, pois nenhum direito é transmitido por intermédio do natimorto, e o que ocorre é o mesmo que se ele jamais houvesse sido concebido, o que demonstra a sua inexistência no mundo jurídico, a não ser no caso de ter nascido com vida.

Segundo Caio Mário, as doutrinas que versam a respeito do início da personalidade jurídica do nascituro não são perfeitas. Explicando o Art. 2º do Código Civil Brasileiro, o autor diz que antes do nascimento o feto ainda não pode ser considerado como pessoa, todavia, se nasce com vida e capaz de direitos, sua existência, no que diz respeito aos direitos, retroage até o momento de sua concepção. Assim, para Caio Mário, no ordenamento jurídico nacional, não existe personalidade antes do nascimento, todavia a lei se preocupa, em certas circunstâncias, em assegurar e resguardar os interesses do nascituro. Dessa maneira, o autor aduz que iniciando a personalidade no momento em que ocorre o nascimento com vida, só então depois desse momento é que passa a existir uma pessoa capaz de adquirir direitos e contrair e obrigações. Assim, a proteção legal que o nascituro possuía até o seu nascimento não passava de expectativa de direito meramente potencial, que somente se perfectibiliza após o nascimento com vida e o real início da personalidade.[6]

Considerando-se que a personalidade jurídica somente se perfectibilizaria como o nascimento com vida, devemos aqui definir no que consiste expressamente nascimento e vida. O nascimento é o momento em que o nascituro é efetivamente separado do ventre materno, independentemente do tempo de gestação, ou forma do parto (natural ou induzido). Assim, só é necessário que mãe e filho estejam separados de sua unidade biológica, constituindo-se em dois corpos organicamente diversos e independentes. O outro fato de suma relevância é o momento em que se constitui a vida, que é o exato instante em que ocorre a primeira respiração do recém-nascido (inalação e exalação de ar), mesmo que após isso a criança venha a falecer. A prova da respiração é observada por técnicas peculiares à medicina legal ou ainda pelo choro e pelo movimento pulmonar do bebê.

Deixamos propositalmente para o fim das explicações acerca da teoria natalista, as idéias de Sérgio Abdalla Semião,[17] pois este é o mais atual estudioso da área no Direito brasileiro.

De acordo com a visão de Semião, na teoria natalista, o nascituro é somente uma expectativa de pessoa, então possui meras expectativas de direitos e, assim, só deve ser considerado como se existisse a partir de sua concepção, para tudo aquilo que lhe for juridicamente proveitoso.

Aqui é sustentado que se os direitos do nascituro não fossem taxativos, como é o entendimento da teoria concepcionista, que veremos adiante, não existiria razão para que seus direitos fossem declinados no Código Civil pátrio. Caso o nascituro fosse pessoa, teria todos os direitos subjetivos automaticamente, sem a necessidade da lei decliná-los um por um. Assim deveria ser a real interpretação sistemática do que diz o Código Civil Brasileiro. De acordo com a escola natalista, o nascituro não possui vida independente. Faz parte do organismo de sua mãe. É afirmado por estudiosos dessa corrente que na fase gravídica, mãe e nascituro compartilham órgão comum para ambos, sendo este, a placenta. Pode aqui ser dito que a placenta é órgão misto, pois é formada tanto de tecidos do nascituro quanto de tecidos maternos. Na placenta, os vasos sanguíneos de ambos ficam extremamente próximos, possibilitando entrada de alimentos e oxigênio para o nascituro e a saída de gás carbônico e uréia para a mãe.

Para que o nascituro se torne pessoa, é necessária a sua separação do corpo materno e que a vida do recém-nascido se torne independente. O natimorto (aquele que nasce sem vida) não é considerado pessoa. Nesse caso, desaparecem as medidas tomadas anteriormente a fim de proteger o nascituro.

De acordo com a doutrina natalista, a proteção do Direito Penal ao nascituro não ocorre da mesma forma de que ocorre para pessoa já nascida, não obstante o crime de aborto seja colocado como crime contra a pessoa. Nesses casos, existe a possibilidade do aborto terapêutico (aquele que é feito para preservar a vida da gestante em detrimento de risco de morte no caso de prosseguimento da gestação) e ainda o aborto humanitário (sentimental) que é aquele que ocorre nos casos de estupro. Aí o ordenamento jurídico faz declaração expressa da desigualdade de direitos entre o nascituro e o já nascido.

Pode-se novamente observar a disparidade que a lei penal impõe entre os direitos da pessoa nascida e os direitos do nascituro, quando comparamos as penas de homicídio com as penas de aborto. Internacionalmente, as penas de homicídio são bastante superiores às penas conferidas por qualquer gênero de aborto. É relevante observarmos aqui que o aborto para salvar a vida da mãe, ou simplesmente para não pôr sua saúde em risco, demonstra claramente que é inexistente um conflito entre bens iguais, uma vez que aqui a vida da pessoa já nascida (gestante) é mais valorizada do que a vida da pessoa que está por nascer (nascituro). Ainda nos casos de aborto humanitário, aqueles em que a gravidez resulta de estupro, o legislador põe o sentimento de repulsa da gestante, de gerar um filho do homem que a violentou, em grau superior ao da vida do nascituro.

Assim sendo, a doutrina natalista é a que mais se adapta à Biogenética, ao Biodireito e ao mundo moderno sem se contradizer. Tal escola é a mais lógica dentro do ordenamento jurídico brasileiro e também a mais moderna, relacionando-se às atuais questões, como a Biogenética, que está atormentando a imaginação de juristas pelo mundo afora, que vislumbram as inesgotáveis possibilidades de manipulação genética, científica e os efeitos legislativos que estas causarão e que estão por vir.

Teoria da personalidade condicional

A teoria da personalidade condicional tem como base que o início da personalidade se dá no momento da concepção (fecundação do óvulo pelo espermatozóide), e também do pressuposto do nascimento com vida. Tal teoria tem como máxima a idéia de que o nascituro é pessoa condicional e para que possa vir a adquirir personalidade encontra-se dependente de condição suspensiva, que é o nascimento com vida. Essa teoria "imagina o embrião em termos de potencialidade real de pessoa, destinada a se tornar tal durante seu desenvolvimento progressivo".

Pode-se afirmar que a corrente doutrinária em questão reconhece os direitos do nascituro desde a concepção, porém com a condição suspensiva do nascimento com vida. Dessa forma, caso o nascituro venha a nascer com vida, a sua personalidade retroage até o momento de sua concepção. Assim, nota-se que no período de gestação o nascituro possui proteção legal, relativa a direitos patrimoniais e personalíssimos, que se encontram sujeitos à condição suspensiva do nascimento com vida.

Um dos doutrinadores desta corrente é Gastão Saraiva,[18] que diz que a real figura jurídica do nascituro é a de titular de direitos, que se encontra subordinada a uma condição suspensiva, que é um evento futuro e incerto, que será o nascimento com vida e, não se verificando tal condição, o nascituro não irá adquirir o direito objetivado pelo ato jurídico.

Sob a luz desta corrente, o embrião humano possui, desde o princípio de sua existência, autonomia. Porém, tal autonomia não deve ser considerada humana, como deseja a teoria concepcionista, e também não é biológica, como afirmam os seguidores da teoria natalista. É, portanto, uma autonomia de caráter embrionário.

Também é relevante aqui observarmos a lição de Benedita Lopes Chaves:[5] "A doutrina racional é a que admite, a partir da concepção, a condição de pessoa e, por tanto, a teoria da personalidade condicional é a que mais se aproxima da verdade, mas induz ao raciocínio de que esta só existiria depois do nascimento, o que, sob sua ótica, não condiz com a realidade, pois a mesma já existe com a concepção. Portanto, a condição de nascimento não é para que a personalidade exista, mas para que a personalidade jurídica se concretize."

Outro doutrinador que se liga à corrente da teoria da personalidade condicional é Clóvis Beviláqua.[4] O autor sustenta que desde a concepção o ser humano é protegido pelo ordenamento jurídico. Salienta que um exemplo disso é que em épocas em que ainda havia entre nós pena de morte, esta não era aplicada a mulheres grávidas, visando à proteção do nascituro. Também versa, em sua obra, que a gravidez permite a posse em nome do ventre e a nomeação de curador especial sempre que o nascituro venha a possuir algum direito. Ainda trata da admissibilidade do reconhecimento de filhos naturais que ainda estão por nascer (nascituros).

Clóvis Beviláqua ainda ensina que, independentemente da posição que se refere ao início da personalidade dos seres humanos, o nascimento é fator determinante no que diz respeito à personalidade do nascituro. Assim o é, pois vem a confirmar se o nascituro nasceu com vida e, portanto, com capacidade de adquirir direitos, ou ainda se já saiu do ventre materno na condição de natimorto. Ainda aqui refere o autor que o nascimento é o início da vida jurídica do ser humano.[4]

Existem bons fundamentos para que se possa admitir, doutrinariamente, o início da personalidade humana desde a concepção. Existem alguns direitos que são atribuídos ao nascituro desde a concepção, tais como a posse da herança em nome do ventre, a curatela do nascituro, a legitimação do filho que está concebido pelo casamento posterior à concepção, a proteção à vida do nascituro pela punição ao aborto provocado. Assim sendo, reconhecidos tais direitos desde a concepção, fica imprescindível que ocorra a atribuição de certa personalidade, mesmo que condicional, ao nascituro. Importante aqui notar que, desconsiderada tal personalidade, teríamos a anomalia de direitos com a ausência de sujeitos.[27]

Segundo os ensinamentos de Arnaldo Rizzardo,[28] que também é um dos doutrinadores ligados à teoria em questão, o nascimento com vida é o que inicialmente dá fluência aos direitos. Na visão do autor, no momento do nascimento com vida, comprovado por meio de fenômenos, tais como a respiração, não é relevante a forma como se deu o nascimento ou, ainda, a perfeição ou imperfeição do corpo do recém-nascido. O que ocorre é que, comprovada a vida, a criança torna-se imediatamente sujeito de direitos, igualmente às outras pessoas, dessa forma podendo vir a ser herdeiro, proprietário, donatário, ou ainda tendo a possibilidade de entrar com ações na justiça, mesmo que através de representante legal. Assim, podemos notar que aqui é reconhecida a existência do ser humano desde a concepção. Todavia, a personalidade é condicionada ao nascimento com vida. Dessa maneira, não existe personalidade antes do nascimento com vida, mas existe uma determinada tutela na ordem jurídica.

Aloysio Maria Teixeira[29] comenta ser o nascituro sujeito de direito e, assim sendo, pessoa. Por ser pessoa e estar viva, possui proteção no ordenamento jurídico, tanto civil como penalmente. No que diz respeito ao Código Civil, são atribuídos ao nascituro direitos, enquanto que, na legislação penal, lhe é defendida a vida. No que diz respeito à legislação penal, nesta são estabelecidas severas penas contra os que atentam contra a vida do nascituro, da mesma forma que faz em relação aos que atentarem contra a vida de uma pessoa que já nasceu. De acordo com as idéias desse doutrinador, o nascituro se equivale ao ausente. Da mesma forma que este é tido como vivo, enquanto não restar prova de sua morte, também assim é considerado o nascituro, desde que não morra no parto ou antes deste. Assim, ambos possuem direito em estado potencial, mas para nenhum deles falta a personalidade civil.

Para encerrar, ressalta o autor que é praticamente indiferente considerar o nascituro pessoa ou não, pois mesmo as leis que a ela não reconhecem personalidade asseguram-lhe todas as prerrogativas inerentes às pessoas.

A autora Silmara J. A. Chinelato e Almeida[7] comenta as proposições de Aloysio Maria Teixeira,[29] dizendo que aplaude suas afirmações, embora possam daí aduzir diversas conseqüências. Por exemplo, considerando o nascituro como pessoa, seus direitos não são tão somente os expressos no Código Civil Brasileiro, tais como o direito de reconhecimento, a curatela, a adoção e a sucessão, cabendo, assim, interpretação extensiva. Não sendo o nascituro pessoa, somente caberia interpretação restritiva, conforme regras de interpretação.

Ainda sobre a teoria da personalidade condicional, é relevante pousarmos o olhar sobre os dizeres de Limongi França.[7] De acordo com o autor, tal teoria é a mais próxima da verdade, porém traz consigo o inconveniente de levar a crer que a personalidade só poderia existir após cumprida a condição do nascimento, o que não é verdade, pois a personalidade é existente desde a concepção. Assim, diz que "a condição do nascimento não é para que a personalidade exista, mas tão somente para que se consolide a capacidade jurídica". Assim pode-se notar que, para o autor, o nascituro é pessoa, tanto no âmbito filosófico quanto no âmbito jurídico:

Filosoficamente, sem que nos seja necessário o apoio de uma corrente respeitabilíssima do pensamento humano (aristotelicotomista), o nascito é pessoa porque já traz em si o germe de todas as características do ser racional. A sua imaturidade não é essencialmente diversa da dos recém-nascidos, que nada sabem da vida e também não são capazes de se conduzir. O embrião está para a criança como a criança está para o adulto. Pertencem aos vários estágios do desenvolvimento de um mesmo e único ser: o homem, a pessoa.

Juridicamente, entram em perplexidade total aqueles que tentam afirmar a impossibilidade de atribuir capacidade ao nascituro por este não ser pessoa! A legislação de todos os povos civilizados é a primeira a desmenti-la. Não há nação que se preze (até a China) onde não se reconhece a necessidade de proteger os direitos do nascituro (código chinês art. 1º). Ora, quem diz direitos afirma capacidade. Quem afirma capacidade, reconhece personalidade.

Teoria concepcionista

A teoria concepcionista designa o início da personalidade do nascituro no momento de sua concepção. Tal teoria recebe ainda, a denominação de "teoria verdadeiramente concepcionista", mesmo não tendo sido ainda acolhida pelo Código Civil Brasileiro, e é a teoria de parte dos doutrinadores da literatura jurídica pátria.

De acordo com a escola concepcionista, a personalidade civil do homem tem início na concepção, de modo que, tendo o nascituro direitos, deve este ser considerado pessoa, pois só a pessoa é sujeito de direitos, isto é, só a pessoa possui personalidade jurídica.

Dessa forma, quando falamos em direitos do nascituro, reconhecemos nele a qualidade de "pessoa", pois, juridicamente, todo aquele que é titular de direito deve ser considerado como "pessoa". "Pessoa", na linguagem jurídica, é precisamente o sujeito ou o titular de qualquer direito.

Assim, nessa linha de raciocínio, não existe forma de explicar que o nascituro tenha o direito de estado de filho, direito à curatela, à representação, direito de ser adotado, assim como posse em seu nome, adquirir por testamento, entre outras hipóteses, sem ser considerado pessoa.

Nota-se que no Código Penal Brasileiro, no título de crimes contra a pessoa, a serem elencados os crimes contra a vida, fica claramente expressa a proteção à vida do nascituro como pessoa, através da tipificação do crime de aborto.

Ainda tratando da proteção à vida do nascituro, é sabido que a vida é um bem inalienável, havendo assim um direito à vida. Todavia, não existe direito sobre a vida, e, assim, não possuindo a mãe direito sobre a sua própria vida, para desta dispor, não existe fundamentação em reconhecer-lhe o direito de dispor da vida do nascituro que está em seu ventre.

Para a doutrina verdadeiramente concepcionista, a personalidade começa com a concepção e não com o nascimento, sem nenhuma outra condição. Somente os efeitos de alguns direitos, tal como os de patrimônio, são dependentes do nascimento com vida.

Na opinião de Teixeira de Freitas, citado em Brasil,[30] a teoria mais adequada no que diz respeito à personalidade do nascituro, é sem dúvida, a teoria concepcionista. As idéias do autor encontram-se expressas no Art. 221 do Esboço de Código Civil, que diz: "Desde a concepção, no ventre materno começa a existência visível das pessoas e, antes de seu nascimento, elas podem adquirir direitos, como se já estivessem nascidas". Todavia, o Art. 222 do mesmo esboço faz uma ressalva que poderia nos levar a uma conclusão que consagrasse a teoria da personalidade condicional (já abordada anteriormente): Art. 222 "Esses direitos só ficarão irrevogavelmente adquiridos se os concebidos nascerem com vida, isto é, se a manifestarem, ainda que por instantes, depois de completamente separados de sua mãe." Porém, fica evidente que o autor defende a teoria concepcionista, quando em sua nota no Art. 221 do esboço, é defendida, firmemente, a posição de que o nascituro é pessoa desde a concepção, existindo direitos e estados que não dependem do nascimento com vida.

"Não concebo que haja ente com suscetibilidade de adquirir direitos sem que haja pessoa, se se atribuir direitos às pessoas por nascer, é forçoso concluir, que já existem, e que são pessoas; pois nada não se representa. Se os nascituros deixam de ser pessoas pela impossibilidade de obrar, também não o são pessoas os menores impúberes, ao menos até certa idade. (...) O que prova irrecusavelmente que já existe personalidade é o fato de se tomar medidas provisórias a bem do embrião, e não a qualidade ou o processo dessas medidas (...) Se os nascituros não são pessoas, qual o motivo das leis penais e de polícia, que protegem sua vida preparatória? Quais os motivos de punir seu aborto? Qual o motivo de não se executar a pena de morte na mulher prenhe, e nem mesmo de se julgar, no caso de merecer tal pena, senão quarenta dias depois do parto?".

Depois de analisarmos o Art. 222 do esboço, onde existe referência aos direitos patrimoniais, materiais, como a doação e a herança, nota-se a irrevogabilidade dos direitos do concebido somente depois do nascimento com vida e, dessa forma, não chegando a atingir ao estado de filho legítimo, o direito de representação e o direito à vida.

Assim sendo, é mais lógico incluir-se Teixeira de Freitas entre os autores ligados à teoria verdadeiramente concepcionista e não entre os adeptos da teoria da personalidade condicional, conforme pareça de acordo com alguns artigos do esboço, que devem ser conjugados com suas respectivas notas, nas quais o autor termina com qualquer dúvida a respeito do entendimento de que o nascituro já é pessoa desde a sua concepção.

Outro autor que é ligado à escola concepcionista é Gastão Grasse Saraiva, apud Maia,[22] Segundo esse doutrinador, a atenta leitura do Art. 4º do Código Civil Brasileiro de 1916 (correspondente ao Art. 2º do C.C./02), de acordo com a doutrina, notam-se divergências entre a primeira parte, que estabelece o início da personalidade civil a partir do nascimento com vida, e a segunda parte, que entende que os direitos do nascituro são postos a salvo desde a concepção. De acordo com a primeira afirmação, nota que o feto tem vida desde a concepção, porém faltando-lhe ainda a existência individual, pois o nascituro possui personalidade jurídica, sendo titular de direitos, pois não pode conceber-se em um instituto jurídico, direitos com a ausência de sujeito. Já analisando a segunda parte, percebe que a real figura jurídica do nascituro é a de titular de direitos, subordinada à condição suspensiva do nascimento com vida (acontecimento futuro e incerto), e enquanto tal condição não se realizar, o nascituro não poderá adquirir o direito objetivado pelo ato jurídico. O autor finaliza dizendo que a única forma de conciliar os princípios fundamentais dos institutos jurídicos de direitos com a realidade dos fatos e o conteúdo da legislação será atribuindo personalidade jurídica ao nascituro, pois, de acordo com suas idéias, tal personalidade não tem início no nascimento com vida, mas sim desde a concepção, ficando subordinada, porém, a eficácia dos atos praticados em seu favor, durante o tempo da gestação, à condição de nascer com vida.

Em comentário ao Art. 4º do Código Civil de 1916 (correspondente ao Art. 2º do C.C./02), Eduardo de Oliveira Leite[31] concorda com o entendimento de que o artigo inicialmente versa a respeito da personalidade civil do homem a partir do nascimento com vida. Todavia, deixa claro, na sua segunda parte, que "a lei põe a salvo desde a concepção os direitos do nascituro". Nesta perspectiva, afirma o autor que o embrião humano goza de proteção jurídica desde o princípio de sua existência.

Assim podemos dizer que "o concepto é considerado sujeito de direitos reconhecendo-se-lhe caráter de pessoa no exato momento da fecundação".

De acordo com as idéias de Silmara J. A. Chinelato e Almeida,[7] uma das doutrinadoras que pertence à escola concepcionista, a personalidade tem início com a concepção. Segundo a autora, nenhum homem é capaz de todos os direitos e também não é capaz de cumprir com todas as obrigações reconhecidas no ordenamento jurídico. A personalidade é um valor. Já a capacidade é um quantum, ou seja, a medida da personalidade. Assim, para que afirmemos que a personalidade tenha início desde a concepção, tem decorrência dos direitos não patrimoniais e um *status* que não depende do nascimento com vida.

Podemos concluir, então, que, conforme a escola concepcionista, de acordo com o tratamento dispensado ao nascituro pelos Direitos Civil e Penal, é necessário o reconhecimento de sua personalidade, pois as legislações observam a sua existência desde o momento de sua concepção, atribuindo-lhe, então, direitos próprios ao homem, com a conseqüência de que a partir desse momento ele é sujeito de direitos, sendo também pessoa e possuindo personalidade.

Integridade física do nascituro

A preocupação com a vida intra-uterina vem desde a antigüidade. Já na Grécia antiga, Aristóteles e Hipócrates davam especial atenção à embriologia, ciência informativa da perinatologia (área médica que se dedica essencialmente ao feto e ao recém-nascido). Atualmente tais áreas científicas possuem alto grau de desenvolvimento, devido ao implemento de moderníssimas técnicas, tais como a ultra-sonografia fetal, a amniocentese, as transfusões de sangue intra-uterinas e, até mesmo, cirurgias intra-uterinas.

Assim, com esta vasta gama de exames preventivos e procedimentos terapêuticos, cria-se uma importante e justa preocupação com a saúde do nascituro e com sua integridade física. No que diz respeito ao caráter preventivo, assim versa o especialista em cardiologia fetal Paulo Zielinsky:[32] "O acompanhamento pré-natal cuidadoso é a maior garantia que os pais de um bebê em formação podem ter de que a prevenção dos problemas será otimizada e as perspectivas de que ele nasça saudável serão maximizadas. A obstetrícia moderna dispõe hoje de inúmeras armas para que a avaliação fetal possa identificar precocemente os riscos e as próprias situações anormais, de forma a buscar as soluções, permitindo que a gestação transcorra da forma mais segura e tranqüila possível. Obviamente a maioria dos bebês evolui bem, desde a concepção até o nascimento, e a manutenção deste estado de saúde é o objetivo fundamental do conjunto de ações que constituem o pré-natal".

Importante aqui salientar a relevância da assistência pré-natal como medida preventiva e de acesso popular, como se revela no Projeto de Lei nº 3478-B, 1997, da Câmara dos Deputados, apresentado pelo Deputado Ênio Bacci, que "Institui o programa de diagnóstico e prevenção de anomalias fetais e dá outras providências".

Ainda frisamos as idéias de Joanna Wilheim,[25] que sustenta haver possibilidade, em tese, de ocorrerem danos psíquicos ao nascituro, que podem ser causadas durante a vida intra-uterina. Afirmam alguns estudiosos da matéria, que, antes do nascimento, o feto é um ser dotado de sensibilidade e inteligência, possuindo traços característicos da personalidade.

O crescente aumento no número de técnicas científicas relacionadas à intervenção intra-uterina mostra a preocupação da ciência em relação ao nascituro em qualquer fase de seu desenvolvimento, denotando a ele autonomia, independência da mãe e buscando sempre o seu desenvolvimento, objetivando que seu nascimento ocorra com perfeição.

Considerando o nascituro como pessoa, não existe como confundir, biológica e juridicamente, sua integridade física e a sua saúde com às da mãe. Não importando se com ela o nascituro mantém a relação de dependência, não se pode negar ao nascituro o seu direito à integridade física e à saúde.

Observando as idéias de Eduardo de Oliveira Leite,[31] sobre a integridade física do nascituro, notamos que tal integridade, na opinião do autor, é um direito pertencente ao próprio nascituro, não a seus pais. Dessa maneira, não existe suporte legal para que os pais disponham do direito à saúde e à integridade física do nascituro.

Outro doutrinador que versa a respeito da integridade física do nascituro é Carlos Alberto Bittar.[33] Segundo o autor, o direito à integridade física está presente na vida humana desde a concepção até a morte. Dessa forma, busca dar atenção aos direitos de integridade física desde o nascituro até o corpo inanimado (sem vida).

Segundo os ensinamentos de Maria Helena Diniz,[34] somos regidos, no Brasil, por uma norma constitucional que garante a todos a inviolabilidade do direito à vida, direito este que necessita ser respeitado. Atualmente é inadmissível que se coloquem "etiquetas" no ser humano, decidindo se este deve ou não nascer. Também fica evidente que não compete à gestante dispor da vida do nascituro que carrega dentro de seu ventre, exigindo, como condição para o seu nascimento, perfeita saúde física e mental. Assim sendo, permitir que seres humanos indefesos sofram penas capitais, ou qualquer outro tipo de agressão, seria um enorme retrocesso.

Considerando as palavras de Paulo Vinícius Sporleder de Souza,[35] o nascituro, além de ser protegido no que diz respeito à sua personalidade jurídica, sua importância como ser humano e sua dignidade, deve receber o direito à integridade. Tal direito deve também ser aplicado ao embrião gerado extracorporeamente, pois existem falhas de caráter jurídico que podem ocasionar graves riscos de que o nascituro tenha o seu direito à preservação, ao desenvolvimento e à vida reduzidos, pois tais direitos podem ficar subordinados unicamente a decisões aleatórias de profissionais das áreas científicas.

O NASCITURO E AS NOVAS TECNOLOGIAS MÉDICAS E CIENTÍFICAS

A Lei de Biossegurança

O Brasil foi um dos primeiros países a legislar a respeito de Biossegurança. Em 1995 foi promulgada em nosso país a Lei de Biossegurança, que regulamenta organismos geneticamente modificados. Tal lei serve de exemplo para diversos países, que têm o desejo de aprimorar suas legislações a respeito da manipulação, do consumo, da experimentação, do transporte e ainda do descartamento de organismos geneticamente modificados, assim como de seus derivados.

A Lei de Biossegurança foi criada para estabelecer as normas de uso das novas técnicas da engenharia genética, bem como para regular a liberação, no meio ambiente, de organismos geneticamente alterados. A lei em questão impõe normas de segurança e mecanismos de fiscalização para o uso das técnicas de engenharia genética na construção, cultivo, manipulação, transporte, consumo, comercialização, liberação e descarte dos organismos com alteração genética, tendo em vista a proteção da vida, a saúde do homem, dos animais, das plantas e de todo o meio ambiente.

A Lei de Biossegurança não é aplicada nos casos que utilizam as seguintes técnicas de modificação genética: mutagênese, formação e utilização de células somáticas de hibridoma animal, fusão celular, inclusive de protoplasto de células vegetais, que venham a ser obtidos através de métodos tradicionais de cultivo ou autoclonagem de organismos não-patogênicos que tenham processamento natural. Para que exista um efetivo controle da utilização das técnicas de engenharia genética, as entidades que dessas se utilizem devem criar uma comissão interna de Biossegurança e também indicar um técnico responsável por cada pesquisa.[36]

Assim sendo, com a observação e o cumprimento da Lei de Biossegurança, utilizando sempre a engenharia genética em prol da saúde do ser humano, assim como do meio ambiente, o Brasil poderá oferecer importante contribuição para um futuro científico mais qualitativo e promissor.

Histórico do desenvolvimento científico e social da biogenética

O Direito sempre buscou estar atualizado em relação aos fatores sociais de seu tempo. Para tanto, está em freqüente transformação, bem como a Medicina e, nos dias de hoje, a Genética. As alterações comportamentais e sociais ocorridas mundialmente promovem profundas alterações no cotidiano das pessoas e, por conseguinte, em suas relações jurídicas.

Na década de 1960, ocorreu a chamada "revolução sexual", principalmente pelos meios contraceptivos e também pela reprodução humana artificial. Pessoas que normalmente eram consideradas estéreis, utilizando-se das novas tecnologias de reprodução, agora poderiam reproduzir-se. Chegamos a tamanho grau de evolução tecnológica-científica, que o Direito e as demais ciências sociais têm dificuldade de andar lado a lado com essas inovações, como, por exemplo, a engenharia genética e a reprodução assistida.

A história da Genética tem seu início através dos estudos de Gregor Mendel, um monge que realizou estudos que esclareceram alguns elementos da transmissão genética de determinadas criaturas, tais como as bactérias. Os trabalhos de Mendel foram redescobertos no início do século passado, e o termo gene foi introduzido para classificar o material orgânico que é pré-determinador das continuidades e alterações físicas que acontecem entre uma geração e outra entre os seres vivos de um sem-número de espécies.

Na época em que foram descobertos os genes e teve início a genética, não se sabia exatamente no que eles consistiam. Todavia, através da observação de organismos não muito complexos, tais como as bactérias e os vírus, foi possível que se descobrisse o que eram os genes e como esses eram constituídos. Descobriu-se que os genes eram transmitidos de um organismo para outro por meio de uma substância química chamada ácido desoxirribonucléico (DNA). Depois disso, foi descoberto que o DNA era o elemento que fazia a transmissão das características genéticas, que estavam contidas nos genes do vírus infectante, para os outros vírus que se reproduziam em bactérias infectadas. Depois disso, chegou-se à conclusão de que era bastante possível que justamente os genes tivessem sua constituição a partir do DNA, o que posteriormente foi confirmado. Por meio dessa descoberta, pôde-se estudar os genes como as moléculas, e esses estudos levaram à definição de "genoma", que é todo o conjunto de genes de determinado organismo, não importando o seu número. A constituição do genoma é feita por cromossomos, que contêm dentro deles DNA e também genes, estes também feitos de DNA; assim sendo, o genoma é o patrimônio genético do ser vivo em sua totalidade.

Dessa forma, podemos constatar que a Genética é a ciência que estuda os genes, enquanto que a Biogenética é aquela que trata da evolução dos seres vivos, tendo como ponto de partida a máxima de que os seres vivos são gerados a partir de outros seres vivos e também provêm de outros seres vivos. Assim, concluímos que já que a herança genética herdada pela reprodução de seres vivos é única, pois cada ser possui seu próprio genoma, podemos dizer que as técnicas de reprodução assistida pertencem à Biogenética, enquanto que a clonagem, enquadra-se entre as criações da Engenharia Genética.

Tendo em vista tais colocações, podemos inferir que o Biodireito é o segmento do direito que diz respeito à vida, em todos os seus graus de formação, inclusive pela formação artificial por meio de modernas técnicas de Biogenética e Engenharia Genética. O surgimento do Biodireito deu-se a partir das inovações trazidas pela biotecnologia. O atual debate acerca da Bioética e do Biodireito ocorre no campo da Deontologia Médica e também no campo do Direito, indo de encontro às desigualdades existentes entre os seres humanos. A Bioética tem como fundamento a introdução de direitos humanos na investigação científica, sempre levando em conta a dignidade da pessoa humana sem deixar de ampliar fronteiras do conhecimento científico, principalmente tratando da Biogenética e da Engenharia Genética.

A despeito da rápida evolução tecnológica da Biogenética e da Engenharia Genética, ainda não possuímos, em caráter mundial, uma opinião uniforme a respeito dos limites destas ciências. Todavia, estamos buscando uma convergência para analisar as tendências religiosas, políticas e morais, destas ciências, nunca esquecendo de respeitar as características inerentes a cada povo e a cada nação.

A Biogenética e o nascituro

No Brasil, não existe nenhuma restrição no que diz respeito à fertilização artificial do ser humano, como também a legislação nacional assegura às pessoas o direito à própria reprodução, assim como o número de filhos e a forma da reprodução.

Desta maneira, atualmente, a preocupação com os direitos do nascituro não pode mais ater-se somente a questões patrimoniais. Uma vez que existem normas éticas que visam à ampliação da reprodução assistida e que se preocupam com a saúde do futuro ser, sempre protegendo-o de ser contaminado por doenças genéticas, também existe preocupação a respeito dos pré-embriões quanto ao seu destino, caso estes sejam excedentes de forma a não ocorrerem problemas psicológicos e sociais no futuro. Não podemos, hoje em dia, tão somente respeitar a vontade dos pais, mas também é extremamente necessário que sejam protegidos os direitos do nascituro, tais como o direito à vida e à personalidade.

O primeiro caso onde se efetuou com sucesso a fertilização *in vitro* ocorreu em 1978, mas não demorou muito até que surgissem questionamentos éticos quanto a este procedimento. Após isto, a Biogenética vem crescendo ra-

pidamente. Nos dias de hoje, inclusive, já foram clonados animais. Deste fato emergiram vários aspectos jurídicos, todavia, ainda não gerando legislação consistente a respeito do assunto. Dessa forma, a reprodução humana assistida continua a abalar crenças, valores que eram anteriormente inabaláveis. Pois, através dela, a reprodução se desvincula da sexualidade e, assim, dos laços afetivos familiares.

Pela observação de técnicas de fertilização assistida, podemos concluir que as mesmas poderão trazer variados problemas ao mundo jurídico. Um exemplo disto é que a procriação artificial heteróloga fará com que se registre o filho de outrem como se fosse próprio. Seria aplicado nesse caso a presunção de paternidade ao marido ou poderia o marido ainda impugnar a paternidade, alegando falta de verdade biológica. Também podemos observar o caso de legalidade que emerge da fertilização *in vitro post mortem* que possa implicar o nascimento de uma criança após 300 dias da dissolução do casamento pela morte do marido. Podemos também questionar aqui o que deve ser feito juridicamente com os embriões excedentes ou, ainda, com um embrião congelado que se torne órfão? Seria, ainda, admissível a criação de clones anencéfalos, através da Engenharia Genética, com o fim de servir somente como doador de órgãos?

Observando a Engenharia Genética moderna e as questões de Biogenética e Biodireito, poderíamos notar que tais questões, como as supra-referidas, podem verdadeiramente ocorrer, assim trazendo sérias dificuldades para o ordenamento jurídico. Esses desafios são inquietantes para os atuais profissionais da área do Direito, até porque ainda não existe uma legislação a respeito do tema à qual se filiar.

Dessa forma, novamente vem à luz a questão do início da personalidade jurídica do nascituro. Pois o direito do ser que está em formação, ligado à Engenharia Genética, deverá esclarecer se o nascituro deverá ser visto como pessoa ou não. E só depois desta constatação lhe poderão ser atribuídos justos direitos.

Utilização de células-tronco embrionárias

Observando o debate sobre as questões éticas e jurídicas a respeito da utilização de células-tronco embrionárias em pesquisas e na medicina, podemos deduzir que estamos vendo somente a ponta do *iceberg*, uma vez que as pesquisas em relação ao assunto ainda são muito incipientes. Existem variados pontos de vista a respeito do tema em tela, pois além de serem publicados artigos elaborados por pesquisadores científicos do assunto, também existem publicações do governo de muitos países e, além disso, diversos estudos de organizações não governamentais. No ano de 1999, foram publicados artigos antagônicos a respeito da utilização de células-tronco em pesquisas científicas. A indústria da biotecnologia pregou uma utilização "responsável" das células-tronco em pesquisas científicas, procurando buscar através disso a cura para muitas doenças que afetam muitas pessoas ao redor do mundo, tais como o mal de Alzheimer e a doença de Parkinson, entre outras. Enquanto isso, outras entidades, como a Igreja Católica, alegam que a pesquisa em células-tronco de seres humanos, que possam vir a destruir o embrião, é incompatível com princípios da moral e da ética. De acordo com uma recente declaração do Vaticano sobre o assunto, notamos a presença de três problemas éticos que podem ser considerados como intransponíveis: a) a questão de ser moralmente lícita a produção ou utilização de embriões humanos vivos para que ocorra a preparação de células-tronco; b) seria moralmente permitido realizar a denominada "clonagem terapêutica" por meio da produção de embriões clonados e sua posterior destruição para que se formem células-tronco?; c) é moralmente aceita a produção ou o fornecimento comercial de células-tronco e de células diferenciadas a partir das células-tronco? Certamente a resposta para tais questionamentos é negativa, uma vez que, por trás de qualquer tentativa de explicação possível, encontra-se o pressuposto de que o embrião é um ser vivo, dotado de potenciais individuais, e que por isso encontra-se protegido pela mesma legislação que garante a vida e a dignidade para qualquer ser humano. Assim, fica evidente que estamos muito longe de chegar a um acordo sobre tal tema, todavia é importante observarmos que o poder ligado ao conhecimento que se produziu desde o início da humanidade exige que a sociedade seja portadora de responsabilidade no uso de tal conhecimento, para só assim ter condições de resguardar os direitos humanos e os direitos da terra.

CONSIDERAÇÕES FINAIS

A personalidade do nascituro continua atualmente sendo um tema controverso. Por isso, temos um amplo espaço para discussões a respeito do tema, tanto no âmbito jurídico como também na esfera da Ética. Tais discussões tornam-se necessárias, uma vez que o tema proposto é relevante para a sociedade em geral e mais especificamente para o Direito, a Bioética e a Ética.

Foram observadas diversas correntes doutrinárias, tanto a respeito da personalidade do nascituro quanto das questões da Bioética, notando-se que não possuem um consenso no que diz respeito ao início da personalidade jurídica do nascituro e também às formas de tratamento que o mesmo deve receber perante o implemento de modernas técnicas médicas e científicas.

Desta forma, observamos que ainda existem lacunas significativas, tanto na doutrina quanto na legislação vigente, em relação à personalidade do nascituro. Essas lacunas devem ser gradativamente suprimidas, a fim de ser possível, futuramente, uma relativa uniformidade quanto aos aspectos éticos, bioéticos, da Medicina e da ciência modernas, para um melhor aproveitamento da relação interdisciplinar entre tais temas.

Nesse contexto, do mesmo modo que podemos salientar que o século XX foi o da ciência, onde as formas de conhecimento e tecnologia ingressaram com força total em nosso cotidiano, é bem provável que o debate que realizamos atualmente leve o século XXI ao rumo da Ética e da humanidade, se não para a barbárie.

REFERÊNCIAS BIBLIOGRAFIAS

1. Chaves BIL. *A tutela jurídica do nascituro*. São Paulo: LTr, 2000:19.
2. Chaves BIL. *A tutela jurídica do nascituro*. São Paulo: LTr, 2000:19.
3. França RL. *Instituições de Direito Civil*. 4ª ed. São Paulo: Saraiva, 1996.
4. Beviláqua C. *Teoria Geral do Direito Civil*. 3ª ed. Rio de Janeiro: Francisco Alves, 1980.
5. Chaves BIL. *A tutela jurídica do nascituro*. São Paulo: LTr, 2000.
6. Pereira CMS. *Instituições de Direito Civil*. Vol.1. 19ª ed. Rio de Janeiro: Forense, 2000.
7. Almeida SJAC. *Tutela Civil do Nascituro*. São Paulo: Saraiva, 2000.
8. Gusmão PD. *Introdução ao estudo do Direito*. 25ª ed. Rio de Janeiro: Forense, 1999.
9. Semião SA. *Os Direitos do Nascituro: Aspectos Cíveis, Criminais e do Biodireito*. Belo Horizonte: Del Rey, 1998. p. 44.
10. Azevedo EES. *O Direito de Vir-a-ser Após o Nascimento*. Porto Alegre: EDIPUCRS, 2002.
11. Baú MK. *O Direito à utilização das técnicas de reprodução assistida (RA) e à proteção ao nascituro*. In: Kipper DJ, Marques CC, Feijó A (orgs.). Ética em pesquisa: reflexões. Porto Alegre: EDIPUCRS, 2003:171-172.
12. Semião SA. *Os Direitos do Nascituro: Aspectos Cíveis, Criminais e do Biodireito*. Belo Horizonte: Del Rey, 1998:35.
13. Reale M. *Lições Preliminares de Direito*. 20ª ed. São Paulo: Saraiva, 1993.
15. Semião SA. *Os Direitos do Nascituro: Aspectos Cíveis, Criminais e do Biodireito*. Belo Horizonte: Del Rey, 1998. p. 56-57.
16. Almeida SJAC. *Tutela Civil do Nascituro*. São Paulo: Saraiva, 2000. p. 99-102.
17. Semião SA. *Os Direitos do Nascituro: Aspectos Cíveis, Criminais e do Biodireito*. Belo Horizonte: Del Rey, 1998.
18. Chaves BIL. *A tutela jurídica do nascituro*. São Paulo: LTr, 2000. p. 29-30.
19. Arnold CP. *Adoção do Nascituro: Questões Ético-Jurídicas*. Porto Alegre: PUCRS, 2001. p. 19.
20. Alves JL. *Código Civil Adotado*. Rio de Janeiro: F. Briguiet, 1917.
21. Espínola E. *Sistema de Direito Civil Brasileiro*. Vol. 1. Rio de Janeiro: Francisco Alves, 1908.

22. Maia PC. *Enciclopédia Saraiva de Direito*. Vol. 54. São Paulo: Saraiva, 1982.

23. Sá MFF. *Biodireito e direito ao próprio corpo*. Belo Horizonte: Del Rey, 2000.

24. Gusmão SC. In: Almeida SJAC. *Tutela Civil do Nascituro*. São Paulo: Saraiva, 2000.

25. Wilheim J. In: Almeida SJAC. *Tutela Civil do Nascituro*. São Paulo: Saraiva, 2000.

26. Gomes O. *Introdução ao Direito Civil*. 18ª ed. Rio de Janeiro: Forense, 2001.

27. Almeida SJAC. *Tutela Civil do Nascituro*. São Paulo: Saraiva, 2000:153.

28. Rizzardo A. Parte Geral do Código Civil. 2ª ed. Rio de Janeiro: Forense, 2003.

29. Teixeira AM. Tutela civil do nascituro. In: Almeida SJAC. *Tutela Civil do Nascituro*. São Paulo: Saraiva, 2000:155-156.

30. Brasil RZ. *A personalidade jurídica e os direitos do embrião frente aos avanços tecnológicos da fertilização in vitro*. Porto Alegre: [s.ed.], 2004.

31. Leite EO. In: Arnold CP. *Adoção do Nascituro: Questões Ético-Jurídicas*. Porto Alegre: PUCRS, 2001. p. 38.

32. Zielinsky P. *O coração na vida pré-natal: Para gestantes, familiares e profissionais da saúde*. Porto Alegre: Sala de Espera Publicações, 2004.

33. Bittar CA. *Os Direitos da Personalidade*. 6ª ed. Rio de Janeiro: Forense Universitária; 2003. p. 76-77.

34. Diniz MH. *O Estado Atual do Biodireito*. 2ª ed. São Paulo: Saraiva, 2002.

35. Souza PVS. *A Criminalidade Genética*. São Paulo: Revista dos Tribunais, 2001.

36. Machado DC. A Lei de Biossegurança. In: Kipper Délio J, Marques C, Feijó A (orgs.). *Ética em pesquisa: reflexões*. Porto Alegre: EDIPUCRS, 2003. p. 27-30.

ÍNDICE REMISISIVO